普通高等医学院校药学类专业第二轮教材

药物设计学

（第 2 版）

（供药学类、制药类专业用）

主　编　姜凤超　刘鹰翔

副主编　周海兵　李敏勇　陈世武

编　者　（以姓氏笔画为序）

马　翔（华中科技大学）　　　　王　涛（长治医学院）

刘鹰翔（广州中医药大学）　　　李敏勇（山东大学）

沈广志（牡丹江医学院）　　　　张　玲（徐州医科大学）

陈世武（兰州大学）　　　　　　周海兵（武汉大学）

赵　宏（佳木斯大学）　　　　　姜凤超（华中科技大学）

廖晨钟（合肥工业大学）

中国健康传媒集团

中国医药科技出版社

内 容 提 要

本教材是"普通高等医学院校药学类专业第二轮教材"之一。本教材主要介绍药物设计学的基本概况和必备的基础知识、药物设计的基本方法、药物设计在部分领域的应用。本教材各章均设置学习导引、知识链接、知识拓展、课堂互动、思考题等模块。本教材为书网融合教材，即纸质教材有机融合电子教材、教学配套资源（PPT、视频等）、题库系统。

本教材主要供普通高等医药院校药学类、制药类专业及相关专业的本科生、研究生使用，也可供从事新药研究和开发的科研人员参考。

图书在版编目（CIP）数据

药物设计学/姜凤超，刘鹰翔主编 . — 2 版 . —北京：中国医药科技出版社，2021.12

普通高等医学院校药学类专业第二轮教材

ISBN 978 - 7 - 5214 - 2467 - 6

Ⅰ.①药…　Ⅱ.①姜…②刘…　Ⅲ.①药物 - 设计学 - 医学院校 - 教材　Ⅳ.①R914.2

中国版本图书馆 CIP 数据核字（2021）第 131315 号

美术编辑　陈君杞

版式设计　易维鑫

出版　**中国健康传媒集团** | 中国医药科技出版社

地址　北京市海淀区文慧园北路甲 22 号

邮编　100082

电话　发行：010 - 62227427　邮购：010 - 62236938

网址　www. cmstp. com

规格　889 × 1194 mm $\frac{1}{16}$

印张　19 $\frac{1}{4}$

字数　633 千字

初版　2016 年 7 月第 1 版

版次　2021 年 12 月第 2 版

印次　2021 年 12 月第 1 次印刷

印刷　三河市航远印刷有限公司

经销　全国各地新华书店

书号　ISBN 978 - 7 - 5214 - 2467 - 6

定价　57.00 元

获取新书信息、投稿、为图书纠错，请扫码联系我们。

出版说明

全国普通高等医学院校药学类专业"十三五"规划教材,由中国医药科技出版社于 2016 年初出版,自出版以来受到各院校师生的欢迎和好评。为适应学科发展和药品监管等新要求,进一步提升教材质量,更好地满足教学需求,同时为了落实中共中央、国务院《"健康中国 2030"规划纲要》《中国教育现代化 2035》等文件精神,在充分的院校调研的基础上,针对全国医学院校药学类专业教育教学需求和应用型药学人才培养目标要求,在教育部、国家药品监督管理局的领导下,中国医药科技出版社于 2020 年对该套教材启动修订工作,编写出版"普通高等医学院校药学类专业第二轮教材"。

本套理论教材 35 种,实验指导 9 种,教材定位清晰、特色鲜明,主要体现在以下方面。

一、培养高素质应用型人才,引领教材建设

本套教材建设坚持体现《中国教育现代化 2035》"加强创新型、应用型、技能型人才培养规模"的高等教育教学改革精神,切实满足"药品生产、检验、经营与管理和药学服务等应用型人才"的培养需求,按照《"健康中国 2030"规划纲要》要求培养满足健康中国战略的药学人才,坚持理论与实践、药学与医学相结合,强化培养具有创新能力、实践能力的应用型人才。

二、体现立德树人,融入课程思政

教材编写将价值塑造、知识传授和能力培养三者融为一体,实现"润物无声"的目的。公共基础课程注重体现提高大学生思想道德修养、人文素质、科学精神、法治意识和认知能力,提升学生综合素质;专业基础课程根据药学专业的特色和优势,深度挖掘提炼专业知识体系中所蕴含的思想价值和精神内涵,科学合理拓展专业课程的广度、深度和温度,增加课程的知识性、人文性,提升引领性、时代性和开放性;专业核心课程注重学思结合、知行统一,增强学生勇于探索的创新精神、善于解决问题的实践能力。

三、适应行业发展,构建教材内容

教材建设根据行业发展要求调整结构、更新内容。构建教材内容紧密结合当前国家药品监督管理法规标准、法规要求、现行版《中华人民共和国药典》内容,体现全国卫生类(药学)专业技术资格考试、国家执业药师职业资格考试的有关新精神、新动向和新要求,保证药学教育教学适应医药卫生事业发展要求。

四、创新编写模式,提升学生能力

在不影响教材主体内容基础上注重优化"案例解析"内容,同时保持"学习导引""知识链接""知识拓展""练习题"或"思考题"模块的先进性。注重培养学生理论联系实际,以及分析问题和解决问题的能力,包括药品生产、检验、经营与管理、药学服务等的实际操作能力、创新思维能力和综合分析能力;其他编写模块注重增强教材的可读性和趣味性,培养学生学习的自觉性和主动性。

五、建设书网融合教材,丰富教学资源

搭建与教材配套的"医药大学堂"在线学习平台(包括数字教材、教学课件、图片、视频、动画及练习题等),丰富多样化、立体化教学资源,并提升教学手段,促进师生互动,满足教学管理需要,为提高教育教学水平和质量提供支撑。

普通高等医学院校药学类专业第二轮教材
建设评审委员会

数字化教材编委会

主　编　姜凤超　刘鹰翔

副主编　周海兵　李敏勇　陈世武

编　者（以姓氏笔画为序）

马　翔（华中科技大学）　　　　王　涛（长冶医学院）

刘鹰翔（广州中医药大学）　　　李敏勇（山东大学）

沈广志（牡丹江医学院）　　　　张　玲（徐州医科大学）

陈世武（兰州大学）　　　　　　周海兵（武汉大学）

赵　宏（佳木斯大学）　　　　　姜凤超（华中科技大学）

廖晨钟（合肥工业大学）

前言

药物设计学是药学专业的专业课程。本版教材在第一版的基础上借鉴了国内外药物设计学教材的长处，整合了本学科近年来国内外前沿研究成果，以化学生物学为主线，以药物分子发现为目标，从药物设计的基本理论和基础知识入手，系统介绍近年来药物发现的新技术、新方法，夯实药物设计的理论基础，突出以学生为中心的教学理念，提升学生的自主学习能力，培养学生的创新意识和创新能力，充分体现学以致用的教学目的。

本教材是在第一版基础上进行修订和完善，虽然在章节编排和内容选取上做了一些调整，但仍保持上一版的基本结构框架，即从药物作用基础、先导物发现和先导物优化三个大的方面入手，从理论到应用逐步深入。在药物作用基础部分，从分子生物学、分子药理学出发，从疾病产生的机制开始，对药物作用的靶标、生物大分子的性质、药物与靶点作用的原理、机制及影响因素等进行介绍（第二章）。先导化合物发现部分，从先导化合物定义、作用与内涵、基本的发掘方法（第三章）入手，结合基因组学、蛋白质组学、生物信息学、药物作用机制等研究的发展，从基于药物作用的靶点［包括蛋白质（第四章）和核酸（第六章）］、配体（药物分子等）（第五章）入手发现先导化合物的方法及应用。并根据先导化合物优化的基本准则，从先导化合物的性质和特点入手，在构效关系的基础上，分别从提高药效（包括局部修饰、分子杂合、生物电子等排、骨架结构变换等）（第七章）和改善 ADME/T 性质（包括副作用选择优化、前药及靶向药物、软药等）（第八章）等方面介绍先导化合物优化的策略、思路和方法。最后以一些的具体实例，介绍如作用于受体和酶（第九章）、离子通道（第十一章）的药物和肽拟似物（第十章）等几种特殊类型药物的设计，其中作用于离子通道的药物（第十一章）是根据药物发现的现状新增加的章节。

本教材在编写过程中，尽可能做到以下几点：①从适应药学研究由化学模式向生物模式和医学模式的转变角度考虑，强化与新药发现相关的生物、化学、生物信息学等学科的理论、方法及技术。②利用药物设计中创新性强、学科交叉渗透密切的特点，在教材编写中强化学生科学研究思维训练和能力培养的内容。③基础与创新结合，在介绍药物发现中所涉及的基础和应用学科相关理论知识与技术的基础上，涵盖新药发现研究链的主要过程，从靶点的识别、确证，到先导化合物的发现、优化及成药性研究的完整性思维过程；从有利于扩展学生知识面出发，综合多学科知识，解决药物分子设计的实际问题。④根据课程要求，在介绍药物设计最新进展的同时，尽可能简化相关内容，做到重点突出。以大量成功案例，帮助学生理解药物设计的基本理论、方法和策略。补充了有利于帮助读者理解和深入学习的学习导引、本章小结、思考题等内容。

本教材主要供药学类、制药类及相关专业本科生使用，也可供从事新药研究和开发的科研人员参考。

本教材凝聚了全体编者的心血和智慧，限于编者水平，内容难免存在不足之处，恳请广大读者提出宝贵意见。

编　者
2021 年 8 月

目录

第一章

绪 论

PPT

第一节 药物发现

药物是指可以"用于预防、治疗、诊断人的疾病，有目的地调节生理功能并规定有适应证、用法和用量的物质"，是在体内可以与大分子靶点（macromolecular targets）相互作用并能够通过引起某种生理作用从而影响生命系统产生特殊治疗作用的小分子化学物质，是药物设计学的研究对象。

一、药物发现的历史进程

几千年来，在同疾病的不断斗争过程中，人类积累了药物发现（drug discovery）的丰富经验。药物发现经历了从天然产物摄取的经验性观察开始，体外试验系统的发展，体内模型，靶点结构和作用认知的增加，到体内模型和基因技术等几个连续的阶段。经历了由粗到精、由盲目到自觉、由偶然到必然、由经验性的原始发现到科学的理性设计的漫长时期。

"神农尝百草，一日而遇七十毒"，经验法是古代发现药物的主要方法；直到现在，科学家依然通过试错法寻找药物，并由此推演出很多经验法则，形成了药物设计的知识库，并用于药物发现的实践中，传统中药中的君、臣、佐、使的概念一直到现在仍被使用。李时珍撰写的 52 卷本的《本草纲目》，与《神农本草经》一起被认为是我国古代药物学的经典代表作，至今仍不失光彩。

近代药物发现大约从 20 世纪初，Ehrlich 的"化学疗法（chemotherapy）"，即"利用药物摧毁入侵生物体而无损于寄主本身"概念的提出，以及作为药物研究的新起点——可替代患者的动物模型被用来验证具有生物学效应的合成化合物的引入，大量具有潜在活性的新结构化合物被发现。1932 年 Erlenmeyer提出以生物电子等排原理等用于药物分子的设计和改造，使药物发现由完全依赖于随机开始向主动设计转化。到 20 世纪 50 年代，一大批磺胺类、青霉素类、链霉素、抗疟药及抗组胺药等合成和半合成药物逐渐上市，使药物发现进入了第一次高潮。不必在动物体内而是在试管中利用简单的体外模型验证物质的生物活性的体外试验法的应用，如酶抑制剂试验用于评价抑制剂的活性，进一步加快了药物发现的速度。药物发现从由动物、植物体内分离、纯化和测定，天然活性产物直接被用作药物的天然产物时代（药物发现阶段，discovery stage）进入到药物发现黄金时期的发展阶段（develop stage）。其后的几十年间，人们经过不断的总结、研究和发展，许多寻找新药的理论、途径和方法不断地被发现和总结出来，如药物作用的受体理论、生化机制（信号传导途径、内源性物质调控循环等生物学概念）、药物体内的转运等理论的提出，强有力地刺激药物研究的发展，也导致了许多新的技术如分子修饰（molecular modelling）、组合化学（combinatorial chemistry）和高通量筛选（high-throughput screening）等的产生。特别是20世纪60年代Hansch等的定量构效关系学说的提出，使药物设计开始由定性向定量阶段转化。这些逐步形成的药物发现的概念、技术和方法，指导进一步的药物发现，并被验证。

20世纪90年代，随着化学、生物学、分子药理学、分子生物学以及生物学黄金时代开创的结构生物学、蛋白质组学和基因组学等学科的发展，对药物靶点的理解更加深入，使各种内源性生理活性物质、靶点及其与药物的复合物的精细三维空间结构、性质及作用模式的认识也不断深入，从而大大地充实了药物发现所依赖的生命科学基础；组合化学、基因技术、高通量筛选和高涵量筛选技术、蛋白质晶体学技术、生物信息学、虚拟筛选等药物研究的新技术的出现和计算机技术（计算机辅助药物设计方法）的运用改进了药物发现的技术和方法；第一个基于结构方法得到抗高血压药captopril，使药物发现进入到由新理论、新技术以及相关学科交叉渗透的多学科性、综合性的设计阶段（design stage）。信息学科突飞猛进的发展，各种信息数据库（化合物信息库和生物信息库等）和信息技术（信息处理和转换技术等）的出现，可以更便捷地检索和搜寻所需要的文献资料数据，使我们在药物研发中能够更有效地利用一切传统的和现代的知识，尽快地做出最佳决策，使研究水平和效率大为提高，药物发现更快捷、更经济有效。

另一方面，医学上仍然存在一些常见病、多发病无法得到根治，新的疑难病症不断发生，药物滥用等导致机体抗药性增加等情况，需要开发更多的安全有效的新药才能确保人民的健康。世界药物市场的需求在不断增加，并成为药物发现发展的原动力。上述发展的协同效应推动了药物发现的第二次高潮。

同时，随着药物发现理论和技术的不断创建，具有系统性、完备性的交叉性应用学科——药物设计学（drug designology）也应运而生并被不断地完善。

大量安全有效药物的发现使许多疾病得到预防和治疗，让人类的平均寿命在不断地延长，同时患者的安全意识也明显增加，监管部门标准的提高，药物开发风险的增加［临床成功率不断下降，如阿尔茨海默病（AD）药物从2002年到2012年的十年间临床试验的成功率几近为零，均以失败告终］以及研发成本持续升高（已达8亿~16亿美元）使上市新药数目在过去数十年中初步减少（图1-1）。而世界药物市场的需求仍在不断增加，并成为药物发现发展的原动力。因此新药研究与开发仍倍受重视。

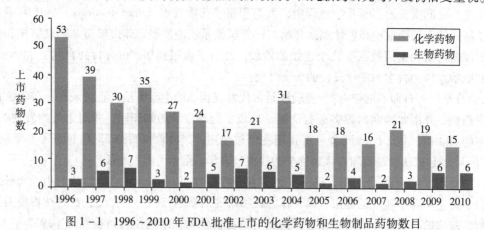

图1-1　1996~2010年FDA批准上市的化学药物和生物制品药物数目

21世纪的新药研究与开发，需要充分利用新技术、新知识和新方法，需要多学科领域的协同作战。因此必须加强生命基础过程的研究，通过分子病理学、分子药理学、分子生物学等学科的深入研究，更清楚地了解机体内源性活性物质的分子机制，寻找与疾病发生、发展密切相关的新靶点。先导化合物的设计仍然是21世纪药学研究的热点之一，通过计算机辅助药物设计与生物工程相结合，组合化学与高通量筛选相辅佐，新药的研究与开发将走向一个崭新的阶段。

二、药物发现的基本途径

随着经济的发展和人类文明的进步，人们对健康的需求和标准越来越高，创制和研发新药对满足人民基本用药需求和发展医药产业越来越重要。药物发现的广义定义就是新药研究与开发（drug research and development，drug R&D）的过程，主要包括分子设计和成药性研究等内容，其关键点在于以下几点。①靶点。找到对疾病治疗起关键作用的合适作用靶点。②化合物。设计出作用于该靶点的高活性、高选择性、低副作用的化合物（药物）。③到达靶点。设计的化合物（药物）能够以有效浓度到达靶点所在的靶细胞及靶点附近。新药的研发过程是一项多学科交叉的系统工程，涉及药剂学、药理学、毒理学、药物分析、药物动力学及临床医学等诸多学科。为使一种物质（化合物）转化为药物，需要化学家、药剂师、分子生物学家、药理学家、毒理学家和临床医生通力合作、协同作战。同时药物发现具有耗时长、难度大、投资大、周期长、风险高、回报高等特点。一个新药的上市，差不多需要十数年的时间，耗资数万美元。

创新性强的新药研发包括研究和开发两个过程，研究过程分为基础研究、项目研究等阶段。开发过程属于程序性工作，包括临床研究、专利的申请和注册、获准上市及上市后的监测等。各个阶段相继发生又互相联系，候选药物（drug candidate）的确定是药物研究和药物开发两个过程的明显区分标志。各阶段的研究都会对上阶段结果质疑而更新设计、重复试验或终止试验，因此药物发现的全过程并非一定能发现药物（图1-2）。

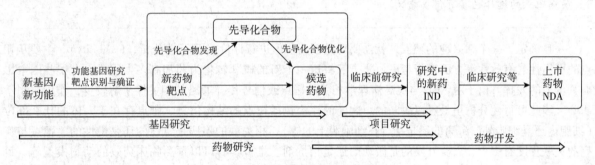

图1-2　药物发现的过程

（一）基础研究

基础研究（又称探索研究阶段）是运用先进技术对生命科学有关物质的相互作用及以结构特征为枢纽的体系之间的研究，主要包括与疾病产生、发展密切相关的新靶点的发现及其作用机制的研究（靶点发现），以及对相应靶点具有作用的新化学实体（NCE）的发现（先导化合物发现），这是药物发现阶段中最重要和最有意义的，也是最富有挑战性和最有风险性的一步。

1. 靶点的发现与确证　确定治疗疾病的目标和作用的环节和靶点，是创制新药的出发点，也是以后施行的各种操作的依据。靶点的发现包括靶点识别（target identification）和靶点确证（target validation）两部分。靶点识别是靶点发现的初始阶段，以寻找特定疾病的相关靶点为目的，有两种合适的方法被采用，正向识别过程是从疾病现象的表型变化，利用基因组学、蛋白质组学等技术发现靶点，但需要最终找出对疾病产生发展起决定性的基因或蛋白质（从宏观到微观）；逆向识别是通过改变靶点的表达，来观察疾病相关现象的变化（从微观到宏观）。靶点的识别仅说明该靶点与某种疾病之间具有相关性，但不能说明可以通过药物调控靶点而影响疾病的功能。需要对识别出的潜在靶点进行再确认。这个过程叫靶点确证。若调控某靶点，确证可产生安全、确切的疗效，能够影响疾病的功能，则这个靶点就是确证靶点（validated target）。

理想的药物通过与合适的药物靶点发生相互作用才能发挥治疗和预防疾病的作用。按照对靶点的认知程度，将其分为潜在靶点（potential target）、候选靶点（target candidate）、易控靶点（或成药性靶点，druggable target）和药物靶点（drug target）等四种。根据疾病相关基因数目估算，有5000~10000个潜在靶点；根据配体结合结构域数目估算，应该有 10000 个潜在靶点。但只有满足有效性（efficacy）、安全性（safety）和成药性（drugability）等条件的靶点才能成为药物靶点。目前重要的药物分子靶点大约有 500 个。

知识拓展

1999 年 Spaltmann F 提出了判断某基因是否可作为抗菌靶标的条件，如表 1-1 所示。

表 1-1　基因可作为抗菌靶标的条件

作用	药效作用	广谱性与副作用	效率及费用
现象	该基因对病菌的存活及感染的重要性	相同或相似的基因在其他菌属及人体中的分布情况	是否具有可用以发展高效快速筛选的生物化学或者功能信息
说明	如果该基因对病菌成活至关重要或者直接参与病菌的感染过程，则其作为药物的靶标就可能会取得较好的治疗效果	如果该基因在其他病菌中也存在，以其为靶标的药物将具有广谱抗菌作用。反之如果该基因在人体内也存在，需要考虑开发的药物对人体的副作用	有效筛选方法有利于提高研究效率和减少开发的费用

表 1-1 中的判据是从靶点的有效性、安全性和成药性等方面考虑的，对于肿瘤、病毒等相关疾病靶点的选择也具有借鉴意义。

一旦确定了一个感兴趣的靶点，就需要对其创药价值进行评价（可行性分析，feasibility）。主要从靶点的可靠性、有效性等方面进行考虑，要了解将这一个新的概念转化为药物有多大困难，有哪些因素影响其价值的发挥。由于对 NCE 与疾病病理学相关的靶点或信号传导通路的相关性了解较少，作用机制不明确，因此可行性分析是最难以决断的。这样的评价包括靶点的结构信息、靶点存在于人体的什么部位（细胞内还是细胞外，游离的还是结合在细胞膜上的等）、相关联的疾病是急性的还是慢性的、靶点与疾病的关联程度有多少、需要开发的是激动剂还是拮抗剂、是否具有可以预测临床药效的动物模型等。目前常用的可行性分析手段是建立一套生物体内、外可监测生物学变化的模型及相关方法，并据此对 NCE 进行结构改造和构效关系研究。

人类的遗传变异将影响药物的代谢并有可能产生毒副作用，同时也有希望找到药物作用的新作用靶。以基因作为基础的药物发现的主要过程是：基因组→新靶→筛选→先导物→药物。与早期的药理模型筛选→药物→机制→靶点的研究模式不同，这种以基因为基础的药物研究称之为逆向药理学（reverse pharmacology），首先从各种受体的超基因家族（super families）中分离第一代基因，这些基因往往会提示超家族的基因相似性，导致同族受体的氨基酸序列、蛋白质结构的相似性，因此，对 DNA 序列使用各种生物技术在基因水平上分离和克隆。

靶点的发现将使用到多种相关的理论、技术和方法，包括前面提到的基因组学、蛋白质组学、化学基因组学、功能基因组学、代谢组学以及生物信息学、结构生物学、分子生物学、化学生物学、表观遗传学等。例如，可利用基因重组技术建立转基因动物模型或进行基因敲除以验证与特定代谢途径相关的靶标。后者的缺陷在于，不能完全消除由敲除所带来的其他效应（例如因代偿机制的启动而导致的表型的改变等）。也可利用反义寡核苷酸技术通过抑制特定的信使 RNA 对蛋白质的翻译来确认新的靶标。例如嵌入小核核糖核酸（snRNA）控制基因的表达（RNA 干扰），对确证靶标有重要作用。

靶点的发现既可以用于 NCE 的筛选，确定靶点与活性化合物作用模式，研究药物作用的分子机制（molecular mechanism-of-action，MMOA）来指导新的 NCE 的分子设计及先导化合物优化，也可以用于分析药物吸收、分布和转运等。

2. 生物学模型及体外评价方法的建立　靶标选定以后，就要建立生物学模型和各种体外评价方法，建立药理试验的基本动物模型等，以筛选和评价化合物的活性。通常要制订出筛选标准，合成对照化合物或竞争化合物，如果化合物符合这些标准，则研究项目继续进行；若未能满足标准，则应尽早结束研究。一般试验模型标准大致上有：化合物体外试验的活性强度；动物模型是否能反映人体相应的疾病状态；药物的剂量（浓度）－效应关系等。可定量重复的体外模型是评价化合物活性的前提。

3. 早期的发现（先导化合物的发现） 一旦有了评价方法，就可以着手寻找新化学实体（NCE），以期发现具有靶点结合活性并有望对某些疾病具有治疗作用的先导化合物（leading compound）。先导化合物的发现是药物研发的关键，因为此时对靶点的了解有限，完全依赖于上述两步中所确定的靶点和模型，但在实际操作上还有一定的难度，随机性较大。虽然现有的药物发现的方法都可以用来发现先导化合物，但是过去先导化合物的发现主要是通过随机筛选和偶然发现。近年来，计算机预筛和先导化合物的合理设计被用于这一过程，大大加快了研究进程，已成为这一领域的热点。

4. 成熟的发现阶段（先导化合物优化） 从对特定的与疾病相关的靶点或者作用环节具有一定生物活性的化合物中挑选符合条件的先导化合物。以满足成药性的基本要求为主，针对先导化合物的药效学（生物活性）、选择性、药物动力学性质以及毒副作用等经过进一步的结构改造和修饰（优化），从系列化合物中挑选出综合性质最优的化合物作为候选药物（drug candidate），最后发展成为对疾病具有治疗作用并受专利保护的新的药物。虽然不可能对所有的性质同时进行优化，但可以根据先导化合物的性质，有选择性地进行优化，经过多次反复最终达到优化的目的。以前，研究早期阶段的优化目标主要集中在化合物的活性和选择性上，而把对药物动力学性质和毒性（ADME/T）的优化放在研究的后期阶段。但常常会发现当要进行 ADME/T 优化时已经为时已晚，难以通过对化合物进行结构改造以达到优化的目的。因此，最好能够制订出合理的优化流程图，以同时优化化合物的 ADME/T 和活性。另一方面，在此阶段，应增加化合物合成的量以用于动物试验，还要考虑化合物的物理化学性质，并需要考虑申请专利，以保护发明和用途。

上述几个部分是不可分割的，相互联系，相互渗透。

（二）项目研究

项目研究又称临床前研究（preclinical study），是将有治疗和研究价值的先导化合物作为候选药物（drug candidate），扩大研究范围，进行进一步的系统研究，进行深入的成药性评价，目的是发现可进行临床试验研究阶段的新药（investigational new drug，IND）。项目研究要进行药学、药理学和临床前毒理学研究等三个方面的试验。

1. 药学研究 药学研究主要包括药物化学、药剂学以及质量标准研究三部分。

（1）药物化学 包括：对先导化合物进行结构优化，合成相关衍生物，获得药效学和药动学性质均佳的候选药物，确证其化学结构并测试其物理化学性质（晶型、溶解性、溶解速度、稳定性、吸湿性、脂溶性及黏度等），判断候选药物化学合成工艺路线的可行性，规模生产时成本价格的合理性，并为下步研究提供足量达到质量标准要求纯度的候选药物等。

（2）药剂学 临床研究中患者直接使用的是药物制剂，原料药必须进行剂型选择和处方筛选，将原料药制成一定的剂型以特定的给药方式进行试验，其中较重要的是体外溶出度和生物利用度（bioavailability）研究，前者是剂型选择的依据之一，由药物代谢动力学（简称药动学，pharmacokinetics，PK）研究获得的生物利用度等在考察药物体内吸收、推测药物疗效、指导临床用药等方面具有重要意义。而处方剂型和制备工艺研究将为临床提供安全、有效、稳定并具有生物等效性、均匀性和实用性的临床制剂。

（3）质量标准 主要是制定临床用药（原料及制剂）标准草案，提供合格的临床用制剂标准。质量标准的制定和稳定性考察是新药研究的重要组成部分。质量标准制定的主要原则是专属性强、灵敏度高、快速、简便。

2. 药理学研究 包括主要药效学研究和包括药物动力学和复方药效学在内的广泛药理作用研究。药效学主要解决候选药物是否有效的问题，研究药物对机体或病原体内靶点结合作用机制，药物浓度与生物效应的关系等（即药物效应动力学，简称药效学，pharmacodynamics，PD）；药物动力学主要研究机体对药物的作用，即药物的吸收（absorption）、分布（distribution）、代谢（metabolism）和排泄（excretion），简称 ADME；同时还要了解新药作用机制，或发现新的药理作用，为临床应用做准备，此时可正确掌握适应证及不良反应。

3. 临床前毒理学研究 毒理学（toxicology）研究的主要目的是对新药的安全性作出评价，为临床试验用药提供科学依据，保证用药安全，并且在临床研究前淘汰可能产生毒性或不安全的药物。主要包括急性、亚急性或慢性毒性、局部毒性以及包括致突变、生殖毒性和致癌等三致试验等特殊毒性等的研究。

急性毒性研究是研究一次给药后动物的毒性反应，并测定其半数致死量（LD_{50}）。若测不出 LD_{50} 时可做最大耐受量测定，即选用拟推荐临床试验的给药途径，给动物最大浓度、最大体积的药量。慢性毒性研究系观察动物因连续给药而产生的毒性反应，包括中毒时首先产生的症状、严重程度及停药后组织和功能损害的发展和恢复情况。

在进行初步药效学研究、药动学特性和安全性初步评价的基础上，要研究和评判该化合物是否具有开发为药物的潜能，即成药性（druggability）研究。实际上，成药性研究在药物基础研究的后期，先导化合物发现和优化时期就已经开始进行，属于早期的决策范围。

在完成项目研究的基础上，要对所做的结果进行总体评价，主要是判断候选药物是否可以成为研究中的新药（IND），并向药管部门申请临床研究。该过程（又称作非临床开发，nonclinical development）是一个安全性评估问题为核心的决策过程，主要考虑药物的 ADME/T（吸收 absorption、分布 distribution、代谢 metabolism、排泄 excretion 以及毒性 toxicity）特性，淘汰不适合的药物。此外还包括专利申请、市场竞争和市场销售的预测评估。总体评估时应尽量收集各种批评性意见，以便根据现有信息资料或重复试验，做出正确的回答，最后通过综合途径，选择多种类似候选药物中最好的，设计临床研究计划。

（三）临床研究

由于人类与动物对药物的药效学和药动学存在着差异，且动物病理模型与人类疾病相差很大，即使是对动物有效、耐受性良好的候选药物，在人体中的情况可能有所差别，甚至完全相反，因此只有经过临床试验后完成对 IND 的评估，才能确定其是否真正具有实用价值，才能进行新药申请（new drug application，NDA）和注册上市。一个新药即使上市后仍需要继续进行长期的上市后的临床监察（见Ⅳ期临床试验）。

新药的临床研究（clinical studies），指新药开发研究后期的临床药理学研究，以了解新药用于人体的安全性和有效性，根据不同类别新药的技术要求分为临床试验（clinical trial）和生物等效性试验（bioequivalent test）。新药的临床研究要经过四期临床试验和新药的生物等效性试验才能完成对 IND 的评估。临床研究必须严格遵守《药物临床试验管理规范》，各项临床试验和生物等效性试验必须有科学的设计，以保证临床研究的合理性、科学性、准确性和可靠性。

1. Ⅰ期临床试验（phase Ⅰ clinical trial） 是指以健康人为对象的初步的临床药理学人体安全性评价试验，目的是研究人体对 IND 的有效性、耐受程度和安全性，同时进行人体药代动力学、人体生物利用度试验，探讨 IND 在人体内的吸收、代谢、分布和消除的规律。病例数为 20～100 人，用药时间约为 1 个月，通过统计方法处理试验结果，与正常值相比确定取舍。并且要为新药Ⅱ期临床试验提供安全、有效的合理试验方案。Ⅰ期临床试验是决定 IND 存活的关键，试验成功率为 50%～60%。

2. Ⅱ期临床试验（phase Ⅱ clinical trial） 是 IND 治疗作用初步评价阶段，在Ⅰ期临床试验的基础上，在已获得的耐受量的范围内，利用随机双盲对照临床试验，确证 IND 在临床上的实用价值（对何种疾病有效、有效剂量范围以及最佳给药方案），考察患者对于 IND 的疗效、适应证和不良反应。可进一步扩大试验范围、试验单位及试验病例，以便准确确定 IND 的疗效。Ⅱ期临床试验对新药有效性及安全性作出初步评价，也包括为Ⅲ期临床试验研究设计和给药剂量方案的确定提供依据。Ⅱ期临床试验的成功率仅有 30%～49%。

Ⅱ期临床试验设计符合"四性原则"，即：代表性（representativeness），指受试对象应符合统计学中样本抽样的总体原则；重复性（replication），指试验结果准确可靠，经得起重复验证；随机性（randomization），指试验中两组患者的分配是均匀的，不随主观意志为转移；合理性（rationality），指试验设计既符合专业要求与统计学要求，又要切实可行。

3. Ⅲ期临床试验（phase Ⅲ clinical trial） 为 IND 试产后的安全考察期，属于治疗作用确证阶段，是扩大的临床试验。在有效和安全的基础上，了解长期使用的最佳剂量、给药方案和不良反应。利用足够样本量的随机盲法对照试验进一步验证药物对目标适应证患者的治疗作用和安全性，评价利益与风险关系，最终为药物注册申请的审查提供充分的依据。我国现行新药审批办法规定，应在完成Ⅱ期临床试验的基础上，进一步完成300例以上的Ⅲ期临床试验。

4. Ⅳ期临床试验（phase Ⅳ clinical trial） 是新药上市后应用研究阶段（上市后监察，post – marketing surveillance）。其目的是考察在广泛使用条件下的药物疗效和不良反应，评价在普通或者特殊人群中使用的利益与风险关系以及改进给药剂量等。其内容主要包括：①扩大临床试验；②特殊对象的临床试验；③补充临床试验；④不良反应考察等。目的是在有效和安全的基础上，了解长期应用后的最佳剂量、给药方案和不良反应，对药物进行全面正确的评价。

新药经临床试验确定安全、有效后便进入注册申请阶段并获得国家法定机构［例如，中国的国家药品监督管理局（NMPA），美国的食品药品监督管理局（FDA）］批准后，就能上市销售。

可以看出药效学、药动学和毒性研究始终贯穿于新药研究与开发（R&D）的不同阶段。

三、药物的命名

一般药品上市之后就有一个名称，即所谓的商标名（trade name）来识别。商标名是受保护的，同一种药物活性成分，即使在同一个国家也可能有不同的商标名。针对这种情况，为了避免造成混乱，就需要以药物的活性成分进行命名，使用不受任何限制的非专有名（nonproprietary names）又称非专利名或通用名就显得非常重要，这种名称是由国家或者国际命名委员会来统一命名的。商标名和非专利名具有完全不同的含义：商标名是为了识别药物产品本身而制定的；非专有名可以用来辨别药物的活性成分，同时，非专有名的制定要遵循一定的规则，名称本身能体现药物活性成分的药理学特征，容易被医学或者药学专业人员所理解。国际纯粹和应用化学联合会（IUPAC）和国际生物化学联合会（IUB）等国际机构提出的系统化学命名法，对于确定化学物质具有独特的优点，但命名繁琐，难以记忆，且对化学物质的药理性质没有任何提示。因此1950年WHO就提出了国际非专有名（international nonproprietary name，INN）的国际命名方案。为显示具有相似药理作用的多种物质的关系，创立了共同词干，如钙通道阻断剂的共同词干是dipine，如nifedipine、amlodipine等。随着新受体和新药理作用的不断发现，INN的选定更加复杂，许多情况下需要创造新的共同词干。在新化合物的开发阶段，临床试验阶段就要向WHO提出INN申请，一个药物向政府部门申请注册时，就必须具有它自己的INN，因此命名过程也是创新药物研发的重要组成部分。

第二节　药物设计方法

药物设计（drug design）是利用理性的策略和科学的规划构建具有特定药理活性的新化学实体（NCE）的分子操作，目的在于提供新的活性化合物，构建药物研制的物质基础，是创新药物的关键和起源。药物设计学是一门科学，又是一门技术，它集科学、技术和艺术为一身，既有创造性的发明，也有对已知世界的探索发现，目的就在于建立一套既源于又高于现有知识和技能的有的放矢的药物发现方法。

药物设计学是多学科融合的艺术，是一门基于多学科支持的交叉学科（图1-3）。

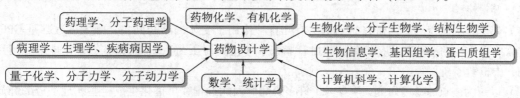

图1-3　与药物设计相关联的主要学科

现代药物的发现，已经与基础医学、生物信息学、靶点辨认（target identification）、证实（target validation）、验证发展（assay development）、DNA 顺序、药物化学、先导化合物优化（lead optimization）、天然品化学库、基于结构的配基的设计、组合化学、高通量筛选（high-throughput screening）、碎片筛选、虚拟筛选（virtual screening）以及化学信息学等联系在一起。大批优秀治疗药物的问世，就是多学科联合研究的结晶。

新药研发主要包括两种策略，其一是针对新靶点研发的首创类（first-in-class）药物，又称创新药物（innovative drug 或 me-only）；其二是在首创类药物的基础上进行结构优化，得到各方面更优异的模仿型（best-in-class，follow-on，me-too 或 me-better）药物。创制新药的四要素包括：①靶点的确定；②模型的建立；③先导化合物发现；④先导化合物优化。其中先导化合物（lead compound）发现和先导化合物优化（lead optimization）等药物设计过程被认为是狭义的药物发现过程。近半个世纪以来，药物设计的方法发展迅速，已经从盲目的普筛到理性的设计，许多药物设计的理论和技术、方法不断地被提出和应用，如相似的化学结构具有相近或相关的生物活性的相似性原理（similarity principle）及相应的经典药物化学方法（如生物电子等排、药效团、构效关系等），与药物作用机制相关的靶点学说、分子识别学说等。如从可卡因（枯柯碱）的结构修饰和改造到局麻药基本结构的确定，从磺胺药的发现到抗代谢学说的建立，从机体内原型生物活性物质的化学模拟到新的先导化合物的发现与优化。尤其是以三维受体图像的计算机模拟为特征的合理药物设计，以分子多样化为特征的组合化学结合高通量筛选，以现代生物技术为特征的基因工程和酶工程药物的开发等，奠定了近代药物设计学的基础。

一、合理药物设计

合理药物设计（rational drug design，RDD）是基于对疾病过程的分子病理学的理解，围绕靶向信号传导分子传导过程中的相关靶点的三维空间构型，并参考效应子（可以是体内信号分子或药物）的化学结构特征，利用现代生命科学知识和仪器技术手段，设计出针对疾病发生和发展的能够准确到达并选择性作用于靶标，具有药理活性的先导化合物。合理药物设计的应用前景十分宽广，它引导设计走向合理化，显著提高发现新药的成功率，设计出活性强、作用专一、副作用较低的药物。合理药物设计具有设计目的明确、减少所筛选的化合物数量、缩短研究开发周期等优点。

合理药物设计的基础是与疾病过程有关的靶点的知识，包括结构、功能及作用机制的研究等，因此合理药物设计关联到生物化学、分子生物学、结构生物学、酶学、病理学、遗传学等生命学科领域以及化学、物理学、数学以及计算机科学等学科。

按照设计的基础不同，合理药物设计包括基于结构的药物设计（structure-based drug design，SBDD）和基于机制的药物设计（mechanism-based drug design，MBDD）等方法。

1. 基于结构的药物设计　对药物和靶点（受体）的结构在分子水平上全面、准确的了解，是基于结构的药物设计的基础，从而引导发现先导化合物的理性化。基于结构的药物设计可以再分为基于靶点的药物设计（target-based drug design，TBDD，也称直接药物设计）和基于配基的药物设计（ligand-based drug design，LBDD，也称为间接药物设计）等方法。直接药物设计是从与疾病发生和发展密切相关的关键调控分子如蛋白质（包括受体、酶、离子通道等）、核酸（DNA、RNA 等）等生物大分子的三维空间结构出发，利用受体学说和分子识别理论，设计出可对靶点进行调控的先导化合物。直接药物设计的最基本要求是必须清楚了解作用靶点的三维空间构型，根据靶标作用位点的形状和性质要求，借助计算机自动构造出形状和性质互补的新的配基分子。主要包括全新药物设计和基于靶点结构的3D结构搜索（分子对接）等策略。

（1）以受体为靶点的新药研究　现在已有几百种作用于受体的新药问世，绝大多数都是 GPCR（G 蛋白偶联的受体）的激动剂或拮抗剂，如血管紧张素（抗高血压药）、丁丙诺啡、布托啡诺（阿片受体激动剂，中枢镇痛药）等。

（2）以酶为靶点的新药研究　酶参与了许多疾病的发病过程，可催化生成一些病理反应的介质和调控剂。酶抑制剂通过抑制某些代谢过程，降低酶促反应产物的浓度而发挥药理作用。作为药物，酶抑制剂要求对靶酶有高度的亲和力和特异性。酶抑制剂在现有药物中占有重要的地位，世界上销售量最大的20种药物中近一半是酶抑制剂。包括降压药血管紧张素转化酶（ACE）抑制剂、非甾体抗炎药环氧化酶-2（COX-2）抑制剂、抗肿瘤药芳构化酶抑制剂以及一氧化氮合成酶抑制剂等。

（3）以离子通道为靶点的新药研究 在体内许多生物功能的离子，是经由离子通道出入细胞的。离子通道类似于活化酶，参与调节体内多种生物功能。病变的离子通道使离子流动异常甚至导致细胞死亡。近年来对离子通道的研究进展迅速，不仅对离子通道的结构、功能、作用机制以及影响因素有了详尽的研究，也有许多作用于离子通道的药物面市。

（4）以核酸为靶点的新药研究 由于基因突变导致基因表达失调和细胞无限增殖而引起肿瘤的产生已被人们所公认，由此人们将癌变基因作为药物作用靶，利用反义技术（antisense technology）抑制癌细胞增殖。反义技术是用人工合成的或天然存在的寡核苷酸片断，以碱基互补方式结合目标基因或mRNA特定序列，从而有效地抑制或封闭靶细胞的表达，达到抑制癌细胞增殖的目的。但是由于这种寡核苷酸脂溶性差，难以跨膜转运到细胞内，且易受到核酸酶的水解，为此必须对其进行结构修饰。同时以已知的抗肿瘤药为先导化合物，以DNA为靶点设计出新的抗肿瘤药物，如诺梅素、阿霉素等是以嵌入的方式与DNA分子作用的，这类化合物插入DNA分子中，破坏DNA结构，干扰其基因表达过程，达到抗肿瘤的目的。而以相应的致病酶的基因组为靶点设计化合物，干扰基因的表达，也可以达到治疗相关疾病的目的。

在靶点3D空间结构未知的情况下，对作用于同一靶点的不同结构类型的生物活性分子进行计算分析，得到三维构效关系模型，通过计算机显示其构象并进一步推测靶点的空间构型，并以此虚拟靶点的3D空间结构进行药物设计。这种方法称为基于配体结构的药物设计（或间接药物设计法）。用于间接药物设计的基本方法包括3D-QSAR方法、药效团模型法以及在此基础上的三维结构搜寻方法等。计算机辅助药物设计（computer-aided drug design，CADD）从最开始的定量构效关系（QSAR）向药物发现发展，已广泛用于基于结构的药物设计中，并且向上游拓展，用于靶点的寻找和确证，向下游拓展用于早期预测药物的理化和药学性质。

2. 基于机制的药物设计 基于机制的药物设计是指基于疾病病因学，根据药物靶点的结构、功能与药物的作用方式以及产生药理活性的机制，通过设计小分子或生物大分子，作用于与疾病相关的药物靶点，从而影响机体的生理、生化过程并阻断疾病的发生和发展，从而达到防治疾病的目的。

基于机制的药物设计建立在对介导疾病病理生理过程的蛋白质分子结构和功能认识的基础之上，它是药物设计发展的重要方向，相比基于结构的药物设计更为合理。

如果疾病的全过程能够被完整地阐明，靶点的结构、功能、与药物的作用方式及产生活性的机制能够完全清楚，就有可能通过抑制某些与疾病有关的生理、生化过程来阻断疾病的发生和发展，有可能从基于结构的药物设计上升到基于机制的药物设计，从而达到合理药物设计的真正目的。

二、靶点与配基

合理药物设计的成功，取决于靶点的选择和靶点结构信息的正确。很小剂量的结构特异性药物就能够产生强大的药理效应，按照合理药物设计的思路，这种作用的本质是药物分子与体内具有重要功能的生物大分子相互作用的结果。因此了解生物大分子的结构、性质和功能，了解药物靶点与配体相互识别、相互作用的原理和机制有助于合理药物设计的进行。

1. 药物靶点 药物靶点（drug target）是存在于组织细胞内，具有重要的生理、病理功能，与疾病的发生具有因果关系或参与疾病的发展，能够与特定药物发生特异性结合并产生调节生理功能作用而实现治疗疾病目的的特定生物大分子。药物靶点为生物大分子如蛋白质（如酶、受体、调控蛋白等）、核酸、多糖或脂质类等；与疾病的发生和发展具有相关性，在病变细胞或组织中表达，在细胞培养体系中可通过调节靶标活性产生特定效应，在动物模型中能够再现，药物在人体内有效；除具有特殊的三维空间结构（three-dimensional spatial structure，3D structure）外，还具有能与其他物质特异性结构结合的作用部位（结合位点，binding site），当与其他物质（如小分子化合物）以适当的化学特性和亲和力结合后靶点分子结构发生变化，发挥生理、病理和药理调节作用，达到治疗疾病的目的；20 世纪研究集中于细胞膜上的酶和受体靶，以信息的传递和阻断为目的，主攻目标在细胞边缘；随着蛋白质组学和人类基因组学研究的深入，对于疾病产生的机制更加清楚，因此在 21 世纪研究的热点将集中在细胞内起关键作用的核酸及多糖靶，主要是细胞内基因的修饰与调控，主攻目标在细胞内。迄今为止已发现作为治疗药物的靶点总数近 500 个（不包括抗菌、抗病毒、抗寄生虫药的靶点），作用于不同的靶点的药物在全部药物中所占的比重是不同的（图 1 - 4）。

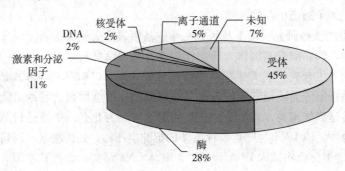

图 1 - 4　已知治疗性药物靶标的分类及所占比重

细胞的生物学行为与内源性的信号分子（如激素或递质等）的作用有关，极低浓度的信号分子（包括内源性的和外源的信号）和靶点（受体）结合，生成可逆性复合物并启动功能性变化，并导致生理变化。基于靶点结构的药物设计是以靶点的 3D 结构为基础，根据分子识别的要求，设计出与靶点结合位点空间特征和作用力相契合的分子，使药物设计的成功率大为提高。

信号传递过程的偏差就会引起各类疾病，因而阻断特定细胞内特定细胞传递途径可治疗某些疾病。细胞内信号的传递是经由一系列蛋白质 - 蛋白质的相互作用而实现的。以相互作用的蛋白质的结构特征为基础，设计和开发治疗性小分子药物是可行的并且是合理的（如阿尔茨海默病的治疗）。

2. 配基　配基（ligand）是能与靶点产生特异性结合的生物活性物质，可以是内源性的信号分子，也可以是外源性的药物。配基和靶点作用包括识别过程和结合过程。内源性信号分子在极低浓度下就能够与相应靶点作用，进一步启动功能性变化，如开启离子通道、激活特殊的酶，从而导致生理性变化；与靶点作用时，能够具有与内源性信号分子产生相似生物作用的药物分子称为激动剂（agonist）；若与靶点结合后，阻碍信息分子与受体结合，阻止相应生物作用产生者为拮抗剂（antagonist）；若靶点是酶或离子通道，则称为抑制剂（inhibitor）或阻滞剂（blocker），可以看出药物本身的作用就是对靶点作用的调节。

配基与靶点之间先通过分子识别后再相互作用的，二者的识别是通过静电作用、氢键、疏水作用、范德华作用等非键作用实现的。而二者之间通过相互作用形成复合物时除了不可逆的共价结合外，也主要是通过可逆的非键相互作用完成的。Ehrlich 提出的受体 - 配基作用学说和 Koshland 等提出的诱导契合学说（induced - fit theory）是理解靶点功能和疾病病理学的基础，也是药物设计的主要原理和方法。

随着对疾病发生分子机制的研究深入，单一的"基因 - 疾病 - 药物"模式已经不能适应复杂性疾病的药物研发。因为诱发复杂疾病（如心血管疾病、肿瘤、神经退行性疾病、糖尿病等）的因素较多（病因的多因素性），通常存在着调控的多重靶点网络（信号传导途径的多样性），靶点之间常常存在各种协同、拮抗或是代偿作用（平衡机制和旁路系统影响），导致个别节点的缺失对于疾病发生与否的影响不大，而多种因素的干扰会影响这一状态。功能基因组研究发现，单基因敲除对模型生物的表型改变的概率不大，在小鼠基因组试验中，逐个敲除靶基因，发现只有 10% 的基因敲除与表型直接有关。"网络药理学"认为，新药研发的策略应是发现如何干预疾病的病理网络，而非仅仅是与疾病相关的个别靶点，需要对多种基因及其调节蛋白的干扰才能影响疾病网络。药物发现的模式从高亲和力、高选择性、单靶点向多靶点、信号通路、代偿网络调控转变，网络药理学越来越引起药物设计工作者的重视。能够同时作用于与某一疾病相关或病原体的多个靶标，具有多种药理活性的多靶点作用药物比单靶点药物疗效更显著、副作用少、作用更全面。例如"网络药理学"的方法用于中药多靶点、多途径、多机制调控作用的研究已取得很多有趣的结果，并为多靶点作用药物的设计提供了新的思路。

三、先导化合物的发现

发现先导化合物（lead compounds）是药物发现最重要的一步，一旦发现新化学实体（NCE）有一定活性，具有可以进一步的研究价值，则通过程序研究，可创制新型结构和特殊药理作用的新药，因此如何发现先导化合物是寻找新药的主要途径，也是新药研究 R&D 的关键。

所谓的先导化合物是一类通过多种途径和方法获得的具有某种生理（或药理）活性，在治疗方面具有符合要求的性质，并具有新颖的独特结构和可衍生化或改变结构的发展潜力，但却存在某些不足之处（如活性较低、具有毒副作用或生物利用度不高等）而不能直接用于临床的化合物，以其作为新药设计的起始点，通过结构修饰和改造加强其有用的性质，剔除或减弱不合适的副作用可能得到新的药物。

早期药物的发现方法均可用来发现先导化合物，而筛选是寻找先导化合物的不可缺少的关键步骤。总的来说早期药物发现的方法也就是先导化合物的发现方法，归纳起来不外乎筛选途径和合理药物设计两大类（图 1 - 5）。

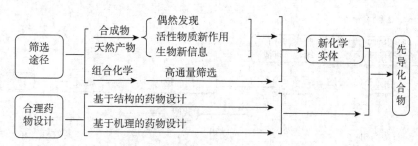

图 1 - 5 先导化合物发现的主要途径

迄今为止，筛选仍然是先导化合物发现的关键和常用方法，合成化学的发展，尤其是能够构建具有多样性的化合物库的组合化学的出现和使用，使化合物的数量、结构多样性的快速增加，导致发现具有新的生物活性的先导化合物的概率增加。在筛选过程中偶然发现药物合成中间体等经常被用到。另外，通过筛选，既可以利用已知药物或已知生物活性的化合物，也可以从生物学、医学领域发现各种生物信息，如从人体观察到的现象（包括药物的副作用、代谢产物等）以及从动物、植物、微生物等天然产物中发现的先导化合物。尤其是在自然界的演化竞争过程中，经自然优化选择而产生的生物活性强的天然产物作为先导化合物，通过药物化学家的提炼和修饰更容易成为活性强且具有特异性的治疗药物。临床用药中 40% 是天然产物或半合成的天然产物，80% 的抗菌药和 60% 的抗肿瘤药都源于天然产物。

天然产物具有物种多样性、生存多样性以及次生代谢产物结构的多样性。另外天然产物一般分子复杂，分子量较大，含有多个手性中心，具有成为先导化合物的可能。另一方面，与合成的有机化合物不同，天然产物能被人体吸收和分布，但是许多天然产物难以满足成药的要求，即溶解性差、难以被吸收、稳定性低、半衰期短、选择性低、活性较差、不良反应较多，因此对其进行优化是必要的。

合理药物设计（RDD）是先导化合物发现的最有效方法，无论是基于结构的药物设计（structure - based drug design，SBDD）还是基于机制的药物设计（mechanism - based drug design，MBDD）都是基于对疾病过程的分子病理学的理解，围绕靶向信号传导分子传导过程中的相关靶点的三维空间构型，以与病理学异常有关的分子知识为基础的，利用现代生命科学知识和仪器技术手段，设计出针对疾病发生和发展的能够准确到达并选择性作用于靶标，具有药理活性的先导化合物。

利用传统的药物先导化合物的发现方法可以找到相应的先导化合物，但仍存在效率低、用时长等问题，高通量自动化药物筛选技术［简称高通量筛选（high throughput screening）］的出现，预示着大批量的化合物可以在短时间内快速地被筛选，传统寻找先导化合物的方法已不能满足需求，促进了组合化学的方法出现并被运用到药物研究上。所谓的"组合化学"（combinatory chemistry）是将一些称之为构建模块的基本小分子（如氨基酸、核苷酸、单糖以及各种各样的化学小分子）通过化学或生物合成的手段，将它们系统地装配成不同的组合，由此得到大量的具有结构多样性特征的分子，从而建立化学分子库的方法。与传统的方法相比，组合化学方法最突出的优点是可以在较短的时间内合成出大量的不同结构的化合物。据统计到 2019 年文献报道的化合物总数约为 1550 万个，而用组合化学的方法合成 10^7 数量级的分子数据库只需 1~2 个月时间。另外用组合化学合成的化合物比较完全，这是现有所有化学数据库所不能比拟的。Merrifield 等创建固相有机合成方法获得 1984 年的诺贝尔奖，而后应用组合化学使构建数据库的操作实现仪器化、自动化并得到迅速发展。

四、药物作用的体内途径

药物在体内要产生药效的关键在于药物必须以一定的浓度到达作用部位并与作用部位的靶点发生作用。作为外源性的物质（异物），药物需要克服机体对它的一系列的作用，需要经过药剂相（pharmaceutical phase，主要结合药物的理化性质，进行处方和给药系统研究）、药动相（pharmacokinetic phase，从药物的吸收、分布、代谢和排泄考虑，优化药物的生物利用度，保证药物以有效浓度进入药效相）才能到达药效相（pharmacodynemic phase，研究药物与靶点相互作用的选择性、互补性和作用强度等）与靶点作用（图 1-6）。

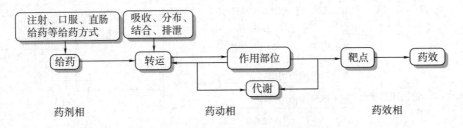

图 1-6　药物在体内的作用过程

普伦蒂丝发现：药动学性质不佳和副作用占药物研发失败一半的比例（图 1-7）。

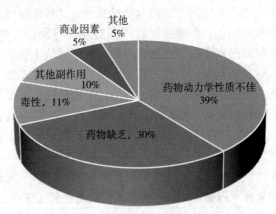

图 1-7　药物研发失败的主要因素

同时药效与生物效应紧密相连，药效的缺乏同样可能与药动学性质密切相关。药物若不能以有效浓度到达作用靶点并维持足够时间，或在转运过程中产生有毒的代谢物，仍然不能作为药用。另外，体内有很多生物大分子存在，药物有可能与不是所需要的靶点作用而产生副作用（或毒性）并且消耗了药物分子，因而这个过程很大程度地影响药效的发挥，因此，考虑药物在体内的作用非常必要。

为了尽早地对化合物的药学性质进行评价，类药性（drug likeness）的概念被用来表示化合物可能符合药物特性的参数。类药性是代表理想化药物所具有的特点，体现药物理化性质和结构特征在体内的综合反映（包括药动学性质和安全性）。运用计算机辅助药物设计软件，根据化合物的理化性质对设计的先导化合物结构进行类药性判断，预测药物在体内的 ADME/T，估计药物在体内的释放程度和生物利用度，再以此利用结构修饰来改善化合物的药动学性质。这种研究方法和手段又称为基于性质的药物设计（property – based drug design，PBDD），可用于先导化合物结构和给药系统的设计和优化。药物的成药性，即活性化合物具有的足以能够进入临床 I 期试验的 ADME 性质和安全性质，是对先导化合物优化和候选药物的要求，也是在药物设计过程中自始至终都必须考虑和解决的问题，通过先导化合物的优化可以改善先导化合物的成药性，当然也可以利用剂型的设计来改善。

五、先导化合物优化

先导化合物只提供一种新作用的结构类型，但往往因为存在许多的不足而不能直接用于临床。理想的药物要满足有效性（强劲、特异的药效，药动学性质佳）、安全性（具有尽可能低的不良反应和尽可能宽的治疗窗，毒副作用低）、稳定性（良好的物理化学性质、合理的代谢产物）和获得性（成本、环境）等条件。药物的诸多属性都凝集于其化学结构之中，通过对先导化合物进行结构改造或修饰，将很多有益的属性整合到（体现在）药物分子结构中，以获得具有良好药效、合理的药代和最低的毒副作用的化学实体。

先导化合物优化（lead optimization）是利用药物化学原理和方法，在多维度的性质空间通过结构变换将非药的先导化合物转换为候选药物的分子操作，是将临床对药物品质的各项要求，融入并体现在对先导化合物的结构优化和改造中，使药物的安全性、药效性、药物动力学、代谢稳定性和药物性质和谐地统一在分子结构中，使之成为有治疗价值、人体可接受的候选药物，将非药转化为候选药物的过程。简言之，先导化合物优化是为了一定的目的，在构效关系（structure – activity relationship，SAR）的基础上，运用化学或其他方法对先导化合物进行结构修饰改造，从而发现作用更佳的药物的过程。定量构效关系（quantitative structure – activity relationship，QSAR）是先导化合物优化的基础。先导化合物优化过程实际上就是一个补短板过程，遵循缺什么补什么原则（图 1 – 8）。

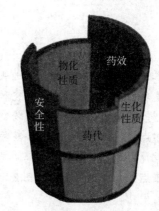

图 1 – 8 先导化合物的补短板操作

先导化合物优化包括经典的连续循环模式（serial – cyclic model of lead optimization）（串行策略）和高效的并行优化模式（parallel model of lead optimization）（并行策略）两种策略（图 1 – 9），后者是今后的发展方向。

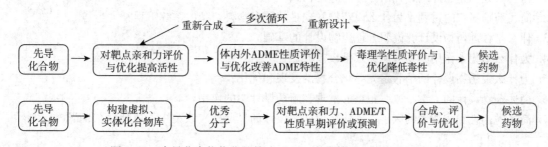

图 1 – 9 先导化合物优化的策略（上：串行策略；下：并行策略）

先导化合物的优化可以提高药物设计的成功率，加快新药研究和开发的速度。应在明确优化目的、确定修饰目标的情况下，选择合适的方法对分子的理化性质、药代和药效进行综合修饰。在针对先导化合物生物活性优化过程中，需要同时考虑所设计的化合物的药代动力学性质和毒性（ADME/T）。

结构简化（simplification of structure）、局部修饰（local Manipulation）和构象限制（conformational restriction）是在母体结构不发生变化时经常用到的方法，而基于提高药效的先导化合物优化，包括先导化合物母体结构不发生变化的分子杂交、生物电子等排（bioisosterism）以及结构骨架转换的骨架跃迁（scaffold hopping）等方法。基于改善 ADME/T 特性的优化包括副作用选择优化法（selective optimization of side activities method，SOSA）、前药（pro - drug）、软药（soft drug）等方法。在先导化合物优化过程中计算机辅助药物设计技术等显示出越来越重要的作用。

实际上无论是基于提高药效学的先导化合物优化，还是基于改善 ADME/T 特性的先导化合物优化，都是在修饰化合物结构的基础上进行的，而即使是稍微的结构的改变，都会引起先导化合物相应参数（结构参数、电性参数、物化参数）的变化，影响化合物的相关性质。即使是旨在改变化合物作用方式，增强药效的最常用的优化方法如生物电子等排原理和分子杂合等也对改善 ADME/T 性质产生作用；而为了增强生物利用度，提高选择性，降低毒副作用，改善化合物 ADME/T 特性的前药和软药的方法也有可能在增强和改善药效方面具有一定作用。

药物发现过程是一个与许多学科都有联系的复杂的过程，然而，寻找和设计先导化合物，对先导化合物进行基于提高药效和改善其 ADME/T 特性的优化，最终发现能够治病救人的有效药物是药物设计的最终目标。药物设计学的中心是基于寻找先导化合物以及相应的寻找先导化合物的合理设计途径和优化过程以及与此相关的原理与方法。而探索和研究与合理药物设计相关的原理、技术方法和研究策略应该是药物设计的发展方向。

本章小结

本章从药物发现的历史和进展开始，简要介绍包括靶标发现、确证以及先导化合物的发现和优化等药物发现的基础研究、项目研究和临床研究等主要过程，并就药物设计及本书所涉及到的问题进行初步的介绍。期望能让读者俯瞰药物发现和药物设计的整体轮廓，为学习和掌握药物设计学知识打下基础。

重点：药物发现的内涵、药物发现的过程及关键节点，药物设计学在药物发现过程中的地位，合理药物设计，靶点的发现与确证，先导化合物的发现与优化等。

难点：合理药物设计，靶点的发现及确认。

思 考 题

1. 药物研究和药物开发过程的区分标志是什么？
2. 简述药物研究的过程，为什么说药物发现是一项多学科交叉的系统工程？
3. 什么是合理药物设计？说明合理药物设计的基础。
4. 为什么单靶点作用药物可能会效果较差？
5. 为什么说药物设计的中心是先导化合物的发现和优化？
6. 简述药物设计的关键，说明靶点的发现在新药设计中的作用。
7. 简述类药性和成药性的区别，为什么说药物设计的早期就应该关注"成药性"问题？

（姜凤超）

第二章

药物作用的生命科学基础

PPT

学习导引

    1. **掌握** 药物作用的生物靶点类型和特点；药物与靶点相互作用的类型及特点、互补性规则及其在药物设计中的作用。

    2. **熟悉** 生物大分子的基本结构特点及其与功能的关系；小分子药物对靶点的识别和作用原理；药物与靶点互补关系的分类、特性和化学本质；生物膜的基本结构；物质转运调节方式，主动转运和被动转运的特点、差别及影响因素。

    3. **了解** 体内分子调控与疾病的关系；信号分子与各类信号传导的途径；药物与靶点作用的动力学模型和假说。

第一节　疾病病因学

    疾病是机体在致病基因或一定的环境刺激因素等的作用下，因自稳调节发生紊乱和异常，而引发的机体、器官、组织的一系列代谢、功能、结构等发生变化的生命活动过程。研究导致疾病症状、体征和行为等异常的原因，包括内因、外因及其相互关系的科学称为病因学（etiology）。一般将疾病的发生机制分为神经机制、体液机制、细胞机制和分子机制，而疾病的发生往往是多种机制共同作用的结果。其中，生物大分子在疾病的发生和发展中起到了重要的作用；生物大分子是存在于生物体内的大分子物质，是构成生命的基础物质。生物学界一般将生物大分子分成糖类、脂类、蛋白质和核酸四类，而蛋白质和核酸更是广泛地参与了药物在体内的药理作用和药物的吸收、分布、代谢和排泄等生命过程。

    药物发挥生理作用的本质在于药物与体内的相关靶点（生物大分子）产生了特异性和非特异性结合，引发了一连串的生物效应，从而影响体内的各种生理生化过程。研究药物对靶点的作用及作用机制的科学称为药效学（pharmacodynamics）。根据与药物靶点的作用方式的不同，可将药物分为结构非特异性药物（structural nonspecific drug）和结构特异性药物（structural specific drug）两种类型。前者的药物活性直接与其理化性质有关，而药物的化学结构对药物的药理活性影响较小。如一些低沸点的卤代烃或醚等为代表的全身吸入性麻醉药物，巴比妥类镇静催眠药物和酚类及长链季铵型的杀菌药物，这类药物的作用强度很大程度上决定于药物的理化性质，而与药物的结构无关。结构特异性药物的作用主要通过药物分子与靶点分子的有效结合，包括在立体空间上的互补、电荷分布上的匹配以及其他各种分子间的相互作用而产生活性。

    随着现代生物学理念和实验技术的快速发展，人们逐渐认识到生命体生理功能的实现往往是由某些在生理、生化过程的调控中承担重要角色的生物大分子如激酶、转录因子等，通过特定的生物反应（如磷酸化等）形成有序的通路联合作用的结果，甚至可能是由多条通路交叉作用形成复杂的生物调控网络而完成的。因此，阐明产生疾病的生物分子调控网络，并确证导致疾病症状、体征和行为异常的分子水平因素，寻找调控这些分子水平因素相关的靶标分子，对成功设计药物至关重要。

一、分子调控与疾病

近年来，从分子水平研究疾病机制出现分子病理学（molecular pathology）或分子医学（molecular medicine）。广义的分子病理学研究所有疾病的分子机制，狭义的分子病理学主要研究生物大分子（主要是核酸与蛋白质）结构和功能的异常在疾病中的作用。严重危害人类健康的基本疾病，如心脑血管、高血压、恶性肿瘤、糖尿病和神经退行性疾病等的发生和发展都涉及到生物大分子如蛋白质、核酸及其复合物的结构、功能和相互作用的异常。

细胞微环境的变化、各种特定基因表达的异常与多种疾病的发生有关，表达异常往往是由于基因结构改变、细胞间信号异常和细胞内的因素导致的。基因突变是由于体内外各种因素产生的碱基的替换、插入或缺失等并导致转录、翻译的错误产生蛋白质变化从而引起某些特定疾病。如血红蛋白病，其中珠蛋白结构（质）变异，导致贫血，而珠蛋白合成（量）减少导致地中海贫血。

细胞周期调控失衡也导致许多疾病的发生，如人恶性肿瘤就是由于细胞周期调节的失控，导致细胞无限增生。已经发现了许多可以作为疾病治疗基点的与相关的细胞周期分子靶点。细胞的增生和分裂需要有序地经过细胞周期，该进程主要由周期素（cyclin）和周期素依赖性激酶（cyclin – dependent kinase，CDK）复合物调控。生长因子刺激细胞从 G_0 进入细胞周期，并激活周期素 D 的合成。当细胞通过"限制位点"时，开始启动细胞周期，接着执行完成细胞周期过程。细胞周期分为 DNA 合成前期（G_1 期）、DNA 合成期（S 期）与 DNA 合成后期（G_2 期）和分裂期（M 期）（图 2 – 1）。周期素 B 在有丝分裂中被降解，解除阻断并允许初始期开始形成预复制复合物的过程，新的细胞周期开始。为了确定细胞周期进程的精确性，需要通过控制细胞增生周期中的限速位点（细胞周期关卡，cell cycle checkpoint）进行精确调节细胞周期，以防止增生周期中发生错误。细胞周期关卡负责 DNA 的复制和有丝分裂前确定 DNA 合成的完整性，监控 DNA 的复制、DNA 损伤修复以及延缓 G_2 期细胞进入 M 期、阻断 M 期细胞进行有丝分裂。从一个细胞分裂成两个子细胞，正常细胞都要受一系列有序的细胞周期调控，通过细胞周期关卡的监测以保证基因的稳定性。当一个或多个细胞周期调控基因突变时，每个细胞周期过程中的基因不稳定性不断增加，随之正常细胞向肿瘤细胞演变的机会越大。

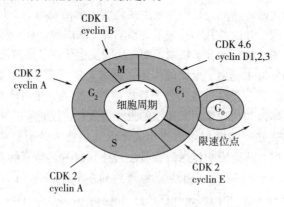

图 2 – 1　细胞周期及细胞周期调控示意图

目前，抗肿瘤新药设计的方向之一是针对肿瘤细胞失控的分子基础，重点放在恢复肿瘤细胞周期的调控机制上。另外，细胞周期关卡调控基因直接影响抗肿瘤药物的疗效，阐明这些基因在药物作用于肿瘤细胞过程中的变化，找出药物的作用靶点，对提高抗癌药物的疗效和寻找新的抗肿瘤药物具有重要意义。细胞周期作为靶点不仅应用在抗肿瘤药物的设计中，也用于心血管疾病等药物的设计。心血管系统的组织重塑是促增生和抗增生分子的平衡调节过程，平衡失调会导致心血管病变，因此周期素、CDK 和 CKI 在血管和心脏组织损伤、炎症和损伤修复中发挥重要作用。另外，细胞周期信号途径的失调也与其他多种疾病,如阿尔茨海默病和肾脏疾病等有关,逆转这些信号传导途径或干扰相应信号分子可阻断细胞的增生。

二、信号分子与信号传导途径

细胞与细胞之间的相互联系除直接接触外,更主要的是通过内分泌、旁分泌和自分泌一些信号分子来进行协调,保持细胞间的联系。细胞通过位于细胞膜或胞内的受体感受细胞外的信号分子的刺激,经一系列复杂的细胞内信号转导系统的级联反应而影响其生物学功能并做出应答反应,这一过程称为细胞信号传导(cellular signal transduction)。其中,如肽类激素、生长因子等水溶性信息分子和少量如前列腺素等脂溶性信息分子,由于不能穿过细胞膜,必须通过与膜表面的特殊受体蛋白相结合后激活细胞内信息分子,经信号转导的级联反应将细胞外的信息传递至胞浆或核内,调节靶细胞功能。脂溶性信息分子如类固醇激素和甲状腺素等,能穿过细胞膜与位于胞浆或核内的受体结合,激活的受体作为转录因子,改变靶基因的转录活性,并诱发细胞特定的应答反应。

细胞内存在多种信号传导方式和途径,传导方式和途径间又有多个层次的交叉调控,组成一个十分复杂的网络系统。阐明细胞信号传导的机制就意味着理解细胞在整个生命过程中的增殖、分化、代谢及死亡等诸方面的表现和调控方式,进而理解机体生长、发育和代谢的调控机制。在病理状况下,由于细胞信号转导途径的单一或多个环节异常,可以导致细胞代谢及功能紊乱或生长发育异常。细胞信号转导的主要途径包括:G 蛋白介导的细胞信号转导途径(G protein – mediated signal transduction)、酪氨酸蛋白激酶介导的信号转导途径(tyrosine protein kinase – mediated signal transduction)、核受体(nuclear receptor)及其信号转导途径和鸟苷酸环化酶(guanylyl cyclase, GC)信号转导途径等。

1. G 蛋白介导的细胞信号转导途径 目前发现的 G 蛋白偶联受体(G protein coupling receptors, GPCRs)已达1000 多种,G 蛋白偶联受体是最著名的药物靶点之一,目前世界药物市场上至少有30% 的小分子药物的作用靶点与相应的 G 蛋白偶联受体有关。前 50 种畅销药物中有20% 属于 G 蛋白偶联受体相关药物,比如作用于阿片受体的药物吗啡,作用于血管紧张素 II 受体的抗高血压药氯沙坦,GLP – 1(胰高血糖素样肽 – 1)受体激动剂类药物利拉鲁肽等。

G 蛋白(鸟苷酸结合蛋白)是一类位于细胞膜胞浆面、能与 GDP 或 GTP 发生可逆性结合的蛋白质家族(图 2 – 2)。G 蛋白分为两类:①由 α、β 和 γ 亚单位组成的异三聚体,并与 GDP 结合者为非活化型,当 α 亚基与 GTP 结合并导致 β、γ 二聚体脱落时则变成活化型。不同的信息分子激活不同的 G 蛋白,影响质膜上某些离子通道或酶的活性,继而影响细胞内第二信使浓度和后续的生物学效应,因此该类 G 蛋白在膜受体与效应器之间的信号转导中起中介作用;②小分子 G 蛋白,为分子量21 ~ 28kD 的小肽,只具有 G 蛋白 α 亚基的功能,参与细胞内信号转导。GPCRs 是跨膜受体,由一条穿插细胞膜多达 7 次的多肽链组成(图 2 – 2)。细胞膜外部分具有相应的信号分子的结合位点,细胞膜内部分与 G 蛋白(鸟苷酸结合蛋白)相结合。

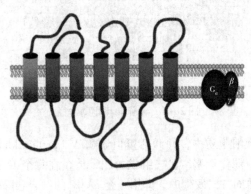

图 2 – 2 G 蛋白偶联受体

GPCRs 受体所进行的信号转导过程包括下述步骤：首先信号分子与 G 蛋白受体结合，形成复合物，并与相应的 G 蛋白作用，G 蛋白释放 GDP 并结合胞浆中的 GTP，并将 G 蛋白激活，活化的 G 蛋白可以再分解成 $GTP-G_\alpha$ 和 $G_{\beta\gamma}$ 两部分，这两者都可以继续活化下游的效应蛋白，可直接改变其下游蛋白的功能，如离子通道的开闭，或通过产生第二信使影响细胞的反应（即效应系统的活化）。细胞内的酶类活性物质可以将 α 亚基结合的 GTP 水解，转化成 GDP，从而终止其活性，G 蛋白介导的信号转导也被停止。此时，G_α 与 $G_{\beta\gamma}$ 又结合成无活性的三聚体并开始新的循环。

所有的 G 蛋白偶联受体信号转导的初始阶段是一致的，即 G 蛋白激活。但随后的阶段就与不同种类 G 蛋白的参与和不同特殊亚型的 α 亚基的形成相关（图 2-3）。目前至少有 20 种不同特殊亚型的 α 亚基，不同的 α 亚基具有不同的靶点和不同的效应。具有 α_s 亚基的激动型 G 蛋白 G_s 提高腺苷酸环化酶（adenylyl cyclase，AC）的活性；具有 α_i 亚基的抑制型 G 蛋白 G_i 抑制 AC 活性或激活钾离子通道；α_o 亚基激活受体抑制神经细胞的钙离子通道；α_q 亚基则激活磷酸酯酶 C。这里主要介绍腺苷酸环化酶途径。

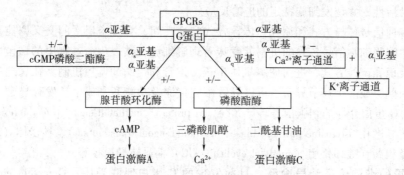

图 2-3　不同 G 蛋白激活后的信号转导途径

腺苷酸环化酶途径（adenylyl cyclase signal transduction pathway）中的腺苷酸环化酶是膜整合蛋白，它的氨基端和羧基端都朝向细胞质。广泛分布于哺乳动物细胞膜的 AC，能够将 ATP 转变成 cAMP 并释放焦磷酸，引起细胞的信号应答，所以，AC 是 G 蛋白偶联系统中的效应物。许多信号分子如多肽、蛋白质类及儿茶酚胺激素如肾上腺素、胰高血糖素、胰岛素、促肾上腺皮质素、促甲状腺素等都是通过这一信号传导途径而发挥作用的。在 AC 信号转导的途径中，由于 α 亚基结构和功能的不同，可分为两类作用相反的 G 蛋白，激动型 G 蛋白 G_s 和抑制型 G 蛋白 G_i。激动型 G 蛋白 G_s 通过提高或抑制 AC 活性来调节细胞内 cAMP 浓度，进而影响细胞的功能（图 2-4）。

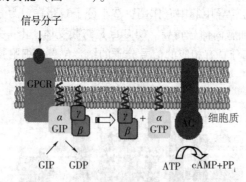

图 2-4　腺苷酸环化酶途径

cAMP 作为第二信使释放到细胞质中，并激活蛋白激酶 A（protein kinase A，PKA）。无活性的 PKA 是由 2 个调节亚基（R）和 2 个催化亚基（C）组成的四聚体，在每个 R 亚基上有 2 个 cAMP 的结合位点，cAMP 与 R 亚基结合是以协同方式发生的，即第一个 cAMP 的结合会降低第二个 cAMP 结合的解离常数，因此细胞内 cAMP 水平的很小的变化就能导致 PKA 释放 C 亚基并快速使激酶活化，引起下游多种靶蛋白磷酸化，从而影响细胞代谢和细胞行为，这是细胞快速应答胞外信号的过程（图 2-5）。例如，肾上腺素及胰高血糖素等激素可使细胞内 cAMP 增加，激活 PKA 并通过 PKA 促进激活糖原磷酸化激酶，使糖原磷酸化酶磷酸化，从而糖原磷酸化酶从无活性的 β 形式转变为有活性的 α 形式，增加糖原分解为 1 - P - 葡萄糖。cAMP 也可通过 PKA 使糖原合成酶磷酸化，导致具有活性的糖原合成酶 α 转变为无活性的糖原合成酶 β，从而抑制糖原的合成。

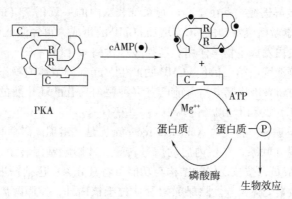

图 2 - 5　PKA 的活化

2. 酪氨酸蛋白激酶　酪氨酸蛋白激酶介导的信号转导途径是通过酶偶联型受体（enzyme linked receptor）来介导，不需要 G 蛋白来参与。这类受体按结构和功能可分为两类：一类是本身具有激酶活性，如肽类生长因子（EGF、PDGF、CSF 等）受体；第二类是本身没有酶活性，但可以与非受体酪氨酸激酶连接，如细胞因子受体超家族。这类受体目前已知六类：①受体酪氨酸激酶，②酪氨酸激酶连接的受体，③受体酪氨酸磷酯酶，④受体丝氨酸/苏氨酸激酶，⑤受体鸟苷酸环化酶，⑥组氨酸激酶连接的受体（与细菌的趋化性有关）。

受体酪氨酸蛋白激酶（tyrosine protein kinase, TPK）是由 50 多种跨膜受体组成的超家族，其共同特征是受体胞内区含有酪氨酸激酶。酪氨酸激酶受体在没有同信号分子结合时以没有活性的单体形式存在，一旦有以生长因子为代表的信号分子与受体的细胞外结构区域结合，两个单体受体分子在膜上形成二聚体，激活蛋白激酶，将尾部的酪氨酸残基磷酸化。磷酸化的酪氨酸可被一类含有 S_{VC} 同源 2 结构域（SRCHomology 2 domain, SH_2 domain）的蛋白质如 SHC、GRB 和 SOS 等所识别，通过级联反应向细胞内进行信号转导，并通过相应的信号转导途径，激活细胞内一系列的生化反应；或者将不同的信息综合起来引起细胞的综合性应答（如细胞增殖）。大多数调节细胞增殖及分化的因子如表皮生长因子（epidermal growth factor, EGF）、血小板源生长因子（platelet - derived growth factor, PDGF）等都通过受体酪氨酸蛋白激酶途径发挥作用，故它与细胞增殖和肿瘤发生的关系十分密切。

RAS - RAF - MEK - ERK（MAPK）级联途径是由相关因子与受体酪氨酸激酶结合而引发的一种重要的信号通路（图 2 - 6），它不仅涉及到调节细胞的多种生理功能，也在多种疾病的发病机制及病理生理过程中发挥着重要的作用，甚至在行为反应和认知方面如学习、记忆等都起着关键的作用。在近几十年深入研究基础上，已成为一条经典的肿瘤信号传导通路；这条信号通路与多种肿瘤的发生密切相关；针对于这条通路上的多个关键靶点，如 RAF 靶点，特别是 B - RAF/C - RAF 已有多个药物上市，包括索拉非尼、培唑帕尼、维罗非尼等

非受体酪氨酸蛋白激酶信号转导途径的共同特征是受体本身不具有 TPK 活性，配体主要是激素和细胞因子。细胞因子如白介素（IL）、干扰素（INF）及红细胞生成素等的膜受体的信号转导是由非受体 TPK 介导的，其调节机制差别很大。如配体与受体结合并诱发细胞信号转导级联反应后，受体的胞内近膜

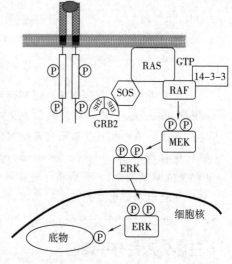

图 2 - 6　RAS - RAF - MEK - ERK 通路

区与胞浆内非受体 TPK JAK 激酶（janus kinase）结合并发生磷酸化，再与信号转导和转录激活因子（signal transducers and activators of transcription，STAT）相结合。当 STAT 中的酪氨酸被磷酸化后，发生聚合成为同源或异源二聚体形式的活化的转录激活子，进入胞核内与靶基因 DNA 启动子序列的特定位点结合，诱导靶基因的表达，促进多种蛋白质的合成，进而增强细胞抵御病毒感染的能力。

3. 鸟苷酸环化酶信号转导途径 存在于心血管系统和脑内的一氧化氮（nitric oxide，NO）激活胞浆可溶性 GC，心钠素及脑钠素激活膜颗粒性 GC，增加 cGMP 的生成，再经激活蛋白激酶 G（protein kinase G，PKG），通过磷酸化靶蛋白发挥生物学作用。鸟苷酸环化酶 C（GC-C）也是受体鸟苷酸环化酶成员之一。鸟苷酸环化酶 C 可刺激胞内第二信使 cGMP 的产生，起到调节体内稳态、维持肠道屏障、抗炎等作用，可作为胃肠道疾病的新兴治疗靶点。目前已有多种靶向鸟苷酸环化酶的药物上市，如治疗成人便秘型肠易激综合征（IBS-C）的利那洛肽等。

4. 核受体及其信号转导途径 核受体（nuclear receptor）是一组配体激活和调控的转录因子，通过在信号分子与转录应答之间建立联系，在核内启动信号转导，并影响基因转录，调控细胞的生长和分化。人类核受体家族包含 48 个成员，按核受体的结构与功能可将其分为：包括糖皮质激素、盐皮质激素、性激素受体等在内的类固醇激素受体家族。除雌激素受体位于核内外，类固醇激素受体位于胞浆，未与配体结合前与热休克蛋白（heat shock protein，HSP）结合存在，处于非活化状态。配体与受体的结合使 HSP 与受体解离，暴露 DNA 结合区。激活的受体二聚化并转移入核，与 DNA 上的激素反应元件（hormone response element，HRE）相结合或与其他转录因子相互作用，增强或抑制靶基因转录；位于核内，不与 HSP 结合的甲状腺素受体家族，包括甲状腺素、维生素 D 和维甲酸受体等。此类受体多以同源或异源二聚体的形式与 DNA 或其他蛋白质结合，配体入核与受体结合后，激活受体并经 HRE 调节基因转录。被称为代谢性核受体的核受体家族与糖尿病、脂肪肝等代谢性疾病的发生发展密切相关而受到重视。其中，PPAR-γ 的激动剂噻唑烷二酮类（TZD）药物如罗格列酮能够显著改善 2 型糖尿病患者的胰岛素敏感性。

越来越多的研究表明，不同信息分子、不同信号转导途径之间还存在交互调节（cross-talk），从而构成复杂的信号转导网络。例如，$G_{i\beta\gamma}$ 可通过激活 PLC_β，引起 AC 及 PLC 介导的信号转导途径之间的交互调节；某些 GPCRs 可通过促进非受体 TPK 磷酸化，增加 Grb2 和 Sos 结合，以 Ras 依赖形式激活 ERK；或是经 PKC 激活 Raf，以非 Ras 依赖形式激活 ERK。疾病时的细胞信号转导异常可涉及受体、胞内信号转导分子及转录因子等多个环节。在众多的信号转导途径中，无论任何环节出现异常，都可使相应的信号转导过程受阻，导致细胞的应答反应减弱、丧失或者反应过度，这些均可导致疾病的发生。在某些疾病，可因细胞信号转导系统的某个环节原发性损伤引起疾病的发生；而细胞信号转导系统的改变亦可以继发于某种疾病或病理过程，其功能紊乱又促进了疾病的进一步发展。

> **知识拓展**
>
> **信号传导途径研究方法**
>
> 信号蛋白分子表达水平检测可使用蛋白质印迹法（western blot analysis）、免疫荧光技术（immunofluorescence，IF）或流式细胞免疫荧光技术（flow cytometry immunofluorescence，FCM）等测定；蛋白-蛋白相互作用研究可使用免疫共沉淀技术（co-immunoprecipitation，Co-IP）、荧光共振能量转移（fluorescence resonance energy transfer，FRET）等；蛋白质磷酸化研究利用激酶活性（相关激酶试剂盒）、蛋白质印迹法等测定；蛋白质-核酸相互作用研究则利用凝胶迁移或电泳迁移率试验以及染色质免疫沉淀技术（chromatin immunoprecipitation assay，CHIP）等进行。

三、外源性分子调控

外源性分子侵入细胞内，导致基因表达异常可以引起疾病，外界病原微生物可以从机体的不同部位侵入，并通过各种机制诱发疾病的产生。当外界致病微生物穿越了人体的上皮屏障，并在宿主的组织内开始大量复制时，会被定居在组织中的单核吞噬细胞以及巨噬细胞所识别。巨噬细胞在机体遭遇病原微生物的入侵时能够迅速做出反应，一方面吞噬病原体，另一方面能够释放大量的效应分子引起组织内的炎症反应，进而控制感染。机体的免疫系统对抗原识别过程依赖于不同模式识别受体（pattern recognition receptors，PRR）来完成的，如 TLR（toll like receptors）、NLRs（nOD‑like receptors）、RLH（rIG‑like helicases）等。Toll 样受体作为先天性免疫系统中的重要组成部分，主要通过识别病原微生物表面的病原相关分子模式（pathogen‑associated molecular patterns，PAMPs）来启动免疫反应，进而清除外来抗原。脂多糖 LPS（lipopolysaccharide）是革兰阴性菌细胞壁的组成成分，能够引起多种免疫细胞发生形态、功能以及胞内基因表达的变化，并导致宿主细胞因子失控性地表达，介导严重感染、器官损伤以及败血症休克等多种疾病的产生。研究表明，LPS 能够被细胞表面的 TLR4 分子所识别，并将信号传递至胞内，激活下游的多条信号，如 MAPK、NF‑κB（nuclear factor kappa‑light‑chain‑enhancer of activated B cells）、AKT/PKB 等信号途径，引发细胞产生一系列的固有免疫分子，如细胞因子和趋化因子等。

第二节　药物作用靶点

一、药物作用靶点的发现及类型

疾病的发生与机体的分子调控和信号转导等因素异常有关，各种生物大分子如蛋白质和核酸等在疾病的发生和进程中起到了至关重要的作用。我们一般将能够与药物分子结合并产生药理效应和治疗作用的生物大分子通称为药物靶点（drug targets）。

靶点发现涉及到疾病修饰靶点的识别和早期验证，是药物发现过程中必不可少的第一步。近年来，人们对靶点发现越来越感兴趣，这既有助于识别新靶点（靶点识别），也有助于通过早期验证（靶点验证）减少由于错误的生物学假设而导致的后续失败。药物作用靶点发现一般包括三个步骤：确定疾病模型和患病组织、靶点识别和靶点验证。靶点发现策略可分为两种方法："分子"方法和"系统"方法。在实践中，两者在不同的治疗领域中的使用比例不同。分子方法主要关注与疾病有关的细胞，通常使用临床样本和细胞模型来进行研究。分子生物学，特别是基因组学、蛋白质组学、基因关联和反向遗传学等技术的巨大成功推动了分子方法的发展。在靶点种类方面，分子方法更容易识别细胞内靶点，如调节蛋白、结构蛋白和代谢蛋白，并且在肿瘤学领域得到了最广泛的应用。系统方法通过研究整个生物体内的疾病来发现靶点。一般来说，系统方法靶点信息来自生理学、病理学和流行病学领域的临床科学和活体动物研究。传统上，系统方法一直是主要的靶点发现策略，包括肥胖症、动脉粥样硬化、心力衰竭、中风、行为障碍、神经退行性疾病、高血压和血脂异常等，这类疾病的相关表型只能在机体水平上检测到。在验证过程中，细胞和动物模型中的基因表达和/或蛋白质功能的调节用于确认靶点。

药物靶点存在于机体靶器官细胞膜上或细胞浆内，包括受体、酶、离子通道、核酸和基因等生物大分子。了解这些生物大分子的结构、性质和功能对于合理设计新药有着重要的意义。迄今已发现的药物靶点的总数超过 500 个，其中受体尤其是 G 蛋白偶联的受体（GPCR）靶点占绝大多数。合理药物设计可以依据生命科学研究中所揭示的包括酶、受体、离子通道、核酸等潜在的药物作用靶点，或其内源性配体以及天然底物的化学结构特征来设计药物分子，以发现选择性作用于药物靶点的新药。

（一）受体

1. 受体的定义　受体（receptor）是一种位于细胞膜或细胞内能够识别和选择性结合某种配体或信号分子，产生某些生物学效应的一类大分子物质，多为糖蛋白。受体结构一般至少包括两个功能区域，与配体结合的区域和产生效应的区域。当受体与配体结合后，构象改变而产生活性，启动一系列信号转导过程。

2. 受体的分类 按照国际药理学联合会（IUPHAC）和药物分类委员会（NC - IUPHAR）的建议，按照存在位置的不同，将3种细胞表面受体（surface receptor，或细胞质膜受体）和胞内受体（intracellular receptor）一起称作受体分子四大家族。分子量或极性较大的信号分子难以透过细胞膜，多与细胞质膜受体相互作用，而胞内受体主要与脂溶性大的信号分子作用（图2-7）

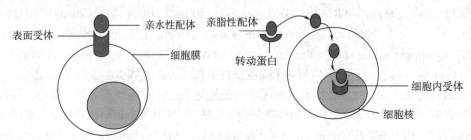

图2-7 受体的分类

　　细胞质膜受体可分为下面几类。①G蛋白偶联受体。其是G蛋白介导的细胞信号转导途径中的关键节点，这类受体与信号分子相互作用，导致受体的构型发生变化后，受体在胞浆侧与G蛋白结合，再激活或抑制质膜上一定的酶，引发特定的生物学效应。一般来说，毒蕈碱受体、肾上腺受体和阿片受体属于该类受体，当激素和慢作用的神经递质与它们相互作用后，能在数秒钟产生效应，产生效应的时间要慢于离子通道，但要比酶联受体要快。G蛋白偶联受体是重要的药物作用靶点，如治疗高血压的血管紧张素Ⅱ受体拮抗剂氯沙坦、缬沙坦，中枢镇痛的阿片受体激动剂丁丙诺啡、布托啡诺，α-受体激动剂去甲肾上腺素，抗过敏性哮喘的白三烯受体拮抗剂普仑司特和扎鲁司特，以及抗胃溃疡的组胺H_2受体拮抗剂西咪替丁、雷尼替丁等。②离子通道偶联受体（ion - channel linked receptor）。通道性受体是细胞膜上的跨膜蛋白质，受体本身构成离子通道，能识别配体并与其特异性结合。当受体与配体结合后，分子构象改变，使其离子通道打开，选择性地促进细胞内外离子快速流动，产生极化或去极化作用。在几个毫秒内引起膜电位变化，从而传递信息，产生生物效应。如烟碱样乙酰胆碱受体（N型AchR）、γ-氨基丁酸受体（GABA）和甘氨酸受体等都是离子通道偶联受体。③酶联受体（enzyme - linked receptor）。酶联受体包括缺少细胞内催化活性的酶联受体和具有细胞内催化活性的酶联受体。具有细胞内催化活性的酶联受体为催化性受体，受体本身就具有酶的活性，这类受体在结构上分为三个区域：A. 位于质膜外的配体结合区域；B. 跨膜区域；C. 处于胞浆侧的催化区域，具有酶的活性。当配体与受体结合时，可激活受体胞内区的酶活性，进而影响细胞内信息传递体系，产生生物效应。

　　细胞内受体（intracellular receptor）位于胞质溶胶中，目前发现的有50多个成员，它们能够直接调控基因转录，因此，这类受体也经常被称为细胞核受体或基因转录因子。胞内受体识别和结合的是能够穿过细胞质膜的小的脂溶性的信号分子，如激素、甲状腺素和类视色素等。这类信号分子与细胞内受体相互作用后，往往需数小时或数天产生效应，隐藏产生效应的时间要慢于细胞表面受体。细胞内受体具有同源性，它们通常具有一个与DNA结合的中间结构域和一个能够激活基因转录的N端结构域。此外还有两个结合位点，一个是位于C末端与脂溶性配体结合的位点，另一个是与抑制蛋白结合的位点。细胞内受体可分为细胞浆受体和细胞核受体。其中雄激素、雌激素、孕激素及甲状腺素受体等位于细胞核内，称为细胞核受体；肾上腺皮质激素受体为细胞浆受体。

　　3. 受体的功能 受体具有识别和结合配体的功能，信号传导功能和间接产生相应的生理效应的功能。受体可以通过其高度选择性的立体结构，准确地识别并特异性地结合结构和电性与之互补的内源性的或外源性的配基，并把识别和接受的信号传递到细胞内部，启动一系列胞内生化反应和细胞反应；信号分子通过受体维持机体的正常运转，一旦某个环节出现问题，就会导致一系列疾病症状的出现，如抑郁症、心脏病，精神病、肌无力等。因此，通过药物来调控受体与体内信号分子的作用，能够改善出现问题后的疾病症状。这种调控可以是对受体有较强亲和力和内在活性，能通过受体兴奋发挥最大效应的激动剂（agonists）；也可以是与受体有较强的亲和力而无内在活性的拮抗剂（antagonists）。受体具有配体专一性，对它的配体有高度识别能力，能识别周围环境中微量的配体，很低浓度的配体就能与受体结合而产生显著的效应；受体具有高度立体专一性，特定的受体只能与其特定的配体结合，产生相应的生理效应，同一化合物的不同光学异构体与受体的亲和力可能相差很大。受体具有饱和性，有限的受体，结合的配体量也是有限的，当药物达到一定浓度后，其效应不会随其浓度增加而继续增加；受体具有多样性，同一受体可广泛分布于不同组织或同一组织的不同区域，受体密度不同。受体多样性是受体亚型分类的基础，受体受生理、病理和药理因素调节，处于动态变化中。同一配体可能有两种或两种以上的不同受体，例如乙酰胆碱（Ach）有烟碱型和毒蕈型两种受体，同一配体与不同类型受体结合会产生不同的细胞反应；如 Ach 可以使骨骼肌兴奋，但对心肌则是抑制的。理想的药物必须具有高度的选择性和特异性。选择性要求药物对某种病理状态产生稳定的功效。特异性是指药物对疾病的某一生理、生化过程有特定的作用，此即要求药物仅与疾病治疗相关联的受体或受体亚型产生结合。近年来，受体的亚型及新受体不断被发现和克隆表达，有关它们的生化、生理、药理性质也相继被阐明，为药物设计和研究提供了更准确的靶点，也对设计高效选择性、低毒副作用的药物提供了有力的支持。

（二）酶

酶（enzyme）是由活体细胞合成分泌，对特异底物具有高效催化作用的蛋白质。存在于细胞质中的酶，与底物（substrate）相互作用形成有利于酶促反应发生的复合物，反应完毕后，底物转变生成产物并被释放出来。因此，酶具有识别底物的能力和催化酶促反应的特性。与酶相比，二者的最大区别是受体没有催化活性，配体与受体作用，启动一系列信号传导过程之后，配体被完整释放；酶属于生物大分子，而酶所催化的底物，多数为分子质量比酶要小几个数量级的小分子物质。除了水解酶（单纯蛋白）外，有些酶（结合蛋白或复合蛋白）除了具有被称为酶蛋白（apoenzyme）的蛋白质部分外，催化时还需要非蛋白部分（辅助因子，cofactor），辅助因子可以是金属离子（酶活性中心的组成成分，也可能用于稳定酶分子的构象或作为桥梁使酶与底物相连接），也可以是有机分子（也称作为辅酶，coenzyme，如 NAD^+、NADP、四氢叶酸、磷酸吡哆醛等）。辅酶在催化反应中作为氢或某些化学基团的载体，起传递氢或其他化学基团的作用。体内酶的种类很多，但酶的辅助因子种类并不多，多数脱氢酶如 3 – 磷酸甘油醛脱氢酶和乳酸脱氢酶均以 NAD^+ 作为辅酶。

从反应机制看，酶催化反应包括酸碱催化、共价催化、金属离子催化等。酸碱催化是通过暂时提供（或接受）质子以稳定过渡态达到催化的目的，酶分子中的氨基酸侧链具有质子供体和受体功能，因此酸碱催化在酶催化中起着重要的作用，如组氨酸侧链 pK_a 约等于 7，在体液条件下可作为质子传递体，既可接受质子又能给出质子，很容易建立质子化形式和游离碱形式的平衡。共价催化又称亲核（电）催化，亲核（电）催化剂作用于底物的缺（富）电子中心给出（得到）电子，快速形成共价中间复合物，使反应活化能降低而加快反应速率。催化反应速率取决于给出（获得）电子的速度，与酸碱催化反应过渡态复合物为离子键不同，它们之间是共价键。这些催化剂应具有高亲核性和形成的键易断裂。金属离子催化几乎 1/3 的酶显示活性需要金属离子，金属离子可与底物结合，使其在反应中正确定向，通过金属离子的氧化态变化进行氧化还原反应，通过静电作用稳定或掩蔽负电荷。

在酶蛋白中，真正起关键作用的是由来自蛋白分子肽链的不同部位含有不同的功能基团的氨基酸残基侧链所构成的活性中心。活性中心由结合部位和催化部位构成，其中结合部位（binding site）是酶分子中直接与底物结合的部位或区域，决定酶的专一性。催化部位（catalytic site）是酶分子中直接参与催化作用，促使底物发生化学变化的部位，决定催化反应的性质。除了组成酶的活性中心的氨基酸残基外，蛋白酶分子上其他的功能基团在形成并维持酶的活性中心的空间构象上也起着重要的作用。对需要辅助因子的酶来说，辅助因子也可能是活性中心的组成部分。与一般化学催化剂一样，酶催化反应速率的提高是通过酶 – 底物复合物的形成，降低了反应的活化能达到的。组成酶活性中心的氨基酸残基如 – NH_2、– COOH、– SH、– OH 和咪唑基等，可能在与底物结合时起识别和结合的作用，或者在催化反应中起催化作用，也可能同时具有两种作用，所以常将活性部位的功能基团统称为必需基团（essential groups）。α – 胰凝乳蛋白酶催化裂解肽键，酶的活性部位丝氨酸 195 残基羟基作为亲核基团进攻不活泼的羰基，这个过程是在组氨酸 57 和天冬氨酸 102 的协助下与丝氨酸残基构成的酶活性中心催化三联体，将羟基转化为氧负离子，与底物共价结合，形成酶－底物中间体，完成催化反应。

研究者通过酶反应分析法（enzyme assay）来获得用于酶动力学分析的反应速率数据（图2－8）。1902年，维克多·亨利提出了酶动力学的定量理论，他认为酶催化反应进行时底物先可逆地结合到酶上，形成酶－底物复合物，再由酶完成催化反应，并释放生成的产物。影响酶反应速率的因素很多，对相同反应条件下的同一种酶而言，酶和底物的浓度都有影响。在所有因素都固定的条件下，最大反应速率（"V_{max}"）可以用来表示酶的催化活性，但由于V_{max}与底物浓度有关，因此常用达到V_{max}值一半的反应速率所需的底物浓度即米氏常数（K_m）表示底物与酶之间的结合强度（K_m值越低，结合越牢固，亲和力越高）。对于特定的底物，每一种酶都有其特征K_m值。用一个酶活性位点在1秒钟内催化底物的数量即催化常数k_{cat}表示酶催化特定底物的能力。酶的催化效率则用被称为特异性常数的k_{cat}/K_m来衡量（图2－8）。该式包含了催化反应中所有步骤的反应常数。由于特异性常数同时反映了酶对底物的亲和力和催化能力，因此可以用于比较不同酶对于特定底物的催化效率或同一种酶对于不同底物的催化效率。

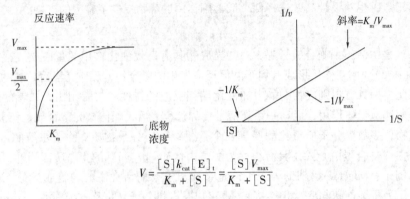

$$V = \frac{[S]k_{cat}[E]_t}{K_m + [S]} = \frac{[S]V_{max}}{K_m + [S]}$$

图2－8　酶的动力学曲线和方程

能激活酶的物质称为酶的激活剂，能减弱、抑制甚至破坏酶活性的物质称为酶的抑制剂。对酶促反应的抑制可分为竞争性抑制和非竞争性抑制。与底物结构类似的物质争先与酶的活性中心结合，从而降低酶促反应速度，这种作用称为竞争性抑制。竞争性抑制是可逆性抑制，通过增加底物浓度最终可解除抑制，恢复酶的活性。与底物结构类似的物质称为竞争性抑制剂，这种抑制使K_m增大而V_{max}不变。抑制剂与酶活性中心以外的位点结合后，底物仍可与酶活性中心结合，但酶不显示活性，这种作用称为非竞争性抑制，这种抑制使K_m不变而V_{max}变小。非竞争性抑制是不可逆的，增加底物浓度并不能解除对酶活性的抑制。由于酶催化生成或灭活一些生理反应的介质和调控剂，因此，酶被认为是重要的药物作用靶点。酶抑制剂通过抑制某些代谢过程，降低酶促反应产物的浓度而发挥其药理作用。理想的酶抑制剂药物，应该对靶酶有高度亲和力和特异性。

（三）核酸

核酸是由许多核苷酸聚合成的生物大分子化合物，为生命的最基本物质之一，它是生物体内遗传信息储存与传递的一个重要载体，在生物功能的调控上也发挥着极其重要的作用。根据化学组成不同，核酸可分为核糖核酸（简称RNA）和脱氧核糖核酸（简称DNA）。DNA是储存、复制和传递遗传信息的主要物质基础。在蛋白质合成过程中起着重要作用的RNA有三大类，具有携带和转移活化氨基酸作用的转运核糖核酸（tRNA），作为合成蛋白质模板的信使核糖核酸（mRNA），以及细胞合成蛋白质的主要场所核糖体的核糖核酸（rRNA）。因此，核酸在细胞的生长、遗传、变异等一系列重大生命现象中起决定性的作用。由于核酸对于人体功能的重要性，以及正常细胞和非正常细胞在DNA的结构和性状上几乎没有差别，在这也使得作用于核酸的药物往往具有很大的毒性，这些药物一般只用于如肿瘤等威胁生命的疾病。

以核酸作为靶点的药物通过在核酸水平上与DNA或RNA发挥作用。例如干扰或阻断细菌、病毒和肿瘤细胞的核酸合成，就能有效地杀灭或抑制细菌、病毒和肿瘤细胞。以核酸为作用靶点的药物主要包括一些抗生素，如利福平、利福喷丁等利福霉素类抗生素，作用机制是影响 RNA 的合成；抗病毒药阿昔洛韦、阿糖腺苷等，作用机制是干扰病毒 DNA 的合成；喹诺酮类抗菌药如环丙沙星、氧氟沙星等，作用机制是阻断 DNA 合成；抗肿瘤药物如环磷酰胺、甲氨蝶呤、丝裂霉素等，作用机制是破坏 DNA 的结构和功能等。人们普遍认为肿瘤的癌变是由于基因突变导致基因表达失调和细胞无限增殖所引起的。因此，可将基因作为药物设计的靶，利用反义技术（antisense technology）抑制细胞增殖。反义技术是指用人工合成的或天然存在的寡核苷酸，以碱基互补方式抑制或封闭靶基因的表达，它与 mRNA 特异性结合，阻断翻译过程，从而抑制细胞的增殖。反义技术在肿瘤治疗和病毒控制中显示出了一定的应用前景，但自身的稳定性、给药途径及与非靶 DNA 或 mRNA 杂交而出现对机体毒副作用等问题在一定程度上限制了该类药物的发展。随着临床的推进和相关技术的成熟，近年核酸药物特别是反义核酸药物的获批速度明显加快。目前，共有 13 种寡核苷酸类药物获得批准上市应用，其中属于反义寡核苷酸的药物有 7 种，同时有大量药物处于不同阶段的临床研究中。

（四）其他靶点

离子通道是一类跨膜糖蛋白，能在细胞膜上形成亲水性孔道，以转运带电离子，由肽链经多次往返跨膜形成多个亚基构成的复合体。离子通道对被转运离子的大小与电荷都有高度选择性，主要的离子通道有 Ca^{2+}、K^+、Na^+ 及 Cl^- 通道，通过其开放或关闭，来控制膜内外各种带电离子的流向和流量，从而改变膜内外电位差（门控作用），以实现其产生和传导电信号的生理功能。离子通道是门控，活性由通道开放或关闭的两种构象调节。多数情况下，离子通道呈关闭状态，只有在膜电位变化，化学信号或压力刺激后，才开启形成跨膜的离子通道。通道的开放或关闭影响细胞内外无机离子的转运，能迅速改变细胞功能，引起神经兴奋、心血管收缩或腺体分泌。心肌、血管平滑肌、骨骼肌及神经等细胞，都是通过电活动形式来实现其兴奋性的发生和传播。许多化合物、金属离子、动植物毒素等都可作用于离子通道，影响可兴奋细胞膜上冲动的产生和传导，出现异常，就会产生许多疾病，尤其是心血管系统疾病，成为药物尤其是心血管药物设计的靶标。有些离子通道就是药物的直接作用靶点，药物通过改变离子通道的构象使通道开放或关闭，例如阿米洛利阻断肾小管 Na^+ 通道，二氢吡啶类硝苯地平阻断 Ca^{2+} 通道，吡那地尔激活血管平滑肌 K^+ 通道等。有些药物通过激活受体调控离子通道，例如激活 N 胆碱受体可引起 Na^+ 通道开放，激活 GABA 受体可引起 Cl^- 通道开放，激活 α 肾上腺素受体可引起 Ca^{2+} 通道开放等。

转运体是存在于细胞膜上的蛋白质成分，能促进内源性递质或代谢产物的转运过程。转运体是细胞内外物质转运的分子基础，包括离子转运体、神经递质转运体、营养物质转运体以及外来物质转运体。药物转运体本质上属于外来物质转运体，是机体内物质转运系统的组成部分。药物转运体在药物吸收、分布、代谢、排泄等体内过程中起非常重要的作用，是影响药物效应以及产生药物相互作用的重要因素。有些药物可通过对某种转运体的抑制作用而产生效应，例如丙磺舒竞争性抑制肾小管对弱酸性代谢物的主动转运，抑制原尿中尿酸再吸收，用于痛风的防治。再如利尿药呋塞米及氢氯噻嗪抑制肾小管对 Na^+、K^+ 及 Cl^- 再吸收而发挥利尿作用，可卡因及三环抗抑郁药抑制交感神经末梢对去甲肾上腺素摄取引起的拟交感作用。谷氨酸转运体增加缺血时谷氨酸的摄取，降低兴奋性毒性，减轻缺血性脑损伤，一些化合物如 β - 内酰胺类抗生素、尿酸、甲状腺激素、雌激素、山楂酸等已在体内或体外试验中被证实对谷氨酸转运体的调节作用，对抗谷氨酸毒性，发挥神经保护作用。

二、生物大分子的结构、特点与功能

生物大分子大多数是由简单的生物单分子聚合而成，例如，蛋白质的组成单位是氨基酸，核酸的组成单位是核苷酸，多糖的组成单位是单糖。从化学结构而言，蛋白质是由 L - 氨基酸脱水缩合而成的，核酸是由嘌呤和嘧啶等碱基，与糖 D - 核糖（RNA）或 2 - 脱氧 - D - 核糖（DNA）、磷酸脱水缩合而成，多糖是由单糖脱水缩合而成。生物大分子分子量较大，其化学结构也比较复杂，蛋白质的分子量大多在 1 万至数万左右，核酸的分子量有的则达上百万。药物作用的受体几乎都为具有特殊生物学功能的蛋白质和核酸等大分子，而大多受体是细胞膜上具有三级结构的弹性内嵌蛋白质、细胞浆内的可溶性蛋白和核内的 DNA 和 RNA 等的生物大分子。了解这些生物大分子的结构和功能是进行合理药物设计的关键。

（一）生物大分子的结构特征

1. 蛋白质　由酰胺键（肽键）连接，多肽链中种类和排列顺序不同的氨基酸组成蛋白质的一级结构。以抗利尿激素（图2-9）为例，可以看到组成蛋白质的多肽链并不是伸直展开的，而是折叠、盘曲成一定空间构象。肽键为主键构成了蛋白质的骨架，氢键、离子键、范德华力、疏水作用等作用使多肽链折叠盘曲，构成蛋白质的二、三、四级结构，并在稳定蛋白质的三维空间构象方面具有重要作用。蛋白质的二级结构包括α-螺旋（α-helix）、β-折叠（β-sheet）、β-转角（β-turn）和无规卷曲（random coil）（图2-10）等结构单元，其结构形成的推动力是多肽链空间位置比较接近的氨基酸残基间的

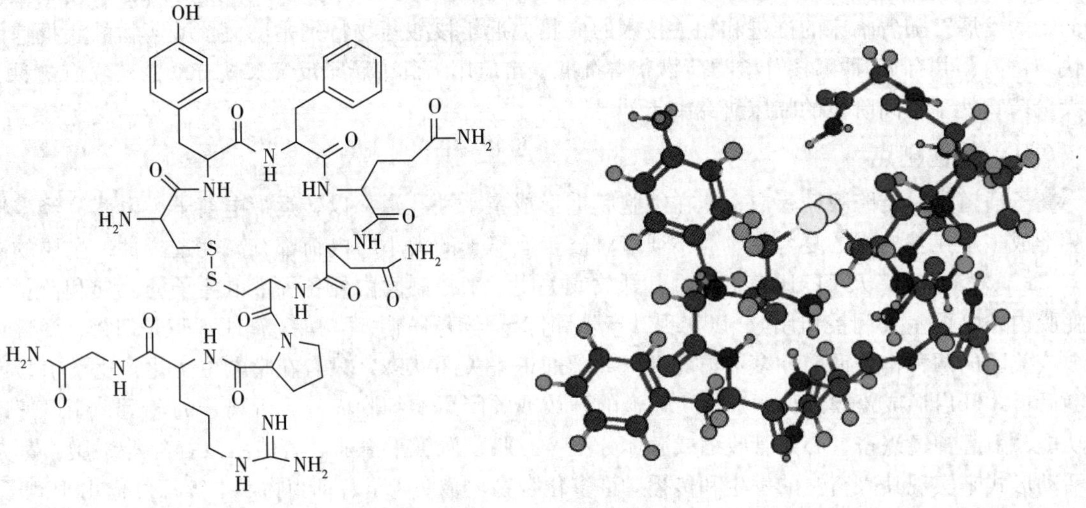

图2-9　抗利尿激素的蛋白质结构

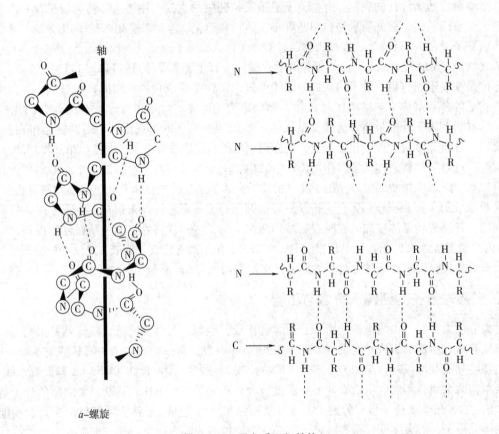

a-螺旋

图2-10　蛋白质二级结构

羧基与亚氨基之间形成的氢键。蛋白质的多肽链在各种二级结构的基础上再进一步盘曲或折叠形成具有一定规律的三维空间结构，称为蛋白质的三级结构（tertiary structure）。蛋白质三级结构形成的推动力主要靠包括氢键、疏水键、盐键以及范德华力等非键作用及二硫键。二硫键属于共价键，在某些肽链中能使相距较远的氨基酸残基连接在一起，对蛋白质三级结构的稳定上起着重要作用。具有三级结构的蛋白质从其外形上看，有的细长（长轴比短轴大10倍以上），属于纤维状蛋白质，如丝心蛋白；有的长短轴相差不多基本上呈球形，属于球状蛋白质，如血浆清蛋白、球蛋白、肌红蛋白等。球状蛋白的疏水基多聚集在分子的内部，而亲水基则多分布在分子表面，更重要的是，多肽链经过如此盘曲后，可形成某些发挥生物学功能的特定区域，例如酶的活性中心等。蛋白质的四级结构是指蛋白质分子更高一级的空间结构，是多个具有三级结构亚基的聚集体。亚基之间借助非键作用（主要是疏水键）堆积起来构成一定的空间构象，但不是所有蛋白质分子都具有四级结构。

2. 核酸 细胞中的核酸有两大类：一是主要分布于细胞核中的脱氧核糖核酸；另一是主要分布于细胞质中的核糖核酸。核酸由核苷酸缩聚而成，而核苷酸（图 2 – 11）是由相应的碱基和戊糖通过糖苷键形成的核苷（nucleoside）和磷酸组成。核酸的碱基主要有 4 种：具有嘌呤结构的腺嘌呤（adenine，缩写为 A）和鸟嘌呤（guanine，缩写为 G），具有嘧啶结构的胸腺嘧啶（thymine，缩写为 T）和胞嘧啶（cytosine，缩写为 C）等。在核苷中，戊碳糖的 C_1 碳原子与嘧啶碱基的 N_1 或嘌呤碱基的 N_9 结合的键称为糖苷键。这种糖苷键称为 N – 糖苷键，它们一般以 β 构型存在于自然界。脱氧核糖核苷与核糖核苷分别与磷酸结合，生成相应的核苷酸。多个单体之间以磷酸二酯键相连，分别聚合成脱氧核糖核酸或核糖核酸。在核酸分子的两端，总有一个末端带有自由的 5′ – 磷酸，常称 5′端，另一个末端带有自由的 3′ – 羟基，称 3′端（图 2 – 11）。另外，核苷酸或其衍生物本身也具有重要的生物功能，腺苷三磷酸（ATP）与体系的能量交换有关（如 ATP 脱去一个磷酸，转换为 ADP，放出能量，反之亦然）。GTP（鸟嘌呤腺苷三磷酸）与蛋白质和嘌呤基的合成有关；cAMP（3′,5′ – 环腺嘌呤核苷一磷酸）和 cGMP（3′,5′ – 环鸟嘌呤核苷一磷酸）为细胞内传递信息的信使。

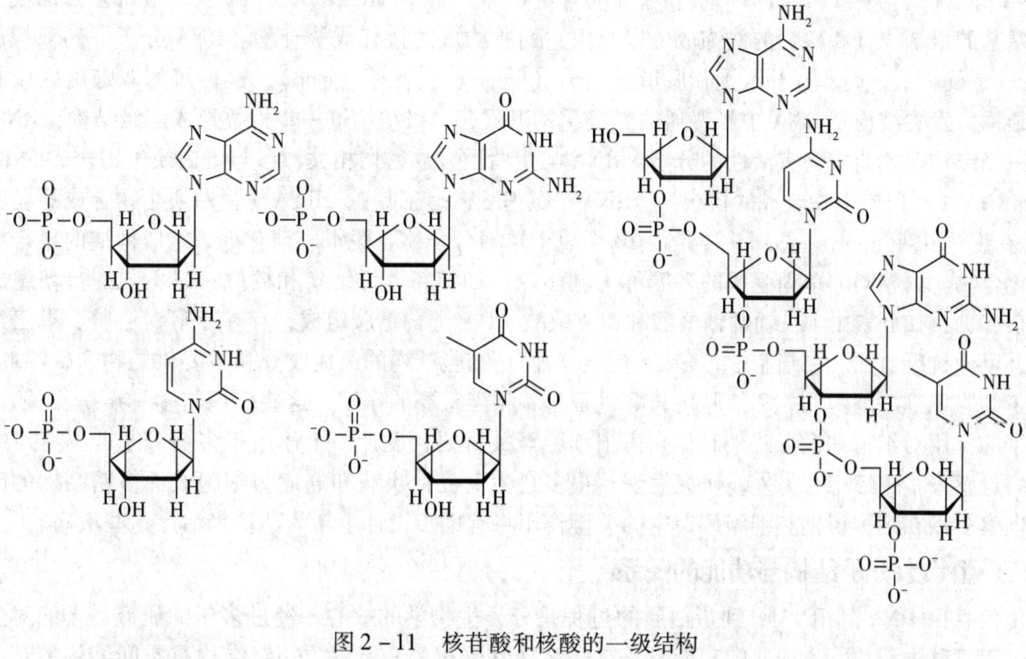

图 2 – 11 核苷酸和核酸的一级结构

DNA 是所有生物（病毒除外）的遗传信息贮存者，基因（gene）是 DNA 分子中含有特定遗传信息的一段核苷酸序列，是遗传物质的最小功能单位。基因是决定一条多肽链的 DNA 片段。每 3 个编码核苷酸上的碱基序列称为一个遗传密码或密码子（codon）。DNA 分子中的全部基因称为基因组（genome）。

DNA 是由许多脱氧核苷酸按一定碱基顺序彼此通过磷酸二酯键相连构成的长链，其基本单位脱氧核糖核苷酸，由 3 个部分所组成：一分子含氮碱基、一分子戊糖（脱氧核糖）和一分子磷酸根。由四种脱氧核苷酸在 DNA 分子内的不同组合与排列顺序形成的线性结构，称为 DNA 的一级结构。两条脱氧多核苷酸链反向平行盘绕所形成的右手双螺旋结构的为 DNA 二级结构，在双螺旋的 DNA 中，分子链是由互补的核苷酸配对组成的，两条链依靠氢键结合在一起。DNA 的碱基排列配对方式只能是 A 对 T（由两个氢键相连）或 C 对 G（由 3 个氢键相连）。在 DNA 分子中，嘌呤环与嘧啶环上的氨基、羰基、羟基等均是亲水的基团，可与水分子间形成氢键，但嘌呤环与嘧啶环却有一定程度的疏水性。在螺旋结构中，上下两个碱基平面相互接触时，这种疏水性使其间的有序水分子层减少到最低限，上下杂环平面堆积在一起形成一种疏水力，称碱基的堆积力。碱基堆积力在维系 DNA 二级结构的作用上很重要。碱基堆积力与氢键的协同作用，是维持 DNA 双螺旋结构的主要稳定因素。沿螺旋轴方向观察，配对的碱基并不充满双螺旋的全部空间。由于碱基对的方向性，其占据的空间不对称，所以在双螺旋表面形成两个下陷槽，其中宽而深的槽称大沟，另一狭而浅的槽称小沟。沟的宽窄主要取决于两个糖苷键的构象与碱基对的相对位置。在遗传基因被表达过程中，由于有沟的存在，易被调控蛋白所识别。调控蛋白都是通过其分子上特定的氨基酸侧链，与沟中碱基侧链的供氢或受氢基团形成氢键，从而识别 DNA 的遗传信息。大沟和小沟中的碱基所处的位置不同，所以碱基侧链上受氢或供氢基团的位置也不同。一般大沟所贮存的信息要比小沟多。DNA 的三级结构是指 DNA 进一步扭曲盘绕所形成的特定空间，超螺旋是 DNA 三级结构的一种形式，超螺旋结构是拓扑结构的主要形式，它可以分为正超螺旋和负超螺旋两类，在相应条件下，它们可以相互转变。DNA 在表现其生物功能时，常与这些构象的变化密切相关。

RNA 是核糖核苷酸的多聚体，其中的核苷酸是以 3′，5′ - 磷酸二酯键相连接，分子中不同的核糖核苷酸排列顺序是 RNA 的一级结构。RNA 与 DNA 有许多共同特征，二者的区别在于：从核苷酸角度考虑与 DNA 不同，RNA 分子中所含的戊糖是核糖，而 RNA 分子中所含的嘧啶碱基（A、G、U、C）与 DNA 分子（A、G、T、C）有区别；从二级结构看，虽然 RNA 能自身折回，以 A - U、G - C 之间分别配对，形成局部的双螺旋结构，但天然 RNA 是以单股链的形式存在，而 DNA 分子常以双股螺旋的形式存在。因此 RNA 分子中的嘌呤的含量不一定和嘧啶的含量相等。此外，RNA 分子中还发现了许多修饰成分，其中包括碱基的修饰成分和核糖的修饰成分以及由它们所构成的核苷或核苷酸。RNA 分子中的双螺旋与 A 型 DNA 双螺旋相似，而非互补区则膨胀形成凸出（bulge）或者环（loop），这种短的双螺旋区域和环称为发夹结构。发夹结构是 RNA 中最普通的二级结构形式，二级结构进一步折叠形成三级结构，RNA 只有在具有三级结构时才能成为有活性的分子。RNA 与蛋白质合成密切相关，参与蛋白质生物合成的 RNA 有三种：mRNA（蛋白质生物合成的模板）、tRNA（氨基酸搬运工具）、rRNA（蛋白质生物合成的场所）。

3. 多糖　多糖（polysaccharide）是由 10 个以上单糖分子缩合脱水成糖苷键，组成糖链的聚合糖高分子碳水化合物。由相同的单糖组成的多糖称为同多糖，如淀粉、纤维素和糖原；以不同的单糖组成的多糖称为杂多糖，如肝素由 D - 葡萄糖醛酸和 N - 硫酸 - D - 葡萄糖胺组成，存在于肝、心脏、淋巴组织和血液中，可做抗凝血剂。在细胞中，多糖的主要功能是细胞结构的组成成分和主要供能物质，除此之外，多糖对于细胞识别、细胞调控和细胞生长等过程起着相当重要的作用，这些作用与多种疾病相关，例如，多糖分子的作用对细菌和病毒感染时识别宿主细胞至关重要，设计一个作用于多糖分子药物有可能阻断细菌或病毒感染宿主细胞。另外，研究发现，很多自生免疫性疾病和癌症与细胞表面多糖结构的改变相关联，理解多糖在细胞识别和细胞调控中的关键作用将有助于设计全新的药物来治疗这些疾病。

（二）生物大分子结构与功能的关系

遗传信息由 DNA 到 RNA 再到蛋白质的过程是分子生物学的核心，经过多年的研究，人们对蛋白质形成的过程已基本清楚。蛋白质的功能与其空间结构紧密相关，蛋白质一级结构是空间结构的基础，与蛋白质的功能密切相关，一级机构的改变，往往引起蛋白质功能的改变。例如，镰刀形细胞贫血病的血红蛋白（HbS）与正常人的血红蛋白（HbA）相比发现，两种血红蛋白的差异仅仅来源于位于 β 链 N 端的一个八肽的第 6 位氨基酸发生了变化，HbA 中的带电荷的谷氨酸残基在 HbS 中被置换成了非极性缬氨酸残基，导致蛋白质的高级结构发生了变化，只有当特定构象存在时，蛋白质才表现出生物功能，而当特定构象被破坏时，即使一级结构没有变化，蛋白质的生物学活性也会丧失。生物大分子的高级结构依赖于分子内非键作用来维系的，这些非键作用使分子中很多基团不能自由转动。另一些多数在表面的基团因未参入非共价键的形成，自由度较大，处于不停的热运动中。有些非共价键可因外来分子或周围环境的影响而改变，从而使得生物高分子局部空间构象有所改变。变性是生物高分子有规则的高级结构的破坏，可引起"变性"的因素包括 pH、高离子强度、脲等破坏氢键的试剂以及各种表面活性物质都可引起生物高分子的变性。但通过适当的途径除去这些因素，可使变性了的高分子恢复到天然构象，并呈现原有活性。如核糖核酸酶 A 经巯基乙醇（还原剂）和尿素（蛋白质变性剂）处理后，4 对二硫键断裂，多肽链伸展开来，高级结构发生变化，失去生物活性，当恢复天然构象时，二硫键重新形成，活性恢复。

有时构象的改变和生物活性呈现密切相关，变构效应是结构可变性的另一类型，它是寡聚蛋白质分子中亚基之间存在相互作用，这种相互作用通过亚基构象的改变来实现。某些分子作用于生物高分子的一定部位，可引起较远处为一部位空间构象的改变，进而起到调控作用。蛋白质在执行功能时，构象也能发生一定变化，如肌红蛋白、血红蛋白与氧的结合。两种蛋白质有很多相同之处，结构相似表现出相似功能。这两种蛋白质都含有血红素辅基，都能与氧进行可逆结合。但是肌红蛋白几乎在任何氧分压情况下都保持对氧分子的高亲和性。血红蛋白则不同，在氧分压较高时，血红蛋白几乎被氧分子完全饱和；而在氧分压较低时，血红蛋白与氧分子的亲和力降低，释放出携带的氧气分子并转移给肌红蛋白。

某些生物高分子在体内合成后，往往需要经过某些"加工"才能变成具有特定结构和生物功能的分子。大分子的无活性前体在体内经酶切和重组才能激活变成有生物活性的分子，个别单体也可经化学修饰或接枝得以激活。例如，某些酶在细胞内合成或初分泌时没有活性，这些没有活性的酶的前身称为酶原，使酶原转变为有活性酶的作用，其本质是切断酶原分子中特异肽键或去除部分肽段。例如，血管紧张素原经肾素途径生成血管紧张素 I（Ang I），后者又经一系列不同酶的水解，生成许多不同肽段，构成血管紧张素家族；在众多的血管紧张素家族成员中，Ang II 的作用最为重要，在循环系统中，Ang II 通过激动 AT1 受体产生血压升高和交感神经末梢释放递质增多的作用。

蛋白质分子的氨基酸序列虽不改变，但其空间结构或构象的改变也能引起疾病，这种蛋白质构象异常产生的疾病，称为构象病，构象病是由肽链的错误折叠而引起的。一些遗传性疾病是由于基因突变导致了蛋白质的错误折叠，虽然并不直接影响蛋白质的功能结构域，但干扰了其正确运输，形成对细胞有毒性作用的聚积物。例如，由朊蛋白构象变化所引起的疾病、与淀粉样蛋白等相关的神经退行性疾病等。

三、生物膜与药物跨膜转运

细胞是有机生命体的基本功能单位，药物选择性作用的细胞常称作靶细胞。药物与靶细胞产生药理学效应是通过作用于靶细胞膜上的受体、离子载体或载体等，改变膜的通透性或引起细胞内有关酶的活性发生改变，从而产生药理作用的。生物膜不仅起着界膜包裹作用，更是直接参与细胞生理代谢过程的重要机构。生物膜不仅与药物的体内转运动力学过程有关，更是药物动态学过程中首先接受药物作用的关键性初始部位。因此了解膜的结构、功能以及药物对膜的功能的调节机制，对于合理地进行新药设计有着特殊的意义。

（一）生物膜的组成

生物膜是构成细胞所有膜的总称，包括围在细胞质外围的质膜和细胞器的内膜系统。生物膜由水（80%）和有形物质（20%）组成。有形物质包括：类脂质、膜蛋白质、糖类和微量金属离子等。由于各种组织细胞功能不同，因此它们细胞膜的成分比例也不完全一样。同一细胞内不同细胞器膜的成分比例也有差异，细胞膜和细胞器膜的成分组合上也有不同。细胞膜除磷脂外还含有糖脂和其他中性脂；细胞器膜的脂类则大多系磷脂。

1. 脂类　包括磷脂（主）、胆固醇和糖脂。磷脂的主要成分包括磷脂酰胆碱（卵磷脂）、磷脂酰乙醇胺（脑磷脂）和磷脂酰丝氨酸等。其分子有两部分组成，即亲水的极性基团（头）和疏水的非极性基团（尾），在水溶液中两性的磷脂分子为避免疏水部分接触水分子而定向排列，形成脂双层结构。膜脂的这种具有方向性及亲水和亲脂的两向性，对形成膜的特殊结构有重要作用。

2. 蛋白质　细胞内 20%～25% 的蛋白质与膜结构相联系，根据它们在膜上的定位可分为膜周边蛋白质和膜内在蛋白质。外周蛋白质分布在膜外表面，不深入膜内部。它们通过静电力或范德华力与膜脂连接。这种结合力弱，容易被分离出来，占膜蛋白的20%～30%。内在蛋白分布在膜内，通过疏水键与膜脂比较牢固的结合，有多种形式如跨膜蛋白等，跨膜部分的蛋白质二级结构多为 α - 螺旋。

3. 糖 生物膜中的糖以寡糖的形式存在，通过共价键与蛋白形成糖蛋白，少量还可与脂类形成糖脂。糖蛋白中的糖往往是膜抗原的重要部分，如决定血型 A、B、O 抗原之间的差别，只在于寡糖链末端的糖基不同。糖基在细胞互相识别和接受外界信息方面起重要作用。

（二）生物膜的结构与功能

生物膜不仅具有一定的结构排列，而且有非常精细的各种功能布局。目前被广泛承认的基本模式是脂质双层流动镶嵌模型：以液晶态的脂质双层为基质，镶嵌着可以活动的球状蛋白质或微丝、丝管等物质，共同组成生物膜。这种生物膜结构模型的主要特征是：①流动性。流动性是生物膜的主要特征。包括侧面扩散、自旋转和翻转。流动性与脂肪酸碳链长短及饱和度有关，不饱和脂肪含量越高，流动性越强；胆固醇能增加膜的稳定性而不显著影响流动性。生物膜的流动性是膜生物学功能所必需，如细胞的能量转换、物质运转、细胞融合、胞吞、胞吐以及激素的作用等都与膜的流动性有关。许多药物的作用也可能通过影响膜的流动性实现，如麻醉药的作用可能跟增强膜的流动性有关。②选择透过性。细胞能主动地从环境中摄取所需的营养物质，同时排除代谢产物和废物，使细胞保持动态的恒定，以维持细胞的正常生命活动。非极性物质直接沿浓梯度扩散来穿过脂双分子层，但离子和极性分子几乎是不可透过的，必须借助于膜蛋白。③不对称性。生物膜的不对称性，一方面是双分子层的脂的组成不同，如人的细胞膜外层含有较多的磷脂酰胆碱和鞘磷脂，而大部分的磷脂酰丝氨酸和磷脂酰乙醇胺位于内层；又如质膜上的糖基分布在细胞表面，而细胞器膜上的糖基则分布全部朝向内腔。这种分布特点与细胞互相识别和接受外界信息有关。两侧分布不对称性的膜蛋白主要承担膜的不同功能，不同的生物膜，由于所含的蛋白质不同而所表现出来的功能也不同。同一种生物膜，其膜内、外两侧的蛋白质分布不同，膜两侧功能也不同。生物膜结构上的两侧不对称性，保证了膜功能具有方向性，这是膜发挥作用所必需的。例如，物质和一些离子传递具有方向性，膜结构的不对称性保证了这一方向性能顺利进行。

生物膜的功能很多，主要包括如能量转换、物质运输、信息识别与传递。生物膜的物质转运不仅是机体代谢物质进出的枢纽，更是维持各种生理功能活动的基础。离子和分子不停地跨过质膜和细胞器膜进行运输，这种跨膜的物质运输是高度调节的，以满足细胞代谢的需要。细胞对进入细胞的营养和排出细胞的代谢废物都是精细调控的，此外，细胞内的离子浓度也是受质膜调控的，由于质膜对于离子和极性分子是不可透过的，特定的运输蛋白或必须插在质膜中。物质运输机制按需要能量与否分为被动运输、协助扩散、主动运输等。生物膜上的受体具有信息识别与传递的作用，配体与膜受体结合后引起受体构象变化，然后导致特定的反应，如乙酰胆碱与乙酰胆碱受体，结合打开离子通道。在多细胞生物中，激素、神经递质等化学信号物质与膜受体结合，在细胞信息传递、细胞间识别和粘连中起着重要作用。

（三）药物与生物膜

生物膜的物质转运不仅是机体代谢物质进出的枢纽，更是维持各种生理功能活动的基础。因此，通过药物调节机体生物膜的转运机制，常被广泛应用，进而起着多方面的药理效能。小分子的转运可通过被动转运和主动转运方式通过生物膜。

1. 被动转运 是指物质分子从高浓度向低浓度的扩散过程，其特点是不需要细胞提供能量。主动转运是指物质逆浓度梯度方向进行，需消耗能量。

被动转运生物膜上的膜脂分子是连续排布的，但是膜脂分子处于流动状态，在疏水端会出现暂时性间隙，间隙孔径0.8nm，可使一些小分子如水和乙醇等通过。生物膜系一种脂溶性的半透膜，小分子物质的扩散速率与浓度梯度正比，除此之外还有其他的影响因素：①脂溶性。可用脂/水分配系数表示。该系数越大，越易溶于脂类物质，转运的速率也就越快。②解离状态。非解离态的极性弱，脂溶性好，容易跨膜扩散。弱有机酸和有机碱解离态与非解离态的比例，取决于其本身的解离常数 pK_a 和体液的 pH。

脂溶性物质，如内源物甾体类激素等，外源物如生物碱等药物，均可以脂溶扩散方式透过生物膜。

某些物质包括药物通过扩散作用跨膜转运时，需要借助于膜上的特殊蛋白（膜转运蛋白，transport protein）的帮助，以此方式进行的溶质扩散称为协助扩散。膜转运蛋白是指细胞内具有物质转运能力的膜束缚蛋白，主要包括通道蛋白和载体蛋白。通道蛋白是一种膜运输蛋白，它能在膜上形成液体通道，使分子大小和电荷适当的物质，借助扩散作用通过膜脂双分子层。载体蛋白被动运输，又称易化扩散或促进扩散。被转运的物质可与膜上的载体蛋白结合，使载体构象发生改变，从而将物质转运到低浓度的一侧；有些阴离子的运输如红细胞膜上存在着一种载体蛋白，可参与 HCO_3^-、Cl^- 的运输。这几种转运均按物质浓度梯度从高浓度一侧扩散到低浓度一侧，无需消耗能量。

2. 主动转运　主动转运是在外加能量驱动下将物质逆浓度梯度或电位梯度而进行的跨膜转运过程。主动转运的物质，可以是离子、小分子化合物，也可以是复杂的大分子物质，如某些蛋白或酶等。物质的主动转运属于对抗浓度梯度的转运（具有方向性），需要载体蛋白的参与，一种载体蛋白一般只能转运一种或一类物质（专一性），同样载体蛋白可与抑制剂作用，导致转运过程被抑制，转运所需能量消耗一般由 ATP 提供。以跨膜载体蛋白 Na^+、K^+ – 泵为例，Na^+、K^+ – 泵就是 Na^+、K^+ – 依赖性 ATP 酶，它对维持细胞内外 Na^+、K^+ 浓度十分重要。该酶有亲钠构象和亲钾构象两种构象，两种构象相互转化，便将 Na^+ 从细胞内泵到细胞外，同时又将 K^+ 从细胞外泵到细胞内。进行 Na^+、K^+ 交换时，分解 ATP 以供逆浓度梯度转运时所需的能量。因此，Na^+，K^+ – ATP 酶的作用是主动向膜外泵出 Na^+，向膜内泵入 K^+，从而维持细胞膜内外离子浓度差。Na^+，K^+ – ATP 酶活动能维持细胞的正常形态、胞质渗透压、体积、pH、Ca^{2+} 浓度的相对稳定。钠泵活动造成细胞内 K^+ 浓度提高以及膜内外 Na^+ 势能差，这些过程是细胞内许多代谢反应所必需的条件，也是很多物质主动转运的势能储备。某些物质如一些糖或氨基酸的主动运输，所需的能量不是直接来自 ATP 的分解，而是依靠 Na^+ 在膜两侧的浓度差，即依靠存储在离子浓度梯度中的能量完成转运，这种间接利用 ATP 能量的主动转运过程称为继发性主动转运。例如葡萄糖和氨基酸在小肠黏膜上皮及肾小管上皮细胞的重吸收，神经递质在突触间隙被神经末梢重吸收，甲状腺上皮细胞的聚碘，肾小管上皮细胞的 Na^+ – H^+ 交换、Na^+ – Ca^{2+} 交换等。以葡萄糖为例，由于膜外 Na^+ 浓度高，Na^+ 顺电化学梯度流向膜内，葡萄糖便利用 Na^+ 梯度提供的能量，通过 Na^+ 推动的葡萄糖载体蛋白将葡萄糖转运入细胞，进入细胞内的 Na^+ 又可通过 Na^+，K^+ – ATP 酶的作用，转到细胞外。这样 Na^+ 梯度越大，葡萄糖越易进入。

第三节　药物与体内生物靶点作用的化学本质

结构特异性药物生物活性的产生取决于药物本身化学结构的特异性，特点是药物用量少，当其进入机体后，与机体内特定部位的某些生物大分子形成复合物，从而改变大分子的生物化学和生物物理学性质，产生生物活性。这类药物的结构、化学反应性、分子形状和大小、功能基以及电子的分布、与受体结合的可能状况等都有可能影响并决定生物效应。

一、药物与靶点作用的动力学模型

受体理论是分子药理学的基本理论之一。受体理论从分子水平上阐述机体生理病理过程，药物作用及其机制，药物分子结构与其效应之间的关系。自 1908 年 Ehrlich 提出"受体"以来，受体学说不断修改、补充和发展，现已成为公认的药效学基本理论。先后提出的受体假说主要有以下几种。

（一）占领学说

Clark 和 Gaddum（1926）首先提出受体占领学说（occupation theory），基于药物与受体的质量作用定律，认为一个药物分子占领一个受体。药理效应是和受体被药物结合的数量成正比，而且这种结合是可逆的，其剂量与效应的关系符合质量作用定律（Mass Action Law），即药物占领受体的数量取决于单位容积内药物浓度和受体的总数。被占领的受体数量增多时，药物效应会增加。当全部受体被占领时，药物效应达到最大值（E_{max}）。药理效应的大小取决于药物受体复合物的浓度，也就是与药物占领的受体数量成正比。在药物浓度一定的情况下，药物的药效与解离常数的倒数，即药物与受体的亲和力成正比。虽然占领学说首次定量描述了药物与受体的相互作用，但不能解释拮抗剂和激动剂都能作用于受体，但却产生完全相反的生物学效应。受体占领学说适用于激动剂。也不能解释某些药物在发生最大效应时，靶器官尚有 95% ~99% 受体未被占领的事实。

药物与受体相互作用的驱动力来源于药物–受体复合物的较低能级。受体与配基结合作用的反应式如下：

$$[R] + [L] \underset{k_2}{\overset{k_1}{\rightleftharpoons}} [RL]$$

根据质量作用定律，结合反应速率为 $v_1 = k_1[R][L]$，解离反应速率为 $v_2 = k_2[RL]$，当反应达到平衡时，$v_1 = v_2$，所以

$$K_d = \frac{[L][R]}{[LR]}$$

式中，$[R]$、$[L]$、$[RL]$分别为游离受体、游离配基、受体–配基复合物的摩尔浓度；k_1、k_2分别是结合速率常数、解离速率常数；K_d是解离平衡常数，单位为 mol/L。K_d值的大小作为衡量配基与受体相互结合能力的一个重要物理量；K_d值愈小结合能力愈大；K_d又称为亲和常数。

Ariens 发现同一类药物产生的最大效应不同，为占领学说不能解释。1954 年，他提出药物"内在活性"（intrinsic activity）概念，他认为药物必须占领受体才能发挥作用，药物效应取决于药物–受体之间的亲和力和药物的内在活性。1956 年，Stephenson 发现，内在活性不同的同类药物产生同等强度效应时所占领受体的数目亦不相等。从而，提出了药物效能（efficacy）概念。药物与受体相互作用包含两个步骤：第一步，药物与受体的结合，这种结合的能力用亲和力（affinity）来表示。不同的药物与受体的亲和力不同，亲和力大结合多；亲和力小则结合少。第二步为引起生物效应，Ariens 的内在活性或 Stephenson 的药物效能认为药物与受体复合物引起生物效应的大小，取决于药物的内在活性，或称效能（efficacy），因此，药物至少具备两种特性即亲和力和内在活性，药物才能引起生物效应。进一步研究发现，内在活性不同的同类药物产生同等强度效应时，所占领受体的数目并不相等。激动剂占领的受体必须达到一定阈值后才开始出现效应。当达到阈值后被占领的受体数目增多时，激动效应随之增强。阈值以下被占领的受体称为沉默受体（silent receptor）。根据上述学说，可将与受体相互作用的药物分为激动剂和拮抗剂。

激动剂（agonist）为既有亲和力又有内在活性的药物，它们能与受体结合并激动受体而产生效应。根据亲和力和内在活性的不同，激动剂又分为完全激动剂（full agonist，有较强的亲和力和较强的内在活性，$\alpha = 1$）和部分激动剂（partial agonist，有较强的亲和力，但内在活性不强，$\alpha < 1$）。完全激动剂（如吗啡）可产生较强的效应，而部分激动剂（如喷他佐辛）只引起较弱的效应，有时还可以对抗激动剂的部分效应，即表现部分阻断活性。有少数受体还存在另一种类型的配体，这类配体与受体结合后可引起受体的构型向非激活状态方向转变，因而引起与原来激动剂相反的生理效应。这类配体称作反向激动剂（inverse agonist）。

拮抗剂（antagonist）为只有较强的亲和力，无内在活性（$\alpha = 0$）的药物。如纳洛酮、普萘洛尔等。若以拮抗作用为主，同时还兼具内在活性并表现一定的激动受体的效应，则为部分拮抗剂，如氧烯洛尔。拮抗剂与受体结合并不激活受体。根据拮抗剂与受体结合是否可逆将其分为两类：竞争性拮抗剂（competitive antagonists）和非竞争性拮抗剂（noncompetitive antagonists）。竞争性拮抗剂能与激动剂竞争相同受体，且结合是可逆的，增加激动剂的剂量来与拮抗剂竞争结合部位，最终仍能使量效曲线的最大作用强度达到原来的高度。非竞争性拮抗剂多指拮抗剂与受体结合是不可逆的情况，它能引起受体构型的改变，从而干扰激动剂与受体的正常结合，而激动剂不能竞争性对抗这种干扰，因此，增大激动剂的剂量也不能使量效曲线的最大作用强度达到原来的水平。随着此类拮抗剂剂量的增加，激动剂量效曲线

表现为下移。

（二）速率学说

1961 年 Paton 提出药物作用的速率学说（Rate Theory），认为药物作用最重要的因素是药物分子与受体结合的速率。他提出药物的作用并不与被占领的受体数量成正比，而是和单位时间内药物分子与受体结合的总次数成正比，即和结合速率常数 k_1 及解离速率常数 k_2 有关。一个分子和受点相互作用时产生一定量的刺激，并传递到效应器的结果。激动剂结合速率和解离速率都很快，但后者比前者要快些。拮抗剂和激动剂的区别主要在于 k_2。如果 k_2 大，则药物与受体迅速解离。激动剂的 k_2 值大，作用较快而短。部分激动剂或拮抗剂的 k_2 值小，解离速率慢，偶尔有自由的受体可供新的结合，故本身仅有微弱的激动作用或完全没有作用。但由于占领受体，阻断了激动剂的作用，故表现为拮抗作用。速率学说虽有一定的实验依据，但不能解释为什么结构相似的药物，有的是拮抗剂，有的是激动剂这样的事实。

（三）诱导契合学说

1958 年，在锁钥学说的基础上，Koshland 提出诱导契合学说（Induced Fitting Theory），诱导契合学说认为酶分子活性中心的结构原来并非和底物的结构互相吻合，但酶的活性中心是柔性的而非刚性的，当底物与酶相遇时，可诱导酶活性中心的构象发生相应的变化，有关的各个基团达到正确的排列和定向，形成与底物互补的形状，从而使酶和底物契合而结合形成酶–底物络合物，并引起底物发生反应。反应结束当产物从酶上脱落下来后，酶的活性中心又恢复了原来的构象。

（四）占领活化学说

占领活化学说也称为二态模型学说（Two Model Theory），此学说认为未与药物作用的受体的构象分别以活化态（R*）和非活化态（R）存在，二者之间存在着动态平衡，可相互转变。无药物时，受体系统处于无自发激活的状态。当有药物存在时，亲和力决定与 R* 和 R 两态受体结合的选择性。激动剂与 R* 态的受体亲和力较大，使平衡向活化态（R*）移动，体系中 R 量减少而产生效应；而拮抗剂与非活化态（R）的受体亲和力大，使平衡向非活化态（R）移动，结合后不产生效应。当激动剂与拮抗剂同时存在时，两者竞争受体，效应取决 R*–激动剂复合物与 R–拮抗剂复合物的比例。如后者较多时，则激动剂的作用被减弱或阻断。部分激动剂对 R* 与 R 有不同程度的亲和力，因此它既可引起较弱的效应，也可阻断激动剂的部分效应。

二、药物与靶点之间的相互作用力

（一）小分子药物对靶点的识别和作用

药物分子对生物靶分子的选择性作用与药物对靶分子的识别密切相关。识别过程包括：对靶分子的整体识别及对靶分子某一部分特定结构的识别（包括对一级结构、二级结构及相应高级结构的识别，相对而言，后者的作用更为重要。识别过程包括选择过程和键合过程，为了达到较好的效果，识别双方应尽可能满足相应的条件：靶分子的识别位点附近具有足够的空间，以增加识别双方的接触面积，从而产生更多的相互作用。同时，要遵循空间结构的互补，电性的互补以及能量互补等互补性规则，其中空间结构的互补包括静态的、动态的和诱导契合过程，即构象的重组织；电性特征的互补是指氢键的形成、静电作用、ϖ 键的堆积及疏水作用中键合位点上电荷分布的最佳匹配，能量上的互补指的是药物分子最低能量构象和与受体作用时采用的构象之间的能量差异。二者的互补性程度越大，药物的特异性越高，作用越强。

药物与受体结合前，首先要摆脱溶剂的束缚，占据受体活性位点的溶剂分子必须被药物分子取代，而且药物与受体分子间的相互作用力要强于它们分别与溶剂分子的作用力。药物与受体相互作用能即药物与受体的结合能减去溶剂化能。药物分子与受体结合后，被固定于受体上，失去了转动自由度和平动自由度，导致不利的熵变，因此熵变的损失必须从焓变上得到补偿。

受体与药物的结合实际上是与药物结构中药效基团的结合，这种结合可以是共价键，也可以是静电作用、氢键、疏水键等非共价键作用，而后者的作用在识别和作用中都是非常重要的。多数情况下，尤其涉及到药物动力学时，要求药物产生的效应只延续一个有限时间，这正是所希望的。然而，药物产生的效应有时必须持久，甚至不可逆。例如，要求一个化疗药物与寄生虫的受体部位生成不可逆的复合物，以便使药物长时间发挥其毒性作用。此情况下，药物和受体之间以共价键结合将是最佳选择。

（二）共价键

共价键是药物和受体间可以产生的最强的结合键，键能一般大于 $10kcal \cdot mol^{-1}$，它难以形成，但一旦形成，没有酶催化也不易断裂。与普通化学键相同，共价键是由原子间共享电子而形成的，只有当使用加热和活性较大的化学试剂时共价键才能开裂，然而在体内生物相介质中，多数共价键是在温和的条件下通过酶的催化过程形成和裂解的。除与酶或 DNA 分子形成共价键外，药物很少与受体形成共价键。一旦形成共价键结合，生物大分子就不能再复原，这类药物具有较大毒性或效用很长。某些有机磷杀虫药、胆碱酯酶抑制剂和烷化剂类抗肿瘤药都是通过与酶或 DNA 分子形成共价键结合而发挥作用的。$\beta-$内酰胺类抗生素也是同样的情况。青霉素的抗菌作用就是由于它能和细菌细胞壁生物合成中的转肽酶生成共价键。该药物一旦到达转肽酶的结合部位，就能打开青霉素 $\beta-$内酰胺环上有高度反应活性的内酰胺键而生成青霉素酰-酶复合物，从而使转肽酶失活（图 2-12）。

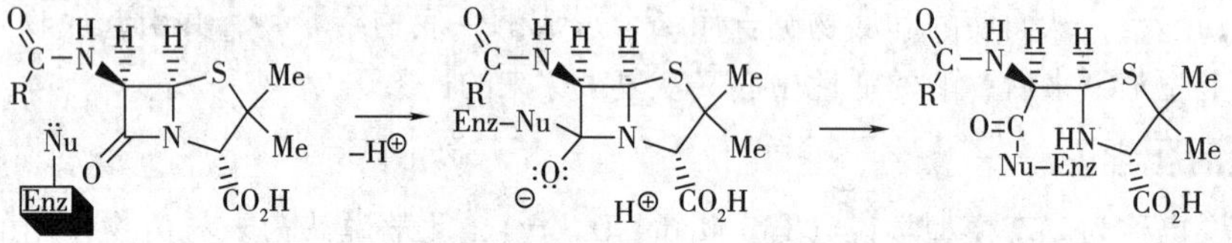

图 2-12　青霉素通过共价键使转肽酶失活

（三）非键相互作用

非键相互作用包括：静电作用（离子键、离子偶极相互作用、偶极-偶极相互作用）、氢键、电荷转移复合物、疏水作用和范德华作用力等。

1. 离子（或静电）相互作用　对于受体蛋白来说，在一般生理条件下（pH = 7.4）碱性的氨基酸残基如精氨酸、赖氨酸和组氨酸能够质子化，形成正电离子，酸性氨基酸的残基如天冬氨酸和谷氨酸的羧基能够去质子形成负离子。在生理 pH 时，存在于药物分子中的多种基团（羧基、磺酰胺基和脂肪族胺基等），也均呈电离状态，季铵盐在任何时候都呈电离状态。如果药物分子和受体分子结构中存在相反的电荷，它们就能通过离子键的相互作用相互吸引（图 2-13）。相对于其他非键相互作用，离子键能够在较远的距离上产生有效引力，并能更加持久。一般简单的阴离子与阳离子键能为 5kcal/mol，当同时存在氢键等短距离键时，键能可得到加强为 10kcal/mol。离子-离子静电作用无方向性，这对随机转运过程中的药物分子与受体的初次识别、趋近和结合以及药物分子在活性位点的准确定位非常重要。

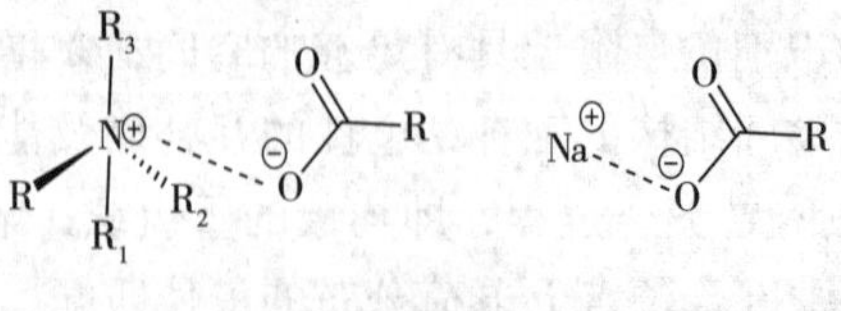

图 2-13　离子-离子相互作用

分子中，由于 O、N、S 和卤素相对于碳原子来说有较大的电负性，这种电负性的差异导致电荷分布不均匀，因而生成电子偶极。药物分子中的电子偶极，只要电荷相反并分布适当，就可以被受体分子的离子或其他电子偶极所吸引产生相互作用（图 2-14）。产生偶极的官能团可包括部分正、负电荷的羰基、酯、醚、酰胺、腈和水分子等其他基团。由于电子偶极的电荷强度小于离子的电荷，所以偶极-偶极之间的相互作用要弱于离子-偶极和离子-离子相互作用。

2. 氢键　氢原子与电负性大的原子 X 以共价键结合，若与电负性大且半径小的原子 Y（如 O、N、F

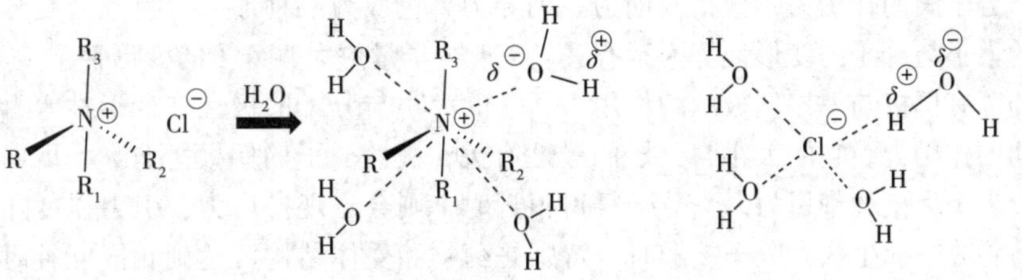

图 2 - 14 离子 – 偶极相互作用

等）接近，在 X 与 Y 之间以氢为媒介，生成 X—H···Y 形式的一种特殊的分子间或分子内相互作用，称为氢键。其相互作用力是偶极 偶极相互作用的一种特例，氢原子作为一个偶极的正极端（图 2 - 15）。在蛋白质的 α – 螺旋的情况下是 N—H···O 型的氢键，DNA 的双螺旋情况下是 N—H···O，N—H···N 型的氢键，维持结构的稳定性。因此，氢键在保持生物体系的完整性和药物与受体分子的相互契合方面有着特殊的重要性。药物与受体的相互作用中氢键非常重要，另外氢键也有利于增加药物的溶解度。

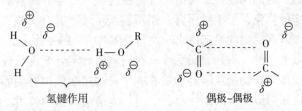

氢键作用　　　　偶极–偶极

图 2 - 15　氢键和偶极 – 偶极作用

　　氢键（在生物体系中结合能为 8.4 ~ 33.4kJ/mol）是一种比分子间作用力（范德华力）稍强，比共价键和离子键弱很多的相互作用，具有饱和性和方向性。由于氢原子远远小于原子 X 和 Y，所以 X—H 中的氢原子只能和一个 Y 原子结合形成氢键。同时由于负离子之间的相互排斥，另一个电负性大的原子 Y′ 就难于再接近氢原子，导致氢键具有饱和性。氢键具有方向性则是由于电偶极矩 X—H 与原子 Y 的相互作用，只有当 X—H···Y 在同一条直线上时最强，同时原子 Y 一般含有未共用电子对，在可能范围内氢键的方向和未共用电子对的对称轴一致，这样可使原子 Y 中负电荷分布最多的部分最接近氢原子，这样形成的氢键最稳定。

　　在评价药物和生物受体间氢键的相对重要性时，有必要考虑水对这两个部分的溶剂化作用。在生物体系的水相介质中，所有药物和受体分子上游离的氢键基团，预期都会通过氢桥与水连接（溶剂化），而且这些复杂混合物中各种氢键的强度不会有很大差异，在此情况下，药物和受体间氢键的形成就不必考虑键的强度，更重要的是该考虑交换反应的驱动力。氢键是增加非电解质极性药物分子溶解度的基本机制，那些没有恒定电荷和在水溶液中没有广泛离子化的药物，其结构中必须含有氢键基团。而在任何药物分子中，多重氢键基团都会大大增加它的水溶性，对所有药物分子来说，为了使它们在生物内环境转运到作用的受体部位，保持药物一定的水溶性是必须的。

　　3. 疏水作用　疏水作用是非极性基团（疏水基团）相互聚集所产生的能量效应和熵效应。疏水作用的强弱与分子中的疏水基团的数目成正比，烷基越多，疏水作用越强。这些非极性分子（如一些中性氨基酸残基，也称之疏水残基）在水相环境中具有避开水而相互聚集的倾向。疏水相互作用使疏水基相互靠拢，水分子由于非极性区域的存在而更有序地排列，并较被其他水分子包围时处于更高能级。水分子排列上的紊乱，引起体系内熵的增加，并导致体系的自由能降低。疏水相互作用对大多数蛋白质的结构和性质非常关键。疏水相互作用为蛋白质的折叠提供了主要的推动力，使疏水残基处在蛋白质分子的内部。

　　4. 范德华作用力　范德华作用力是一种普遍存在的，一个原子的原子核吸引另一个原子外围电子所产生的作用力。它是一种比较弱的、非特异性的作用力。这种作用力非常依赖原子间的距离，当相互靠近到 0.4 ~ 0.6nm（4 ~ 6Å）时，这种力才表现出较大的集合性质。

范德华力即分子间的作用力，包括取向力、诱导力、色散力三种形式，色散力是分子的瞬时偶极间的作用力，它的大小与分子的变形性等因素有关。一般分子量愈大，分子的变形性愈大，色散力亦愈大。诱导力是分子的固有偶极与诱导偶极间的作用力，它的大小与分子的极性和变形性等有关。取向力是分子的固有偶极间的作用力，它的大小与分子的极性有关，极性分子的偶极矩愈大，取向力愈大。当分子间相距较远时，表现为范德华引力，当分子靠得很近时，则会出现排斥力。引力强度随相对原子质量增大而增大。当药物分子和生物大分子接触时，特别是药物和受体结构可达到相嵌互补时，这种引力将对药物－受体复合物稳定性有较明显的影响。

三、药物与靶点之间的互补关系

（一）药物与靶点的互补性

药物分子对生物靶分子的选择性作用与药物对靶分子的识别密切相关。原因有以下几点：①药物与受体之间的作用通常是发生在具有高级三维结构的受体分子中的一个小区域（受体的作用位点）内的。该位点的三维空间结构具有一定的刚性，虽然结构特异性药物与受体的结合会引起整个大分子构象的改变，生成能够发挥生物效应的构象，但相对而言，作用位点附近不会有大幅度的构象变化。②药物和受体之间形成的复合物，应该具有一定的稳定性。药物和受体的构象的变化将受到受体分子内的空间位阻、静电相互作用和氢键等因素的制约，不具有任意性。③根据诱导契合学说，药物与受体的互补性不一定在结合前就完全具备。在受体与药物相互结合的过程中，通过相互作用力的影响，二者的构象发生一定的改变而形成互补。但是由于两者结构的刚性和分子内其他结构部位的位阻，这种构象的改变不是任意的，在一定范围内的改变才是允许的。

识别过程包括：对靶分子的整体识别，对靶分子某一部分特定结构的识别（包括对一级结构、二级结构及相应高级结构的识别。因此识别过程中，识别双方接触面要大，靶分子的识别位点附近要有足够的空间，有机会产生更多的非共价键相互作用，增加可结合点有利于提高选择性。要考虑刚性与柔性的平衡，兼顾动态和静态的性质，大分子结构的稳定性需要刚性的分子结构，而识别过程中构象的转换、变构过程、调控、协同作用都需要一定的柔性。整个识别过程包括选择过程和键合过程等。识别的关键原则是互补性规则（complementarity）。所谓的互补性就是为满足药物与受体之间的相互作用根据受体受点的特征对药物的具体要求，主要包括受体与药物结构和性质的互补：①空间结构的互补。包括静态的即药物与受体分子中各基团和原子的空间排列、键合位点上电荷分布的最佳匹配、构象互补、动态的和诱导契合过程。②电性特征的互补。是指氢键的形成、静电作用、π键的堆积及疏水作用等。③能量上的互补。药物分子最低能量构象和与受体作用时采用的构象之间的能量差异。二者的互补性程度越大，药物的特异性越高，作用越强。在这些互补中，空间互补是最重要的，构型合适才能保证药物与受体间有足够的结合能，以保证二者之间形成的复合物具有一定程度的稳定性。分子中取代基的改变，不对称中心的转换等都可能引起基团的空间排列或分子内偶极方向的改变，从而改变药物－受体复合物的稳定性，影响药效的强弱。

例如，吗啡与阿片受体作用时，吗啡分子中具有一个平坦的芳环结构，相对应于阿片受体的 TM6 的 Tyr299 中的苯环平坦区，二者之间以疏水性或电荷转移作用形成的非键作用结合；分子中突出的哌啶环部分，与阿片受体的空穴相适应；分子中哌啶环中有一个碱性中心，并能在生理 pH 条件下大部分电离为阳离子与阿片受体的 TM3 中的 Asp147 形成的阴离子区相结合；分子中的 N－甲基，与阿片受体的 TM3 中的 Tyr148 形成的疏水区作用；分子中的羟基与阿片受体的 TM7 中的 Cys321 形成的氢键区作用（图 2－16）。

镇痛药如与阿片受体的这五个结合位点均能结合，则互补性强，活性高；若只与其中的部分位点结合，则互补性较差，活性较低。作为一个镇痛药至少应能够与受体的三个结合位点相结合才能产生镇痛活性。

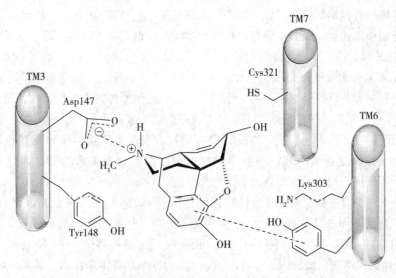

图 2-16 吗啡-阿片受体作用模型示意图

药物作用的受体多为蛋白质生物大分子上的某一个部位，而蛋白质都是由氨基酸通过肽键链接而成的，肽键之间具有很规则的空间排列：一个是多肽链 α 螺旋，其两个连续的螺圈间距为 0.538nm；另一个是当蛋白质多肽链伸展到最长时，相邻两个肽键间距约为 0.361nm。有趣的是，许多药物分子中两个特定官能团之间的距离也恰好与这两个距离很相近，或为其倍数。如局部麻醉药普鲁卡因、拟胆碱药乙酰胆碱、解痉药解痉素和抗组胺药苯海拉明等的酯键或醚键氧原子与氨基氮原子之间的距离均为 0.55nm，接近于 0.538nm。肌肉松弛药十烃季铵的两个氮原子之间的距离为 1.45nm，是两个肽键距离 0.361nm 的 4 倍。以上各类药物分子间特定的原子间距离，使其电子密度分布适合于受体蛋白部分，形成药物受体复合物而产生药效。

几何异构是由双键或环等刚性或半刚性系统导致分子内旋转受到限制而产生的。几何异构体的理化性质和生理活性都有较大的差异，如顺、反式己烯雌酚的例子。在雌激素的构效关系研究中，发现两个含氧官能团及氧原子间的距离对生理作用是必须的，而甾体母核对雌激素并非必须结构。人工合成的反式己烯雌酚中，两个羟基的距离是 1.45nm，这与雌二醇两个羟基的距离近似，表现出较强的生理活性。顺式己烯雌酚羟基间距离为 0.72nm，作用大大减弱。

（二）药物与靶点之间的立体互补性

生物大分子如靶点蛋白等的基本单元是氨基酸，构成生物的二十余种 L-氨基酸（除甘氨酸外）均为"手性分子"，构成特定空间结构的蛋白质就是手性分子。当受体和两个对映体之间分别形成的复合物就是非对映异构体，这样，它们就存在有不同的能量和化学上的差异。因此，药物与对映异构体形成的复合物的解离常数就有可能不一样，甚至导致不同的结合位点。如手性抗组胺药物为氯苯那敏右旋体，具有高度的立体选择性，其活性是氯苯那敏左旋体的 200 倍。Pfeiffer 经验法则认为不同的对映体之间活性的差异是不同的，当手性药物的有效剂量越低，药效强度越高时，对映体之间的药理作用的差别越大。

药物产生药理活性的分子基础是药物分子与受体之间在空间的相互作用，从识别、趋近、定锚到结合，是分子的相互诱导、适配和契合过程，最终药物分子有若干个原子或基团（点）结合于受体的互补位点上。结合点越多，相互作用越强，呈现的活性越高。受体的结合部位一般是手性的，具有不对称性。生物活性的产生要求受体有三个或更多的结合点，它们在空间呈手性排布。对应的药物分子的药效团应与之适配，这就要求药物分子有特定的构型。较强作用的对映体与受体表面有三个作用点时，另一对映体可能只有两个作用点。由于受体和药物都是三维实体，也导致了药物的立体异构，即几何异构和光学异构对药物活性有较大的影响。

不同的光学异构体也可能会导致在体内产生不同的药理活性。①不同的光学异构体药理作用相同。

例如左旋和右旋氯喹具有相同的抗疟活性；抗心率不齐药氟卡尼（flecainide），R 和 S 型异构体的抗心率不齐和对心肌钠通道作用相同，吸收、分布、代谢、排泄性质也无显著区别，综合评价两者分不出优劣，同时也与消旋体差不多，所以临床使用消旋的氟卡尼。②两个异构体的生物活性不相同。例如 D - (－)-异丙基肾上腺素作为支气管舒张剂，比 L - (＋)-异丙基肾上腺素强 800 倍。S - (－)-氧氟沙星抑制细菌拓扑异构酶 Ⅱ 的活性是 R - (＋)-型的 9.3 倍，是消旋体的 1.3 倍。对各种细菌的抑菌活性 S 型强于 R 型 8～128 倍。左氟沙星已经取代了市场上使用的消旋氧氟沙星。手性药物中最常见的现象是只有一个异构体有药理活性，而另一个没有或几乎没有活性，表现出药物与生物靶点作用的立体选择性，如肾上腺素能药物、拟肾上腺素药物，只有 R 构型有效；而抗肾上腺素药物，却只有 S 构型有活性。③不同异构体显示不同或相反的药理活性。如多巴酚丁胺（dobutamine）的 R - (－)-型对映体对 α_1 受体的激动作用强于 S - (＋)-型，而对 β 受体呈拮抗作用；反之 S - (＋)-型对映体对 β 受体呈激动作用。有一些药物，左旋体和右旋体的生物活性类型都不一样，如扎考必利（zacopride）是通过拮抗 5 - HT3 受体而起作用，为一类新型的抗精神病药。研究证明，R - 异构体为 5 - HT3 受体的拮抗剂，而 S - 异构体则为 5 - 受体的激动剂。如右丙氧芬（dextropropoxyphene）具镇痛作用，其对映体左丙氧芬（levo-propoxyphene）无镇痛作用但却是有效镇咳药。两者分别药用，商品名也呈镜像。④一种光学异构体具有治疗作用，另一种产生副作用（毒性）。如静脉麻醉药氯胺酮（ketamine），S - (＋)-异构体有分离麻醉作用，而 R - (－)-异构体则可产生兴奋和精神紊乱。⑤不同的光学异构体作用具有互补性，如普萘洛尔的 S - (－)-对映体的 β 受体阻断作用比 R - (＋)-体强约 100 倍，而后者对钠通道有抑制作用。所以，外消旋体的抗心律失常作用比任何一个对映体单独用药的作用都要好。

另一方面，药物在体内的吸收、分布、代谢、排泄和与血浆蛋白的结合，本质上是机体的某些生物大分子如细胞膜、血浆蛋白、运载蛋白和药物代谢酶等与药物分子的相互作用。生物大分子多为手性分子，对映体的识别、结合和处置是不同的，造成手性药物对映体的吸收速率、与血浆蛋白的结合程度、分布状态、与运载蛋白的结合特异性、被药物代谢酶生物转化的方式和速率以及排泄的方式和速率等有不同程度的区别。药物可经被动扩散和主动转运而被机体吸收，大多数药物是通过被动扩散机制透过细胞膜而吸收，穿越细胞膜的速率与药物分子的大小、分配系数和 pK_a 相关。手性药物的一对对映体的分配系数和 pK_a 值相同，因而经被动扩散吸收的速率和数量是相同的。主动转运是经与特异性蛋白结合而输送到细胞内的，运载蛋白对一对对映体的分子识别和结合能力是不同的，所以吸收的速率和吸收量不同。如抗肿瘤药物甲氨蝶呤（methotrexate）的吸收，MTX 是极性分子，被动扩散吸收量较少，L - MTX 含天然 Glu，能够被特异蛋白结合，经主动转运，在低浓度下胃肠道也会吸收，D - MTX 只能经被动扩散，在较高浓度下被吸收。大多数药物在一定程度上可逆地与血浆蛋白结合。与血浆蛋白结合的药物不能穿越毛细血管壁，药物在血浆中只有呈游离状态才能移离血管分布到组织中去。在血浆中结合态与游离态药物处于动态平衡，但若血浆蛋白与手性药物的一对对映体的结合能力不同，则结合态与游离态浓度的比例不同，导致组织中的分布和作用部位的浓度有差异。抗凝药华法林（warfarin）的 S - (－)-对映体的体外抗凝活性，为其 R - (＋)-对映体的 6～8 倍，但体内抗凝活性仅为 2～5 倍，这是由于 S - (－)-对映体蛋白结合率较 R - (＋)-对映体高。α - 酸性糖蛋白的血清含量只有白蛋白的 3%，作用较小。但在疾病状态，其含量显著增加，这对与之显著性结合的药物具有重要意义。与 α - 酸性糖蛋白结合的药物种类较多，并能呈现立体选择性。有些药物可同时与血清白蛋白和 α - 酸性糖蛋白发生程度不同的结合。(S) - 普萘洛尔是呈现药理活性的有效对映体，α - 酸性糖蛋白对 (R) - 普萘洛尔的结合 < (S) - 异构体，血清白蛋白对 (R) - 普萘洛尔的结合 > (S) - 异构体，α - 酸性糖蛋白是主要与普萘洛尔结合的血浆蛋白，中国人与高加索人血浆 α - 酸性糖蛋白水平低于世界其他民族，这些人群对普萘洛尔的敏感性较高。药物代谢酶对药物的生物转化在 Ⅰ 相和 Ⅱ 相反应均表现出立体选择性作用，这种选择性包含有对底物（原药物）和产物（代谢物）的手性要求，手性中心的转化，和对映体之间的相互作用等。手性药物的两个对映体分子的原子或基团在空间的不同取向，导致酶的活性中心易于识别、匹配和结合某一个异构体，此立体选择性使该异构体的代谢反应速率高，呈优势代谢，与其对映体的差异一般为 2~5 倍。若手性中心距离催化反应位点较远，则代谢转化的选择性较低。手性药物的代谢位点若未发生在手性中心上，则原有手性中心仍保持不变。光学活性物质被代谢成它的对映体的现象，称作手性翻转（chiral inversion）。手性翻转可使药物活性发生较大变化。代谢过程主要通过两种机制引起外消旋化，通常与差向立体异构有关。一是存在能可逆结合的基团，引起结合中间体的差向立体异构化；二是两种代谢途径具有相反的反应结果，如氧化与还原，引起差向立体异构化。S 和 R 型异构体对环氧合酶的体外抑制活性差别很大，S 型活性强于 R 型 10~800 倍。但在体内的活性差异却很小。例如 S – 布洛芬体外抑制环氧合酶作用强于 R 型 160 倍，但在体内只相差 1.4 倍。在体内发生了单向的手性代谢转化，由低活性的 R 构型转变成 S 构型。这就是为什么大多数 2 – 芳基丙酸类抗炎药均使用消旋物的原因。但由于个体差异等原因，不易控制有效剂量。特别当肾功能减弱时，导致优映体积蓄，此时若药物抑制肾环氧合酶，可加剧肾局部缺血，发生毒副反应。现已有 S –（ + ）– ibuprofen 上市。手性药物的肾脏排泄通过肾小球滤过和肾小管分泌，具有立体选择性。肾小球滤过药量是滤过速率与血浆中游离药物浓度的乘积，因此与手性药物同血浆蛋白结合的选择性密切相关。例如 S –（ − ）– 维拉帕米（verapamil）及其代谢产物 S – 去甲基维拉帕米，与血浆蛋白的结合率较低，肾小球滤过较强，其肾清除作用高于 R –（ + ）– 型异构体。由于肾小管上皮细胞上含有负离子或正离子的转运蛋白，它们与手性药物的两个对映体有不同的选择性相互作用，所以肾小管的主动分泌与重吸收的净结果具有立体选择性。而且，由于转运蛋白有饱和性，消旋药物的两个对映体会竞争蛋白结合位点，致使两个对映体的排泄性质不同。例如，消旋氧氟沙星中，R –（ + ）– 型异构体抑制了肾脏对 S –（ − ）– 型的主动分泌，与单纯给 S – 氧氟沙星相比，降低了肾脏的消除率。

（三）药效构象

药物与受体相互作用的互补要求是严格的，手性化合物常常只有一种光学异构体具有生物活性。对于非手性化合物，也存在几何互补要求——药效构象。药效构象就是能被受体识别并与受体结构互补，并产生特殊的药理效应时药物分子的几何构象。优势构象是一种稳定的分子构象，优势构象与药效构象一致时是最理想状态；有时优势构象不一定是药效构象，因为当药物与受体结合时，为适应受体的需要，可改变成相对不稳定的构象与之结合，这种构象改变所需能量可由结合过程释放的能量来弥补。但是这种构象调节应遵守构象改变最小原理，即构象调节越小越好（能量互补）。有时虽然药物分子的结构差异很大，但只要具有共同的药效构象，以相同的结合方式与受体结合，也可能以相同作用机制产生相同的生物活性。

利用 X 射线衍射测晶体的构象，可通过核磁共振数据中耦合常数及化学位移推算液相中药物不同构象存在的比例，推测在体液中药物分子的存在形式，都可确定相应的药效构象。利用量子化学等方法也可从理论上推断药效构象。药效构象不一定是热力学最稳定的构象，由优势构象转化为药效构象的转变能障不高，得到的是热力学不稳定构象，其能量差在药物与受体位点结合时得到补偿。在构象转换速度比药物 – 受体复合物生成速度快时，低集聚率构象也可作为药效构象。

本章小结

本章从疾病病因学角度入手，介绍疾病发生的基本机制，信号分子与信号传导途径，药物作用的靶点类型、靶点生物大分子的结构、特点与功能、药物的跨膜转运和药物与体内生物靶点的相互作用及化学本质，药物与靶点的互补关系等内容。

重点：信号分子与信号传导途径，常见的药物作用靶点的结构、特征和性质，小分子药物对靶点的识别、作用和化学本质，药物与靶点的互补关系等。

难点：药物与体内生物靶点作用的化学本质，诱导契合假说。

思 考 题

1. 简述酪氨酸蛋白激酶介导的信号转导途径，并结合分子靶向抗肿瘤药物的设计举例说明。

2. 按照结构特征和信号转导过程的特点，说明膜受体的类型。

3. 常用的药物作用靶点包括哪些？简述药物和靶点相互识别和作用的机制和作用力。

4. 说明生物膜的功能主要体现在哪些方面，简述药物跨膜转运的方式和分类。

5. 简述药物与靶点相互作用的结合方式。

6. 举例说明药物与靶点作用的诱导契合假说。

7. 举例说明药物与靶点的互补关系分类。

8. 何为药效构象？举出几类药物的药效构象。

（马　翔）

第三章

先导化合物发现的基本方法

PPT

第一节　先导化合物

新药研究是一个较为复杂，并且涉及许多方面的系统化工程，先导化合物的发现是新药发现的第一步，也是药物设计的起点。

一、先导化合物的定义

先导化合物（lead compound）是通过各种途径和手段获得的具有一定生理活性或药理活性，在治疗方面具有符合要求的性质，并具有新颖的独特结构和能够进一步改造和修饰的化合物。先导化合物不一定有很好的生物活性，但大多数具有结构新颖性。以其作为新药设计的起始点，通过结构修饰和改造加强其有用的性质，剔除或减弱不合适的副作用可能得到新的药物。先导化合物的发现内容丰富，主要包括作用机制的研究、大量化合物的合成和活性研究等工作，涉及到分子生物学、结构生物学、生物化学、有机化学甚至基因组学等学科。

先导化合物的来源有多种，具有一定的生物活性和进一步的研究价值的新化学实体（new chemical entity，NCE）、某些天然产物（如青霉素、紫杉醇等）、现有药物和体内的生物活性物质（如激素）等均可作为先导化合物。近年来，组合化学、蛋白质组学、生物信息学等新兴学科的发展也为先导化合物的发现和确定提供了新的方法。

对于先导化合物的发现，没有一个统一的标准，因此，先导化合物的发现也是整个药物发现过程中最不确定的一个阶段。直到 20 世纪 70 年代，先导化合物的发现还是通过随机筛选或偶然发现得到的。之后，基于对人体代谢酶和受体的逐渐了解，一些更合理的发现方法才开始出现。现今，基于人体基因组的测序，使更多疾病的特定靶标被发现，先导化合物的开发才趋于成熟。

二、先导化合物的确定和标准

先导化合物是药物发现的起点，它必须确保候选化合物能在接下来的动物实验和临床试验中有较好的表现，让药物研究过程能够继续下去的保障，因此，先导化合物的确定非常重要。但是先导化合物的确定没有一个统一的标准，一般要确定一个化合物能否成为合适的先导化合物，需要通过对化合物的结构特性、生物活性及物理化学性质等三个方面加以考虑。

1. 化合物的结构特性　一般作为先导化合物应该是具有独特的新颖性且结构确定的单一化合物，易于得到，合成路线较为简单，能够方便地进行修饰和衍生化。虽然仍存在这样那样的不足，先导化合物们通常有一定的生物活性，但在某一方面存在不足，并能进行结构优化来改造成有前景的化合物。

2. 化合物的生物活性　生物活性是先导化合物的前提，也是对先导化合物最主要的基本要求。对不同靶标要求有所不同，一般先导化合物的 IC_{50} 小于 $10\mu mol$，对于某些靶标，活性要求更高。先导化合物的生物活性测试中，最常见的两项指标是与靶标的结合力和对靶标的选择性。同时，最好能够提供显现重复性的量效曲线和初步构效关系的研究结果，合理的构效关系能够为将来的优化提供依据。

3. 化合物的物理化学性质　化合物只有接近靶点，才能够与靶点作用产生药效。由化合物的分子结构决定的物理化学性质包括分子量、氢键数量、范德华力、可旋转键数量、重原子数、配体与受体的结合力、分子极性表面积和脂水分配系数等这些都直接影响其在体内吸收、分布、排泄和代谢等过程，并影响药效的发挥。因此先导化合物的确定就应该考虑其药物动力学特性，考虑是否具有类药性。其中"Lipinski 五规则"是判断一个化合物是否具有类药性的基本规则，即分子量小于 500，氢键给体数小于5，氢键受体数小于 10，可旋转键数不超过 10，脂水分配系数 $\lg P$ 小于 5。因此，上述的物理化学性质在先导化合物的确定中也应该被考虑到。

在先导化合物的发现过程中，通常先通过高通量筛选得到结合力较好的化合物，然后在系统的实验中通过优化化合物的理化性质和与靶标的相互作用，从而提高其活性。对于化合物理化性质的研究表明，分子极性表面积和脂水分配系数（$\lg P$）是影响口服生物利用度的关键指标。同时，来自"Lipinski 五规则"的分子量、可旋转键数，则可影响药物在体内的吸收和分布。在与靶标的相互作用过程中，研究对象主要是范德华力、亲水性和原子数量（分子量）等。这些理化性质至关重要，它们主要通过溶解度、渗透性、生物利用度影响药物在体内的吸收、分布、代谢、排泄的过程。同时，对于先导物与其作用靶标来说，结合力最好的配体平均每个原子有 $-1.5 kcal \cdot mol^{-1}$ 的结合力，并有大于 15 个的重原子。因此，结合力和重原子数也可以在先导化合物的确定中起参考作用。

总之，先导化合物必须有良好的物理化学性质，即使筛选的化合物变得更复杂，最后也能保持药代动力学的良好性能。

知识链接

先导化合物确定的通用标准

在制药行业中，确定先导化合物的过程通常是：将通过高通量筛选得到有活性的化合物，再次通过分子或细胞水平等方法测试来确证其结构和活性，进一步清除一些化合物，并得到确证的化合物结构和活性的量效曲线。最后，将具有"类先导物性"的化合物确定为先导化合物。总而言之，先导化合物的结构可以进行优化并产生良好的药效动力学和药代动力学的特征。

虽然先导化合物的确定标准有一定差别，但下述标准被认为是确定先导化合物的通用标准。

物理化学性质：相对分子质量，$200\sim500$；$\lg P$ 或 $\log D$，$-1\sim5$；氢键给体：$0\sim5$；氢键受体：<10；水溶解度：$>5mg/L$（或 10 倍于 IC_{50}）。

生物活性：活性强度，$IC_{50}<10\mu mol/L$；可重复的量效曲线；选择性，>0 倍特定的靶标；人、大鼠或小鼠肝微粒体的稳定性 R_{30min}：$50\%\sim60\%$；血浆清除率：$<50ml/（kg \cdot min）$；口服生物利用度：$>25\%$。

适宜的结构性质：化合物单一；容易修饰（最好能平行合成）；有合理的构效关系。

专利可行性：能获得专利。

第二节　先导化合物的发现

发现先导化合物是创新药物研究的前提，是影响创新药物研究周期的决定性因素，也是新药研发的关键步骤之一。

药物发现研究经历了基于表型的药物发现（phenotypic-based drug discovery，PDD）和基于靶点的药物发现（target-based drug discovery，TDD）两个不同的策略阶段。PDD 通常无需事先了解靶点，即在筛选过程中，在细胞培养物或整个生物体中改变表型以产生阳性结果的化合物被鉴定，进而发现先导化合物直至药物。在 20 世纪 80 年代之前，即还没有重组 DNA 技术的时期，PDD 是药物发现的主要方法。从 90 年代开始，随着基因组学、X 射线晶体学、计算建模和筛选（虚拟对接）等技术的发展，高通量筛选技术和组合库的出现使得人们能够以高通量方式筛选靶蛋白，靶蛋白与化合物相互作用的可视化极大地促进了基于结构的药物开发的后期阶段。这些技术的发展在过去 30 年极大加快了药物发现向 TDD 策略的转换。

TDD 方法则要鉴定某一特异性靶点，该靶点被假定在疾病中起重要作用。随着组合化学、基因组学以及蛋白质组学的飞速发展，越来越多的靶点和小分子库被用于药物筛选。药物靶点有很多，既可以利用直接与肿瘤细胞生长相关的分子靶点，也可以利用与肿瘤微环境相关的分子靶点。利用多种多样的分子靶点，将可能发现具有各种分子作用机制的药物先导化合物。

另外，通过细胞表型筛选的药物发现更容易得到原创新药，并且有利于开发众多发病机制尚不明确的疾病治疗药物。但是，基于表型的筛选无法提供活性化合物作用靶标信息，因此需要回溯鉴定那些因与小分子药物直接发生作用而引起功能改变的蛋白质。药物靶标的鉴定不仅可以建立药物活性与细胞表型之间的联系，阐明药物的作用机制，还可以发现药物的脱靶效应和耐药性机制，发现治疗药物的新靶点，并在药物发现的早期阶段预测潜在的副作用和毒性，从而降低研发失败的风险。因此，PDD 和 TDD 两种方法既是新药发现过程中形成的两种重要策略，相辅相成、相得益彰，同样为先导化合物的发现提供了新方法和技术支撑。

目前，发现先导化合物的途径有很多种，其大体可以分为以下五种途径：①随机及偶然发现；②现有生物活性物质的修饰；③系统筛选；④生物信息的应用；⑤合理药物设计等。

一、随机及偶然发现

从前，人们对生物系统缺乏详细的了解，因此提出的科学假设有时并非完全正确，得到的结果也与预期不同。因此，药物研究的历史中不时出现幸运的偶然事件。同样，意外发现在药物研究领域也发挥了极其重要的作用。

（一）偶然事件

在 20 世纪初，先导化合物的发现主要依靠偶然发现和随机筛选两种方法。如 20 世纪 20 年代，青霉素就是英国细菌学家 Fleming 博士在英国伦敦的实验室进行细菌培养工作中偶然发现的。Fleming 注意到一种与空气意外接触过的金黄色葡萄球菌被青绿色霉菌污染，而在青绿色霉菌周围的区域葡萄球菌却无法生长。进一步研究表明，这种真菌也可以抑制其他细菌。由于这个真菌形状像小刷子，他用意为"小刷子"的拉丁文 *Penicillium* 将其命名，即为青霉菌（*Penicillium*），将青霉菌中能杀死其他细菌的成分称之为青霉素（penicillin）。其直到 1940 年被分离出来并加以表征。目前，青霉素仍是常用的抗菌药品，其发现具有里程碑意义，开创了抗生素治疗疾病的新纪元。

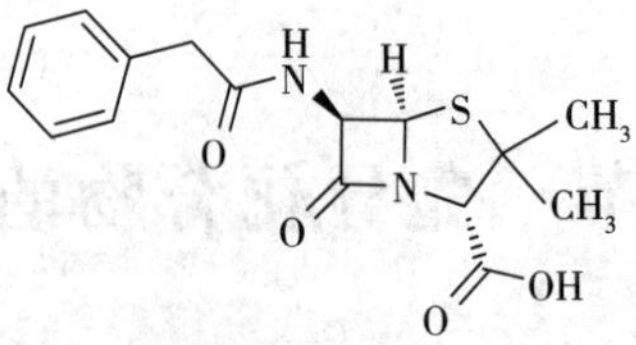

青霉素

工业化学品活性的偶然发现：在硝酸甘油的工业生产过程中，工人们出现强烈的血管舒张反应。因此，科学家们将硝酸甘油开发为治疗心绞痛的药物。在磺胺类药物磺胺噻唑的生产过程中，作为原材料的 2 - 氨基噻唑被发现具有抗甲状腺的特性，并由此开发出对甲状腺功能亢进具有治疗作用的氨噻嗪。研究发现作为橡胶工业生产的抗氧化剂二硫键四乙基硫脲（双硫仑）不可逆地抑制胞质内和线粒体内的乙醛脱氢酶，使饮酒者血中乙醛浓度升高 5 ~ 10 倍，产生强烈的不适感，让嗜酒者转而对饮酒产生厌恶和恐惧心理，从而放弃酗酒而达到戒酒目的，因此将其用于乙醇的戒断治疗。另一个偶然发现的例子是抗高血压药普罗布考，最初也是用于塑料和橡胶的抗氧化剂。

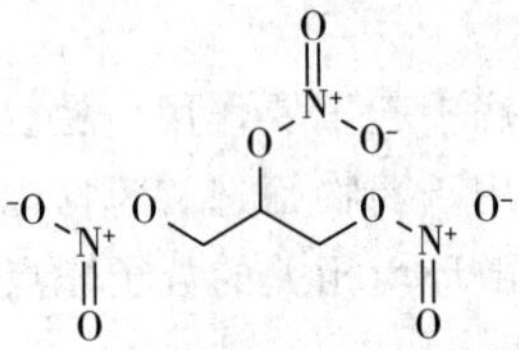

硝酸甘油

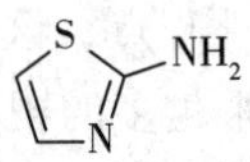

2–氨基噻唑

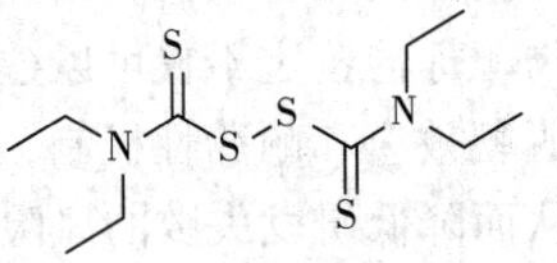

双硫仑

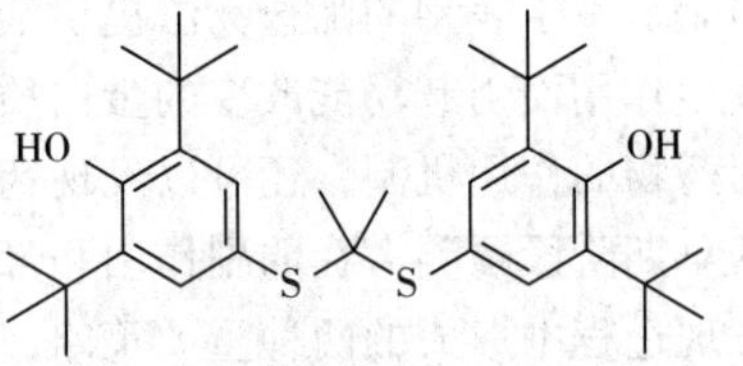

普罗布考

（二）意外发现

作为意外发现药物的典例，顺铂（cisplatin）早在 1845 年就已经由 Peyrone 合成，但是它的抗癌活性却直到 20 世纪 70 年代初才被初步发现。当时，密西根州立大学化学系的 Rosenberg 和其同事 Loretta 及 Thomas 在设计一个实验以确定电磁能是否可以让细胞生长熄火（stop cell growth），偶然发现当从电极游离的铂与氯离子和铵联用时，由铂电极产生的电解产物可以抑制大肠埃希菌的细胞分裂。于是，他们对此新的现象继续深入研究，发现在大肠埃希菌的细胞分裂中起抑制作用的就是顺铂，并且在细胞和动物（老鼠）活体水平上首次证明顺铂具有抗肿瘤作用，这是一个具有划时代意义的发现。顺铂的结构非常简单，其进入体内后，铂与 DNA 单链内两点或双链发生交叉连接，抑制癌细胞的 DNA 复制过程，使之发生细胞凋亡。顺铂对多种癌症都有很好的治疗和抗癌作用，可以说是一种广谱抗癌药，因此，顺铂也被誉为"抗癌药里的青霉素"。心血管药物普萘洛尔（propranolol）是 β - 受体阻断剂，它是在研究 β - 受体激动剂时意外发现的。

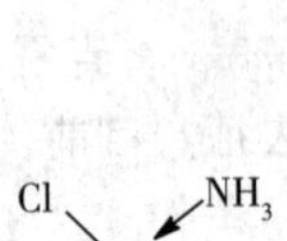

顺铂

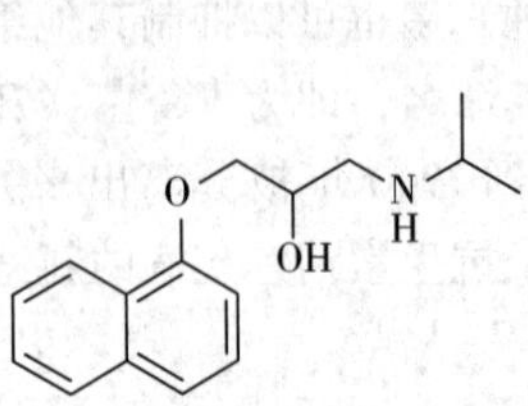

普萘洛尔

有时，意外发现是在对系统筛选没有任何针对性的应用过程中产生的。一个较好的例子就是从黑曲霉菌 WB2346 中提取出来的四环素类化合物 BMS – 192548。虽然这个化合物和四环素类抗生素是惊人的相似，但 BMS – 192548 却对中枢神经系统具有活性，是神经肽 Y 受体的配体。

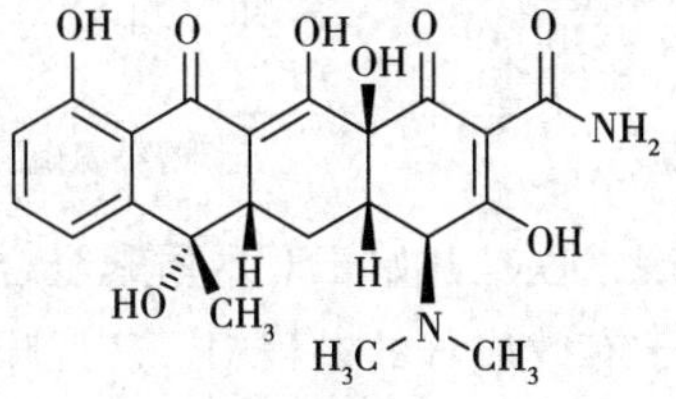

四环素 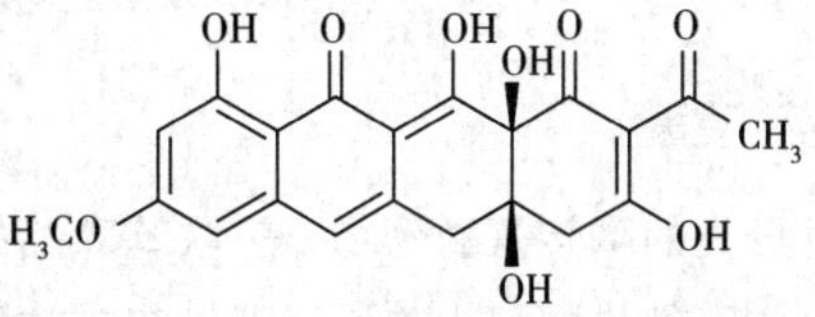　　　　　　　　　　　BMS–192548

（三）源于药物合成中间体的发现

由于中间体与最终设计产物具有很多相同的官能团，可能具有共同的生物活性，因此对药物合成中间体进行筛选很有必要。

二氢叶酸还原酶的抑制剂如甲氨蝶呤，用于治疗白血病。在寻找甲氨蝶呤类似物的过程中，一个简单的中间体——巯嘌呤，被发现具有活性但毒性相对较强。在随后的优化过程中产生了一种体内释放巯基嘌呤的前药硫唑嘌呤，其作为免疫抑制剂被发现比以前使用的皮质激素更有效。在环孢素出现之前，硫唑嘌呤被系统地用于所有器官移植。这个系列的另一个中间体别嘌呤醇可抑制黄嘌呤氧化酶，因此被用于治疗痛风。

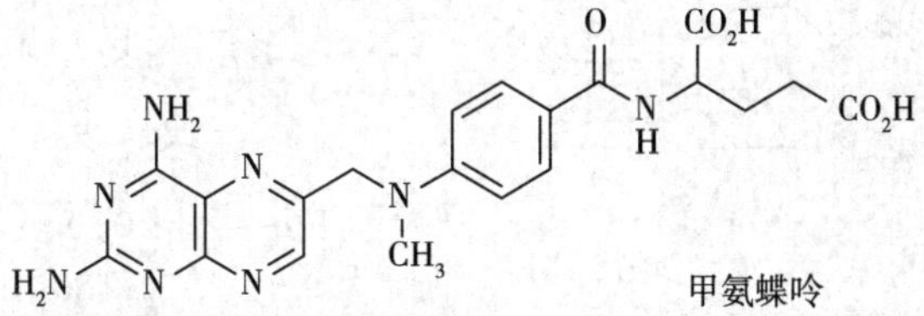

甲氨蝶呤

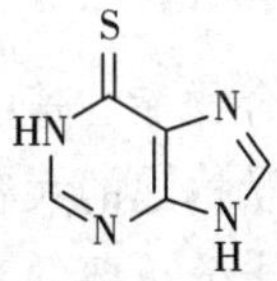

巯嘌呤 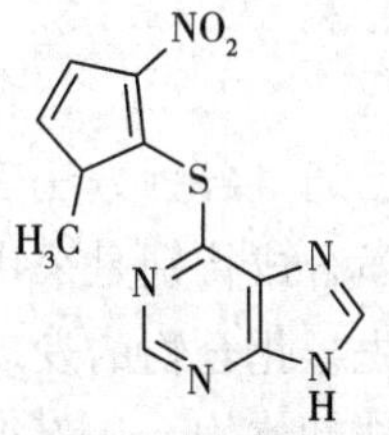　　　　　　　　　硫唑嘌呤 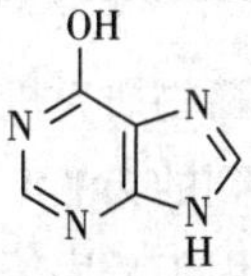　　　　　　　　　别嘌呤醇

从药物合成中间体中发现先导化合物的另一个例子是异烟肼（isonicotinic acid hydrazide）。其最初由布拉格的查尔斯大学（当时属德国）化学系的研究生 Hans 和 Josef 于 1912 年合成，但未进行深入研究。40 年之后，斯坦福大学的 Hinshaw 和康奈尔医学院的 McDermott 在合成具有—NH—CH＝S（硫氨）基团的化合物的研究中，得到具有抗结核活性的药物——氨硫脲（thioacetazone）。由于氨硫脲对肝脏有一定毒性，他们将其氮原子从苯核外移到苯核上，得到了异烟醛缩氨硫脲，于是意外发现其中间体异烟肼对结核杆菌显示出强大的抑制和杀灭作用，且对细胞内外的结核杆菌均显效。与此同时，随着吡啶类酰胺衍生物测试的大规模进行，在试验了几千个衍生物之后，罗氏公司、施贵宝公司和拜耳公司的研究人员分别独立地找到了异烟肼。1952 年，异烟肼由罗氏公司首先在美国上市，商品名为雷米封。

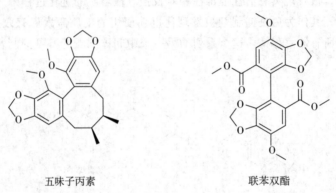

氨硫脲　　　　　　　　　异烟肼　　　　　　　　异烟醛缩氨硫脲

用于治疗慢性肝炎的降转氨酶药物——联苯双酯的发现，也是开始于对木质素全合成的中间体的筛选。我国生化药理学家刘耕陶与相关研究人员在寻找五味子有效成分的过程中，从五味子乙醇提取物中分离到 7 种均为木质素类似物的单体成分。在 7 种单体中，五味子丙素（schisandrin C）有较好的降谷丙转氨酶作用，但其全合成难度大，不能提供样品作药理研究。于是，他们把全合成中得到的 31 个中间体和类似物进行初步的药理研究，有 16 个化合物表现出肯定的降酶活性。在更进一步的研究中，他们发现了五味子丙素 γ 体的中间体联苯双酯，尽管其生物活性不是最高，但几乎无毒性，且化学结构较简单，合成易，利于生产，于是将其作为先导化合物成功地研制出了治肝炎新药联苯双酯（DDB）。该药于 20 世纪 80 年代初在我国上市，供临床使用。

五味子丙素　　　　　　　　　　　　　联苯双酯

二、现有生理活性物质的修饰

目前，全球大多数药物研究机构均有自己通过各种方法建立的化合物库。其中主要包括由天然产物提取分离和结构测定得到的天然产物库，化学合成特别是采用组合化学构建的大容量化学化合物库，通过蛋白质表达建立的基因工程库等。它们对先导化合物的发现都有着十分重要的意义。人们可以利用这些存在的活性化合物，通过对其结构进行改造和修饰，从而得到新的分子，使其具有更好的活性和药代动力学特征，以提高其安全性和成药的可能性，并最终发展为药物。

（一）外源性活性物质改造

许多药物以植物中提取的活性物质为先导化合物，通过结构修饰和改造，最终获得了很好的治疗效果。1972 年，中国的研究者们从中药青蒿中提取并分离出了抗疟疾的有效成分青蒿素（artemisinin），它是一种新型结构的倍半萜过氧化物。研究发现其对耐氯喹的疟原虫有着极为良好的杀灭效果。在后期研究中，经过结构修饰等方法合成了抗疟效果更好的蒿甲醚（artemether），疗效与青蒿素相比高 5 倍，而且副作用远低于青蒿素，现被用于抗氯喹恶性疟及凶险型疟疾的治疗，显效迅速且疗效好。基于这一研究成果，我国药学家屠呦呦被授予 2015 年诺贝尔生理学或医学奖。

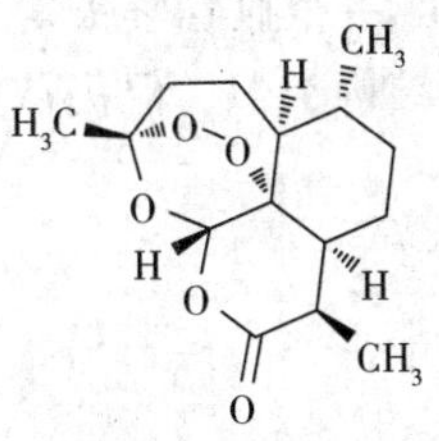

青蒿素 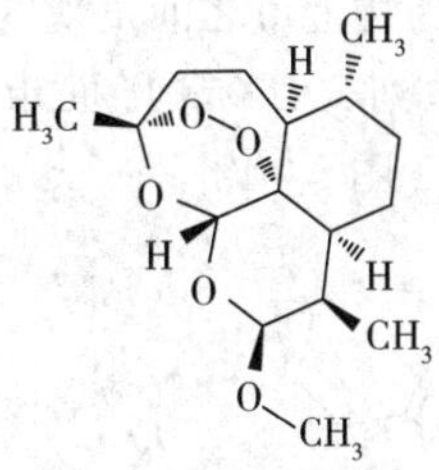　　　　　　　　　　　　　　　蒿甲醚

（二）内源性活性物质改造

内源性生物活性物质也是先导物的重要来源之一。现代生理学认为，机体是被生理介质或者神经递质所调控的，且在体内存在一个较为复杂的信息交换系统，不同的调控信使拥有各自的生理功能，并能在特定的部位被识别。当患病时，人体会失去生理平衡，而药物治疗，就是通过外源性的化学物质（信使）调节使机体恢复平衡。在合理药物设计中，通常是针对与该生理活动有关的酶或者受体来寻找新的先导化合物。因此，开发和应用这些内源性的神经递质与内源性的受体调节剂也成为了药物研究中寻找先导化合物的新兴方向。

肾上腺素（epinephrine）是人体内肾上腺素能神经递质之一，被发现具有较强的肾上腺素 α 和 β 受体兴奋作用，并作为先导物用于临床研究。由于肾上腺素易被消化液分解，不宜口服，科学家们将肾上腺素苯环上两个酚羟基酯化，得到地匹福林（dipivefrin），不但改善了其透膜吸收，而且延长了作用时间。

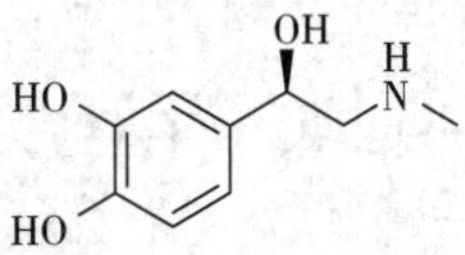

肾上腺素 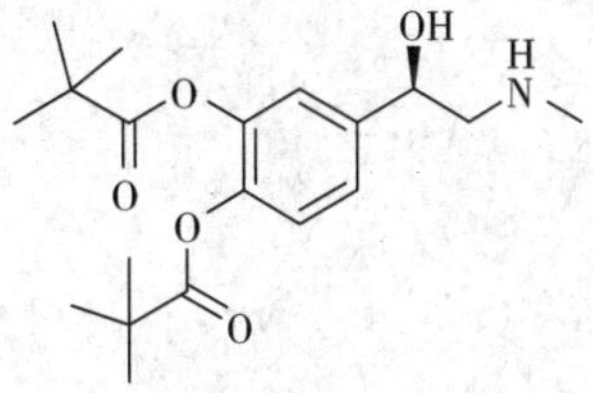　　　　　　　　　　　　　　地匹福林

（三）Me - Too 药物

以上市药物作为先导化合物，对其结构和物理化学性质进行修饰，同时保持或提高其药效是一种常见的发现新药的途径之一。

药物作用于酶或受体，而结构类似的药物，尤其带有相仿药效构象的化合物，应可与同一酶或受体作用，产生类似的药效。利用已知药物的作用机制和构效关系，在分析其化学结构的基础上，设计合成该药物的衍生物、结构类似物和结构相关化合物，并通过系统的药理学研究，所产生的新药与已知药物比较，具有活性类似或活性高等特点的新药称为"me - too"药（模仿药物）。这种被称为"me - too"药物的仿制药物，其药效和被仿制的原型药物（prototype drug）相当，并能避开"专利"药物的产权保护。研究的要点是找到不受专利保护的相似的化学结构，并得到比"原型"药物活性更好或有药代动力学特色的药物。这种策略是基于已知的有效原理，通过各种化学转化设计并合成药物分子，这些分子被赋予增强的效能与更好的特异性，而且安全性也有所增加，或者剂型更便于使用或被接受的新的分子。"me - too"药沿用了创新药物的研发思路、作用机制和作用靶点，在化学结构上对上市的药物进行了一定的结构修饰、改造，规避了专利侵权，研究难度低、投资少、风险小、成功率高，是新药研究的一条途径，也是仿制向创制转轨的捷径。

然而，通常情况下，原型药物所在的公司会继续研究一些新的类似物，既可以最大限度地保护其专利，又能够在既有领域保持领先水平。基于以上原因，对已知活性分子的化学转化是药物研究中最广泛使用的手法。Fisher 将模仿新药分为两种类型：早期类似物（early - phase analogues）和药物类似物（drug analogues）。

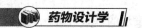

　　早期类似物是原型药物上市之前发现的结构相似的药物，第一个血管紧张素 AT1 受体拮抗剂氯沙坦（losartan）上市以后，系列类似物紧随面市，尽管这些化合物结构类似，但仍认为是独立发现的，它们被发现的时间非常接近（图 3 - 1）。

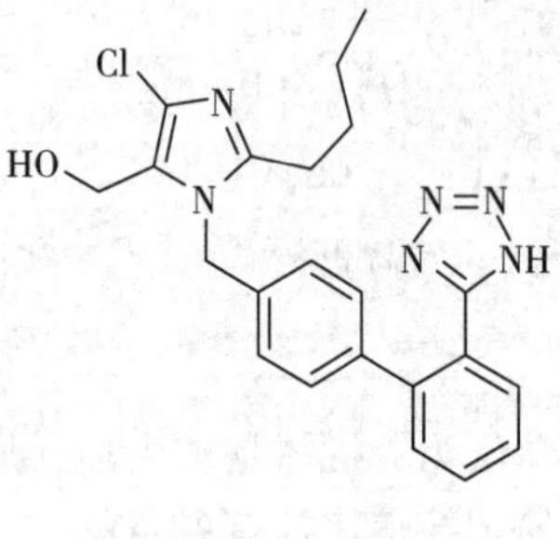

氯沙坦(1986/1994) 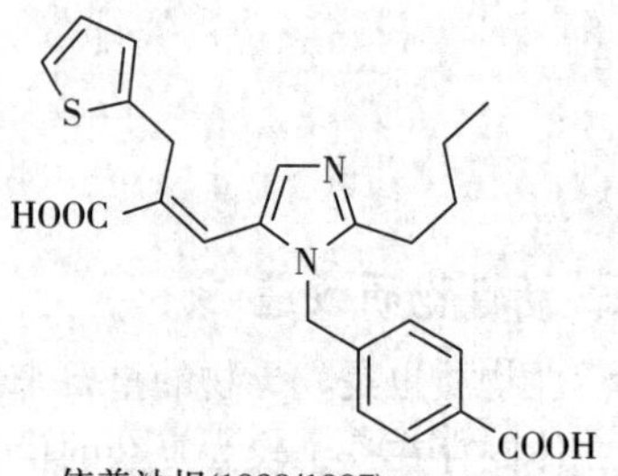　　　　　　　　　　　依普沙坦(1989/1997)

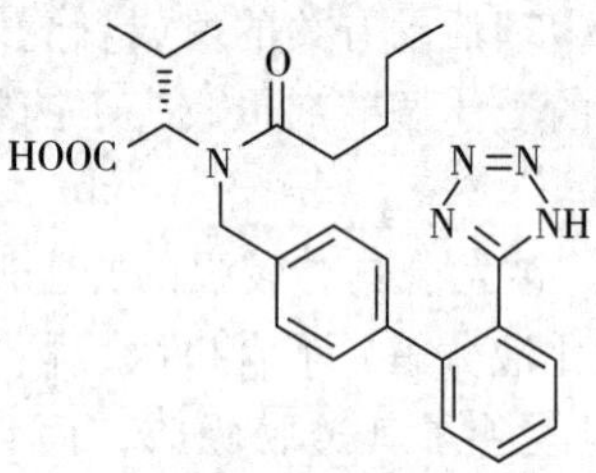

缬沙坦(1990/1996) 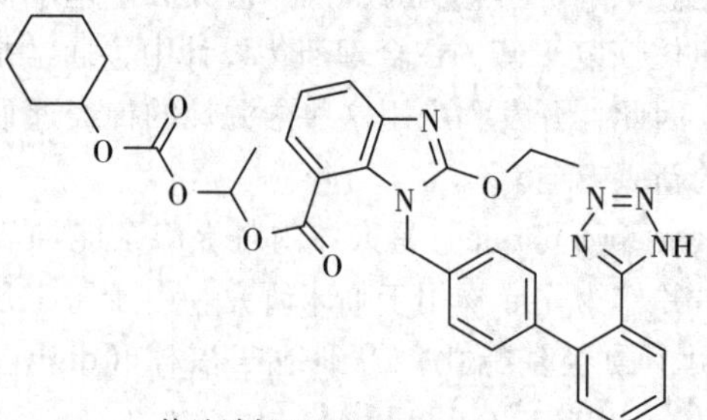　　　　　　　　　　　坎地沙坦(1990/1999)

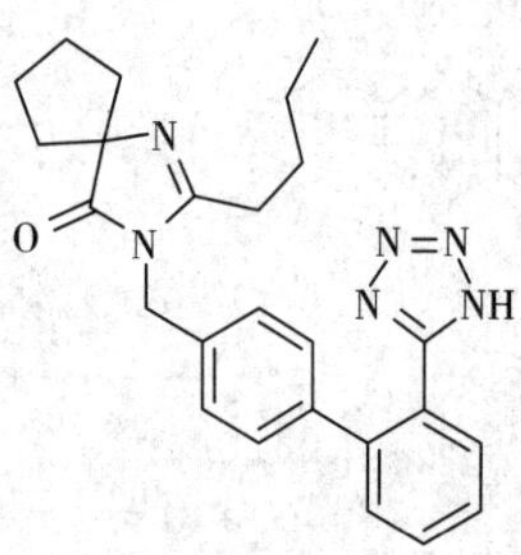

伊贝沙坦(1990/1997) 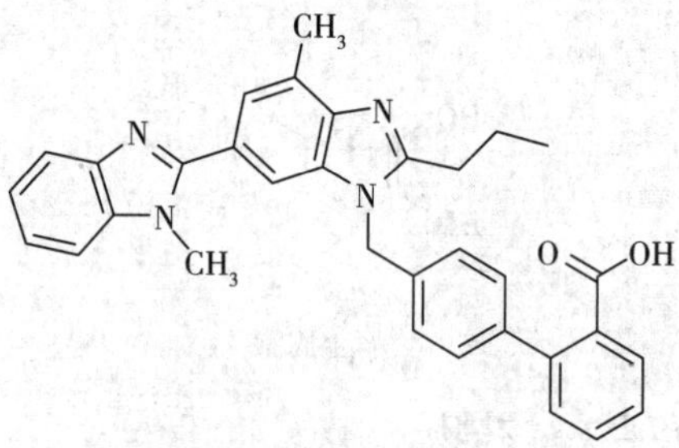　　　　　　　　　　替米沙坦(1991/1999)

图 3 - 1　血管紧张素 AT1 受体拮抗剂
（括号里前面是申请专利的时间，后面是首次上市时间）

　　药物类似物是通过对原始创新药物的成功类似物研究而发现的结构相似的药物，如图 3 - 2 所示，这些由咪康唑类抗真菌药衍生而来的"me - too"药，通过抑制麦角固醇的生物合成来发挥作用。

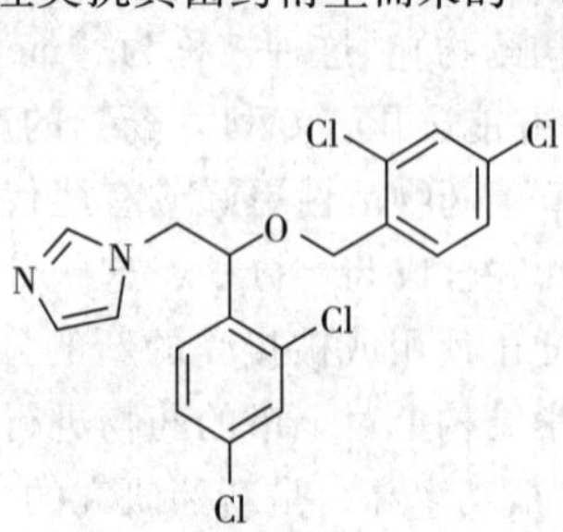

咪康唑(1968/1971) 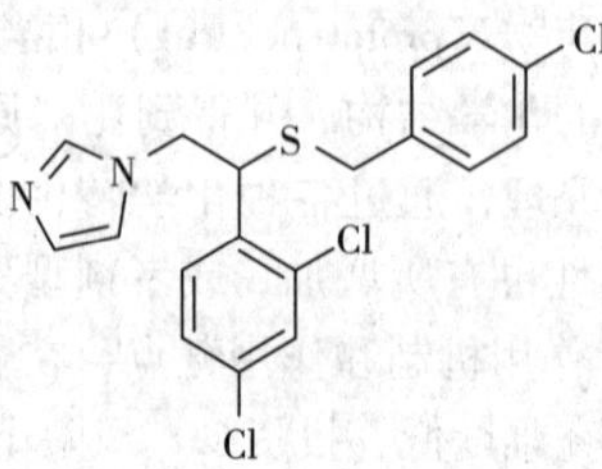　　　　　　硫康唑(1974/1985) 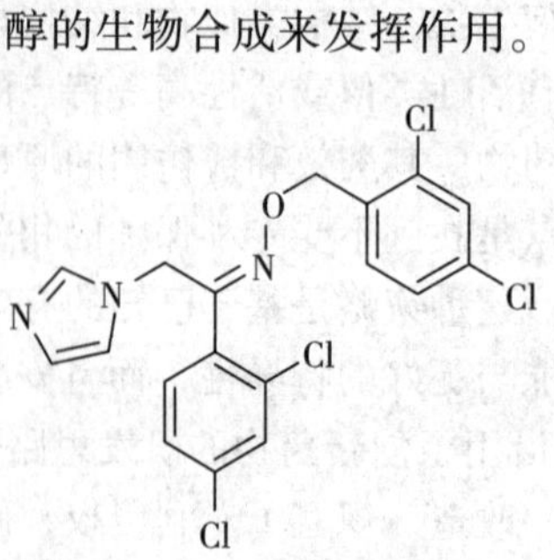　　　　　　奥昔康唑(1975/1983)

酮康唑(1977/1981)

芬替康唑(1978/1987)

氟康唑(1981/1988)

依曲康唑(1983/1988)

西特康唑(1984/1992)

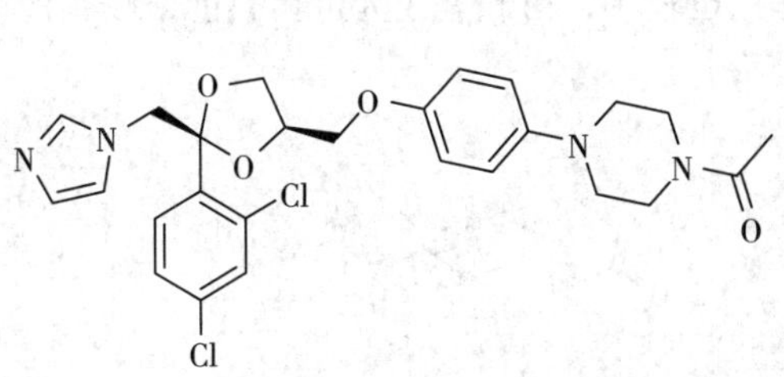

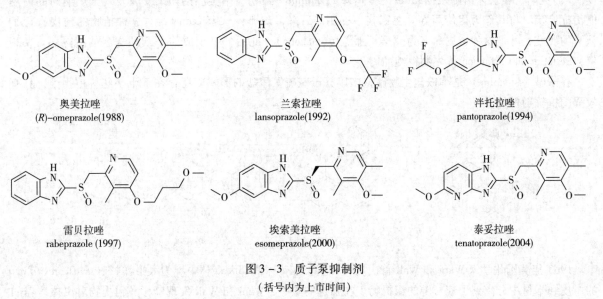

图 3－2　抗真菌药
（括号里前面是申请专利的时间，后面是上市时间）

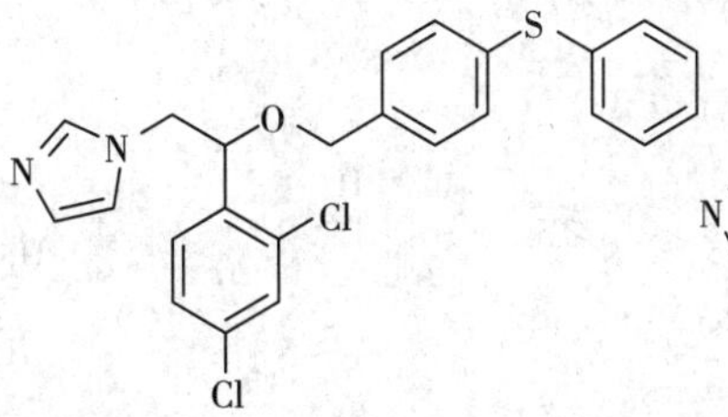

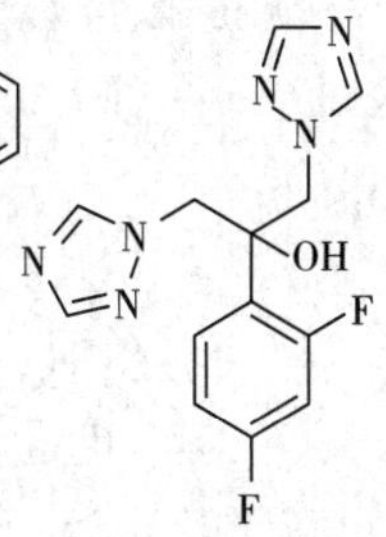

奥美拉唑（omeprazole）是瑞典 Astra 公司精心研制的对胃酸有强而持久抑制作用的第一个质子泵抑制剂。除了一个氟取代的烷基外，与奥美拉唑结构几乎完全相同的兰索拉唑（lansoprazole），其稳定性和口服利用度都有显著提高。近年来，国内外出现了一大批奥美拉唑的“me－too”新药，如雷贝拉唑（rabeprazole）、泰妥拉唑（tenatoprazole）等。雷贝拉唑结构与兰索拉唑极其相似，只是侧链稍作改变，将原来的三氟乙氧基换作了甲氧丙氧基。2000 年 10 月，奥美拉唑专利到期，Astra 公司为此推出了奥美拉唑的手性转换物埃索美拉唑（esomeprazole）。2004 年在日本上市的泰妥拉唑可以显著抑制胃酸的分泌，同时对幽门螺旋杆菌也有抑制作用，疗效比奥美拉唑强 7 倍，而且稳定性也显著提高。（图 3－3）

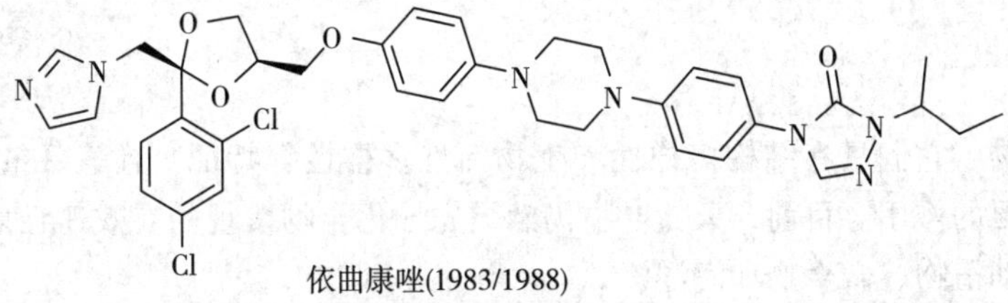

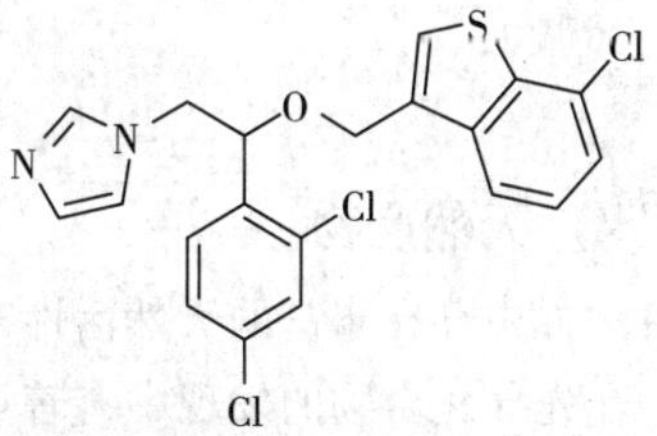

奥美拉唑
(*R*)-omeprazole(1988)

兰索拉唑
lansoprazole(1992)

泮托拉唑
pantoprazole(1994)

雷贝拉唑
rabeprazole (1997)

埃索美拉唑
esomeprazole(2000)

泰妥拉唑
tenatoprazole(2004)

图 3－3　质子泵抑制剂
（括号内为上市时间）

美国史克公司于 1976 年在英国率先上市了第一个高活性的 H_2 受体拮抗剂药物西咪替丁（cimetidine），并很快成为治疗溃疡病的首选药，到 1979 年在 100 多个国家获得上市许可。葛兰素史克（GSK）公司用呋喃环代替了组胺的咪唑环，获得第二个上市的 H_2 受体拮抗剂雷尼替丁（ranitidine，1983 年上市），其疗效是西咪替丁的 5～8 倍，对胃和十二指肠疗效高，且有速效和长效的特点，其副作用较西咪

替丁小，无抗雄性激素的副作用，且与其他药物的相互作用也较小，由此其成为世界目前最畅销的药品。（图 3 - 4）

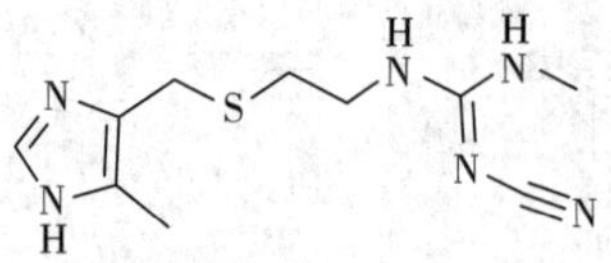

西咪替丁
cimetidine(1976)

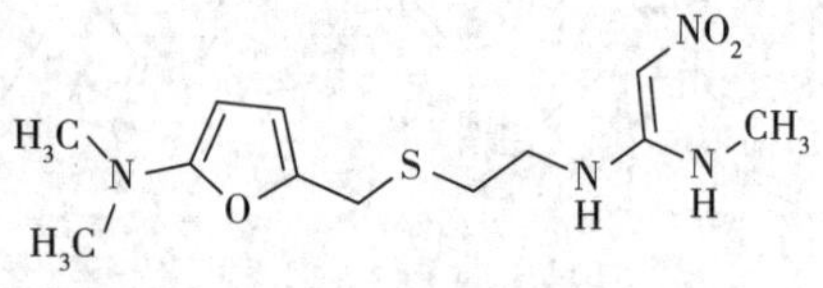

雷尼替丁
ranitidine(1983)

图 3 - 4　H_2 受体拮抗剂

（括号内为上市时间）

（四）天然产物

自然界中存在丰富的天然活性产物，它们具有结构多样性和生物活性多样性等特征，且蕴藏量非常丰富，在先导化合物的发现中有着重要的作用。目前，天然产物仍然是先导化合物发现的有效途径之一，其主要从以下三方面的资源来获取：动植物、微生物和海洋资源。

1. 植物资源　植物一直以来都被直接或者间接作为开发先导化合物的来源。在 18 世纪左右，有机化学和植物化学的发展促进了科学家对植物化学成分的研究。19 世纪开始，从植物体中提取并分离得到了许多具有特殊治疗作用的药物。例如，1806 年，德国化学家 Sertiivner 首次从鸦片中提取了一种具有镇痛作用的生物碱，将其命名为 "morphine（吗啡）"。目前多用于创伤、手术、烧伤等引起的剧痛，也用于心肌梗死引起的心绞痛，还可作为镇痛、镇咳和止泻剂。吗啡的发现也激发人们从植物中提取活性化合物的兴趣，随后奎宁（quinine）、芥子碱（sinapine）、紫杉醇（taxol）、阿托品（atropinol）等也被分离提取。

奎宁（俗称金鸡纳霜），为茜草科植物金鸡纳树及其同属植物的树皮中的主要生物，是一种可可碱和 4 - 甲氧基喹啉类抗疟药，可作快速血液裂殖体杀灭剂。"奎宁"之名来自印第安土著语 kinin，意为"树皮"，而英语、西班牙语则跟据 kinin 之音衍译为 quinine。最初，南美洲的印第安人发现金鸡纳树的树皮能治疗疟疾，将其作为祖传药只在家族中秘用。后来，瑞典科学家 Linnetas 对这种植物的树皮进行了认真的研究，并把这种树皮命名为"辛可那"（cinchona）。此后，奎宁成为了欧洲著名的解热药。1820 年，Pelletier 和 Carfandou 首先制得纯品。

芥子碱（sinapine）是季铵盐生物碱，多以芥子碱硫氰酸盐的形式广泛存在于十字花科植物中，具有较强的抗辐射性能。

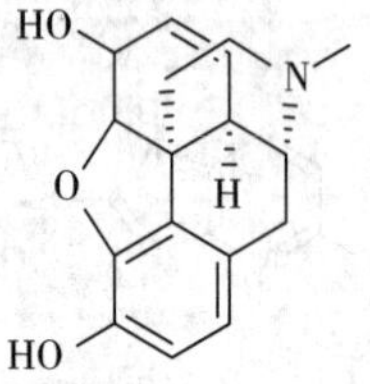

吗啡 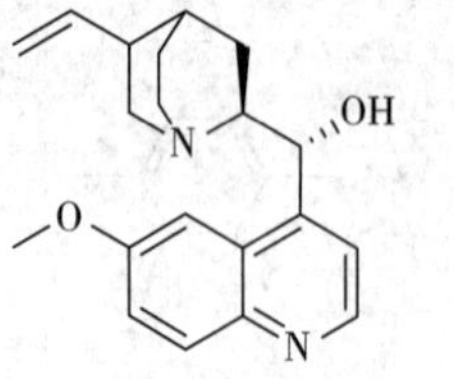　　　　　奎宁 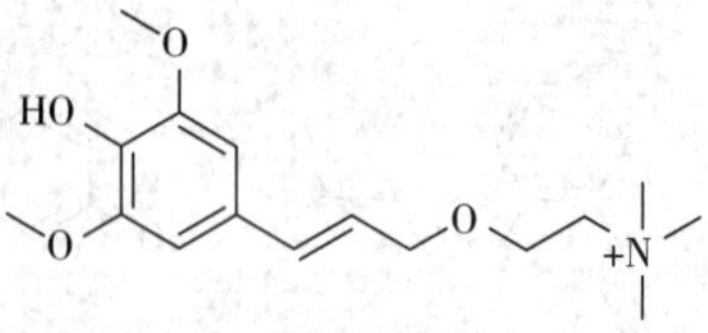　　　　　芥子碱

1963 年美国化学家 Wani 和 Wall 首次从一种生长在美国西部大森林中称为太平洋杉（taxus brevifolia）的树皮和木材中分离到了紫杉醇的粗提物。在筛选实验中，Wani 和 Wall 发现紫杉醇粗提物对离体培养的鼠肿瘤细胞有很高活性，并开始分离这种活性成分。由于该活性成分在植物中含量极低，直到 1971 年，他们才同杜克大学的化学教授 McPhail 合作，通过 X 射线分析确定了该活性成分的化学结构：一种三环二萜化合物，并把它命名为紫杉醇（taxol）。目前，在临床上已经广泛用于乳腺癌、卵巢癌和部分头颈癌和肺癌的治疗。

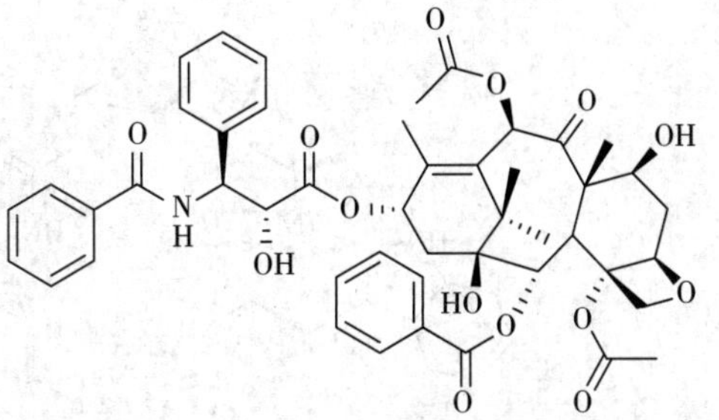

紫杉醇

2. 动物资源　动物资源也是先导化合物的来源之一。药物学家对于动物中潜在化合物资源的认识主要来源于动物分泌的毒液。这些物质多数有毒性并具有致命的危险，研究者自然会思考它们可能与体内的受体或者酶发生了强烈的结合作用。因此，这些物质也是先导化合物的来源之一，许多先导化合物也由此产生，经过进一步优化，有些最终成为新药上市。例如，从动物睾丸中提取的睾丸酮，经过相关的优化研究，最终得到了雄激素诺龙（nanrolone）。1992年，一种小型厄瓜多尔树蛙皮肤的提取物——地棘蛙素（epibatidine）被发现是很有效的止痛剂。动物实验表明，其药效比吗啡要强200倍。这种被称为地棘蛙素的提取物与尼古丁的化学结构和功能相似，能阻断神经系统对痛觉信号的传导，成为了热门的新型非阿片类强效镇痛剂的先导化合物。

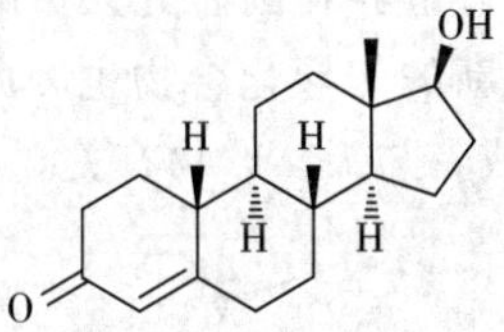

诺龙 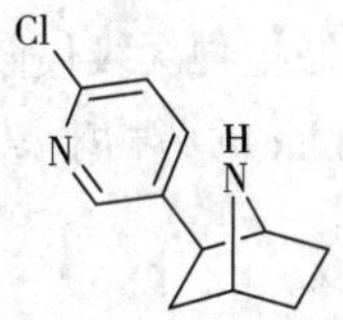　　　　　　　　　　　　　　　　　地棘蛙素

在蛇毒毒液中也能发现许多重要的多肽类生物活性物质。1998年，美国食品药品监督管理局批准了一种名为埃替非巴肽（eptifibatide）的血液稀释剂，其以响尾蛇的缩氨酸为原型。一年后，一种类似的药物替罗非班上市。卡托普利（captopril）是一种血管紧张素转化酶抑制剂（ACE inhibitor/ACEI），被应用于治疗高血压和某些类型的充血性心力衰竭。其发现起源于1948年，Silva从巴西蝮蛇的蛇毒中提取出一种直链的九肽化合物——"缓激肽"。依替巴肽（integrilin）是糖蛋白Ⅱb/Ⅲa抑制剂类的抗血小板药物，其衍生于东南侏儒响尾蛇毒液中发现的蛋白质——环状七肽。

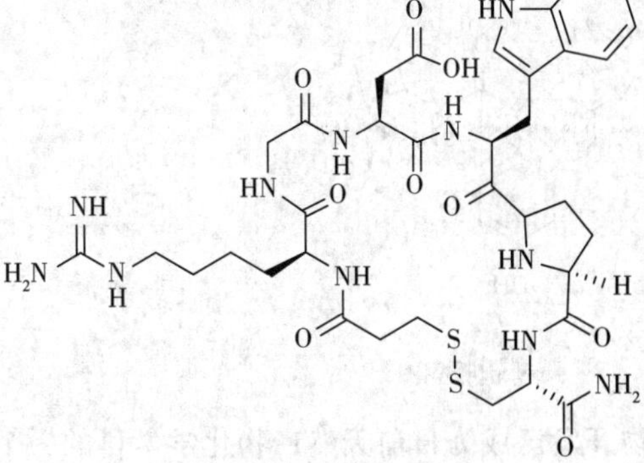

埃替非巴肽 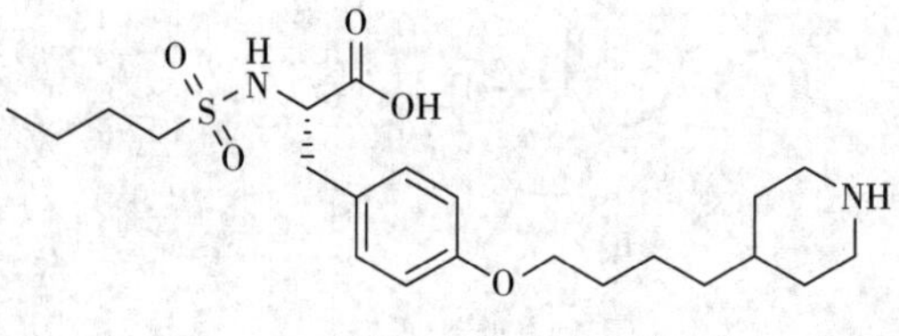　　　　　　　　　　　　　　替罗非班

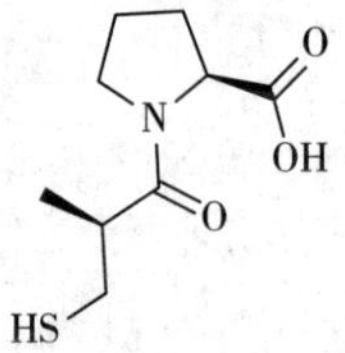

卡托普利 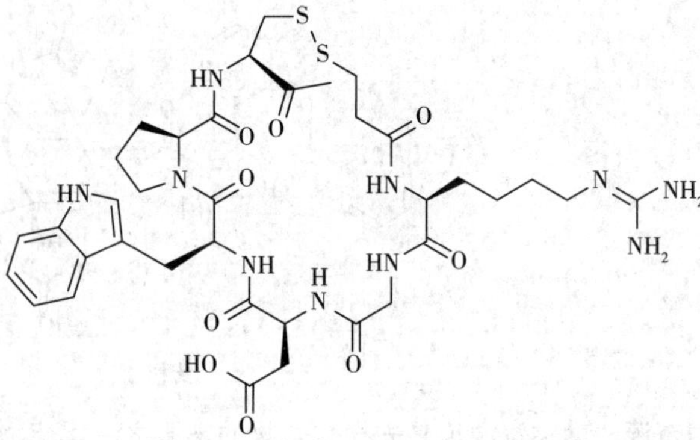　　　　　　　　　　　依替巴肽

3. 微生物　　利用微生物寻找先导化合物和进行新药开发有着广阔的发展前景，其以良好的再生性、放大性和易操作性成为天然产物供筛选样品的重要来源。随着技术的不断发展，多种具有抗菌活性的天然抗生素被分离出来，如青霉素（青霉菌）、四环素（放线菌）、链霉素（链霉菌）、氯霉素（委内瑞拉链霉菌）、红霉素（红霉素链霉菌）等。此外，通过对天然菌类提取物的优化研究，百余种抗生素被创制，包括后来在临床中得到广泛应用的阿莫西林（amoxicillin）、头孢哌酮和阿齐霉素等。同时，大量非抗生素类药物也从天然菌中被提取或优化出来，包括降血脂药物阿托伐他汀（atorvastatin），商品名为立普妥（lipitor），目前被用于高胆固醇血症和冠心病。通过世界各国研究人员的广泛探索研究，目前已发现了超过 1 万种以上的陆栖微生物次级代谢产物，更多新的先导化合物也因此被发现。目前，在世界销售量排前 25 的药物中，有 43％的药物来源于天然产物或者与天然产物有关。

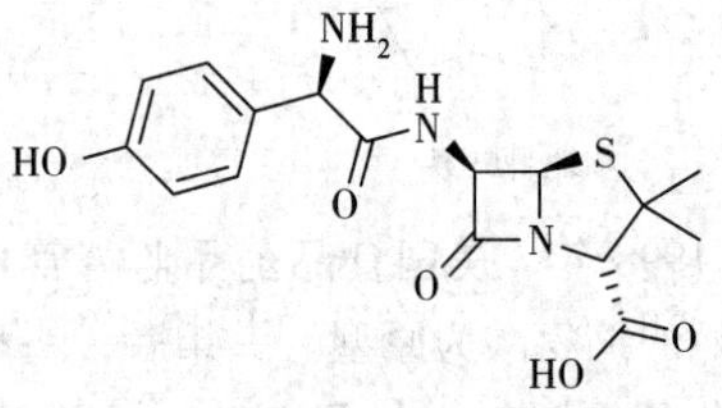

阿莫西林 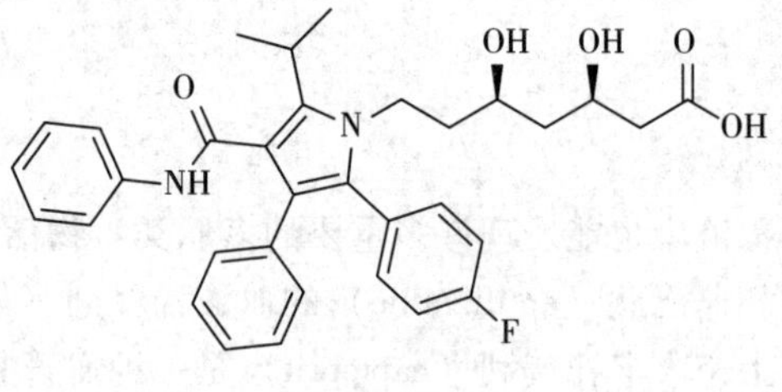　　　　　　　　　　　阿托伐他汀

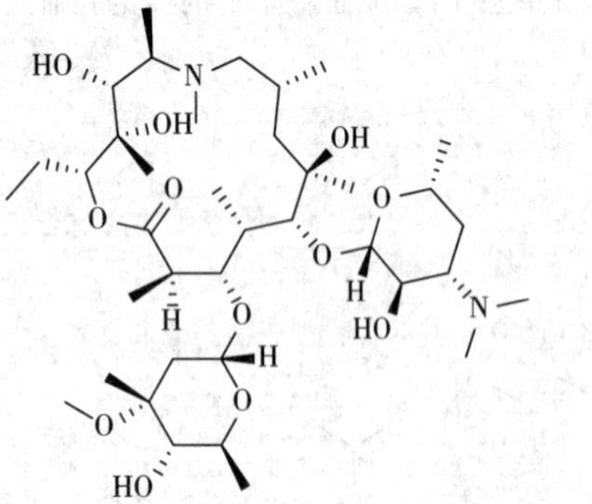

阿奇霉素 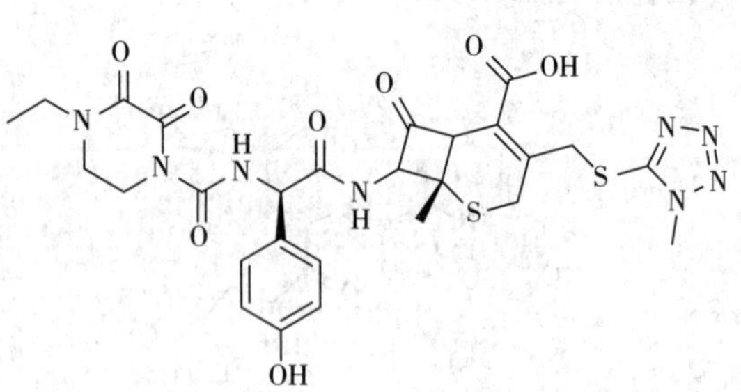　　　　　　　　　　　头孢哌酮钠

4. 海洋资源　　以海洋天然活性产物为研究内容进行药物开发已成为目前天然产物化学学科的一个重要分支。海洋生物是新型药物和其他具有独特药用价值的生物活性物质的重要源泉，其代谢产物多具有新颖的化学结构和独特生理功能，包括苷类、甾醇类、生物碱类、多糖肽类、核酸、蛋白质、酶类等，尤其对海洋生物体（珊瑚、海绵体、水母等）化合物的提取和研究已经成为新的研究热点。海洋产物在抗肿瘤、抗病毒、抗菌、治疗心脑血管疾病以及抗衰老等领域具有广阔的应用前景和明显的优势。

1945 年，美国耶鲁大学化学家 Bergmann 和他的同事从佛罗里达海域生长的海绵中分离得到一种罕见的非甾体含氮化合物，后来进一步证实其为类似于胸腺嘧啶核苷（thymidine）的特异核苷类化合物，将其命名为海绵阿糖核苷（spongothymidine，Ara－T）；1951 年又从中分离出海绵阿糖尿苷（spongouridine），这 2 个化合物后来成为重要的抗病毒药物阿糖腺苷（vidarabine，Ara－A）和抗癌药物阿糖胞苷（arabinosylcytosine，Ara－C）的先导化合物。Ara－C 具有抗病毒作用，对病毒性眼病、带状疱疹、单纯疱疹性结膜炎有效，1955 年被美国 FDA 批准用于治疗人眼单纯疱疹病毒感染，成为第一个抗病毒的海洋药物，也是第一个由海洋天然产物衍生而来并最终成功上市的药物。1956 年，Ara－T 的全合成完成，并在此基础上研究开发了抗艾滋病及其他抗病毒药物，可以认为它们是核苷类抗病毒药物的先驱，也开创了海洋天然药物研究的先河。

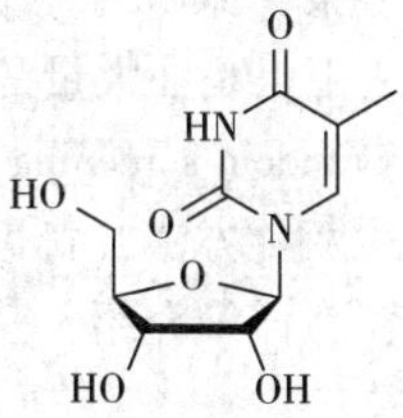

海绵阿糖核苷 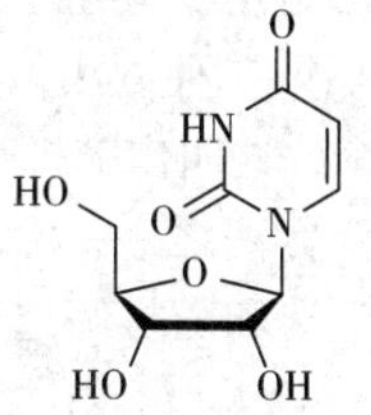　　　海绵阿糖尿苷 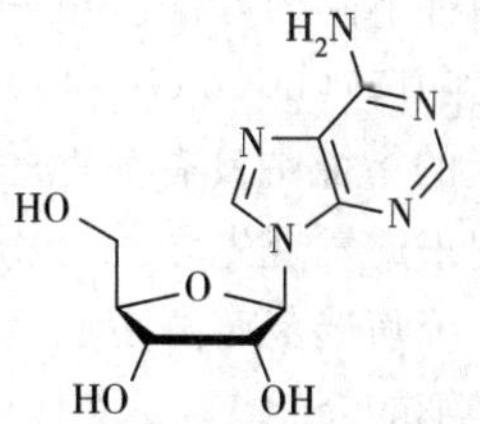　　　阿糖腺苷 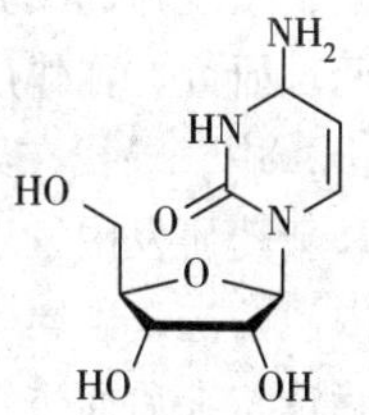　　　阿糖胞苷

　　值得注意的是，将海洋生物毒素作为先导化合物用于新药研究具有重要的理论价值和实际应用前景。海洋生物毒素研究的重要进展之一是发现了毒性极大的聚醚类毒素（polyether）和肽类毒素。聚醚类毒素是一类化学结构独特、毒性强烈并具有广泛药理作用的天然毒素，主要代表毒素有西加毒素（cigualoxin，CTX）、刺尾鱼毒素（maioloxin，MTX）及岩沙海葵毒素（palytoxin，PTX）等，这些毒素大多数由微藻产生。海洋肽类毒素主要来自除海蛇外的进化程度较低的海洋动物，如海绵、水母、海兔、海葵及芋螺等。其中刺胞动物海葵（sea anenones）产生的海葵毒素（anthoplerin toxin），软体动物芋螺（corus）产生的芋螺毒素（connloxin），其由于分子小、结构特殊并具有丰富的药物学活性，最引人注目。齐考诺肽（ziconotide）即是源于芋螺的多肽类毒素，于 20 世纪 80 年代被神经和精神医学专家 Michael McIntosh 发现，2004 年被批准用于治疗由脊髓损伤引起的慢性痛。

　　海洋生物中的一些其他活性成分，如褐藻多糖硫酸酯（fucoidan），海鞘来源的缩环肽（didemnin B），从海洋柳珊瑚中得到具有抑制细胞微管蛋白聚合作用的 eleutherobin，以及草苔虫素（bryostatins）等已被开发成新药或进入临床研究阶段。

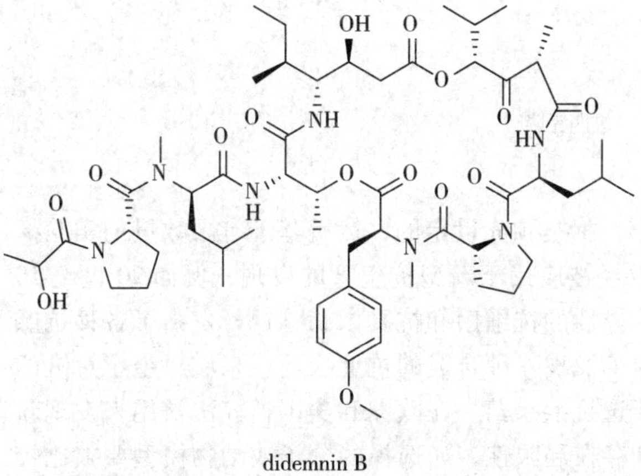

didemnin B 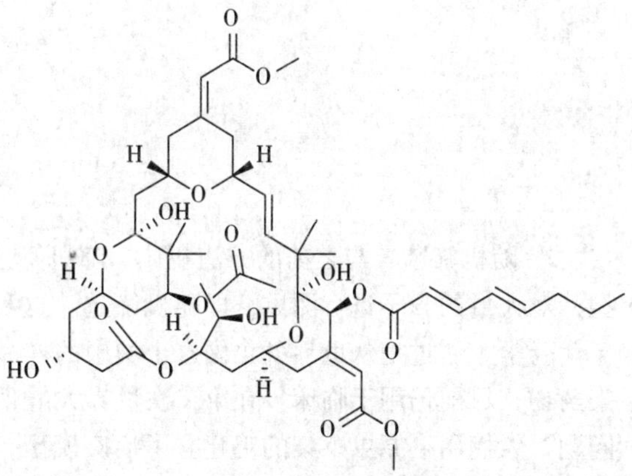　　　　　　　　　　　　　　　　　　草苔虫素

三、系统筛选的应用

（一）系统筛选的分类

　　系统筛选（systematic screening）是新药研发的一个重要的环节，这种方法主要用于筛选新的分子，

无论它们是合成的还是天然分子，不论在动物还是在任何生物体上的测试，都不用考虑其药理作用和疗效。此筛选依赖于系统使用系列选择性实验模型，因此建立筛选学模型是基础，而这些模型旨在最接近地模拟一些病例事件，再对可能成为新药的化合物进行药理活性的检测和试验，以发现其潜在的药用价值和临床使用价值，最终为新药的研究提供原始的理论依据和实验资料。筛选模型可以分为两类：体内模型（in vivo mode）和体外模型（in vitro mode）。体内筛选主要是动物整体实验，由于个体差异和其他因素的影响，在体内筛选中动物的选择至关重要，否则会影响筛选结果。体外筛选主要包括分子、亚细胞、细胞和离体器官等多个层次。系统筛选往往倾向于进行体外而不是体内测试，如结合测定、酶抑制测量、离体器官或者细胞培养物的活性等。

实际上，系统筛选又分两种不同的方法。第一种方法是用少量化学成分复杂、原始的分子，进行一项全面的药理研究，称作广泛筛选（extensive screening）。第二种方法，相比之下，是在大量的分子（几百或者几千）中，寻找在给定的指征中具有活性的那一个，这叫作随机筛选（random screening）。系统筛选是近年来新药研发中发展起来的发现先导化合物的主要方法之一，除了上述两种方法，新近发展的高通量及高内涵筛选，也属于系统筛选范畴。下面就广泛筛选和随机筛选进行较为详细介绍，其中高通量及高内涵筛选将在后面进行详细的介绍。

1. 广泛筛选　广泛筛选是获得先导化合物的传统方法，是在众多研究的基础上获得生物活性物质的过程。广泛筛选通常应用于全新化学实体的发现，它们来源于化学基础研究或对自然资源的提取。鉴于在合成或提取分离中的高投入，有必要对这些分子进行广泛的药理研究（中枢神经、心血管、肺和消化系统，抗病毒、抗菌和化疗性质等），来检测是否有与这些新的结构相关的潜在活性。广泛筛选虽然能够发现全新的药物，但是其成功率不可预测。为了加快筛选步伐，节省人力财力，人们在广泛筛选的基础上，设计出一系列的筛选模型。如基于机制的筛选模型、生物利用度的简化筛选模型和基因工程制备筛选模型——重组受体（克隆受体）等，从而使广泛筛选更具有合理性，意义更大。

总之，只有有限数量的分子能够采取这种全面的方法（立式筛）来研究。例如，吩噻嗪衍生的胺类化合物的抗组胺活性，和后来的抗精神病性质都是通过这种方法相继确定的。近期发现的一些例子包括作为中枢苯二氮䓬受体配体的佐匹克隆（zopiclone），以及前面提到的强效抗癌药物紫杉醇（taxol）等都归功于系统筛选程序的应用。

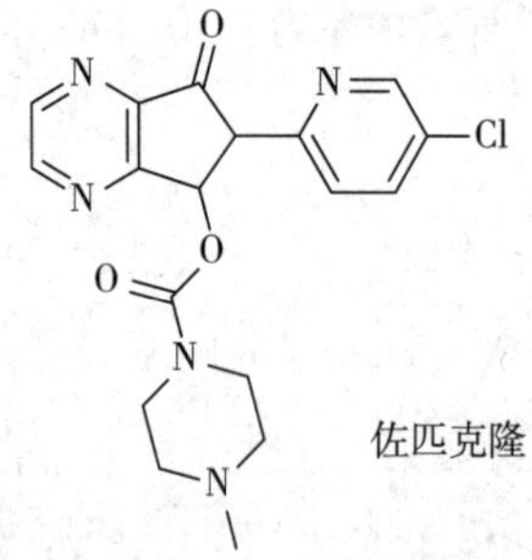

佐匹克隆

2. 随机筛选　与之前的方法相比，随机筛选的治疗目标是预先设定的，然后基于有限数量的实验模型，对大量的分子进行测试，即随机筛选。这种方法曾经被应用于新型抗生素的发现，例如 20 世纪 50 年代药学家通过把从世界各个国家土壤中的样品进行选择性的抗细菌和抗真菌筛选，开发出了各种抗感染药物，目前仍用于临床。在第二次世界大战期间，为了发现一种合成的抗疟疾药，来应对奎宁短缺的问题，人们用疟原虫感染的鸡建立了疟疾模型，用来筛选抗疟疾药。在欧洲和美国，该法被用来发现新的抗癌药物和镇痫剂。然而，这一方法缺乏合理性，且存在局限性，如选择的分子或动物模型要求比较便宜，而且要有一定的可预测性。此外，以上筛选结果变数很大：如不但没有发现新的抗疟疾药，而且对发现抗癌药物收效甚微。

在最近实施成功的例子中，值得一提的是洛伐他汀（美伐他汀）的发现，它是新一代降血脂药物的基础，其作用是通过抑制 3-羟基-3-甲基戊二酸单酰辅酶 A（HMG-CoA）还原酶实现的。如图 3-5 所示，后来发现的化合物如辛伐他汀和普伐他汀等是半合成类似物。

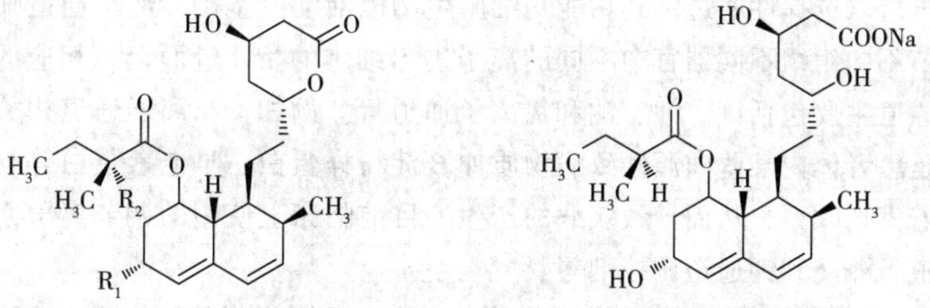

R₁=R₂=H 　美伐他汀
R₁=CH₃；R₂=H 　洛伐他汀
R₁=R₂=CH₃ 　辛伐他汀
普伐他汀

图 3-5 天然化合物美伐他汀、洛伐他汀及其半合成类似物

（二）系统筛选的模型和方法

发现现代新药中，筛选指的是建立筛选模型，对可能成为新药的化合物进行药理活性的研究，以求发现其药用价值和临床使用价值，最终的目的是发现先导化合物。

基因组学研究表明，人体内全部的药物靶点蛋白有 1 万~2 万种，而目前所发现的靶点仅有约 500种。在目前全球上市的药物中，作用靶点已知的药物只有 120 多种。科学家们可以通过将疾病相关靶点的基因表达在合适的系统中，从而得到相应的功能蛋白。在先导化合物的发现中可采用该功能蛋白进行先导化合物的筛选和设计。

各种靶点具有不同的性质，我们应该选择合适的筛选方式来发现先导化合物。常用的筛选方法主要有：分子水平筛选、细胞水平筛选和动物水平筛选。首选的筛选方法是分子或者细胞水平的筛选方法。

1. 分子水平筛选 根据生物分子的类型，选用不同的筛选模型，如受体、酶、核酸和离子通道等。

（1）受体筛选模型 受体是一种糖蛋白或者脂蛋白的生物大分子，能特异性地识别激素、内源性神经递质或者外源性配体，并与之结合，从而形成受体-配体复合物，同时产生一系列的生理和生化反应。受体模型采用的就是受体和配体结合的原理，通常采用放射性的配体，得到放射性的配体-受体复合物，该复合物通常可以采用放射法来进行测量，从而测定结合力的大小。这一方法具有灵敏度高、特异性强等特点，适合于大规模筛选。

（2）酶筛选模型 酶是一类具有催化功能的蛋白质或者核酸。它能催化一系列生理反应，因此酶也是一类重要的药物靶点。利用酶的筛选模型可以研究一系列能与关键性酶作用的配体。筛选这些配体时，通常监测其对酶活性的影响，以酶的催化底物或者产物作为观察对象，进而确定其反应的速率。在近几年中，通过酶模型发现先导化合物发展较为迅速，目前上市的很多药物均是酶的抑制剂，例如血管紧张素转化酶（angiotension converting enzyme，ACE）抑制剂、HMG-CoA 还原酶抑制剂、芳构化酶抑制剂等。

（3）核酸筛选模型 基于核酸模型的筛选方法通常有两种：直接调控法和间接调控法，从而阻止蛋白质的合成，最终达到治疗疾病的目的。直接调控法是直接作用于核酸的调控法，以筛选出能够破坏DNA 分子的药物。而间接调控法主要是运用反义技术（antisense technology）研究并筛选反义化合物。反义技术是指通过碱基互补原理，干扰基因的解旋、复制、转录、mRNA 的剪接加工乃至输出和翻译等各个环节，从而调节细胞的生长、分化等。在目前的研究中，fomivirsen sodium（福米韦生钠）作为第一个（也是至今为止唯一的一个）反义药物在 1998 年被美国 FDA 批准通过。该药物主要用于治疗由巨细胞病毒（cytomegalovirus）引起的艾滋病患者的视网膜炎。

5′-GCGTTTGCTCTTCTTCTTGCG-3′

福米韦生（fomivirsen）的核苷酸序列

（4）离子通道筛选模型 离子通道是细胞膜中的蛋白质分子，是一类结构上具有高度选择性的亲水性孔道，对特定离子可以选择性通透，其功能是细胞生物电活动的基础。离子通道筛选模型主要通过阻滞剂或者激活剂调节不同组织不同器官中不同的离子进出细胞的量，进而调节相应的生理功能，从而发现新的药物。离子通道主要包括钙、钾、钠和氯离子通道等。例如，与离子通道相关的疾病如阿尔茨海默病（AD），主要是患者体内某些内源性致病物质如 β 淀粉样蛋白、早老素蛋白等与钙离子通道或钾离子通道功能异常有着密切联系，从而导致疾病的产生。目前临床上使用的调节离子通道的药物主要是钙通道阻滞药、钠通道阻滞药和钾通道调控剂等。

2. 细胞水平筛选　细胞水平筛选适合于多成分、多靶点共同作用的药物研究，特别是对于靶点不好分离或者涉及较为复杂的生理过程。细胞水平筛选可以采用细胞增殖测定、细胞基础生理测定、报告基因测定等方法进行检测。

知识链接

报告基因检测

报告基因检测是最重要的细胞水平筛选方法。其具体方法是：将靶基因表达的调控序列与某种酶相连，然后导入细胞内，检测酶的活性变化即可反映化合物对转录因子和基因表达的作用性质和程度。在具体应用时，首先要确定构建模型所需的调控序列，然后根据情况选择载体。

---

3. 动物水平筛选　在药物筛选中，动物水平筛选是药物研发中不可缺少的步骤。一般来说，动物模型与人类的某些疾病虽然有着相似的症状，但是其致病机制可能存在区别。因此，在使用动物模型获得的相关数据具有不确定性。近年来，在制备模拟人类疾病的动物模型方面，出现了一些新的动物模型，如遗传性病理动物、基因敲除和转基因动物模型以及用化学、物理或其他方法制备的动物模型。这些科学技术的不断发展，从整体上更加完善地反映出药物的治疗作用。

药物筛选模型是发现先导化合物的重要条件。新的模型的建立将会推动新型药物的出现。分子生物学、细胞生物学、计算机科学的发展，特别是人类基因组计划的完成，为医药研究带来了良好的机遇，同时也为建立新的药物筛选模型提供了理论、技术、材料等多方面的优势条件。

四、生物信息的应用

利用生物信息是发现新的先导化合物主要途径之一。在这里，生物信息（biological information）是指人体、动物，甚至植物、微生物中的物质引起的特定的生物学效应的相关信息。当这些信息被药物学家利用，就能开始一个新的药学研究。

（一）源于人体发现的现象

外源的化学物质在人体内产生的效应可以通过许多情况被发现，例如药物在临床中观察到的副作用、基于生物转化发现和老药新用等。因为以上所有信息都是在人体直接观察到的，所以这些方法有显著的优势。

1. 临床观察副作用　药物临床观察到的意想不到的副作用成为了先导化合物发现的不竭源泉。事实上，除了需要的治疗效果外，大多数药物都有副作用。它们有些是与疗效共存的，有些是用药几年后才被发现。当科学家对药物副作用的药理产生兴趣，就会针对相应的副作用进行活性研究：提高最初认为是副作用的活性，并减少或消除原有的主要活性。例如，异丙嗪，一个吩噻嗪类抗组胺衍生物，被发现具有一定的镇静作用。对异丙嗪类似物进行修饰改造，最终发现新的安定类药物的原型化合物——氯丙嗪，该发现对于抗精神病类药物而言是革命性的。

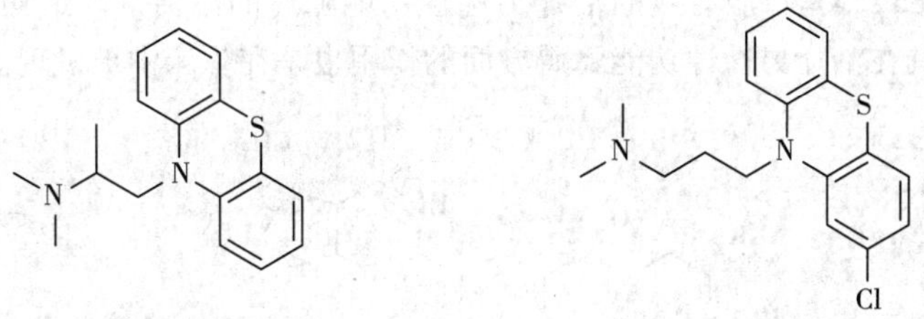

异丙嗪　　　　　　　　　　　　　　　　氯丙嗪

其他类似的例证不胜枚举，例如磺胺类抗菌药物的降血糖作用，扩大冠状动脉药碘苯呋酮的利尿作用和抗结核药异烟肼的抗抑郁作用，β 受体阻断药的降血压作用等。

钾离子通道激动剂克罗卡林（cromakalim）的发现就是一个很好的例了。克罗卡林是纯粹通过激活钾离子通道达到抗高血压效果的第一个药物。这个新的机制涉及钾离子通过血管平滑肌细胞膜通道外排增加，使血管平滑肌舒张。

知识链接

研究发现用于心绞痛患者的 β 受体阻断剂丙萘洛尔具有降低动脉血压的作用，后来这种作用在普萘洛尔及其他的 β 受体阻断剂中不断被发现。于是就认为阻断 β 肾上腺素受体有可能降低血压，因此在许多经典的 β 受体阻断剂分子中进行研究，并将降压作用和 β 受体阻断作用分开，为新机制的抗高血压药物研究提供了新思路。

在对 β 受体阻断剂研究中发现，限制相应 β 受体阻断剂构象，即将连接氨基的碳原子与苯环相连，能使化合物保留降血压活性并且避免阻断 β 肾上腺素受体的作用（图 3 - 6）。具有四氢化萘母核结构的化合物被发现确实可以通过外周血管舒张降低老鼠体内的血压，并且没有任何阻断 β 肾上腺素受体的作用。通过进一步活性优化，得到了具有色满结构的化合物，其活性比四氢化萘结构化合物活性增强了 100 倍。而将吡咯烷改为有活性的代谢物吡咯烷酮可以将活性提高 3 倍，最终科学家们开发出了它的光学拆分产物，几乎可以专一降血压的药物——克罗卡林。

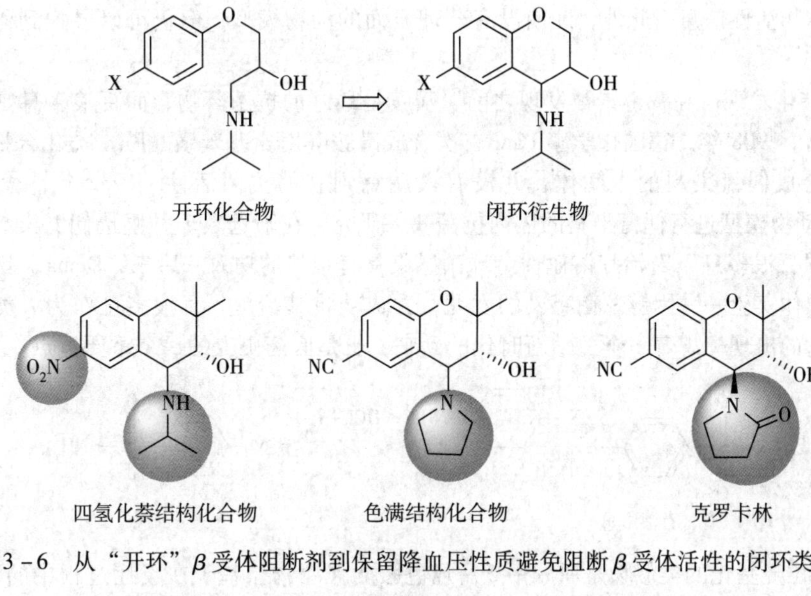

开环化合物　　　　　　　　　　　　　　闭环衍生物

四氢化萘结构化合物　　　　色满结构化合物　　　　克罗卡林

图 3 - 6　从"开环"β 受体阻断剂到保留降血压性质避免阻断 β 受体活性的闭环类似物

西地那非（sildenafil）的发现也是从临床副作用中发现先导化合物的典型例子之一。它作为新的磷酸二酯酶Ⅴ抑制剂（PDE5），是口服有效的治疗男性性功能障碍的激活剂。最初，这类药物在临床被用于降血压药和强心剂，其在治疗男性性功能障碍方面的作用也是在临床中被发现。

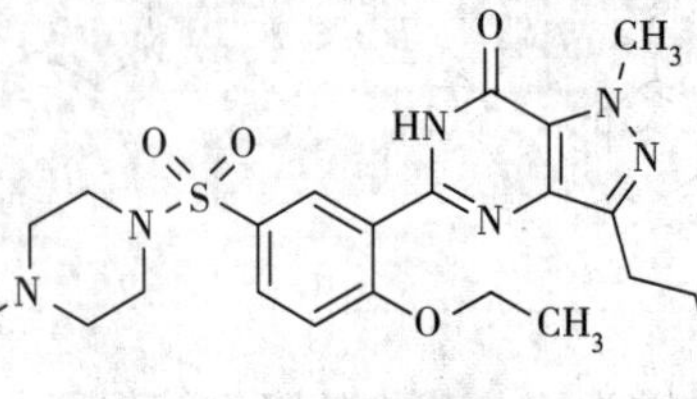

西地那非

在许多治疗药物家族中，每一代药物的出现都会促使下一代新药的产生。反观过往的磺酰胺类、青霉素、类固醇、前列腺素和三环类抗精神病等药物的发现史，均可以家族谱的方式清晰地勾勒出来。最新的例子即是血管紧张素转化酶抑制剂和组胺 H_2 受体拮抗剂等系列相关药物。

1978 年，NSC314622（图3-7）的合成并被报道是在氯化两面针碱的合成过程中意外转化的结果。鉴于其较弱的抗肿瘤活性，因此没有对其进行进一步的研究。20 年以后，NSC314622 作为一种有效的拓扑异构酶Ⅰ抑制剂重新进入人们的视野，并成为具有细胞毒性的非喜树碱类拓扑异构酶Ⅰ抑制剂如茚并异喹啉类化合物（indeno [1,2-c] isoquinoline）的先导化合物。

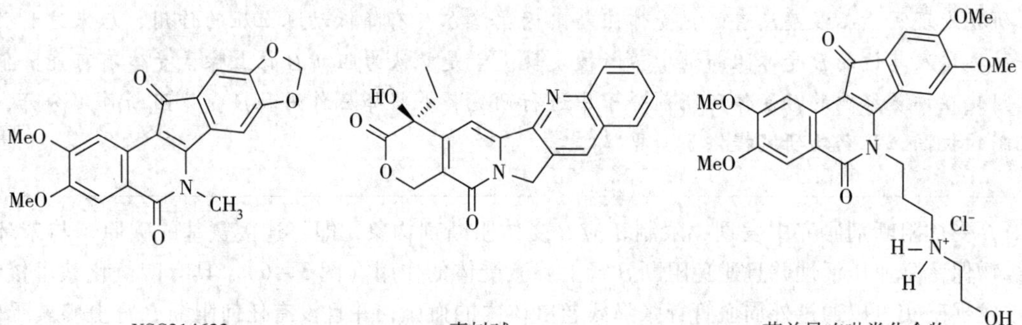

NSC314622　　喜树碱　　茚并异喹啉类化合物

图 3-7　茚并异喹啉 NSC314622 及相关化合物

基于副作用的先导化合物研究在新路径的发现中具有很大意义，主要是其利用在人体而不是在动物身上直接发现的生物活性信息。此外，即使没有药理方面的动物模型，但仍可以寻找到化合物新的治疗活性。

2. 基于生物转化发现　在青霉素被发现之前，磺胺是最好的抗菌药物，而百浪多息是磺胺类药物中第一个问世的药物。1908 年，德国化学家 Paul 首次合成磺胺（对氨基苯磺酰胺）类化合物，但当时的磺胺只被当作一种合成偶氮染料的中间体，并没有人注意到它的抗菌活性。1932 年，德国生物化学家 Domagk 以小鼠为动物模型进行偶氮染料的体内抗菌效果研究，在筛选数千种候选偶氮染料后，他惊奇地发现红色的染料"百浪多息"对治疗溶血性链球菌感染具有很强的功效。后来，Domagk 铤而走险地将百浪多息首次用于人体实验——因链球菌感染的女儿，并成功将其治愈。百浪多息作为人类合成的第一种商业化抗菌药，它的出现标志着一个医学新时代的到来，也是医药史上的一个重要节点。

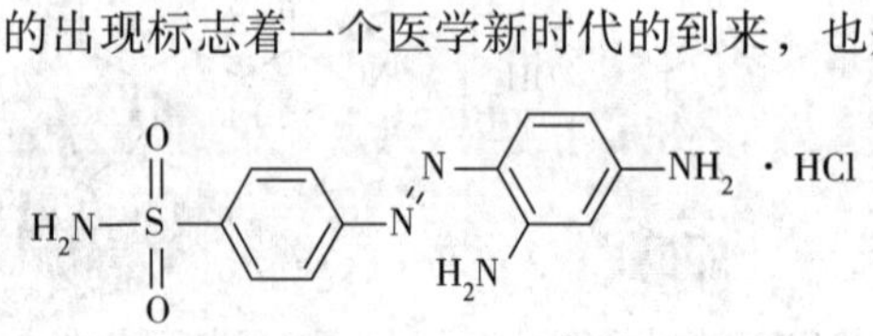

百浪多息 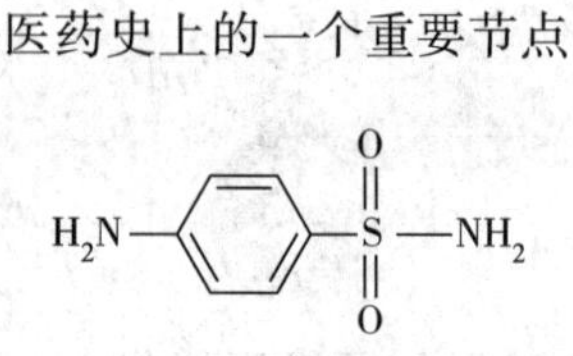　　　　　　　　　　　　磺胺

吲哚乙酸 5-位羟基化的类似物是原尿中 5-羟色胺的代谢物。基于在炎症过程中的两种生理发现：即 5-羟色胺在炎症中可能发挥的作用和风湿患者原尿中色氨酸代谢物的增加，设计了源于吲哚乙酸的抗炎化合物。1963 年，在这些化合物中发现了吲哚美辛——目前众所周知的最有效的非甾体类抗炎药物

之一。

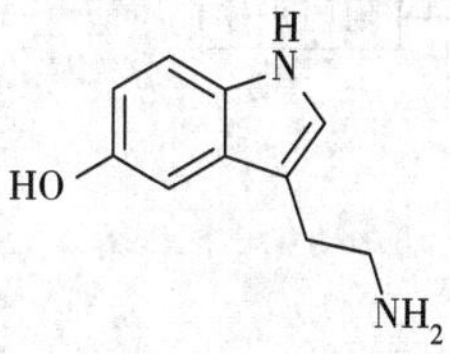

5-羟色胺

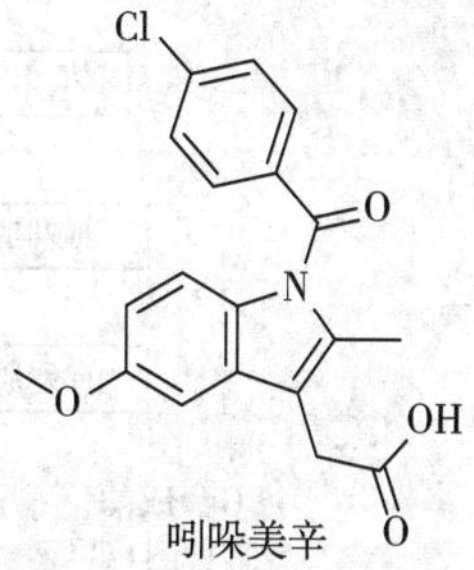

吲哚美辛

将 L - 精氨酸的胍基氮端和/或羧基端进行改造，得到的类似物被广泛应用于抑制一氧化氮的产生，它们被认为是一氧化氮合酶的有效抑制剂。在研究一氧化氮在胃肠道中发挥作用的机制时，科学家发现 N - 硝基 - L - 精氨酸甲酯对胆碱能神经的抑制作用。这种抑制效应与毒蕈碱受体的抑制作用是一致的。

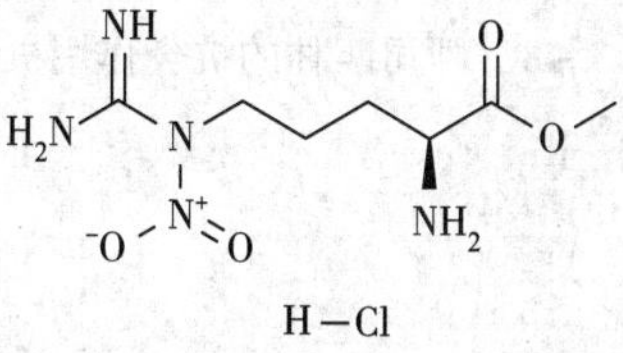

H－Cl

N-硝基-L-精氨酸甲酯

乙酰苯胺（acetanilide）又称退热冰，其毒性很大，已被淘汰。在研究乙酰苯胺体内代谢的过程中，发现其能被氧化成对氨基酚，进一步将对氨基酚的羟基醚化，得到非那西汀（phenacetin），其解热镇痛作用增强，曾广泛用于临床，但目前已停用。而非那西丁的代谢产物对乙酰氨基酚也称扑热息痛（paracetamol），毒性及副作用都较低，是目前苯胺类化合物中唯一在临床应用的解热镇痛药。

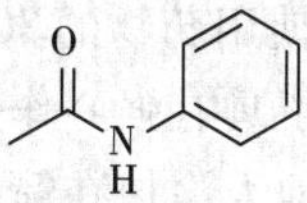

乙酰苯胺

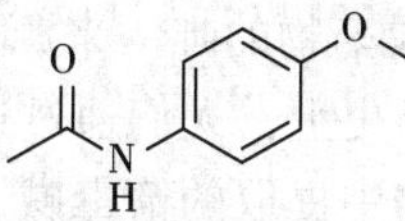

非那西汀

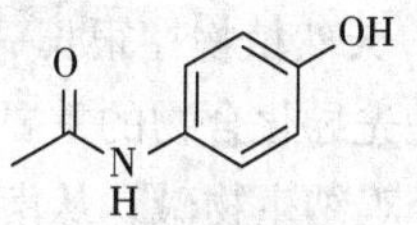

扑热息痛

3. 老药新用 现有药物也可以作为先导化合物进行新的药效研究和药物开发。药物在体内的代谢过程中，有可能被活化，也有可能失去活性或者转化为其他有毒或者无毒的化合物；同时在临床应用中，也可能会发现其在其他方面拥有更为良好的生物活性。在药物研究中，可以将药物在代谢中产生的活性化合物，或者药物在其他器官或者生理上具有的活性特征作为药物研究中的新先导化合物。采用这种形式获得的先导化合物，通过对其进行开发，得到新药的可能性会较大，甚至会得到比原来药物效果更好的化合物。

阿司匹林是老药新用的一个典范。其诞生于 1899 年，一直被用作非甾体抗炎药，具有解热镇痛的功效。后来，通过对一系列非甾体抗炎药作用机制的研究发现，阿司匹林能通过抑制环氧化酶的作用来抑制前列腺素的合成（图 3-8）。前列腺素在人体内有很多功能，涉及炎症的信息传导、支气管舒张和收缩及血小板的聚集。因此，研究者想到阿司匹林也可能有抗血小板作用而用于心肌梗死。这一设想现已得到证实，目前，阿司匹林已被用作抗血栓药物，帮助患者减少心脏病的发病概率。

胺碘酮被用作心绞痛的冠状动脉扩张剂。由于其会引发角膜沉积、暴露在阳光下的皮肤变色和引起甲状腺疾病，该药物于 1967 年停用。然而，在 1974 年，人们发现胺碘酮对一种被称为沃尔夫 - 帕金森 - 怀特综合征的罕见类型的心律失常有很高的疗效。因此，胺碘酮被重新引入市场。

沙利度胺最初作为一种镇静/催眠药物上市，但由于其严重的致畸性而停用。在限制条件下（怀孕期间或育龄妇女不给药），发现了它的一种新用途，即作为免疫调节剂，尤其对麻风病化疗可能出现的并发症——麻风病结节性红斑的治疗效果明显。

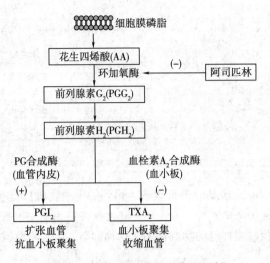

图 3 – 8 阿司匹林的抗炎作用机制

阿司匹林   碘胺酮   沙利度胺

（二）植物、动物、微生物的生物信息应用

1. 植物 天然植物在很长一段时间内都是药物的唯一来源，它们占目前使用药物的 30% 甚至 50%。而民族药物是先导化合物的重要来源之一。历史上，人们通过这种方法发现了具有强心作用的洋地黄毒苷、吗啡和金鸡纳生物碱；从南美的一种植物中提取的箭毒碱，其长期被当地人涂抹在箭尖作为箭毒的毒素。其他一些活性药物，例如从亚洲低洼地区的苔藓植物蛇足石杉中提取的天然植物碱石杉碱甲（huperine - A），其有助于改善记忆力和治疗阿尔茨海默病，同时可用于来治疗重症肌无力、跌打损伤等症状。从羊角拗子中得到的地黄苷和加拉巴尔豆中得到的生物碱毒扁豆碱，起初都被当地人用作毒素。在西药对其镇定作用感兴趣并从中提取开发出利血平之前，蛇根木已在印度被使用了几个世纪。之后，阿托品、毛果芸香碱、尼古丁、麻黄素、可卡因、茶碱和其他许多药物才从当地流行且疗效好的药用植物中被提取。当从民族药和天然产物化学中得到活性化合物后，科学家们首先通过全合成再次得到这些化合物。然后，基于临床结果以及与生物活性相关的基本要求的认识，对其进行系统修饰和简化。在植物资源中也可获得大量的次生代谢产物，如生物碱、萜类、黄酮和糖苷等。大约 100 种不同植物的成分以类似物的形式直接或间接地进入人类治疗。几十万种丰富的植物资源中，传统药物已经使用了 5000 ～ 10000 种。

洋地黄毒苷   石杉碱甲

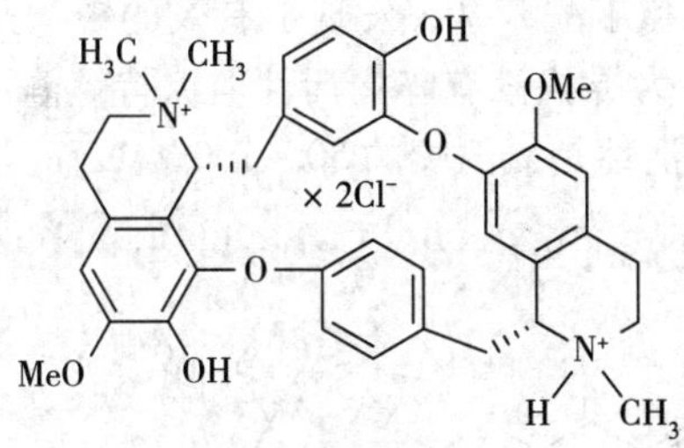

箭毒碱

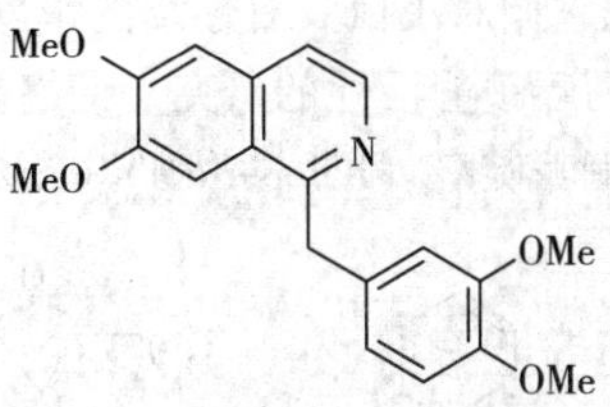

罂粟碱

此外，人们把众多先导化合物的发现归功于植物学家和生物学家对色氨酸代谢物，特别是植物生长激素——吲哚乙酸的发现。对氯苯氧乙酸（MCPA 或者 4 - 氯 - 2 - 甲基苯氧乙酸）是吲哚乙酸的类似物，具有相似的植物激素性质：高剂量可以作为除草剂。对氯苯氧乙酸后来被引入到多种分子中，并被开发成药物，例如甲氯芬酯（调节神经细胞代谢）、安妥明（降低胆固醇含量）和依他尼酸（利尿的药物）。

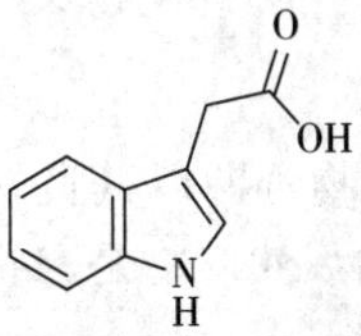

吲哚乙酸

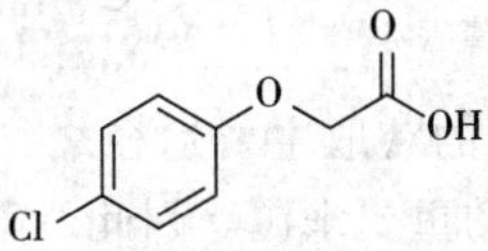

对氯苯氧基乙酸

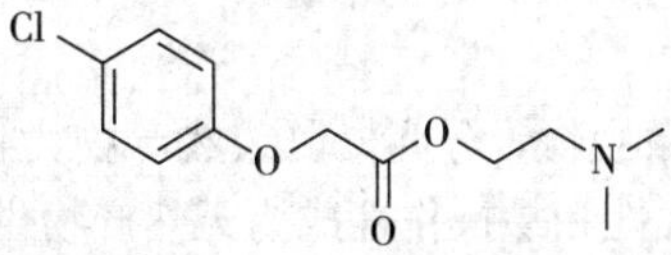

甲氯芬酯

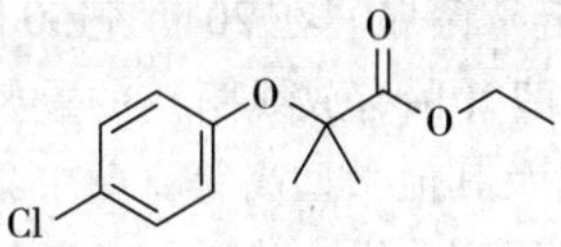

安妥明

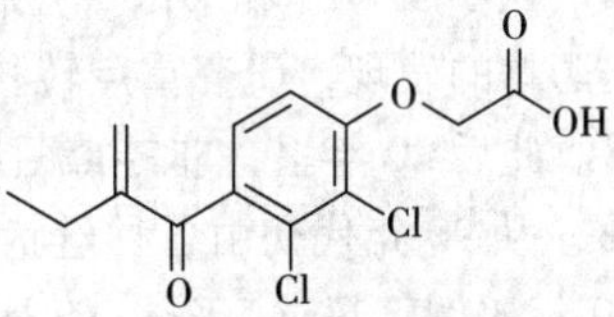

依他尼酸

2. 动物　众所周知，生理学家开展的体内研究为维生素、激素、神经递质及其许多相关药理学研究成果的发现奠定了基础。而动物试验结果，以一种偶然性的方式或多或少带动新药的发现。

长春碱抗癌特性的发现是通过动物试验发现先导化合物的一个典型实例。在治疗糖尿病的药材中提取了一些活性物质，发现这些提取物不但不具有降血糖作用，还导致实验小鼠相继死于急性败血症。针对这一现象，把白血球数量作为衡量标准，最终分离得到对小鼠白血病具有疗效的生物碱——长春碱（vinblastine）。接着，在对一系列生物碱进行筛选抗白血病的活性后，最终从小长春花中分离出来的 30 种生物碱中，发现有 4 种具有较强的抗人类白血病活性的生物碱 [长春花碱、环氧长春碱（vinleurosine）、长春新碱（vincristine）和长春罗定（vinrosidine）]。

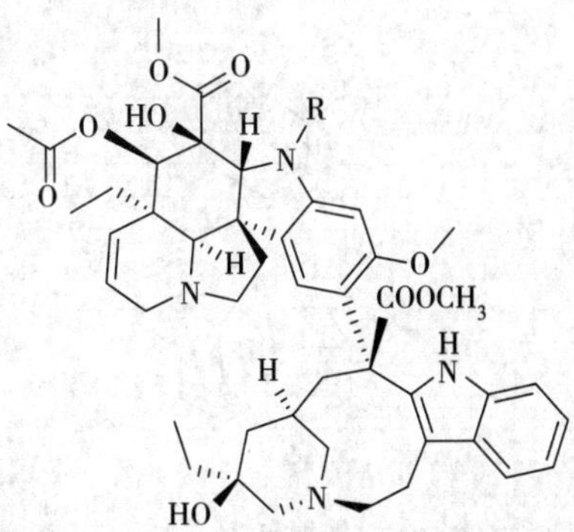

R= CH₃　长春碱
R= CHO　长春新碱

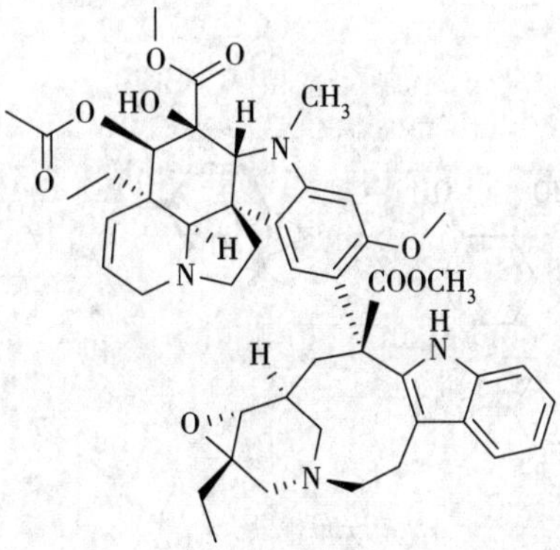

环氧长春碱

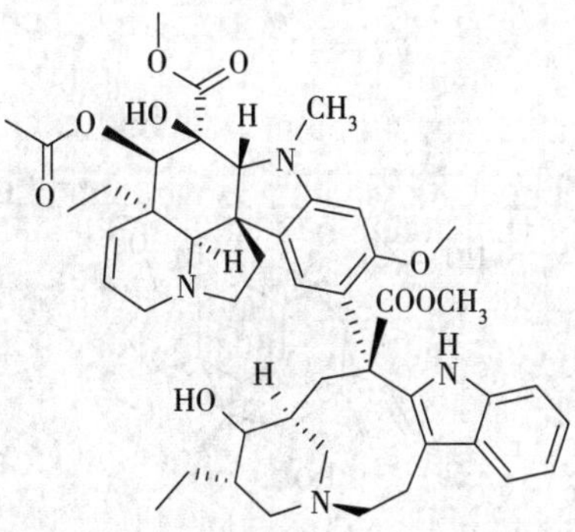

长春罗定

通过将哌替啶 N – 甲基取代成各种取代基如丙酰基和丁酰苯基，发现了有效的镇痛剂，如 R951 和 R1187。并发现它们对小鼠具有逐渐的镇静和催眠作用。为寻找没有阵痛活性但保持镇静活性的化合物，通过对类似氯丙嗪镇静活性的研究，最终在 1958 年发现活性是氯丙嗪的 50～100 倍，而且副作用更小的有效的镇静剂氟哌啶醇（haloperidol）。

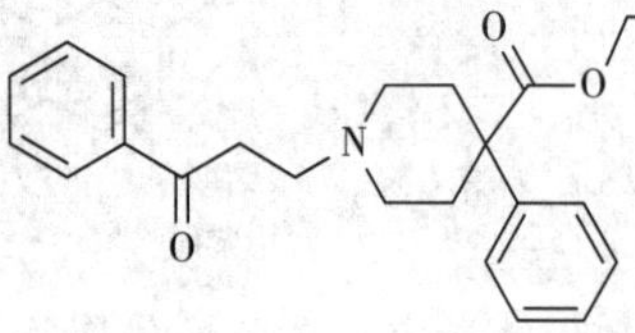

R951 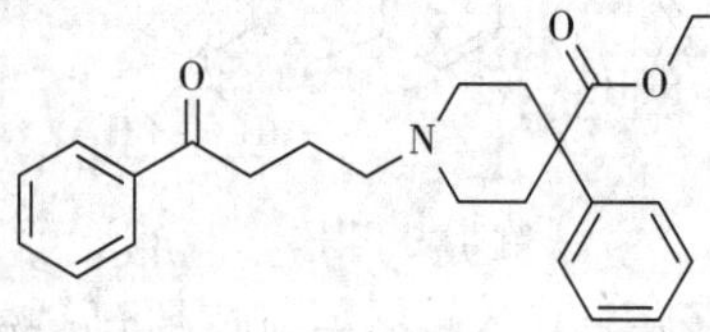　　　　　　　　　　　　　R1187

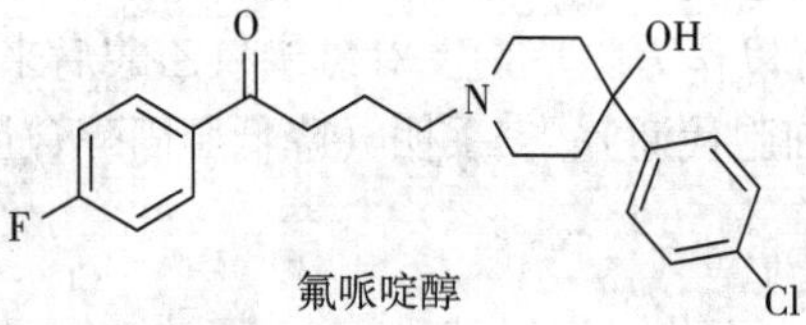

氟哌啶醇

3. 微生物　分离提取天然产物为供筛样品的获取主要途径之一，其中微生物资源以其良好的再生性、放大性和易操作性成为天然产物供筛样品的重要来源。因此，微生物来源的天然产物是药物先导化合物的重要资源库。

过去几十年中，产生生理活性代谢物的主要微生物种类的重要性与使用率发生了重大变化。在抗生素时代之初，真菌（青霉素、灰黄霉素）和细菌（短杆菌肽）最具吸引力，但是随着链霉素和之后的氯霉素、四环素、大环内酯类药物的发现，研究重点转移到了链霉菌属。在 20 世纪 50 年代和 60 年代，约 70% 的抗生素产自链霉菌属。此后 20 年里，非链霉菌属放线菌（稀有放线菌）的重要性逐渐增加，产物占所有抗生素的 25%～30%。从 90 年代初由各种丝状真菌以及其他微型高等真菌中分离到的生理活性化合物数量持续上升，到 2000 年比例已超过 50%。随着基因组研究、组合化学和高通量筛选技术的迅猛发展，微生物次级代谢产物也是先导化合物的重要来源。在总数达 22500 种微生物活性代谢产物中，数量占第一位的是放线菌来源的代谢产物，约占 45%。放线菌产生抗生素类化合物的能力明显强于产生其他生理活性物质的能力，二者的比值高达 6.2。其次是真菌来源的代谢产物，约占 38%。

过去在药用领域研究相对较少的真菌类群——担子菌，在近年的研究中受到了越来越多的关注。担子菌主要产生萜类次级代谢产物，尤其是该类菌产生的许多倍半萜类和多炔类化合物是在其他类别的产生菌中很少发现的。第一个来源于担子菌的先导化合物是截短侧耳素。对至今发现的约 2000 个担子菌代谢产物的生物活性分析显示，其生理活性物质除了抗生素外还包括了多种酶的抑制剂、血小板凝集抑制剂、免疫抑制剂、胆固醇生物合成抑制剂、白三烯生物合成抑制剂和细胞分化诱导剂等，可以期望从该类别微生物的代谢产物中发现更多结构独特的先导化合物。

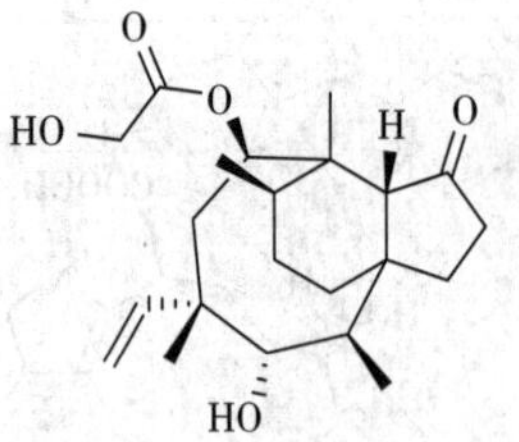

截短侧耳素 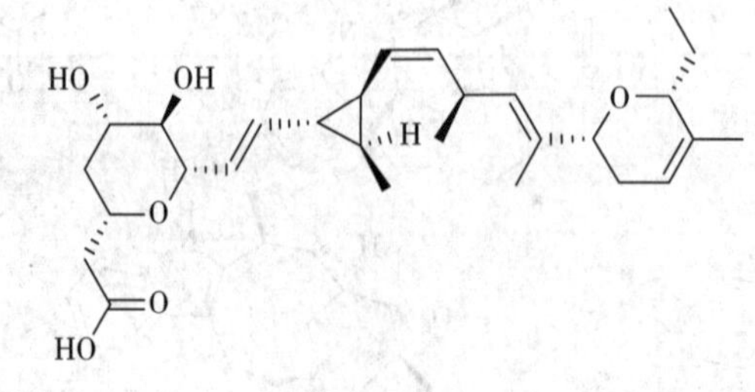　　　　　　　安布替星 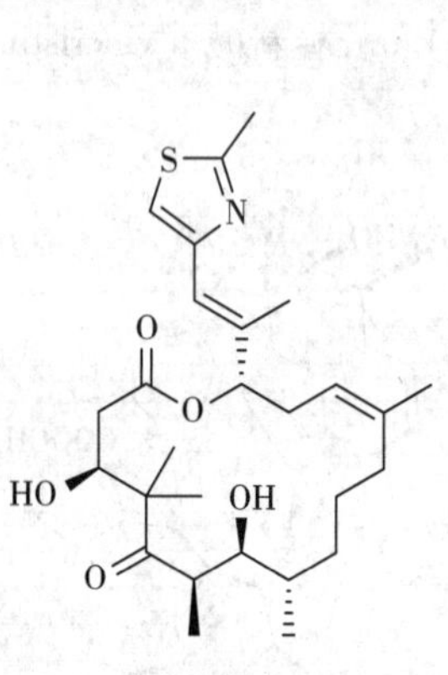　　　　　　　埃博霉素

另一类研究较少的黏细菌，早在抗生素研究的初期就已被人们认识到能产生生物活性物质，但 20 世纪 60 年代人们认为黏细菌的分离培养和液体发酵极其困难，对该领域的研究甚少，直到 1977 年第一个

真正意义上由黏细菌产生的次级代谢产物安布替星（ambruticin）才被 Warner & Lambert 公司的研究人员发现。1993 年，德国国家生物技术中心（GBF）首次报道了从该类菌中的纤维堆囊菌菌株中具有与紫杉醇相同作用机制的化合物埃博霉素（epothilone）后，黏细菌重新引起了人们的关注。至今已从约 6000 株菌株的发酵液中分离出 80 个属于不同化学结构类别的化合物，主要结构类别包括大环内酯类、环内酰胺类、多肽类，以及芳族、杂环、多烯和生物碱类化合物，其中类异戊二烯类化合物 aurachins 在细菌的代谢产物中非常罕见。通过在菌株分离和代谢产物表达方面的深入研究，黏细菌极有可能不断地为先导化合物的发现提供更为多样的结构来源。

微生物资源的生物多样性决定其代谢产物的结构多样性，这种多样性及其蕴藏的生物活性多样性至今仍远非包括组合化学技术在内的合成化合物所能匹敌。生物筛选和化学筛选策略的互补性使得两者的有机结合将是必然的趋势。因此，对微生物代谢产物先进行化学筛选以排除代谢产物样品库中已有的化合物，补充新的代谢产物（可以是单体，也可以是半纯化物），然后再对每个代谢产物进行多种生物活性筛选，能够尽可能地发现新的先导化合物与不断挖掘代谢产物的实用价值。

总之，生物信息的应用是发现先导化合物的重要途径，并且这一途径不需要了解常规的药理模型。一旦先导化合物分子被确定，接下来就是主要研究分子的作用机制。结构类似物的合成、构效关系的建立以及所有重要参数（如化合物的结合效力、选择性、代谢机制、生物利用度和毒性等）的优化就可以同时进行。换句话说，即使开始的发现是纯粹偶然的，后续的合理化研究也是一项必须的重要工作。

五、合理药物设计

合理药物设计（rational drug design），是以药物作用靶点的三维结构和生物化学作用机制为基础进行药物设计的方法。主要通过对药物和受体的结构在分子水平甚至电子水平上全面准确地了解，进行基于结构的药物设计和通过对靶点的结构、功能、与药物作用方式及产生生理活性的机制的认识进行基于机制的药物设计。它与传统的广泛药理筛选和先导化合物优化相比具有明显优势。20 世纪 80 年代，随着计算机辅助分子模拟技术（computer aided molecular modeling）及计算机辅助药物设计（computer - aided drug design，CADD）的发展，合理药物设计技术得以迅速发展。除此之外，合理药物设计的方法主要还有基于分子生物学与病理学等的药物设计方法。

（一）基于结构的药物设计

基于结构的药物设计（structure based drug design，SBDD），是从配体和受体的三维结构出发，以分子识别为基础，借助相关计算机软件，根据构效关系直接设计药物和间接设计药物的方法。该方法能直观地进行合理药物设计，引导先导物发现并走向理性化。其设计内容包括基于配体结构的药物设计和基于受体（靶标）结构的药物设计。基于受体（生物大分子）的药物设计又称直接药物设计，基于配体（药物小分子）的药物设计称为间接药物设计。

基于结构的药物设计的开创性工作始于 20 世纪 70 年代。当时，血红蛋白是唯一已知的与病理生理学有关的蛋白质结构，此项研究的先驱者 Chris 和 Peter 于 1973 年在威康（Wellcome）研究实验室选其进行研究，目标是找到一种能发挥变构调节作用的配体，这个配体类似于二磷酸甘油酸（DPG）。DPG 在红细胞中合成，它与血红蛋白结合，使血红蛋白的空间构象稳定，从而降低血红蛋白对氧气的亲和力，促使氧气与血红蛋白解离，通过这种方式，肺部吸收的氧气可以释放到其他组织中。血红蛋白与 DPG 结合的部分含有大量带正电荷的氨基酸，其结合位点的结合模式如图 3 - 9 所示，该配体通过多重电荷辅助氢键作用，如 N 端氨基、His2、Lys82 和 His143 等）与血红蛋白 β_1 和 β_2 亚基结合。

因此，一个理想的配体应该包含一个带负电荷的基团，像 DPG 一样形成多个与血红蛋白的盐桥。然而，这些化合物不能穿透红细胞的细胞膜。于是，威康研究组考虑了以其他方式与血红蛋白相互作用的结构，设计化合物的思路为：其含有可与结合口袋中赖氨酸的氨基或末端缬氨酸反应的活性基团，并包含两个正确间隔的反应性基团，该基团可以与其中两个氨基形成席夫碱。随后，Beddell 和 Goodford 选择二苯基 - 4，4′ - 二醛作为母体结构，开发了 4 个二磷酸甘油酸竞争血红蛋白配体（图 3 - 10）。

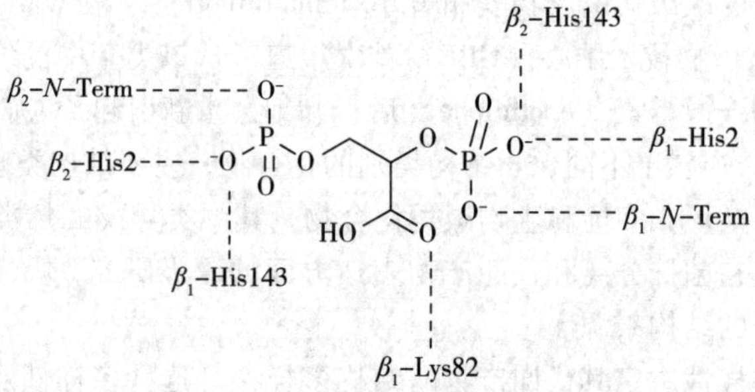

图 3 - 9　二磷酸甘油酸（DPG）与血红蛋白变构结合位点的结合模式示意图

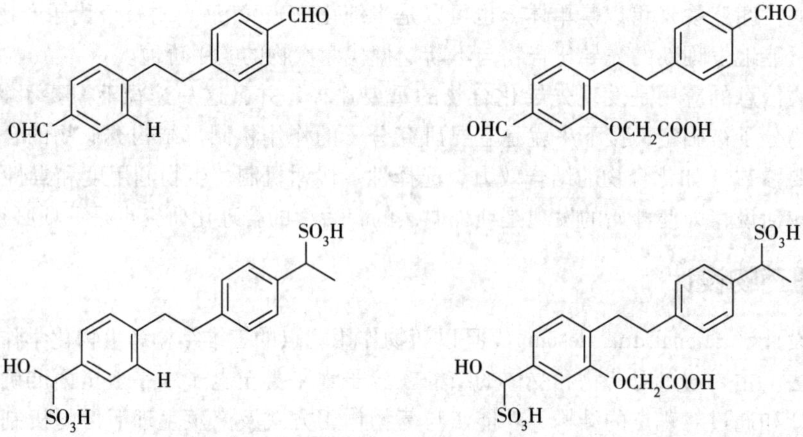

图 3 - 10　Beddell 和 Goodford 开发的二磷酸甘油酸竞争血红蛋白配体的结构

由于合成的第一个化合物溶解性差，引入一个羧基后可改善其溶解度，并可使化合物与蛋白质的赖氨酸侧链形成额外有利的相互作用。实验结果表明，相应醛的亚硫酸氢盐加合物确实显示出所需的变构作用，而它们能够与含氧蛋白结合并增加其氧亲和力，被证实是针对镰状细胞病中红细胞变形的有效抑制剂。这些二苄基二醛衍生物的设计是合理药物设计中基于结构的药物设计的第一个例子，具有重要的指导意义。

以二苄基 - 4，4′ - 二醛为母体结构的化合物的假定结合模式如图 3 - 11 所示。

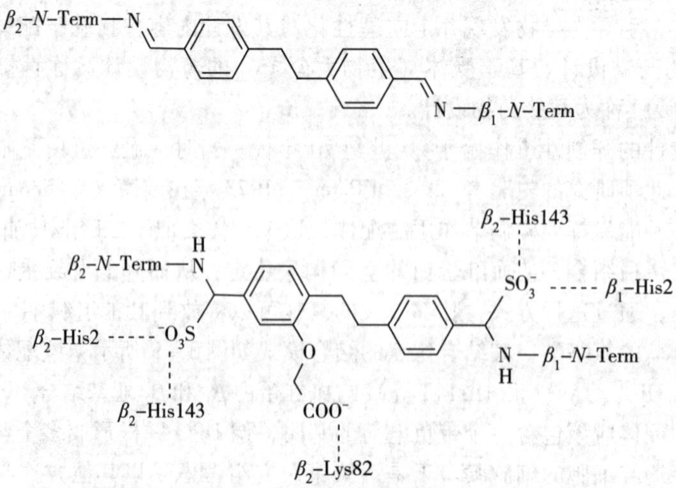

图 3 - 11　血红蛋白配体与席夫碱或亚硫酸氢盐假定结合模式

抗慢性髓细胞白血病（CML）药物格列卫即伊马替尼的发现也是基于结构的药物设计的典型例子之一。直到 20 世纪 80 年代，癌症治疗药物的开发几乎完全集中在干预 DNA 合成或细胞分裂的过程上，治疗策略试图攻击具有很高分裂率的靶标细胞，如癌细胞。而这种化疗的缺点是在患者身上产生严重的不良反应。慢性髓性白血病是慢性白血病的第二种最常见形式，由白细胞特别是粒细胞的严重增殖引起。1960 年，Peter Nowell 和 David Hungerford 首先认识到慢性髓细胞白血病来自一种特定的基因修饰，接着，他们发现慢性髓细胞性白血病患者有一个小于 g 组的染色体，最初认为是 22 号染色体的长臂缺失所致，后经显带证明是 9 号和 22 号染色体长臂易位的结果。由于其在美国费城（Philadelphia）被发现，故命名为 Ph 染色体。上述形成的 Ph 染色体的正常基因结构被破坏，而形成一种融合基因，称为 BCR – ABL。每一种基因决定其表达后形成的蛋白的特性，BCR – ABL 融合基因表达后形成一种称为 P210 的蛋白，其有很强的酪氨酸激酶（tyrosine kinase，TK）活性。此种激酶控制着造血干细胞的增殖，当酶活性过强时，导致造血干细胞增殖失控，具体为造血干细胞分化形成的髓细胞系增殖失控，造成和髓细胞系有关的各种造血细胞高度增殖，最终发生慢性髓细胞白血病。酪氨酸激酶抑制剂（TKI）为一类能抑制酪氨酸激酶活性的化合物。20 世纪 80 年代末，诺华公司的科学家们在针对蛋白激酶 C（PKC）的项目中，发现一种苯氨基嘧啶的衍生物展现出了成药的潜力，能同时抑制丝氨酸/苏氨酸激酶与酪氨酸激酶。尽管这种衍生物的特异性较差，无法直接用于治疗，但它却为新药研发者提供了一个研发的起点。在这个化合物的基础上，基于酪氨酸激酶结构，研究者做了一系列的合成尝试，不断优化这一分子的特性：在嘧啶的 3 号位上添加的吡啶基团能增加其在细胞内的活性；苯环上添加的苯甲酰胺基团能增强对酪氨酸激酶的抑制能力；苯胺基苯环 6 号位的修饰进一步增强了对酪氨酸激酶的抑制；N – 甲基哌嗪的侧链添加则极大地改善了这个分子的溶解度，使得口服用药成为可能。经过一系列的设计与修饰，在后来的研究结果中，一个化合物——伊马替尼（imatinib）通过了临床试验的所有阶段，并于 2001 年以商品名格列卫（Gleevec）上市引入治疗，自获批问世以来，伊马替尼在慢性白血病的治疗上取得了傲人的成绩，被誉为是人类抗癌史上的一大突破。

苯氨基嘧啶　　　　N–phenyl–4–(pyridin–3–yl)pyrimidin–2–amine

伊马替尼

（二）基于机制的药物设计

基于机制的药物设计（mechanism based drug design，MBDD），是指在基于疾病发生的全过程，根据药物靶点的结构、功能与药物的作用方式以及产生生理活性的机制，通过抑制某些与疾病相关的生理、生化过程以阻断疾病的发生，从而达到治疗疾病的目的。基于机制的药物设计技术建立在对介导疾病的病理生理过程的蛋白质分子结构和功能认识的基础之上。在过去，对药物作用机制的认识往往滞后于药物的发现，而现在药物研发的重心已经转到了探寻分子机制并据此设计药物上。基于机制的药物设计是药物设计发展的重要方向，相比基于结构的药物设计更为合理。

例如在精神病药物的开发中，经典的多巴胺受体（DA$_2$）拮抗剂容易产生锥体外系副作用，而 5 – HT$_2$受体与情绪、抑郁等密切相关，当其拮抗时可使黑质 – 纹状体通路的多巴胺释放，使多巴胺神经节调节运动的功能恢复。基于该机制设计的利培酮可同时拮抗 5 – HT$_2$ 和多巴胺 DA$_2$ 受体，具有很好的抗精神病作用而锥体外系的副作用很小。

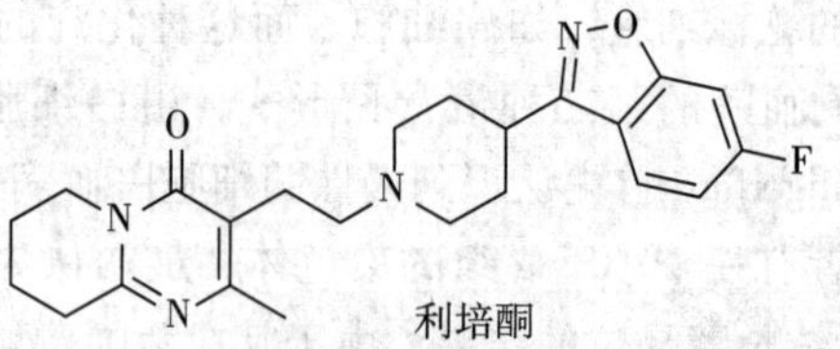

利培酮

含金药物金硫葡萄糖（aurothioglucose）原用于治疗微生物感染，但意外发现其可减轻关节炎患者的症状。通过机制研究发现，此类含金药物可抑制巨球蛋白的集聚，抑制它们作为结缔组织的免疫抗原的生化过程，从而减轻了关节炎的症状。经多年研究后，于1985年上市了第一个口服的治疗关节炎的含金药物金诺芬（auranofin）。

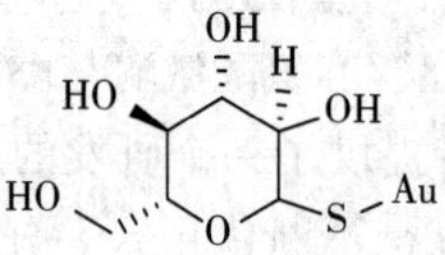

金硫葡萄糖 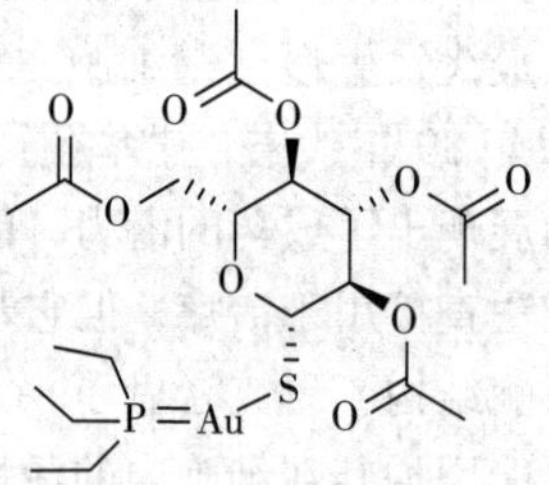　　　　　　　　　　　金诺芬

核酸是生物体内遗传信息储存与传递的一个重要载体，在生物功能的调控上也发挥着极其重要的作用。随着人们对核酸结构与功能认识的不断深入，核酸正在发展成为基于机制设计药物的重要靶点。基于核酸杂交原理的代表性药物为反义药物，即利用反义技术研制的药物。反义技术（antisense technology）主要根据碱基互补配对原则和核酸杂交原理，利用人工合成、天然存在的互补寡核苷酸片段，与目的基因（单链、双链 DNA）或信使核糖核酸（mRNA）的特定序列相结合，从基因复制、转录、剪接、转运翻译等水平上调节靶基因的表达，干扰遗传信息从核酸向蛋白质的传递，从而达到抑制、封闭或破坏靶基因的目的。利用这一技术开发的反义药物通常是指反义寡核苷酸，即人工合成的 DNA 或 RNA 单链片段。福米韦生（fomivirsen）是世界上第一个被批准的反义寡核苷酸药物，于1998年获得美国 FDA 批准上市。该药物由 21 个硫代脱氧核苷酸组成，其通过对人类巨细胞病毒（CMV）mRNA 的反义抑制发挥特异而强大的抗病毒作用，主要用于治疗艾滋病患者并发的巨细胞病毒性视网膜炎。

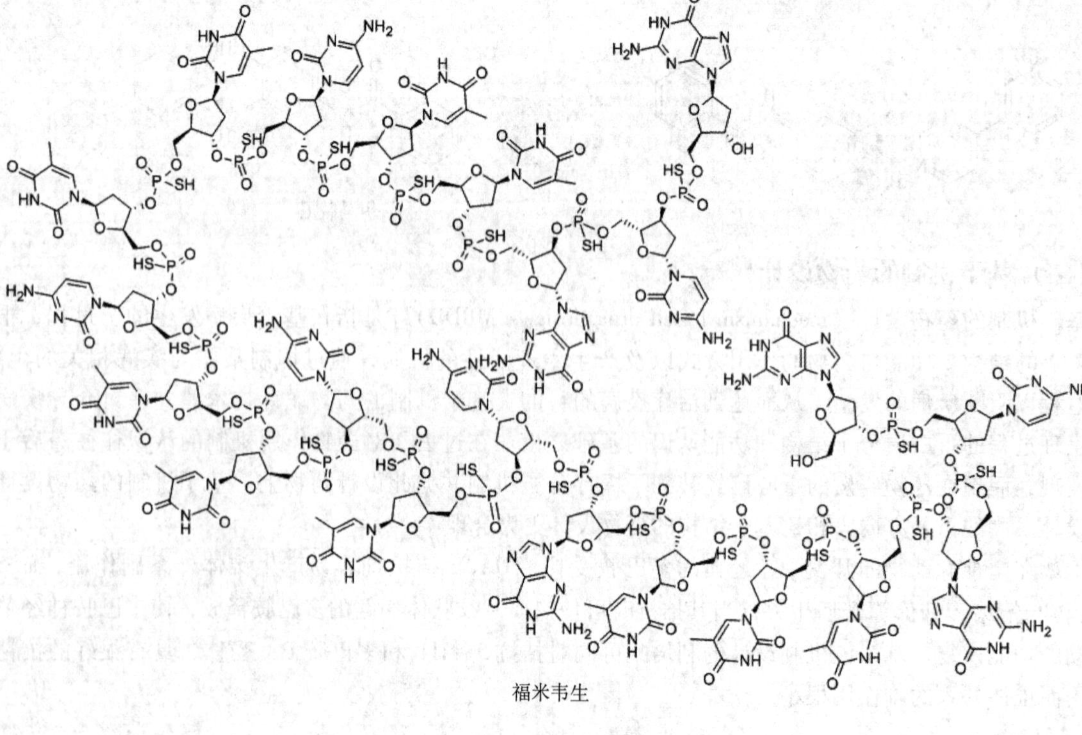

福米韦生

（三）基于分子生物学的药物设计

通过分子生物学的相关知识也能有效地发现先导物。下面是以血管紧张素转化酶（ACE）作为药物靶标，发现 ACE 抑制剂卡托普利（captopril）的例子。血管紧张素转化酶可以催化两个反应：①将血管紧张素Ⅰ（一个没有活性的十肽）转化为血管紧张素Ⅱ（一个八肽，能有效地收缩血管）；②使血管舒缓激肽失活（图3-12）。这两个反应在调节血压中起重要作用，所以以血管紧张素酶抑制剂可以成为一个很好的抗高血压候选药物。第一个开发出来的九肽化合物——替普罗肽能够竞争性地抑制血管紧张素酶，使无活性的血管紧张素Ⅰ不能被降解成有活性的血管紧张素Ⅱ。但是替普罗肽不稳定，不能被口服。为了寻找一个口服生物利用度更好的化合物，研究者根据 ACE 的作用及结构特点将目光转向了类似的牛羧肽酶 Λ。

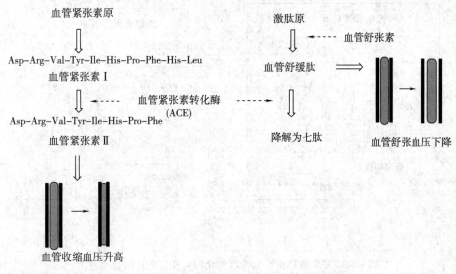

图 3-12 血管紧张素转化酶催化反应示意图

羧肽酶 A 中包含一个可以和羧基形成离子键的亲电中心，一个能够和 C 末端残基形成氢键的位点，一个可以和倒数第二个残基的羰基形成配位键的锌原子等 3 个关键部位。研究者利用羧肽酶 A 建立了一个如图3-13 和图3-14 所示的药效模型，通过这个模型，$N-$丁二酰氨基酸如丁二酰脯氨酸可以和所有的 3 个口袋结合：脯氨酸的羧基形成离子键，氨基形成氢键，丁二酰的羧基和锌原子形成配位键。这些化合物可以成为特异的血管紧张素转化酶竞争性抑制剂，于是，一系列的 $N-$丁二酰氨基酸衍生物被设计，但这类化合物活性较低（$IC_{50} = 330\mu mol$），且除脯氨酸以外，其他的氨基酸都没有活性。以 $N-$丁二酰脯氨酸被作为先导化合物，并期望通过改造使化合物对于 3 个活性口袋更加契合。研究发现巯基和锌原子口袋结合更加紧密，在系列含巯基的 $N-$丁二酰脯氨酸衍生物的基础上，得到 IC_{50} 值只有 0.023μmol 的卡托普利（captopril），最终成功作为新药上市。

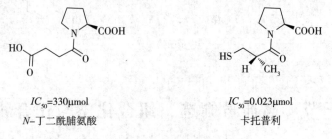

$IC_{50}=330\mu mol$ $IC_{50}=0.023\mu mol$

$N-$丁二酰脯氨酸   卡托普利

图 3-13 血管紧张素酶抑制剂举例

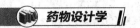

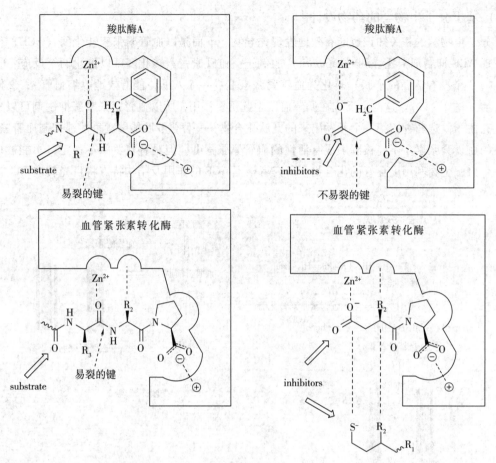

图 3-14　羧肽酶和血管紧张素转化酶与相应配体结合示意图

（四）基于病理学的药物设计

通过病理学来发现先导化合物是一个非常有效的方法。在帕金森综合征的治疗中，科学家们研究发现，在帕金森患者脑部的基底神经节中，多巴胺（dopamine）的含量比正常人要少很多。因此考虑，增加患者脑内的多巴胺含量，有可能使症状减轻。在研究左旋多巴（levodopa，L-多巴）的作用机制时，发现当患者口服 L-多巴后，L-多巴可以通过血-脑屏障，并被脑内的多巴脱羧酶转化为多巴胺，从而补充了患者体内的多巴胺，使患者好转。但是口服的 95% 的 L-多巴在通过血-脑屏障前就已经被脱羧转化为了多巴胺，并没有进入脑内。为了保证足够的 L-多巴能通过血-脑屏障，科学家们以多巴胺脱羧酶为靶标，研究出了多巴脱羧酶抑制剂——卡比多巴（carbidopa）。

左旋多巴　　　　　　　　　多巴胺　　　　　　　　　卡比多巴

第三节　高通量筛选、组合化学与化合物库

近几十年，随着组合化学、人工智能技术和高通量筛选（high-throughput screening，HTS）方面的创新，针对特定药物靶标的海量化合物筛选效率大大提升，产生了大量的先导化合物和药物候选物的数

据，使得现代药物发现进入到大数据时代。

一、高通量筛选及发展

（一）高通量筛选的基本概念

新药开发的过程是漫长、复杂和不确定的，对活性化合物的不断需求，使得对筛选方法提出了更高的要求，从 20 世纪 80 年代以来，随着机械学的发展，体外微型化测试模型的建立，使得在大量的生物靶标中筛选上千种化合物成为可能。高通量筛选在此背景下应运而生，经过 20 多年的应用实践，该技术成为了小分子药物设计中用于发现起始化合物的策略之一，并不断地发展和完善，形成了一套样品处理强、筛选模型完善、检测技术快速灵敏的技术体系。

高通量筛选是以分子和细胞水平的实验方法为基础，以微孔板为实验工作载体，通过自动化操作系统来执行实验过程，并以快速灵敏的检测仪器来采集实验数据，运用计算机对实验数据进行结果的分析处理，并根据实验结果从数以万计的样品中筛选出目标化合物。图 3 - 15 为高通量筛选的基本流程示意图。

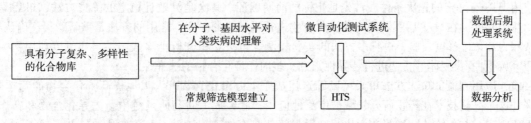

图 3 - 15 高通量筛选流程图

高通量筛选能否顺利开展以及能否取得预期的结果仍然受到众多因素的制约，如筛选的基本条件、研究方法和分析技术等。

1. 高通量筛选的基本条件 高通量筛选需要高容量的化合物库、自动操作系统、高灵敏的检测系统、高效的数据处理系统和高特异的药物筛选模型。其中药物筛选模型需要依据药物靶点的特性而建立，常见的筛选模型有离子通道筛选模型、酶筛选模型和受体筛选模型。

2. 高通量筛选的研究方法 预先将不同的化合物样品排在载体上，然后再与同一探针反应，并检测指标的变化；或预先将不同的探针排在载体上，再与同一样品反应，并检测指标的变化，具体采用何种方法仍要根据筛选的目的进行设计。

3. 高通量筛选的分析技术 采用合适的筛选体系与对应的分析技术对结果分析至关重要。高通量筛选分析根据测试样品的种类可分为生化筛选和细胞相筛选。生化筛选主要是应用荧光材料或者放射性标记元素来进行分析，包括荧光分析（FA）、闪烁接近检测（SPA）；生化筛选体系的分析方法包括荧光偏振和各向异性（fluorescence polarization and anisotropy，FP/FA）、荧光共振能量转移（fluorescent resonance energy transfer，FRET）、时间分辨荧光共振能量转移（TR - FRET）、荧光寿命分析（fluorescence lifetime analysis，FLA）和放射免疫性检测（radioimmunoassay，RIA）等技术。其子体系为基于竞争的筛选体系与基于结合的筛选体系。基于竞争的筛选体系主要利用纯化的靶标蛋白，在体外测定配体的结合或酶活性的抑制。这些分析通常采用竞争形式进行，即研究中的化合物必须取代已知的配体或底物。基于结和的筛选体系的分析方法与前面所述的测量酶/受体功能的改变或探针/蛋白质结合的抑制生物化学方法有所不同，其直接观察库里化合物与目标蛋白的结合，而不考虑它们对蛋白质功能的影响。一般来说，基于结合的测定法使用的生物物理技术比基于竞争的筛选法更耗费材料和时间，因此最常用于小型化合物库。基于结合的方法也被用于具有挑战性的孤儿靶点和药物发现过程的后期阶段，如苗头化合物验证、优化和先导化合物的优化。

细胞相筛选主要是建立在荧光检测的技术上，包括离子通道检测、报告基因和第二信使分析等分析方法。基于细胞的方法可以应用在药物发现的整个进程中：靶标识别和验证、初筛、先导鉴定、先导优化以及安全性和毒性筛选。在细胞筛选体系中，细胞模型的选择是至关重要的。人源建模中，细胞系通常被改造带有报告基因或者其他特征。目前趋势更多的是建立"疾病样"模型，包括原代/患者来源的细胞和涉及 3D 细胞培养或多细胞种类的复杂培养。使用灌注培养和其他微流体装置来评估化合物对细胞的长期影响也越来越引起人们的关注。此外，小动物模型（如线虫和斑马鱼）越来越多地被用作小分子筛选的高通量模型。该筛选体系优势明显，其功能性结果可以提供大量的机制信息，如区分完全激动剂、部分激动剂、反向激动剂和变构调节剂。除此之外，异质性也可以被测量，特别是当细胞可以可视化高内涵成像时。最后，基于细胞的方法还可以报告化合物的膜通透性和细胞毒性，这是基于结构的药物开发无法实现的。然而，基于细胞/生物体的筛选通常也存在着一些问题，例如：理想的分子靶标是未知的；生化方法不能充分重现靶标反应体系；理想的表型只存在于细胞背景下，如细胞分化等。

（二）高通量筛选技术的应用

高通量筛选（HTS）在新药发现的初期发挥着重要的作用，为苗头化合物的发现提供技术基础。一般来说，当对靶标研究较少时，HTS 是首选。根据与疾病的相关性，综合考虑与其他靶标的联系以及创新性，来进行 HTS 的靶标或细胞模型的选择。筛选技术的选择是由靶标的可筛选性及其假定的化学易变性决定的。不同的筛选技术适用于不同的靶标，对筛选技术的评述对之后的 HTS 具有重要的指导作用。

应用 HTS 有一定的先决条件，首先是靶标的前期确证，其次是灵敏且稳定的筛选方法，最后是结构丰富的化合物库。在 HTS 后还需要对苗头化合物进行进一步的确证。常用的方法是重新购买，确认纯度，测定亲和力和浓度梯度实验，进行多方法的实验检测，再去卷积分析排除假阳性。还可以利用靶标蛋白的同源家族蛋白/突变体等备选进行特异性筛选，多向印证化合物的选择性。

目前，应用高通量筛选方法每天可以筛选出成千上万个化合物，大大地提高了化合物的筛选效率。近年来，这个高新技术在药物研究领域被广泛地应用，已经成为新药研发链中新先导化合物和新作用发现的重要因素。与传统的药物筛选相比，高通量筛选具有快速、高效、经济的优势，并形成了一条分子筛选—确定先导化合物—先导化合物结构优化—药理学研究的技术路线。到目前为止，通过高通量筛选技术筛选出了众多的先导化合物。如通过高通量筛选，以 Glaxosmith Kline（GSK）化合物库的 200 万个化合物为筛选对象筛选出了 7 个先导化合物。具体步骤如下：首先，通过对卡介苗（BCG）有活性的初筛得到了 62000 个化合物；其次，设定化合物在 10μmol 的浓度下对 BCG 有 45% 以上的抑制率，从而得到了 15000 个化合物；第三，通过设定化合物在 10μmol 的浓度下对 BCG 有 90% 以上的抑制率，进一步筛选得到了 3500 个化合物；第四，通过针对化合物的治疗指数（T. I.：HepG TC_{50}/MIC BCG > 50），筛选出了 850 个化合物；第五，测试这些化合物对人型结核分枝杆菌（MICs $M. tuberculosis$ H37Rv < 10μmol）的活性，筛选出了 177 个化合物；最后，对这 177 个化合物进行结构分析得到了 7 个先导化合物，其 MICs 均为纳摩尔水平。

知识链接

高内涵筛选

虽然高通量筛选技术已成为目前发现先导化合物的主要手段之一，但是并没有像人们期望的那样极大地推动药物的研发过程，究其原因主要是由于筛选结果中假阳性比较高。为了提高筛选结果的准确性，一种更高效的筛选方法——高内涵筛选（high content screening，HCS）得以出现。高内涵筛选是指在保持细胞结构和功能完整性的前提下，同时检测被筛样品对细胞程序的影响，从单一条件实验（指同一个条件下的实验重复多次）中获取大量与基因、蛋白等相关的信息，从而确定被筛样品的生物活性和潜在毒性的方法。与其他检测方法相比，高内涵筛选技术具有高敏感度和高特异性的特点；另外，在传统筛选中，所谓的筛选通量是由研究者依据个人工作速度决定的，而高内涵筛选可以在更短时间内提供被筛样品对细胞产生的多维立体和实时快速的生物效应信息，直接发现特异、低毒化合物，所得到的化合物作为分子探针可调节相关的生物学过程，完成对更多化合物的筛选，从而显著提高了先导化合物发现的速率。目前高内涵筛选方法主要应用于受体功能检测、细胞毒性研究、信号通路分析、细胞形态观测和动态分析检测等方面。

二、组合化学的基本原理和方法

在 20 世纪 60 年代以前，新的实体化合物需要逐一的合成、纯化、结构鉴定，然后进行生物活性研究。但是这种方法使得新药研究效率低、速度缓慢，研究成本越来越高，周期也越来越长。据统计，全世界的新药研发公司成功开发出一个上市新药需要投入大约 10 亿美元以及 10 年的时间。由此可见，这种传统的新药研发方式严重制约了新药的开发。在新药的研发中，发现先导化合物的数量无疑是新药开发的基石，然而在先导化合物为数不多的情况下，采用传统的合成方法很难快速、有效地对先导化合物进行结构优化。另一方面，随着分子生物学的发展，众多靶点，如一些酶、离子通道或受体的制备已经能实现。高通量筛选作为一项新工具，使得针对这些靶点的成千上万个化合物的筛选可以在数天内完成。而对新化合物需求的急剧增加，迫使化学家们重新思考制备化合物的新方法。

组合化学（combinatorial chemistry）就是为了克服上述的缺点应运而生的一种合成途径。作为有效的工具，组合化学不仅在药物研发领域，而且在材料化学以及不对称催化领域得到普遍应用。

自 20 世纪 60 年代初，Merrifield 教授创建的固相合成法为组合化学建立奠定了基础，到 1984 年 Geysen 等发展了用于同步多肽合成的多针同步合成技术（multipin peptide synthesis），再到 1988 年 Furka 等"混合－均分"（mix－split）技术以及基于该合成方法发展起来的高通量筛选技术的提出，使组合化学的研究进入一个飞速发展的阶段。1992 年 Bunin 和 Ellman 等设计合成了苯并二氮酮杂草类化合物库，标志着组合化学及其相关技术已经在制药领域被广泛地认识和应用，为快速、有效地发展先导化合物发挥了重要的作用。组合化学起源于药物合成，继而发展到有机小分子的合成，现已渗透到材料、分析等诸多领域，组合化学已经成为目前化学领域最活跃的研究领域之一。1998 年《Science》把组合化学列为科学领域的九大突破之一。

（一）组合化学的原理

组合化学，亦称组合合成化学或同步多重合成化学，就是在短时间内将不同结构的砌块进行巧妙构思，依据组合原理，系统反复地连接，合成出大量的化合物。在传统的合成模式中，每次都是选用两个单一的化合物，进行反应仅产生一个化合物，生成的化合物经过纯化后作为中间体再进行第二步反应，如此反复进行反应直至得到目标产物。这种传统的合成模式一次只能合成一个化合物。而在组合化学中，也以两组化合物作为起始物，其中一组含有 m 个不同的化合物，另一组含有 n 个不同化合物，当这两组化合物同时进行组合平行反应，仅一步反应就能产生 $m \times n$ 个产物，如图 3－16 所示。显然，当两组化合物经过多步反应后可以得到上万种产物。

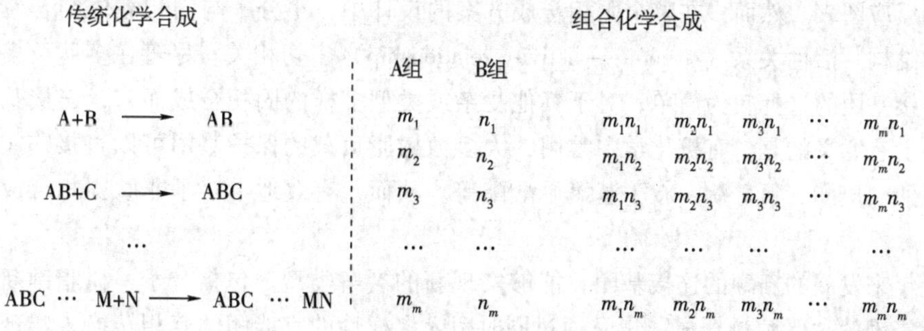

传统化学合成		组合化学合成					
		A组	B组				
A+B ⟶ AB		m_1	n_1	m_1n_1	m_2n_1	m_3n_1 ⋯	m_mn_1
		m_2	n_2	m_1n_2	m_2n_2	m_3n_2 ⋯	m_mn_2
AB+C ⟶ ABC		m_3	n_3	m_1n_3	m_2n_3	m_3n_3 ⋯	m_mn_3
⋯		⋯	⋯	⋯	⋯	⋯	⋯
ABC ⋯ M+N ⟶ ABC ⋯ MN		m_m	n_m	m_1n_m	m_2n_m	m_3n_m	m_mn_m

图 3－16 传统化学和组合化学合成模式的比较

（二）组合化学方法

组合化学既可以在溶剂中进行，也可以在固相中进行。因此常用的组合化学合成方法主要有固相合成法和液相合成法这两种技术。这两种途径使科学家们能在高通量自动化方法和小规模实验室中合成他们想要的化合物。

1. 固相合成法 固相合成（solid-phase synthesis，SPS），是将底物或催化剂键合在固相载体上，生成的中间产物再与其他反应试剂进行一步或多步反应，直至得到完整的目标序列，最后在适当的条件下再将目标产物从载体上释放出来。固相合成是在固相多肽合成的基础上发展起来的，其结构基础包括产物、连接基（linker）和载体三个要素，如图3-17所示。

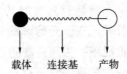

载体　连接基　产物

图3-17　固相有机合成的结构基础

固相合成中，键连在载体上的底物处于适当的溶剂中，并在固-液两相交界处与外加的试剂分子发生化学反应，反应后只需将溶液中过量的试剂和副产物等过滤掉。最后在适当的条件下，将载体上的连接基键断裂即可得到目标产物。与传统的有机化学反应相比，固相有机合成的产物纯化无需进行重结晶、柱层析等分离操作，而通过简单的过滤—淋洗—再过滤的方式就可以除去反应后的杂质而得到纯化的产物。

固相合成通常通过共价键将构建的分子骨架键连在不溶性的高分子载体上，其最突出的优点就是可以过量使用任意反应物，迫使反应完全，而通过简单过滤、洗涤就可以除去多余的反应底物。尽管固相合成操作简单，但是在所有的合成过程中，键连和解离是必不可少的。

早期的固相化学主要致力于多肽的合成。多肽化学家们现在全面使用了这些技术。估计现在很少有人在实验室液相合成四肽。由于组合化学向低分子量的小化合物库发展，几乎所有的反应都可以进行固相反应。

（1）**常用聚合材料载体** 最常用的聚合材料载体是功能化的共轭苯乙烯/二乙烯基苯，它们带有各种反应基团，像氯甲基聚苯乙烯树脂和王树脂（Wang-type resin）。在很多方面和性质上，载体是可变的：如功能化、交联、多孔性、载量和孔径大小等。所有这些变化会产生不同的溶胀性、亲水性和化学稳定性。

交联聚乙烯具有很好的普适性，可以在多种氧化剂（如臭氧、二氯二氰基苯醌等）、强酸（如三氟甲磺酸、三氟乙酸、氢溴酸等）、强碱（如二异丙基胺基锂等）和不同温度范围内使用（-20℃到150℃）。

（2）**连接基** 多肽化学型连接基团由于其多样性和深入研究报道而最为常用。在许多固相合成书籍中都可以找到反应图表。然而，在整个固相合成方案的设计中，小分子与固相载体结合位点的选择与其化学或已知的结构-活性关系（structure-activity relationship）密切相关。尽管在多肽及多肽类似物的固相合成中，连接基团的选择较为简单；对于其他复杂或类型多样的固相合成而言，连接基团的选择也将变得更为复杂。有意义的是，有机化学中常用的大多数树脂负载的保护基团可以直接购买，例如树脂结合的邻苯二甲酸二庚酯、氯硅烷、叔丁基氯甲酸酯等。从而，有效地丰富了非肽固相合成中负载策略的选择范围。

此外，近年来发展的新颖的连接基团，能够实现新的裂解类型。包括分子—树脂键断裂的同时形成一个新的碳—氢键的"无痕迹合成"以及通过同时引入多样性的官能团的互相转换来实现优势性释放的"功能化裂解"等。如果目标化合物库含有合适的官能团或者残基，例如，用于无痕迹裂解的芳基，官能团裂解的氨基、尿素、硫脲和胍基等，这些新的策略是值得考虑的。

知识链接

固相合成方法

固相合成涉及到多步有机反应，如图 3-18 所示，第一步是载体的功能化反应，引入有化学活性的功能基团才具有固相合成的载体功能。载体的功能化是固相有机合成反应的第一步。目前，这些功能化的树脂已经商品化，而且品种也是多样化。第二步，装载（attachment 或 loading）反应，即底物分子与载体上的 linker 或 linker 前体基团发生化学反应，将底物分子键合到载体上。第三步是通过合适的条件将保护基团除去，然后通过适当的化学反应将第二个底物单元加到第一个单体上。以相似的化学反应，把后面的单元均逐步地键合上去，直至组合成完整的目标序列。第四步，裂解（cleavage）反应，在固相载体上完成了目标分子的组装后，需将产物从载体上切除或释放出来，从而得到最终产物。

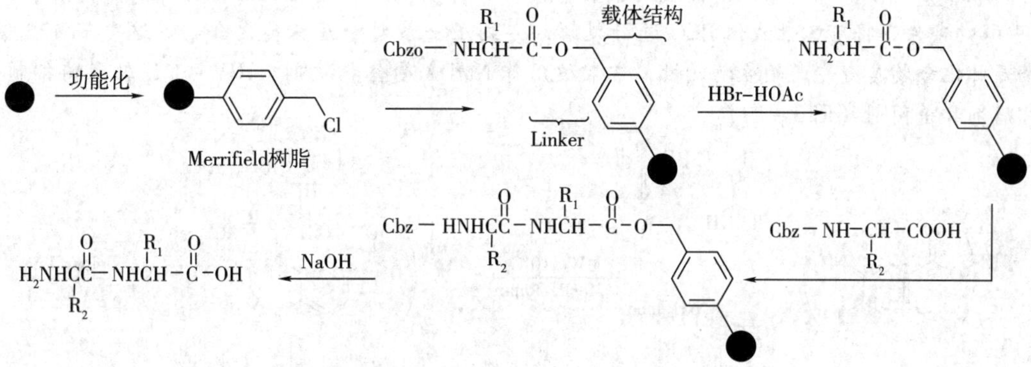

图 3-18　固相有机合成的一般图解

尽管固相合成正在飞速的发展，并被广泛用于多肽的合成中，但仍然具有一些不足。例如，能够直接用固相有机合成的化学反应类型仍然有限；另外，固相有机合成反应需要花费较多的时间去优化反应条件；此外，产物和原料均负载在载体树脂上，很难清楚地跟踪反应进行的程度。因此，近年来，由于液相组合合成在某些方面弥补了固相有机合成的缺点，同时液相组合合成具有操作简便、反应条件易于控制、反应适应性强、合成产物数量大、反应可以用传统的方法进行检测等优点，使得液相组合合成法也已成为制药公司寻找和优化先导化合物的另一个重要策略。

2. 液相合成　液相合成（liquid-phase synthesis，LPS），对于平行液相合成而言，合成大量的单个分子的主要不足是，每一步化学反应中混合物的纯化需要大量的时间和精力。目前常用的一种技术是，通过将化合物结合到一种可溶性高分子载体上，但在需要的时候这种可溶性载体能够以一种固体沉淀析出来。近几年来，采用液相合成法合成化合物库已取得了较大的发展。与固相合成相比，液相合成具有如下的优点：①传统的有机合成反应都可以用于液相化合物库的合成，无需花费大量的时间去优化反应条件；②通过常规的检测方法如 TLC、MS、LC-MS 等可对反应进行跟踪和监测；③易于分离、纯化和结构鉴定；④无需固相有机合成中载体的功能化、产物的裂解等额外的反应步骤，缩短了反应步骤。

在新药研发最初阶段，需要药物化学家们经过多步反应才能得到新的化合物，再经过活性筛选得到所需活性的先导化合物，并基于已知活性的先导化合物设计的优化产物再进行合成、分离纯化、结构鉴定、活性筛选，这样反复的进行结构优化直至得到期望活性的化合物。而液相组合合成则将原料与多种反应试剂同时反应，如原料 A 与多种试剂 B_1、B_2、B_3……B_n 进行平行反应，得到的化合物基本上不经分离纯化或通过简单的分离纯化和结构鉴定，直接用于体外活性筛选。通过高通量筛选确定了活性化合物后，再采用传统的有机合成方法制备出大量的化合物，经分离纯化、结构鉴定和再筛选等步骤，确定最终的活性化合物。此后，将最终确定的活性化合物再进行结构优化，合成相应的化合物库，这样能够更快速、高效地发现先导化合物。

知识链接

　　随着科学技术的发展，目前主要是通过可溶性载体、应用固相辅助试剂和氟试剂来实现分离纯化，其中以可溶性载体来纯化化合物应用得最为广泛。目前使用最多、最成功的可溶性载体是聚乙二醇（PEG）。PEG可以溶解在多种有机溶剂和水中，但不溶于乙醚、己烷等。因此，连接到PEG上的反应底物可以溶解到有机溶剂中，并在均相的体系中进行反应。反应结束后，加入乙醚等PEG不溶性有机溶剂使得结合在PEG上的产物和PEG一起沉淀析出，而过量的反应试剂和一些副产物则溶解在乙醚溶剂中。如以PEG为载体，将2-氟苯胺连接到PEG上，通过4组分Ugi反应得到酰胺中间体，再经碱性条件下发生自身环化，每步反应均通过洗涤进行纯化，最后在甲醇钠/甲醇的条件下将可溶性载体PEG进行裂解，得到了一系列喹喔啉类化合物。这类苯并吡嗪类的喹喔啉化合物具有广泛的生物活性，常常被用作NMDA受体拮抗剂、HIV-1逆转录酶抑制剂、抗肿瘤剂和杀菌剂（图3-19）。

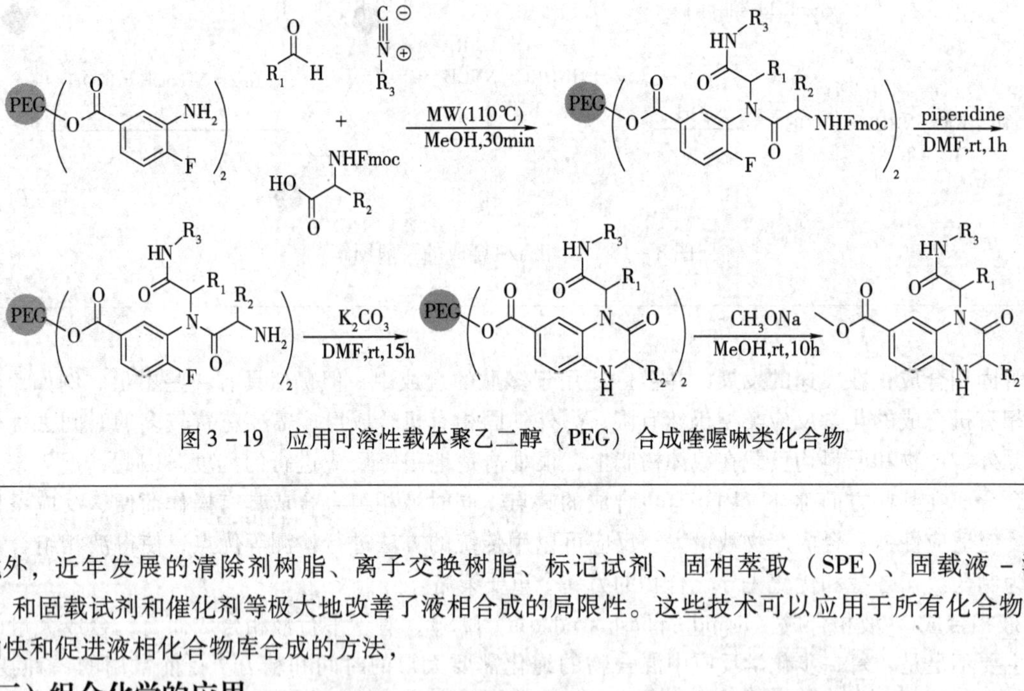

图3-19　应用可溶性载体聚乙二醇（PEG）合成喹喔啉类化合物

　　此外，近年发展的清除剂树脂、离子交换树脂、标记试剂、固相萃取（SPE）、固载液-液萃取（SLE）和固载试剂和催化剂等极大地改善了液相合成的局限性。这些技术可以应用于所有化合物库的纯化，加快和促进液相化合物库合成的方法。

（三）组合化学的应用

　　随着组合化学的不断发展和新技术的出现，使其已成为药物合成、先导化合物结构优化、天然产物全合成和构建活性小分子库的一个重要策略，进而使新药研发的速度和效率获得了巨大的提高。

　　1. 组合化学在先导化合物结构优化中的应用　先导化合物的结构优化在药物发现中非常重要，组合化学能够大大地加快先导化合物的结构优化，免除了对逐个结构进行活性分析，可以从多方位进行结构活性研究并加快了先导化合物的筛选。美国FDA批准的首个治疗骨髓纤维化的蛋白激酶JAK1和JAK2的抑制剂ruxolitinib，只适用于25%的患者，效果并不理想。应用组合化学将先导化合物ruxolitinib的吡咯环进行修饰得到了一系列的三氮唑衍生物（图3-20），初步生物活性研究表明大部分化合物表现出更强的抑制活性。

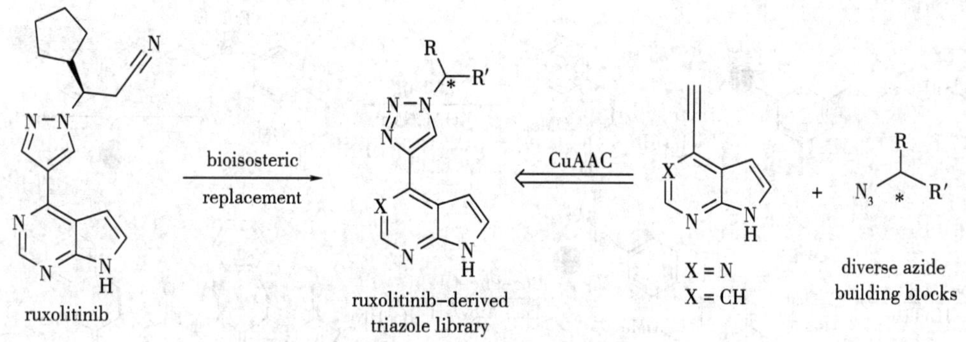

图 3 - 20 Ruxolitinib 的结构优化

具有较好抑制活性的代谢型谷氨酸受体 - 4 （mGlu$_4$）抑制剂的先导化合物 VU0105737 是通过高通量筛选得到的，为了得到抑制活性更好的化合物，通过液相合成法对先导化合物 VU0105737 上的 2，4 - 二甲氧基苯胺、连接链的长度、高哌嗪骨架和苯磺酰胺单元进行结构优化（图 3 - 21），得到的一系列衍生物，对 mGlu$_4$ 有着更强的抑制活性。

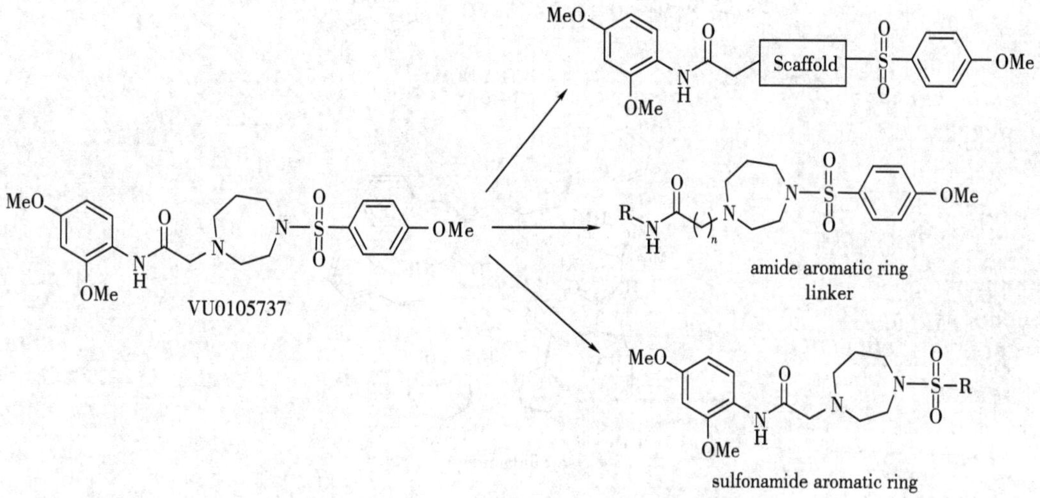

图 3 - 21　mGlu$_4$ 抑制剂 VU0105737 的结构优化

2. 组合化学在天然产物全合成中的应用　在药物研发中，众多的药物都是以天然产物为先导化合物经过结构优化后得到的。天然产物为人类提供了充足的药物资源。但是天然产物在自然界中的含量往往很低，仅通过提取分离得到的量很难满足活性筛选和结构优化的需求。为了进一步开发活性天然产物药物，就需要通过化学合成来制备足够量的天然产物。而自然界中天然产物结构的复杂性和多样性使得全合成成为一项耗时、耗力并具有巨大挑战性的艰难工作。传统的方法来合成天然产物的效率非常低，得到的产物也非常少。随着组合化学合成方法的发展，目前已有众多的天然产物采用组合化学合成法进行了高效的全合成。如环七肽 scytalidamide A 是从 *Scytalidium* sp. 真菌 CNC - 30 的培养液中分离得到的一种天然产物，具有抗结肠癌的作用，现已通过固相有机合成法完成了全合成。具体方法为：采用苯丙氨酸硅烷无痕迹 linker 树脂为载体，首先和 N - Boc - Me - Phe - OH 反应得到二肽中间体，然后再与不同叔丁氧羰基（Boc）保护的氨基酸反应，逐步延长了肽链，再经水解酯键，发生分子内的成环反应，最终得到了大环七肽 scytalidamide A （图 3 - 22）。

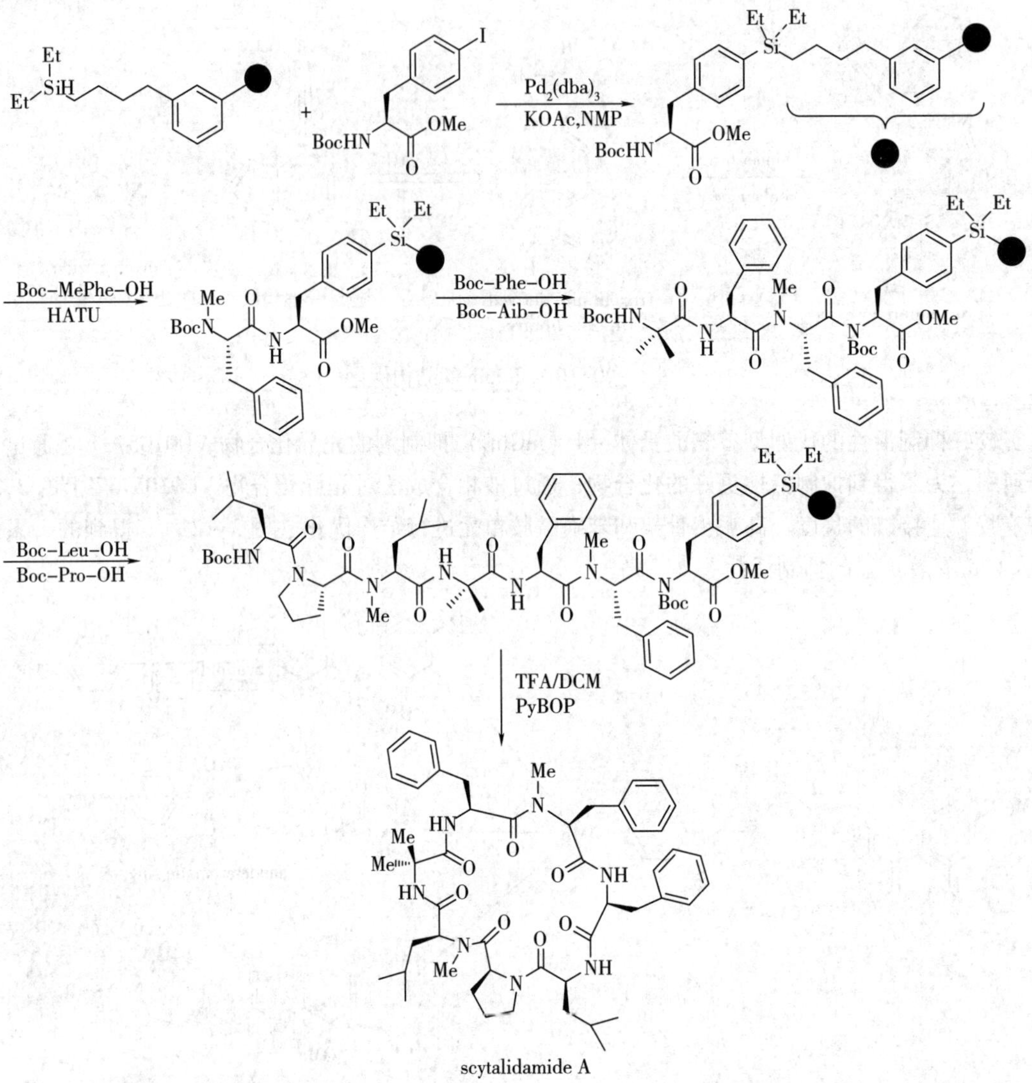

图 3 – 22　固相有机合成天然产物大环七肽 scytalidamide A

三、点击化学及其应用

（一）点击化学的概念

　　点击化学（click chemistry）是 2001 年诺贝尔化学获奖者 Sharpless 提出的一种快速、高效合成大量化合物的一种新方法，是继组合化学之后给传统有机化学合成带来重大革新的合成技术。点击化学的实质是将简单易得的原料，通过一些可靠的、高效的并具有选择性的化学反应来完成碳 – 杂原子键的构建，其代表反应是通过铜催化的叠氮与炔基化合物的 Husigen 环加成反应（copper catalyzed azide alkyne cycloaddtion，CuAAC）。点击化学具有原料简单易得，反应操作简单、条件温和、对水和氧气不敏感，产物选择性好、收率高，后处理简单，易纯化等优点。目前，点击化学已经被广泛地用于先导化合物库的构建、新药开发等领域。

（二）点击化学的应用

　　自 2001 年点击化学被提出以来，该方法在药学、蛋白生物学、材料科学等方面显示出广阔的应用前景。近年来，点击化学在先导化合物库的构建和结构优化以及化合物的标记中被广泛应用，尤其是在构建以叠氮化合物和炔基的加成反应来生成具有 N – 杂环结构的产物库中，已成为药物研发最为有用的策略之一。

1. 点击化学用于构建先导化合物库　1,2,3 - 三氮唑在自然界至今还未发现，主要来源于有机合成。目前，1,2,3 - 三氮唑类化合物被广泛用于各种疾病的治疗，尤其是抗真菌的治疗。1,2,3 - 三氮唑骨架展现出的优秀活性极大地激发了人们对 1,2,3 - 三氮唑衍生物的合成。如图 3 - 23 所示，以炔醇为原料，通过 Heck 反应或者偶联反应制备出含有不同取代基的苯炔醇类衍生物，最后与叠氮化合物通过点击化学构建了具有抗衰老作用双环［1,2,3］- 三氮唑类化合物库。

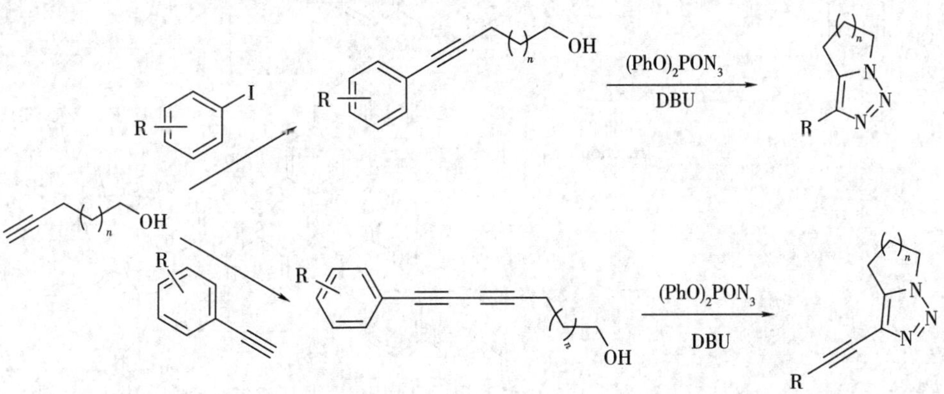

图 3 - 23　点击化学构建具有抗衰老作用的双环［1,2,3］- 三氮唑类化合物库

细菌感染在临床上非常常见，β - 内酰胺类抗生素是最常见的治疗药物。然而，细菌产生的耐药性已经对 β - 内酰胺类抗生素构成严重威胁，亟待开发出新型有效的 β - 内酰胺酶抑制剂。如应用点击化学合成了具有 β - 内酰胺酶抑制活性的硼酸化合物库。首先，将硼酸制成叠氮化合物，再应用点击化学将叠氮硼酸化合物与端基炔反应构建了含有三氮唑的硼酸化合物库（图 3 - 24），初步的活性筛选表明这些硼酸化合物对 β - 内酰胺酶的 IC_{50} 为纳摩尔级。

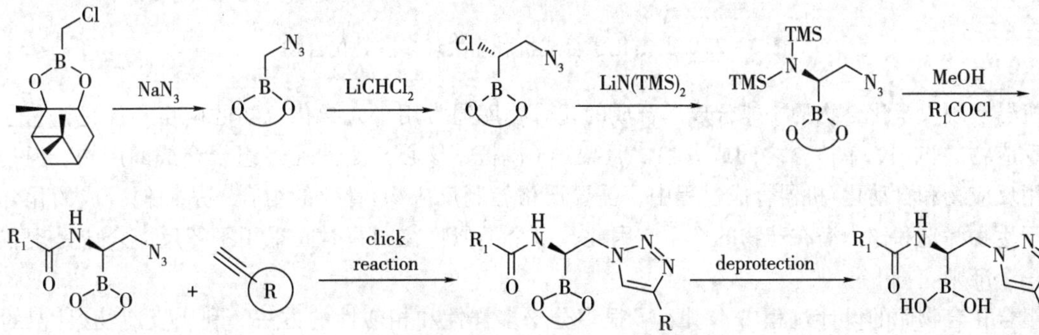

图 3 - 24　点击化学构建 β - 内酰胺酶抑制剂硼酸化合物库

2. 点击化学在先导化合物结构优化中的应用　DNA 是许多抗肿瘤药物的靶分子，有众多的抑制剂被设计合成。如首先通过传统的化学合成法构建了具有抗肿瘤活性的 DNA - 多肽的化合物库，随后通过活性筛选发现先导化合物 I 对 XIAP BIR2 和 XIAP BIR3 有较强的抑制活性，其 IC_{50} 分别为 0.54 和 0.18μmol。随后通过点击化学将先导化合物 I 进行结构优化构建了一系列的大环类化合物（图 3 - 25），其中化合物 II 对 XIAP BIR2 和 XIAP BIR3 的抑制活性最强，其 IC_{50} 分别为 9.7 和 3.6nmol，其活性较先导化合物提高了 50 倍。

四、化合物库的构建

（一）化合物库的设计

化合物库的设计是分子相似性、多样性原则和方法的一个重要的应用。组合化学能够利用自动化的

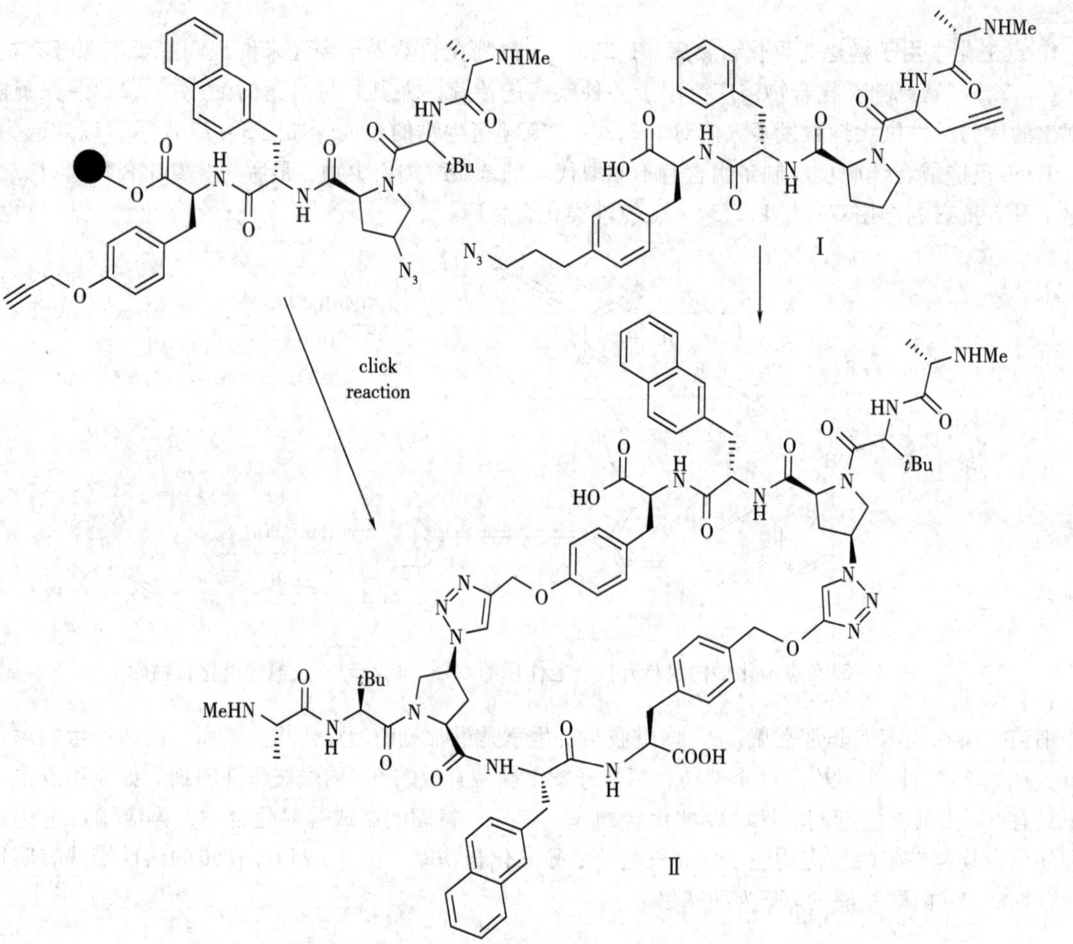

图 3 - 25   点击化学合成抗肿瘤大环多肽类化合物

机械或机器实现大量化合物的快速合成。合成的化合物库通常用于先导化合物的确定和优化，它主要包括利用反应物（试剂、单体）之间或者和"骨架"（模板、核心）之间通过组合合成的产物。但是，在有效使用反应物和自动化/机器合成过程中，需要严格控制反应物/骨架的组合，从而使合成的化合物具有适用于生物筛选和作为潜在药物的性质。因此，多个类似物在同一时间采用平行反应合成是现在药物研发的一个准则。

在组合化合物库的设计过程中，引入了很多分子多样性和相似性的方法。利用反应物/骨架的性质（基于反应物的设计）或组合合成产物的性质来选择合适的反应物（基于产物的反应物的选择）。后一种方法需要更大的计算资源，可能需要对潜在反应物做预选择和分析，以控制需要合成的"虚拟"（潜在可合成的）化合物库的总容量。不论用什么方法，对反应物/骨架的预先组合都是十分必要的。当考虑产物的性质时，主要瓶颈是对反应物尽可能有效的利用，这也是组合化合物库构建中需要优化的一个主要问题。

通过生物筛选实验的证实，虚拟筛选为许多用于组合化合物库设计的分子相似性和多样性的方法提供了确认。

（二）组合化合物库的构建

化合物库是药物发现的重要途径，同时化合物的来源也是药物研究的瓶颈。传统上化合物主要来源于天然产物库和合成化合物库。随着高通量筛选技术的不断发展，新药的筛选速度也有巨大的提高，而传统的化合物合成方法已经不能满足现在药物筛选的需求。药物化学家为了满足新药筛选的速度开发了新的合成技术，来高效、快速地构建大规模的化合物。通过采用各种新的合成技术使得化合物的数量由

20 世纪的 55 万种提高到了现在的 2700 万种，同时开发出来的药物数量也有了显著的提高。此外，如果新的靶点确认，按照传统的合成方法希望在很短的时间内来构建化合物库是一个漫长的过程，而且低效。因此产生了虚拟化合物库的构建。目前，组合化合物库的构建主要包括合成化合物库、天然化合物库以及虚拟化合物库的构建。

1. 合成化学库　先导化合物的发现往往是通过对大量的小分子进行筛选后得到的。采用传统合成方法来合成小分子化合物库则需要一个一个的去合成，非常低效。组合化学能够快速、有效地构建小分子库，为活性筛选提供大量的小分子，使得先导化合物发现的速度大大提高。其中合成化学库在构建活性小分子如小分子杂环化合物、多肽类化合物库中的应用十分广泛。

吲哚类化合物是自然界中分布最广泛的杂环化合物之一，具有独特的药理和生理活性。通过组合化学能够快速、高效地构建吲哚化合物库。如图 3-26 所示，以邻硝基苯磺酰氯为原料，通过固相有机合成法快速地构建了一系列三取代的吲哚化合物库。

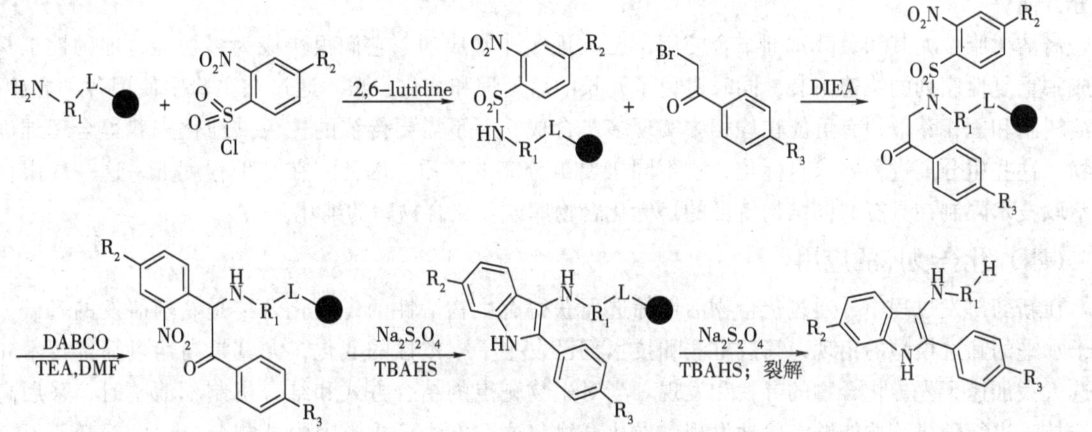

图 3-26　组合化学构建吲哚化合物库

近几十年来从自然界或化学合成中获得了大量的多肽类化合物，以低毒、高生物活性等特点引起了药物研发人员的高度关注，已有多种多肽类化合物被开发成了药物，如治疗糖尿病的普兰林肽、治疗胃肠道分泌类肿瘤和肢端肥大症的药物醋酸奥曲肽等。因此，通过高效构建多肽化合物库，并从中筛选出生物活性多肽具有重要的意义。采用固相有机合成中的 N-芴甲氧羰基（Fmoc）策略，从 Fmoc 保护的氨基树脂出发，逐步地合成多肽得到了线性多肽库；同时在适当的条件下发生分子类的环化反应得到了环肽类化合物库。

2. 天然化合物库　天然产物对药物的发现有着重要的影响，它是药物和先导化合物的重要来源。另一方面，天然产物被广泛用来阐明机体的作用机制如信号通路、细胞周期等。天然产物的活性被确定后，以其作为先导化合物来合成各种衍生物和化合物库。天然化合物库的构建主要包括多样性合成策略和组合生物合成。

3. 虚拟化合物库　新药的研发是一个高投入、高风险、高周期的过程，一般来说小分子药物的研发需要至少十年的时间，并投入数亿美元且充满风险。在药物分子靶向型的时代，新药的研发通常是以确定疾病和相应的靶点开始的，中间建立模型筛选、先导化合物的发现优化、候选药物的临床研究等步骤，最终上市。

随着合成技术的不断发展，众多的化合物被合成。在确定疾病靶点后筛选出先导化合物是开发出药物最关键的一步。如果按照传统的合成—测试或高通量筛选的模式来寻找先导化合物是一个非常漫长的过程，而且低效。另一方面，随着合成技术的发展，数以千万计的化合物被合成，并有大量的化合物被测试和计算纳入数据库。如果设定特定的筛选模式对数据库中的化合物首先进行虚拟筛选将会飞速地提高药物的研发效率，并降低研发成本。虚拟筛选是指利用飞速发展的计算机软件和硬件技术对真实或虚拟的大型化合物数据库中的化合物，在计算机上模拟高通量筛选过程，具有快速、高效等优点。具体来

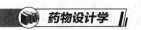

讲，虚拟筛选技术就是通过药物设计软件，以化合物的结构为基础，通过计算评价化合物的成药性能，再根据预测的结果，挑选出能够满足预定标准的一组化合物进行实验验证。现在，通过虚拟筛选技术已有很多重要的靶点，如酪氨酸激酶 p56 LCK、BCR－ABL 融合蛋白等，都成功地找到结构新颖、有一定亲和力的先导化合物。

（三）化合物库的纯化

化合物的纯度及用量通常是由靶标生物活性评估来决定的。然而，组合合成中解离的粗产品经常不能满足纯度要求。为了能够快速将纯化和结构鉴定同时完成，实验室需要更多的仪器、软件和技术。最有效的方法可能要当属高效 LC－MS 联用技术，多层柱净化可以在一天内完成上百种化合物的纯化。

一些新的技术可以将其替代，例如清洁树脂，固相分离和固载液－液萃取等，利用这些技术化学家可以简化重复性的操作。目前，大量的清洁树脂，固－液萃取和固载液－液萃取装置可供使用，且操作十分方便。

清洁树脂，尤其和负载试剂结合使用，已被证实非常成功。它们很快成为多功能、辅助性工具用于合成中重复性序列的快速组装，同时避免了冗长的后处理和纯化步骤。通过在实验中使用各种异相试剂、清洁树脂和固相萃取，有可能在均相中实现多步合成，而不需要传统的柱色谱纯化来获得合理纯度的化合物。这些粗分离过程要求目标化合物不同于要被分离的物质。因此，在某种程度上，这一局限性把固相萃取技术限制在具有共同结构特征的目标化合物库或亚化合物库的纯化。

（四）化合物库的应用

在新药研发过程中，通过化合物活性筛选而获得有生物活性的先导化合物是新药研发的基础。随着分子水平的筛选模型的出现，筛选方法和技术都已发生了根本性的变化，尤其是高通量筛选技术和虚拟筛选大大加速了先导化合物的寻找和发现。当对生物靶点的结合方式和结合机制不清楚时，采用高通量筛选技术进行随机筛选能够有效地发现先导化合物，这一方法已成为国内外制药公司发现新药不可或缺的部分。例如，Merck 公司从化合物库中的 25 万个化合物中筛选出了抑制 HIV 的新类型抑制剂耳酮酸类化合物，并发现了这类化合物的作用机制是阻断病毒 DNA 整合，进入受感染细胞的 DNA。随后通过结构优化得到的部分抑制剂活性比先导化合物提高了 100 倍，并与目前临床应用的蛋白酶抑制剂茚地那韦（indinavir）的活性相当。

另一方面，当靶点确定以后，为了快速从化合物库中筛选出先导化合物，可以针对特定的靶点建立相应的筛选模型和评价方法通过虚拟筛选进行筛选。例如，对过氧化物酶体增殖物激活受体 δ（peroxisome proliferator－activated receptors δ，PPARδ）有活性的先导化合物 GW8547，是从近 10000 个羧酸化合物组成的化合物库中筛选得到的。随后，通过对其结构进行修饰和优化，确定了 GW501516 是强效的、高选择性的 PPARδ 激动剂。目前，该化合物在临床上被作为治疗与心血管有关的代谢综合征 X 的候选药物进行研究。

知识拓展

大数据推动创新药物研发

创新药物研发从实验室到推向市场需要大量的时间和财力投入，同时为了满足人们的需求，药物研发的体系也越来越复杂，尤其是在药物开发过程中，需要系统研究候选药物的关键生物活性，例如功效、药代动力学（pharmacokinetics，PK）和不良反应等。随着近十年来化学合成和生物筛选技术的发展，药物研发领域产生了数百万个小分子的生物学数据，并已归纳在各种数据库中。如何获取和筛选大数据并且有效地应用于药物研发中也是药学专业目前研究的重点之一。如能发现这些积累的数据与诸如深度学习之类的新机器学习（machine learning，ML）方法的合理结合方式，运用大数据（big data）技术对药物研发过程中所产生的一系列数据进行信息挖掘和利用，可以提升对现有资源的利用率，指导药物研发方案的设计，从而提高药物研发效率，为药物研发带来巨大的推动力，帮助深入理解化合物结构，预测体外、体内和临床效应，从而促进大数据时代的药物的发现和开发。在药物发现和开发的早期阶段中，机器学习方法的应用已被证明是有价值的。例如，基于定量构效关系（quantitative structure–activity relationship，QSAR）方法的模型已被广泛用于快速预测大量新化合物的各种不同性质，如 $\lg P$、溶解度、生物学活性、配体结合活性、药物功效和不良反应等。

目前，大数据驱动的药物研究仍处于起步阶段，并面临长期挑战。在长期开发过程中累积的大量数据，由于是从不同的来源获取的，数据呈现生物条件多样性，虽然这样的数据能带来一定的信息，但依然要特别注意数据质量尤其是关键特征数据，以及数据不足和质量难以统一带来的模型过拟合等问题。

本章小结

本章从新药开发的起点——先导化合物入手，介绍了先导化合物的定义、确定标准以及先导化合物的发现方法，包括高通量筛选的基本概念和技术应用，组合化学基本原理和方法，点击化学，以及化合物库的构建和应用等内容。为进一步学习新药发现的相关理论知识奠定良好的基础。

重点：先导化合物的定义、确定标准；常用先导化合物的发现方法，即现有生物活性物质的修饰、系统筛选的应用、生物信息的应用、基于结构的药物设计、基于病理学和分子生物学相关知识的设计等；高通量筛选的定义和应用；组合化学的基本原理和方法。

难点：固相合成和液相合成的原理和方法；化合物库的构建及应用。

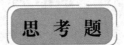
思 考 题

1. 什么是先导化合物？
2. 简述先导化合物的几种发现方法。
3. 简述如何确定先导化合物。
4. 组合化学中有哪些方法？请简要叙述。
5. 什么是高通量筛选？请举例说明高通量筛选在药物发现中的应用。
6. 何为化合物库？化合物库在药物设计中有什么作用？

（周海兵）

基于靶点结构的先导化合物发现

PPT

第一节 药物设计的信息学基础

与药物（或者配体小分子）和生物大分子靶点这两个药物研究的主要对象有关的信息学学科分别是化学信息学和生物信息学两门学科。它们分别为含有大量小分子化合物的数据库及生物大分子的信息处理提供了合理方法，为小分子化合物和生物大分子之间建立一种映射关系，即一方面为有生理活性的小分子快速地找到其作用的生物靶点，另一方面，从已有的成药靶点发现可与其相结合的小分子，从而最终为药物设计及药物发现服务。

计算机辅助药物设计作为药物设计重要的一部分，与化学信息学、生物信息学存在诸多联系。这4门相对独立但彼此联系的学科涵盖的内容范围及其相互关系如图4-1所示。

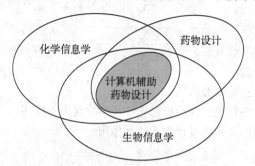

图4-1 化学信息学、生物信息学、计算机辅助药物设计及药物设计涵盖的范围及其关系

化学信息学和生物信息学是信息学的分支，它们相互依存、相互影响、彼此促进，分享很多相同的计算方法，如聚类分析、神经网络、支持向量机、遗传算法等。也经常被联合起来解决一些实际问题，特别是在药物设计领域，如小分子配体与受体靶点的相互作用、酶催化等。

如今，Internet是一个庞大的信息资源宝库，提供了众多优秀的化学数据库、医药数据库和生物数据库，无论是"开放访问"还是"免费访问"，都极大地促进了化学信息学、生物信息学等学科的发展，为知识、信息和数据的传播和共享做出了重要的贡献。另外，通过 Internet 提供的各种搜索引擎也可以搜索化学与医药信息，如维基百科是一部基于互联网、内容开放的全球多语言百科全书，也是目前世界上最大的百科全书。常用的医药信息也可通过其获得。另外，Internet 上也有一些化学和生物搜索引擎，可以通过小型应用程序或者插件在 Internet 上查询需要的各类化学、医药及生物信息。

一、化学信息学

化学信息学（cheminformatics）利用计算机信息处理技术对化合物分子结构（包括 2D 和 3D 结构）、性质（包括理化性质、生物学性质等）、来源（包括天然的和人工合成方法）、用途等相关信息进行管理（包括储存、分析、处理、检索和传递）的一种综合性技术和学科，是化学领域中近年来在化学计量学（chemometrics）和计算化学（computational chemistry）的基础上发展起来的一个新的分支，它吸收与融合了许多学科的精华，在化学化工各个领域均有广泛的应用。近年来，随着组合化学（combinatorial chemistry）和高通量筛选（high throughput screening，HTS）等学科的发展及其在药物研发中的应用，也导致了巨大的化学信息量的产生，在一定程度上推动了化学信息学的发展。化学信息学是一门应用信息学方法来解决化学问题的学科。化学信息学主要研究内容包括：①化合物登记（compound registration）；②构效关系的研究工具和技术；③虚拟数据库组装技术；④数据库挖掘技术；⑤统计方法和技术；⑥大型数据的可视化表达。

按 Frank Brown 最早对化学信息学的定义，化学信息学就是综合信息资源，将数据（data）转化为信息（information），将信息转化为知识（knowledge），并将它们用于特定药物先导化合物的辨识和优化领域的一门学科。化学信息学方法与传统的化学计量学方法相比，更注重于有用信息的提取和更注重计算速度的提高。为满足信息提取的需要，它大量采用了人工智能领域和信息科学领域的先进方法和工具。

化学信息学和生物学信息学是计算机辅助药物设计的主线。化学信息学主要包括数据库、信息管理软件和软件系统。这都涉及到小分子化学信息的表示以及在计算机中的存储。

1. 小分子化学信息的表示　化学信息学的研究对象是小分子及小分子数据库，因此，其首要任务就是如何在计算机上表示和存储分子信息。化合物系统命名中著名的包括 IUPAC 命名以及 CA 索引名，但它们都不便于计算机内部的编码和存储。在实际工作中，小分子化合物可用分子式、二维的结构式来表示，在计算机中则通常借助于文本来表示小分子化合物的各种信息，包括一维、二维和三维结构及其相关的各种性质及可能存在的反应等。

线性字符串易被计算机存储和处理，因此线性符号表示法（line notation）常用来表示小分子化合物的一维结构。化合物的 IUPAC 命名也可以作为一种线性符号表示的方法，但它不适合计算机的处理。小分子化合物的常用的线性符号表示法主要包括：①SMILES；②SLN；③InChI；④InChI Key；⑤SMARTS等。美国国立健康研究院癌症研究所（NIH/NCI）的 Marc C. Nicklaus 课题组建立了一个线上工具，可用来转换小分子化合物的大部分常用的线性符号。绘制化合物的二维结构的软件主要有 ChemDraw、ISIS/Draw 等，由它们绘制的结构显示的是图，但计算机对其存储时要对其进行编码。

化合物的三维结构表示：在利用连接表表示化合物时，如果在列表中加入描述原子的三维坐标的信息即可表示化合物的三维结构。常用的坐标系统是笛卡尔坐标系，在该系统中，分别用浮点数来表示每个原子的 x、y、z 坐标。另外，还可采用内坐标来描述分子中原子和键的位置。内坐标包括原子之间的相对距离、键角和二面角信息。

2. 常用的分子的存储格式　针对小分子和生物大分子，按化合物的二维或者三维结构表示方法，人们开发出了不同的文件格式来存储和处理分子信息。已有的文件格式目前不下 100 种，并没有统一的标准，但各格式在本质上是大同小异的。常见的分子的存储格式为数并不多，列于表 4-1 中。虽然各软件开发商可能推出了他们自己的文件格式，但目前几乎所有的软件都支持多种文件格式。

表 4 - 1 常用的分子的存储格式

文件格式	扩展名	文件特点
MOE	. moe	为 MOE 软件开发的，可存储单个或者多个小分子、大分子的信息
Mol	. mol	应用最广泛的连接表格式，用于存储单个小分子
Mol2	. mol2	为 Sybyl 软件开发的，可存储单个或者多个小分子、大分子的信息
Maestro	. mae	为 Schrödinger 软件开发的，可存储单个或者多个小分子、大分子的信息
SD	. sdf	多个 mol 格式的合集，用于存储多个小分子的信息
RD	. rdf	含有一个或者多个化学反应的信息
SMILES	. smi	应用最广泛的线性编码文件格式
PDB	. pdb	蛋白质数据文件，主要用于存储蛋白质、核酸等的三维结构信息
CIF	. cif	晶体信息文件格式，主要用于表示有机分子的三维结构

3. 小分子化合物数据库的建立与维护 上节讨论的 sdf 及其他一些文件格式，如果没有硬件空间的限制，理论上这样的文件可以存储无数个小分子的信息。这样的文件可以称之为数据库。在药物设计与药物发现中，利用这些数据库的主要目的是发现具有生物活性的化合物，为进一步开发药物服务。

数据库（database）不单单是数据的积累和叠加，它还具有智能化、大容量和网络化的特点，一般要用到模式识别、模糊数学、数据结构、人工神经网络等技术及其联用。按照内容和应用不同，分为管理型、数值型、文献型等不同的类型。信息数据库由信息管理软件系统进行管理。

小分子化合物数据库可以用 MDL 公司的 ISIS Desktop 2.5 及 Cambridge Soft 公司的 Chem Finder 建立和管理。ISIS Desktop 软件由 ISIS Draw 2.5 和 ISIS Base 2.5 两部分组成，前者用来绘制化学结构式，后者则进行小分子化学数据库的管理。辅助以化学信息管理系统 ISIS/Host，ISIS 提供了各类管理和开发工具，可以管理化学结构、反应、生物活性及结构图谱等多种化学信息，在工业界得到了广泛的应用。

ISIS Base 是一个桌面的化学信息管理系统，可单独使用，也可作为 ISIS/Host 的客户端来使用。通过它可对化学结构及相关的数据进行存储、搜寻和检索等工作，并还可把整个或者检索到的数据输出为 sdf 等文件格式，从而应用于其他药物设计软件。

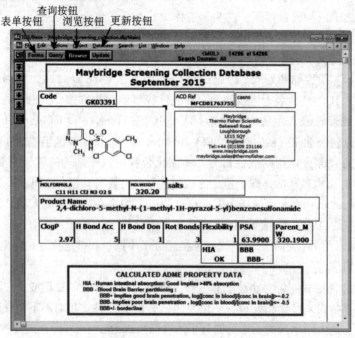

图 4 - 2 ISIS/Base 工作界面

图 4 - 2 以 Maybridge 公司的一个数据库示意了 ISIS/Base 的工作界面。它包含 4 个按钮：①Forms 按钮：即表单按钮，主要用来建立数据库的界面；②Query 按钮，即查询按钮，通过它可进行结构（子结构）查询；③Browse 按钮：对整个数据库或查询得到的子数据库逐个浏览；④Update 按钮：对数据库进行更新操作。需要说明的是，除了利用 Query 按钮，用户还可利用 Search 菜单进行复制信息和结构查询工作。

利用 ISIS/Base，可以手工从零开始建立一个数据库，也可把已有的 sdf 文件或者 rdf 文件导入到一个数据库中。相关操作可查看操作手册或者联机文档。

4. 分子相似性与多样性的分析 药物设计与药物发现的主要目的之一是发现有生物活性的化合物。寻找这类化合物之初，主要侧重于分子的多样性（diversity），即尽可能发现母核（scaffold）不同的化合物；而在对命中化合物进行结构优化时，则侧重相似性（similarity），即在保持母核不变的情况下，对分子进行局部的修改。

化合物结构的相似性决定了药理活性的相关性，比如具有相同骨架的分子往往具有相同的生物活性；但在某些情况下，非常相似的分子会产生相反的生物活性，如吗啡作用于 μ 阿片受体，为激动剂，但若把 N 原子上的甲基换成环丙甲基等，则成了拮抗剂。

分子的相似性与多样性是一个事物的两个方面，它们是化学信息学的一项重要的研究内容，但分子的相似性与多样性存在多种解释。例如，如果两个分子具有相同的分子式，我们可以说这两个分子相似，但实际上这两个分子有可能具有差别很大的化学结构，表现出极为不同的物理化学性质及药理活性。为此，人们发展了分子相似性和多样性的分析方法，这些方法主要通过计算分子的描述符（molecular descriptor），并比较这些描述符来计算分子的相似性或者多样性。描述符是小分子化合物的一种数学表示方法，即把化合物的结构信息用编码来表示。分子描述符具有很多种，大致可分为：①0D，如原子数目、相对分子质量、脂水分配系数（lgP）；②1D，如分子碎片数目；③2D，如拓扑描述符；④3D，如几何描述符、平均分子静电势等。

根据分子的相似性原则，发展了一些非常有用的药物设计方法，如药效团就是在总结某个靶点的配体的化学结构的相似性的基础上发展起来的。也可在小分子数据库中直接搜索与目标分子具有一定相似性的分子，这就是相似性搜寻。另外，生物电子等排、过渡态类似物、me too 药物开发等都是分子相似性在药物设计中确切而有效的应用。

5. 数据库搜索 不同数据库的软件管理系统职能稍有不同，但是绝大多数运用了一些标准的用户菜单，每种均具有特定的功能，比如化学结构式的绘制、化合物及其数据的登录、从数据库检索和综合分析结构与数据、产生报告并输出等。检索时的输入方法很多，最常用的是化学结构式的输入，此外还有其他相关化学信息如化合物登记号、化合物名称、俗名、参考文献、理化性质等。这里主要介绍结构搜索的方法。

化合物结构搜索包括完整结构式搜索、子结构搜索、相似性搜索等，其中：①完整结构式搜索的基本方法是先绘制要搜索的化合物的结构式，由软件自动搜索。子结构搜索是在上述基础上发展起来的，与完整结构式搜索不同的是子结构搜索是把分子中未取代的价键位置看成一个片断（子结构），可以再加上一个或多个子结构特征进行搜索。由于软件的分析能力较强，所以以子结构搜索常常能够获得较为满意的结果。②相似性搜索（similarity search）是一种更新的搜索方式，一般以相似性指数（similarity index）表示一分子与另一分子的相似程度，其值在 0～1 之间，两个分子完全相同时，其值为 1。用户画出一个结构作为相似性的询问条件，由软件对分子的子结构特征或其他性质进行分析。在数据库中进行搜索，找出类似物，再与询问条件进行比较，评出相似性的大小。该法是发现先导化合物的一个可靠和有效的方法。③3D 几何搜索是用户提出的询问条件包括相应的几何特征，如点、线、面、角度等，同时，这些几何因素中因加入相应的几何限制，包括距离（如两原子间距离或某原子与某孤对电子间的距离等）、角度（如任意三原子组成的角度）、二面角（如任意四个原子组成的二面角）、特定的 3D 体积（由3D 模型中假想原子和实际原子之间的距离得到）等。药效团搜索属于 3D 几何搜索范畴，主要根据药效团模型或者受体的结合部位来鉴别可能的生物活性分子：首先根据分子的形状、电子分布和其他 3D 药效基团性质询问；再从 3D 数据库中搜寻与已知的大分子受体可能结合的配基结构；根据一个具有生物活性的药物的结构或另一个药物的三维药效基团模型来鉴别以及应用 3D 子结构来自动装拼出一个新的结构。

6. 小分子数据库示例 有很多与药物设计相关的小分子数据库，这里仅举几个常用的例证。包括 DrugBank 数据库、ChEMBL 化学药物库和 BindingDB 化学药物库等。

（1）DrugBank 数据库 DrugBank（www. drugbank. ca）由加拿大 University of Alberta 建立和维护，包含了大约 9600 种药物信息，包括超过 2037 个 FDA 批准的小分子药物和 241 个生物技术药物，以及超过 6000 个试验性药物。此外，超过 4300 个蛋白质和药物靶序列链接到这些药物条目。每个收录的药物包含超过 200 条数据项，其中大约一半为药物或者化学信息，另一半为药物靶标及蛋白的信息。最新版本的 DrugBank 还包括药物作用通路、药物运输数据、药物代谢数据、药物基因组学数据、逆向药物反应数据、ADME/T（吸收、分布、代谢、排泄、毒理学）数据、药物动力学数据、计算的属性数据和化学分类数据、参考文献等。DrugBank 已经被广泛用于促进模拟药物靶点发现、药物设计、药物对接或筛选、药物代谢预测、药物相互作用预测和普通药学教育。DrugBank 包含了简单方便的检索工具，可利用化学结构、分子式、药物类名称和类型等进行检索。检索结果可下载。

【案例 4 - 1】泽布替尼（zanubrutinib）是中国研发的第一款被美国 FDA 批准上市的药物，用于治疗成人套细胞淋巴瘤。在 DrugBank 首页的搜索栏输入药名 "zanubrutinib"，即可以得到如图 4 - 3 所示的搜索结果。用户可以单击左边栏的菜单，浏览更多该药物的信息，包括药效学、药物 - 药物相互作用、临床试验、参考文献等。

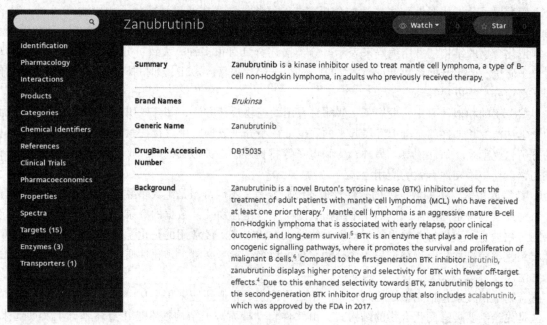

图 4 - 3　泽布替尼在 DrugBank 上的搜索结果

（2）ChEMBL 化学药物库 ChEMBL 数据库（www. ebi. ac. uk/chembl）是欧洲生物信息研究所开发的一个在线的免费的活性小分子数据库，它从大量文献中收集了各种靶点及化合物的生物活性数据。目前，ChEMBL 共收集了 1.4 万个靶点，210.0 万个化合物，共有 140 万条生物活性信息。通过 ChEMBL，可快速查询到某个靶点目前已报道的化合物及其活性信息，也可以查询某个化合物在哪些靶点做过的生物活性测试及其数据。通过 ChEMBL，用户可以节省大量查阅文献和收集化合物数据的时间，快速获取准确的化合物及其生物学数据，进一步加速药物设计和药物开发的速度。

【案例 4 - 2】泽布替尼的靶点是 Bruton's Tyrosine Kinase，我们想了解该靶点的抑制剂信息，在 ChEM-BL 网页上面的搜索栏输入 "Bruton's Tyrosine Kinase"，或者其简称 "BTK"，就可以得到该靶点的抑制剂信息，其中就包括泽布替尼，如图 4 - 4 所示。除此之外，我们还可以在搜索结果页面上通过 "Documents"等标签查阅文献和其他的信息。

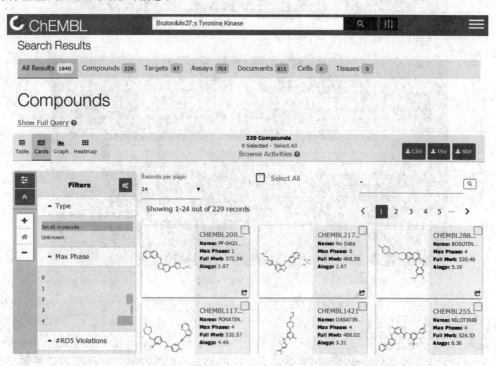

图 4 -4　Bruton's Tyrosine Kinase 在 ChEMBL 上的搜索结果

　　（3）BindingDB 化学药物库　BindingDB 数据库（www. bindingdb. org）是一个收集药物靶点蛋白质和类药小分子之间相互作用亲和力的数据库，使研究者更容易通过网络获取相关分子的非共价结合数据，从而促进药物研发和结合预测模型的构建。BindingDB 的数据来自相关文献、专利信息、PubChem BioAssays 数据和 ChEMBL 记录数据。BindingDB 同时提供通路信息、化合物 ZINC 编号以及其他信息，并支持各类数据的下载。

　　【案例4-3】我们想了解泽布替尼对其靶点是 Bruton's tyrosine kinase 相互作用亲和力的信息，在 BindingDB 网页上的"Simple Search"栏输入"zanubrutinib"。结果显示 2019 年发表在 J Med Chem 的一篇文献报道了该化合物。单击该文献，出现一个列表，可在其中查阅到 zanubrutinib 对 BTK 的 IC_{50} 为 0. 30nmol。

　　（4）PubChem 数据库　PubChem 数据库是美国国立健康研究院（NIH）美国国家生物技术信息中心（NCBI）在 2004 年开始建立的一个旨在促进公众使用小分子数据库，进而开发小分子技术，以便更为深入地理解与健康和疾病相关的基因、细胞及有机体的功能。PubChem 主要提供小分子化合物的生物活性等方面的信息，免费向公众开放，其使用界面如图 4 -5 所示。PubChem 与 NIH 同样免费的公共生物医学文献数据库（PubMed）和 NCBI 其他数据库链接。

　　PubChem 包括3 个不断增长的子数据库：①化合物数据库（PubChem Compound）。该数据库收集纯的已知的化合物信息。截止 2020 年 11 月 5 日，其包含有 1. 11 亿个化合物及其生物学性质。可通过多种方式如名称、化学结构式、分子量等进行检索。②物质数据库（PubChem Substance）。该数据库收集化合物、提取物信息，包含有 2. 93 亿个物质的记录。③生物检测数据库（PubChem BioAssay）。该数据库包含对 PubChem Substance 所包含化学物质的生物活性测试，其包含有 125 万个生物活性测试的记录。

　　药物设计工作者可下载 PubChem 化合物数据库相关数据，用于虚拟筛选，寻找可能的有活性的化合物。

　　（5）SciFinder Scholar 数据库　SciFinder Scholar 是美国化学学会（ACS）旗下的化学文摘服务社 CAS（Chemical Abstract Service）所出版的化学资料电子数据库学术版。其中的 CAPLUS 是 Chemical Abstract（化学文摘）的网络版，它是全世界最大、最全面的化学和科学信息数据库。可以在 Internet 上直接查看

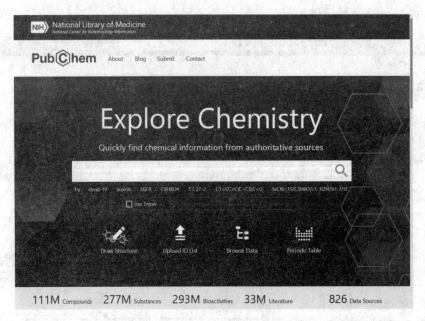

图 4-5 PubChem 数据库的使用界面

Chemical Abstract 自 1907 年以来的所有期刊文献和专利摘要，以及众多的化学物质记录和 CAS 注册号。SciFinder Scholar 可访问的蛋白质和核酸信息远多于任何可公开获得的资源。它涵盖的学科包括化学、化学工程、普通化学、物理、生物学、生命科学、医学、聚合体学、材料学、地质学、食品科学和农学等诸多领域。到目前为止，SciFinder 已收文献量占全世界化学化工总文献量的 98%。另外，它还有分子式、反应式和结构式（包括子结构）检索、核酸和蛋白质序列检索等多种功能。它超越了一般检索工具的范畴，而成为研发人员不可或缺的工具。

SciFinder Scholar 包含以下子数据库：①Reference Databases（文献数据库）。包含来自 150 多个国家、9000 多种期刊的文献，覆盖 1907 年到现在的所有文献以及部分 1907 年以前的文献，包括有期刊、专利、会议录、论文、技术报告、书等，涵盖化学、生化、化学工程以及相关学科，还有尚未完全编目收录的最新文献。②Structure Database（结构数据库）。涵盖从 1957 年到现在的特定的化学物质，包括有机化合物、生物序列、配位化合物、聚合物、合金、无机物等。③Reaction Database（反应数据库）。包括从 1907 年到现在已报道的单步或多步反应信息。④Commercial Sources Database（商业来源数据库）。包含商业化学品的来源信息。⑤Regulatory Database（管制数据库）。包含 1979 年到现在的管制化学品的信息，包括物质的特征、详细目录、来源以及许可信息等。

二、生物信息学

1. 生物信息学基础知识　生物信息学（bioinformatics）是随着生命科学和计算机科学的迅猛发展，生命科学和计算机科学相结合形成的一门新学科，它是应用信息科学的方法和技术，研究生物体系和生物过程中信息的存贮、信息的内涵和信息的传递，研究和分析生物体细胞、组织、器官的生理、病理、药理过程中的各种生物信息的一门学科，也可以说是生命科学中的信息科学。研究生物信息的采集、处理、存储、传播、分析和解释等各方面的学科。它综合利用生物学、计算机科学和信息技术通过对生物学实验数据的获取、加工、存储、检索与分析，揭示大量而复杂的生物数据所含有的生物学奥秘。一般提到的生物信息学应该称为分子生物信息学（molecular bioinformatics），指的是应用信息科学的理论、方法和技术，管理、分析和利用生物分子数据。通过收集、组织、管理生物分子数据，使研究人员能够迅速地获得和方便地使用相关信息；通过处理、分析、挖掘生物分子数据，得到深层次的生物学知识，加深对生物世界的认识；有人认为，生物信息学就是一种处理分子生物学及其实际应用的信息管理系统。是以计算机、网络为工具，采用数学和信息科学的理论、方法和技术去研究生物大分子。

生物信息学是在基因组研究的基础上产生的，是分子生物学与信息技术（尤其是因特网技术）的结合体。生物信息学的研究材料和结果就是各种各样的生物学数据，它是以计算机和生物电子设备为工具，对生物信息进行提取、储存、加工和分析，用信息理论技术及生物数学的方法去理解和阐述生物大分子的存在和生命价值，最终对它们进行各种处理与应用。生物信息学主要研究生命中物质的组成、进化、结构与功能的规律以及这些物质在生命体中能量和信息的交换或传递。通过这些处理和应用，不仅能理解已有的核酸和蛋白质序列及其功能，而且能更好地着手研究新的基因和蛋白序列及其功能。为医药卫生、农业及相关产业的发展提供基础数据。

生物信息学的研究重点主要落实在核酸和蛋白质两个方面，包括它们的序列、结构和功能。生物信息学以基因组 DNA 序列信息分析作为出发点，破译遗传语言，认识遗传信息的组织规律，辨别隐藏在 DNA 序列中的基因，掌握基因调控信息，在获得了蛋白质编码区的信息之后进行蛋白质空间结构模拟和预测，依据蛋白质结构和功能的关系进行药物分子设计。当前，基因组信息学、蛋白质的结构模拟以及药物设计有机地连接在一起，是生物信息学的三个重要组成部分。

在药物研发过程中，生物信息学方法对于靶点相关数据的存储、分析和处理，以及如何有效地发现和验证新的药物靶点，发挥了重要的作用。人类基因组工程的目的之一是要了解人体内约 10 万种蛋白质的结构、功能、相互作用以及与各种人类疾病之间的关系，寻求各种治疗和预防方法，包括药物治疗。基于生物大分子结构及小分子结构的药物设计是生物信息学中的极为重要的研究领域。

药物创新既体现在针对现有靶标发现新结构类型活性化合物，即所谓的化合物创新，更重要的是药物靶标的创新。如何综合运用生物信息学、分子生物学、疾病发病学和药理学等学科发现和确证药物作用新靶标是新药发现目前面临的重要挑战。

序列分析是生物信息学的重要应用内容之一，包括核酸序列和蛋白序列分析，它们的分析方法是相似的。核酸序列分析是指从基因组序列中获取信息；蛋白序列分析（sequence analysis）是通过对蛋白质的一级氨基酸序列进行分析，从而推测该蛋白的某些结构和功能特性。蛋白序列分析很大一部分工作是对同源蛋白序列进行比较分析，从而得到不同蛋白质之间序列的相关性，达到推测蛋白质功能与预测其三维结构的目的。

2. 生物信息学相关数据库 生物信息学需要频繁地使用各类数据库。目前，已有多个与疾病相关的数据库资源可供科学家使用，基于生物网络特征、多基因芯片、蛋白质组、代谢组数据等建立了多种生物信息学方法以发现潜在的药物靶标，并预测靶标的成药性和药物副作用。

一些数据库存储了与疾病相关的基因信息。例如，OMIM（Online Mendelian Inheritance in Man, http：//www. ncbi. nlm. nih. gov/omim/）、LocusLink 和 The Human Gene Mutation 等数据库存储了与人类疾病相关的基因以及基因敲除时的异常情况。如果需要了解某个基因与疾病的相关性时，可通过数据库直接查询二者的关系，如果该基因与疾病的关系未知，可以尝试将基因在染色体上的位置与疾病进行对应比对分析。表 4-2 列出了部分与药物设计与药物发现密切相关的数据库。

表 4-2　部分与药物设计与药物发现密切相关的数据库

名称	网络访问地址	数据库的用途
Entrez	http：//www. ncbi. nlm. nih. gov/Entrez	NCBI 各类数据库的总入口
PubMed	http：//www. ncbi. nlm. nih. gov/pubmed/	生物医学文献数据库
GenBank	http：//www. ncbi. nlm. nih. gov/genbank	核酸序列数据库
UniProtKB	http：//www. uniprot. org	蛋白序列数据库
SWISS-PROT	http：//www. expasy. org/sprot	蛋白序列数据库
EMBL ENA	http：//www. ebi. ac. uk/ena	核酸序列数据库
PubChem	http：//pubchem. ncbi. nlm. nih. gov	化合物、物质和生物检测数据库
Ligand Expo	http：//ligand-expo. rcsb. org	PDB 数据库中包含的配体小分子
PDB	http：//www. pdb. org	蛋白质三维结构数据库

续表

名称	网络访问地址	数据库的用途
SCOP	http：//scop. mrc－lmb. cam. ac. uk/scop	蛋白质结构分类数据库
BindingDB	http：//www. bindingdb. org	活性化合物及其靶标数据库
Relibase	http：//www. ccdc. cam. ac. uk/free_ services/relibase_ free	PDB 数据库结构的浏览和搜索
ChEMBLdb	https：//www. ebi. ac. uk/chembl	活性化合物及其靶标数据库
HMDB	http：//www. hmdb. ca	小分子药物在人体的代谢数据库
TTD	http：//xin. cz3. nus. edu. sg/group/ttd/ttd. asp	药物靶点及相关药物数据库
PDBbind－CN	http：//www. pdbbind－cn. org	小分子配体－蛋白及其生物活性

3. Entrez 检索系统 Entrez 由美国国家生物技术信息中心建立和维护，是储存和分析关于分子生物学、生物化学和遗传学知识的自动化系统。它允许用户从 NCBI 整合的多个数据库中同时检索文献题录和分子生物学数据。这些数据库包含：①PubMed，生物医学文献数据库；②）Nucleotide，核酸序列数据库，包括 GenBank、RefSeq 和 PDB 中的序列数据；③Protein sequence database，蛋白质序列数据库，包括来自 SwissProt、PIR、PRF、PDB 以及自 GenBank 和 RefSeq 解码转译的数据；④Structure，大分子三维结构数据库；⑤Genome，完整的基因组数据；⑥PopSet，人口研究数据集，指已搜集到的分析人类进化关联的 DNA 序列集；⑦OMIM，人类孟德尔遗传数据库；⑧Taxonomy，GenBank 中的物种分类学数据库；⑨SNP，单核苷酸多肽性数据库等（图 4－6，图 4－7）。

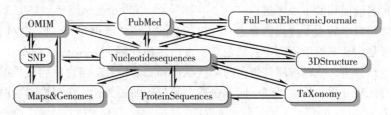

图 4－6 Entrez 数据库系统结构图

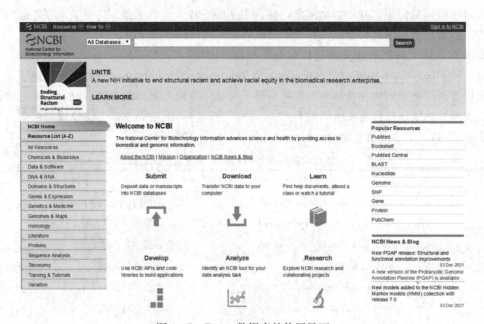

图 4－7 Entrez 数据库的使用界面

PubMed 是 NCBI Entrez 数据库查询系统中的一个免费的搜寻引擎，提供 1948 年至今的生物医学方面的论文搜寻以及摘要，是国际上公认的最具权威的免费的生物医学文献检索系统。其核心主题为医学，但亦包括其他与医学相关的领域，如药学方面的文献。在 PubMed 检索得到的文献中大约三分之一的文献可免费下载。

4. RCSB Protein Data Bank 数据库　基于结构的药物设计中不可缺少的是靶点受体的三维结构。蛋白质结构数据库（Protein Data Bank，简称 PDB），由美国结构生物学合作研究协会管理，收集通过 X 射线单晶衍射、核磁共振、电子衍射等实验手段确定的蛋白质、多糖、核酸、病毒等生物大分子的三维结构数据库。截止 2021 年 3 月 11 日，PDB 数据库包含 175508 个大分子的三维结构。PDB 数据库的搜索界面如图 4 - 8 所示。

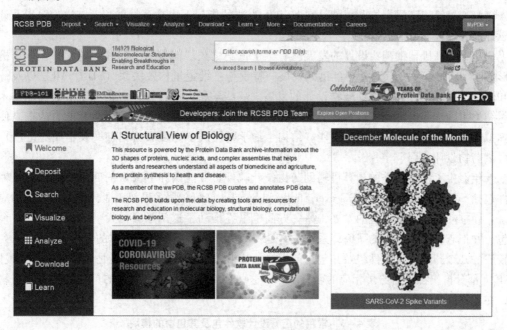

图 4 - 8　PDB 数据库的使用界面

PDB 数据库以文本文件的方式存放数据，每个大分子被授予一个由 4 个字符组成的 PDB 代码，各用一个独立的文件表示。除了原子坐标外，还包括物种来源、化合物名称、结构递交时间以及有关文献等基本注释信息。利用包括 UCSF Chimera、VMD、PyMOL 等分子图像软件可显示、分析和处理大分子的结构。

PDB 数据库允许用户用各种方式以及布尔逻辑组合进行检索。得到想要的结果后，就可以下载所需的文件，经处理后，就可以应用于药物设计，比如分子对接，或者虚拟筛选。

【案例 4 - 4】我们想获得抗 2 型糖尿病药物罗格列酮与其靶点过氧化物酶体增殖剂激活受体 γ（peroxisome proliferators – activated receptor γ，PPARγ）的三维结构，如果我们知道其 PDB 代码如 1FM6，可在搜索框中输入这个代码；也可输入 PPAR gamma，或者其英文全称；或输入罗格列酮的英文名称 rosiglitazone。然后在检索结果中选择需要的文件下载即可。

第二节　计算机辅助药物设计概述

一、计算机辅助药物设计的发展

计算机辅助药物设计（computer aided drug design，CADD），是以计算机化学为基础，以计算机为载体，综合运用物理、化学和生物学等学科的基本原理和（统计）数学知识，对药物研发的各个阶段进行辅助解释、预测和设计。该学科的最终目的在于通过计算机的模拟、计算和预测药物与受体生物大分子之间的关系，发现、设计和优化先导化合物。

1962 年，Corwin Hansch 在 *Nature* 杂志发表了 Hansch 方程。该方程以生理活性物质的半数有效量作为活性参数，以分子的电性参数、立体参数和疏水参数作为线性回归分析的变量。1964 年，Spencer M. Free 和 James W. Wilson 提出了 Free – Wilson 方法，该方法认为分子的生物活性除了同一系列分子共有的骨架的贡献外，主要是由各个分子各取代基的活性加和而成。1966 年，Cyrus Leuinthal 发表了第一篇关于"计算机辅助分子图形"的研究论文。Hansch 方程和 Free – Wilson 方法的确立及在药物化学中的成功应用，如诺氟沙星等喹诺酮类抗菌药就是在 Hansch 方法的指导下成功开发的，意味着 QSAR 及计算机辅助药物设计的开端。

迄今为止，计算机辅助药物设计的发展已有半个世纪之久。但作为一门独立的学科，计算机辅助药物设计形成于 20 世纪 80 年代，并得到迅猛发展。特别是三维定量构效关系（3D QSAR）以及分子对接的出现和应用，推动了计算机辅助药物设计的发展。一些学科，如计算机、信息学及数据库技术、分子生物学、结构生物学等也加速了该学科的发展。例如，计算机集群大规模并行运算能力的提高使得在短时间内虚拟筛选数百万个化合物成为可能。结构生物学则提供了许多成药靶点（及不成药靶点）的三维结构，可供药物设计使用。

近二十年诞生了许多优秀的计算机辅助药物设计软件。目前国际上公认的四大商业计算机辅助药物设计软件包括 Schrodinger、MOE、Discover Studio 和 Sybyl，它们在学术界及工业界得到了广泛的应用和普及，这一方面推动了这些软件包的发展，另一方面也最终推动了这门学科的发展。熟练掌握一个药物设计软件包，并把它应用到具体的研究体系中去，是一个药物设计工作者最基本的要求。表 4 – 4 列出了目前应用较广的几个药物设计软件包及其包含的模块，其中的 OpenEye 对学术界是免费的。需要说明的是，MOE 对其大部分模块都没有给予相应的名称。除了这些软件包外，还有大量的单独的优秀的药物设计应用程序，在此不一一详细介绍。

表 4 – 3　常用的药物设计软件包及其包含的模块

名称/开发公司	模块
Discovery Studio（DS）/ Accelrys Inc. （http://accelrys.com/）	①Biopolymer：生物大分子构建；②Catalyst：药效团模型；③CHARMM：分子动力学；④LigandFit：分子对接；⑤LibDock：分子对接；⑥LUDI：全新药物设计；⑦Modeller：蛋白质结构模拟；⑧QSAR：QSAR 模型；⑨TOPKAT：ADME/T 性质预测；⑩VAMP：半经验量化计算；⑪ZDOCK 和 RDOCK：蛋白 – 蛋白对接
ICM/ olsoft LLC （http://www.molsoft.com/）	①ICM Browser Pro：图像界面及可视化；②ICM Homology：同源模建；③ICM Pro：小分子对接、蛋白 – 蛋白对接、蛋白结构预测；④ICM Chemist：小分子数据库、结构搜索、药效团模型、QSAR 模型；⑤ICM VLS：虚拟筛选
LeadIT/ BioSolveIT GmbH （http://www.biosolveit.de/）	①FlexX：小分子对接；②FlexX – Pharm：药效团限制对接；③FlexX – Ensemble：柔性蛋白对接；④FlexS：小分子三维结构重叠；⑤FTrees：相似性搜索；⑥CoLibri：分子碎片构建；⑦ReCore：活性位点骨架跃迁；⑧FlexNovo：基于碎片的药物设计
MOE/Chemical Computing Group （CCG, http://www.chemcomp.com/）	①基于结构的药物设计：骨架取代、小分子对接、多片段搜索、配体优化（LigX）；②药效团发现；③化学信息学与 QSAR；④蛋白与抗体模拟；⑤构想搜索、分析与归类
OpenEye/OpenEye Scientific Software Inc. （http://www.eyesopen.com/）	①BROOD：生物等电体搜索；②EON：静电势比较；③FILTER：分子过滤与选择；④FRED：小分子对接；⑤OMEGA：3D 构象构建；⑥QUACPAC：互变异构体列举；⑦ROCS：形状相似性搜索；⑧SZYBKI：原位结构优化；⑨VIDA：可视化图形界面

续表

名称/开发公司	模块
Schrödinger /Schrödinger Inc. （http：//www. schrodinger. com/）	①Canvas：化学信息学；②CombiGlide：组合化学技术；③ConfGen：生物活性构象构建；④Core Hopping：新骨架发现；⑤Desmond：分子动力学；⑥Epik：pK_a及互变异构体预测；⑦Glide：分子对接；⑧Impact：分子力学与动力学；⑨Jaguar：量子力学；⑩KNIME extensions：分子模拟流程化；⑪Liaison：相对结合能预测；⑫LigPrep：小分子3D结构构建；⑬MacroModel：多用途的力场分子模拟程序，如结构能量最小化、构象搜索；⑭MOPAC：半经验量化计算；⑮MCPRO +：Monte Carlo 模拟；⑯Phase：药效团模型；⑰Prime：蛋白质同源模建；⑱PrimeX：蛋白晶体结构优化；⑲QikProp：ADME/T 预测；⑳QSite：QM/MM 计算；㉑SiteMap：蛋白结合位点预测与分析；㉒Strike：QSAR
SYBYL/Tripos Inc. （http：//www. tripos. com/）	①Biopolymer：生物大分子构建；②CombiLibMaker：虚拟组合化学库构建；③Concord：小分子3D结构构建；④Confort：构象搜索；⑤DISCOtech：药效团模型；⑥Distill：QSAR；⑦DiverseSolutions：小分子数据库的设计、比较与选择；⑧GALA-HAD：药效团认知与小分子三维结构重叠；⑨GASP：药效团构建；⑩Legion：虚拟组合化学库构建；⑪RACHEL：先导化合物的优化；⑫Selector：化合物数据库；⑬Surflex – Dock：分子对接与虚拟筛选；⑭Tuplets：药效团虚拟筛选；⑮UNITY：三维数据库搜索

新药研发是个异常耗时、耗钱和劳动力密集型的工作。在美国开发一个原创新药，从靶点发现到成功上市销售，大概要耗资10亿美元，经历10年时间。计算机辅助药物设计技术对新药整个研发过程都有辅助作用，能在很大程度上降低研发费用，缩短研发年限。据估计，针对一个新靶点，需筛选10万个以上的化合物，其命中率在0.01% ~ 0.1%之间，而通过计算机辅助药物设计，可使命中率大幅度提高到。多个上市药物，如卡托普利（captopril）、沙奎那韦（saquinavir）、扎那米韦（zanamivir）、诺氟沙星（norfloxacin）等均是在成功应用了各种CADD技术的基础上发展起来的。

二、计算机辅助药物设计的基本理论与方法

（一）计算机辅助药物设计的数理基础

同其他自然科学一样，计算机辅助药物设计的基础理论也是建立在数学和物理这两门最基础的学科之上。除了常规的数学知识外，计算机辅助药物设计的多个核心技术大量运用统计数学和蒙特卡洛算法，尤其是定量构效关系（QSAR）研究中，各种统计数学方法的引入让QSAR技术从诞生至今仍受到广泛的重视。而在小分子构象优化等问题上，蒙特卡洛算法一直是讨论的热点。计算机辅助药物设计所基于的理论计算基础主要包括量子力学、分子力学和分子动力学。

1. 量子力学 量子力学（Quantum mechanics，QM）是研究微观粒子各种属性的物理方法；主要的计算方法包括从头计算法和半经验量子力学计算法（如AM1、PM3和MNDO）和计算量较低的线性密度泛函法（Density Functional Theory，DFT）等。统计力学（Statistical Mechanics）则是将粒子们的微观属性同它的宏观表现关联起来的物理方法。

量子力学可以求出一系列药物分子的各种参数，并得出与生物活性相关的参数，如最高占据轨道能量（HOMO）和最低空轨道能量（HUMO）等，并由此得出有关受体的结构、构象、反应性等方面的具体信息。

2. 分子力学 分子力学（molecular mechanics，MM，又称力场方法 force field method）是基于经典力学的一种计算分子的平衡结构和能量的方法。该法将分子的能量可以近似看作构成分子的各个原子的空间坐标的函数，描述这种分子能量和分子结构之间关系的就是分子力场函数，而分子力场函数来自实验结果的经验公式。

分子力场又被称为势函数，一般的分子力场势函数由分子内成键作用和分子间成键作用两个部分组成。其中描述分子内成键作用的项包括：①键伸缩能，构成分子的各个化学键在键轴方向上的伸缩运动所引起的能量变化；②键角弯曲，键角变化引起的分子能量变化；③二面角扭曲能，单键旋转引起分

子骨架扭曲所产生的能量变化；④交叉能量项，上述作用之间耦合引起的能量变化。描述分子间作用的项，主要是非键相互作用：包括范德华力、静电相互作用等与能量有关的非键相互作用。在药物研究中，受体结构已知时，分子力学方法可用来计算药物和受体结合的能量，受体结构未知时，可以通过确定药物分子的药效构象来反应与药效基团相互作用的受体结构的特征。

药物设计及计算生物学常用的分子力场有 AMBER、CHARMM、GROMOS、OPLS、MMFF94 等，可分别应用于大分子、小分子体系。研究者在进行分子模拟时，需根据具体情况选择合适的分子力场。例如，MMFF94 是 MOE 的缺省力场，但在进行蛋白质结构预测时需要选择更适合蛋白质的 AMBER 力场。

分子力场方法的使用使得大分子体系的研究得到了迅速发展，分子力场方法的计算量相对量子力学方法而言要小数十倍，而且在适当的精度内，分子力场方法得出的结果与量子力学计算结果相差无几。但分子力场方法不适用于研究分子中键的生成或断裂以及非常温体系的情况。为了兼顾小分子与大分子相互作用界面的精度和计算量，可通过联合使用量子力学和分子力学，形成所谓的 QM/MM 方法。

3. 分子动力学　分子动力学（Molecular Dynamics，MD）是基于经典力学的一种分子模拟方法，与分子力学不同的是分子动力学考虑的是随时间变化的分子的状态、行为和过程；该方法模拟分子运动的过程，它按照分子瞬时的运动状态，求解每一个原子的牛顿运动方程和每一原子的位置和速度，并从这一运动轨迹中计算得到各种性质。相对而言，如果能够正确地选取分子体系的力场函数形式及其参数，分子动力学就可成为解析分子运动性质的强大工具。尤其在研究体系的具体的运动轨迹等时间演化特征的情况下，只能采用分子动力学方法。

计算机辅助药物设计各类方法就是综合运用上述数学和物理基本方法。不同软件或算法只是根据效率和体系的具体情况，对以上讨论的各种方法进行了适当的优化、简化和整合。

（二）计算化学中的智能优化方法

构象空间优化方法需要具有全局优化性能，通用性强，并能够适合并行处理，可在一定时间内找到最优解或者近似最优解，常用的算法包括遗传算法、蒙特卡洛法、模拟退火法等。

1. 蒙特卡洛法　蒙特卡洛方法（Monet Carlo Method），也称统计模拟方法，是 20 世纪 40 年代中期提出的一种以概率统计理论为指导的数值计算方法。蒙特卡罗方法是一种统计抽样方法，是使用随机数（或更常见的伪随机数）来解决很多计算问题的方法，就像掷筛子一样，依据随机产生的数字来作出决定。蒙特卡洛法的基本思路是在求解的空间中随机采样并计算目标函数，以在足够多的采样点中找到一个较高质量的最优解作为最终解。但事实上不可能无限地求解空采样点，因此利用体系倾向于能量较低的稳定状态的性质，采取重要性采样的方法。在分子动力学计算全局优化低能构象时，以经验势函数随机抽样，不断获取体系构象，使其逐渐趋于热力学平衡。例如使用蒙特·卡罗方法进行分子模拟计算时先使用随机产生一个分子构型，对此分子构型的粒子坐标做无规则的改变，产生一个新的分子构型并计算新的分子构型的能量，与原构型相比，若新的构型能量低于原构型的能量则接受新的构型，并重复再做下一次迭代。若能量高于原构型，则通过计算玻尔兹曼因子，确定是放弃还是接受这个构型，并进行下一次迭代。如此进行迭代计算，直至最后搜索出低于所给能量条件的分子构型。该法的优点在于程序结构简单，适应性强，特别适合求解多维问题。问题是要想得到较精确的结果必须通过大量采样才能得到，因此需要相对较长的计算时间，求解精度也不高。

2. 模拟退火法　模拟退火法（simulated annealing algorithm，SAA）是在 1983 年提出的一种通用概率演算法，用来在一个大的搜寻空间内找寻命题的最优解，是模拟固体退火的过程而求解组合优化的一种算法。模拟退火来自于冶金学的退火，是将固体材料加热熔化，然后非常缓慢地冷却的过程，缓慢冷却的目的是为了凝固成规则的处于最稳态的晶体状态，而快速冷却往往容易得到处于亚稳态的脆性固体。由于晶体的形成为热力学过程，固体在高温熔化时，粒子做强烈的热运动，系统处于无序的均匀状态，随着温度的降低粒子间渐趋有序，系统自由能随之降低，形成规则的晶格。

模拟退火法用于分子动力学计算时，可有效地求得分子的全局优势构象。其过程为：先使体系升温，在高温下进行分子动力学模拟，使分子体系有足够的能量，克服柔性分子的各种旋转能垒和顺反异构能垒，搜寻全部构象空间，在构象空间中选出一些能量相对较小的构象；然后逐渐降温，再进行分子动力学模拟，此时较高的能垒已无法越过，在极小化后去除能量较大的构象，最后可以得到相应的能量最小的优势构象。模拟退火法的优点在于它能够翻越通常分子动力学条件下不能翻越的能垒；取舍构象时既考虑能量下降的变化，同时也接受部分能量上升的变化，因而能寻找到能量最低点。此外该算法不依赖于起始构象，消除了人为的偏差。模拟退火算法是一种随机算法，并不一定能找到全局的最优解，可以比较快地找到问题的近似最优解。如果参数设置得当，模拟退火算法搜索效率比穷举法要高。

3. 遗传算法 遗传算法（genetic algorithm，GA）是一种基于自然选择和基因遗传学原理的优化仿生算法，作为一种快捷、简便、容错性强的随机优化搜索算法。遗传算法不需要对象的特定知识，也不需要对象的搜索空间是连续的，具有全局寻优能力，在优化过程中显示出明显的优势：① 搜索过程不直接作用在变量上，而是作用在参数集进行编码的个体上，其对象是一组解而不是单个解，此编码操作使得遗传算法可直接对结构对象（集合、序列、矩阵、树、图、链和表）进行操作，具有良好的并行性；② 采用概率变迁的规则来指导搜索方向，而不采用确定性搜索规则，不需要对目标函数信息有完整的了解，通用性强；③ 实施的选择机制为"软"选择，对搜索空间没有任何特殊的要求，只利用适应性信息，不需要导入数等其他辅助信息，适用范围更广；④ 搜索过程是从一组迭代到另一组，具有灵活的编码方式，采用同时处理群体中多个个体的方法，将目标函数直接解释为个体的适应值，降低了陷入局部优化的可能性，并易于优化。本算法简单、直观，具有良好的可操作性。

（三）计算机辅助药物设计的基本方法

药物小分子通常要与其靶点受体结合后才能发挥其药效，因此，计算机辅助药物设计的核心内容是研究小分子配体与其靶点蛋白的相互作用。在靶点三维结构已知或者不已知的情况下，发展了多种计算机辅助药物设计方法。总的来说，如果靶点三维结构已知，或者可通过模拟的方法建立靶点的三维结构的模型，这时就可以采用直接药物设计（direct drug design），该方法又被称为基于靶点的药物设计；如果受体靶点的结构未知，则可采用间接药物设计（indirect drug design）。

常用的计算机辅助药物设计的基本方法列于表 4 - 4 中。本章主要介绍的是基于靶点三维结构的先导化合物的具体方法，而间接药物设计的内容将在第五章中进行详细介绍。

表 4 - 4 常用的计算机辅助药物设计的基本方法

分类	类型	具体方法
直接药物设计	全新药物设计	模板定位法、原子生长法、分子碎片法、动力学算法
	基于靶点结构的三维结构搜索（分子对接）	
	基于分子碎片的药物设计	
间接药物设计	3D - QSAR	比较分子场分析法 CoMFA、3D - QSAR、分子形状分析 MSA、假想受点点阵 HASL 等
	药效团模型法	活性类似物法、药效团模型法、距离几何法（DG）
	基于药效团模型或 3D - QSAR 的三维结构搜索	

第三节 基于靶点结构的药物设计

一、基于靶点结构的药物设计的基本原理

药物靶标是指存在于组织细胞内与疾病的产生和发展起关键作用的特定分子。与药物小分子结合的靶标 98% 以上属于蛋白质，包括受体、酶等。小分子配体必须具备一定的化学特性，才能与药物靶标识别，并表现出亲和力，从而与靶标结合，达到调控人体某个生理过程的目的。一般来说，靶标的活性位点在受体靶标分子中只占比较小的一部分。

配体与靶点的相互作用首先是通过静电作用、氢键作用、疏水作用、范德华作用等非键作用相互识别（分子识别过程），然后彼此通过空间匹配、电性匹配和能量匹配相互结合形成分子复合物。大多数药物都是通过这些分子间的作用与其靶点识别并作用的，只有少部分药物，如阿司匹林、β - 内酰胺类抗生素是与其作用靶点形成共价键。

基于靶点结构的药物设计（target based drug design，或者 structure based drug design，SBDD），又称作直接药物设计，是在靶点三维结构明确的情况下，根据受体结合位点的性质和形状要求设计小分子配体。其理论基础是受体结合位点和配体之间的互补性，包括空间匹配、电性匹配和能量互补等。

基于靶点结构的药物设计的方法主要包括分子对接、基于结构的虚拟筛选和全新药物设计，一般是先通过这些方法找到有药理活性的命中化合物（hits），然后对其结构进行优化，最终得到候选药物分子，其基本流程如图 4-9 所示。

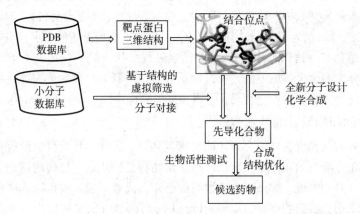

图 4-9　基于靶点结构的药物设计的基本流程

二、分子对接

1. 分子对接的基础　分子对接（molecular docking）是目前被广泛使用的基于结构的药物设计的一种重要方法，该法依据配体与生物大分子靶点作用的"锁-钥原理"，从整体上考虑配体与靶点的结合效果，将配体分子放在靶点活性位点的位置，按照空间互补、能量互补以及化学环境互补的原则，模拟两者之间的相互识别、相互作用形成复合物途径，预测两者间的结合模式、亲和力及复合物结构，发现两者之间的最佳结合模式，找出能与靶点最佳结合的化合物的操作过程。通过分子对接，可以预测两者间的结合模式和亲和力，因此可以进行药物的虚拟筛选，即利用分子对接的方式从一个数据库中，根据对接的构象和打分，筛选得到可能的活性化合物。也可以用来解释药靶之间的作用机制，并在得到作用模式的基础上指导化合物结构改造。

课堂互动

　　简要说明受体与配基作用的"锁-钥原理"（lock and key principle）的要点，简述"诱导契合学说"（induced fitting theory）的要点。指出两个学说间的异同及对药物设计的指导作用。

分子对接的理论基础是受体学说理论，该理论认为，药物与其靶点识别是药物产生药理活性的基础。药物要与其靶点识别，首先要彼此充分接近，然后药物与其靶点的活性部位相互匹配，分子对接的最终原则是互补性原则，即药物与其靶点之间的互补性（complementarity），包括空间形状（立体）互补、电性互补和疏水性互补和能量互补等，其中，空间形状的互补是首要条件，配基和靶点以及与相应的底物之间能否结合以及结合的强度最终是由形成复合物过程的自由能变化决定的。因此，分子对接的过程就是确定复合物中，小分子配体和其靶点的相对位置、取向和特定的构象。分子对接的种类主要包括：

①刚性对接。指在对接过程中，研究体系（靶点和配体）的构象不发生变化。刚性对接适用于蛋白 – 蛋白相互作用、蛋白 – 核酸相互作用研究。②柔性对接。在对接过程中，受体和配体的构象都可以自由变化，计算量大，一般用于精确考虑分子间的识别情况。③半柔性对接。处于刚性对接和柔性对接二者之间，在对接过程中，研究体系尤其是配体的构象允许在一定的范围内变化。该方法适合大分子和小分子间的对接，对接过程中，小分子的构象一般是可以变化的，但大分子是刚性的。在有些情况下，也可考虑对接位点上的丝氨酸、苏氨酸和酪氨酸上羟基的可旋转自由度。目前大多数对接程序都属于此类。

　　另外，也可将分子对接法分为整体分子对接法和片段对接法。顾名思义，整体分子对接法就是运用某个搜索算法考察整个配体分子在受体结合部位的最优结合模式；而片段对接法则是将配体分子分解成若干个基本片段，先将其中一个或几个基本片段放到结合口袋中，然后在结合口袋其他部位构建配体分子的其余部分，最终得到配体分子与受体理论上最优的结合模式。

　　图 4 – 10 显示把维生素 A 酸（维 A 酸）对接到维甲类受体 α（retinoid X receptor α，RXRα）的示意图。首先，对接的小分子维 A 酸要通过一定的程序转换成生理状态可能存在的三维状态（如维 A 酸需去质子化），然后对接程序通过某种算法，把维 A 酸放到 RXRα 的活性口袋，寻找最佳的结合构象，并按照计算得到的亲和力打分。通常来说，目前的分子对接程序在寻找结合构象方面的表现要优于预测亲和力。如果想要进一步获得更为可靠的结合模式及亲和力，则要采取更为复杂的计算，如分子动力学（MD）等。

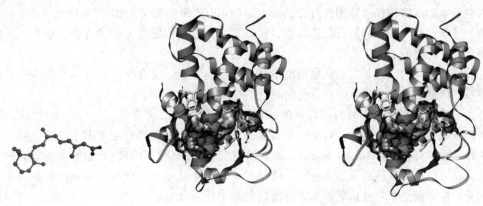

图 4 – 10　维 A 酸对接到 RXRα 受体的示意图

　　2. 常用的分子对接软件　第一个分子对接程序是 DOCK，由美国 University of California 旧金山分校的 Irwin D. Kuntz 研究组在 1982 年发布。如今该程序最新版本为 DOCK 6.9。该软件可在 Kuntz 研究组的网址上直接下载，免费使用。

　　下面以 DOCK 分子对接程序说明分子对接的基本步骤。①获得靶点受体的 PDB 文件，按要求对受体和对接的小分子进行预处理。②模拟结合部位，即 DOCK 程序产生一个填充受体结合口袋的球集，然后将其转化为一系列的假定结合位点。③在这些假定的结合位点上，应用一组球集表示要对接的小分子，按照匹配原则确定小分子与受体的作用位点。一般要求小分子与受体结合部位至少有 4 个匹配点。④根据对接构象与受体的几何形状互补性、静电作用、氢键作用及范德华作用，利用打分函数对对接构象进行打分。

　　到目前为止，已开发了多个分子对接软件，其中一些已成为某些大型药物设计软件包中的模块，例如 Glide 是 Schrödinger 中的一个模块，Surflex – Dock 是 Sybyl 中的一个模块，还包括 FlexX（BioSolveIT GmbH）、GOLD（CCDC）、ICM（Molsoft L. L. C.）等。但有些程序，如 AutoDock、DOCK、FRED（OpenEye Scientific Software）等则是单独的程序，可从开发者的网页上下载，免费使用。

　　这些软件都是用来预测小分子与它们靶标的非共价结合模式的。一些软件开发商也开发出了可以预测小分子与靶标之间的共价结合模式的对接程序，如 Schrödinger 软件包中就包含 Covalent Docking 这个模块。

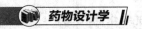

3. 构象搜索与打分函数　在分子对接中，寻找到小分子配体合理的对接构象是至关重要的一步。只有找到合理的对接构象，并给予适当的打分，才可以说对接成功。分子对接过程中小分子构象优化的算法有多种，主要分为以下3类：①系统搜索法。包括片段生长法、构象搜索法和构象库方法等。②随机搜索法。包括蒙特卡罗法、模拟退火法、遗传算法和禁忌搜索法等。③确定性搜索。主要通过分子动力学模拟。DOCK、FlexX 等使用片段生长法；Glide 等使用系统搜索法；Gold、AutoDock 等则使用遗传算法。

小分子配体与其受体靶点的结合强度取决于结合的自由能变化：

$$\Delta G_{结合} = \Delta H_{结合} - T\Delta S_{结合} = -RT\ln K_i$$

每个对接的程序都会采用打分函数（scoring function）来评价一个对接结果的好坏。该函数往往平衡时效与精确度，是一个简单的自由能预测方法。大部分这样的方法会忽略全部的熵效应，而在焓效应也只考虑配体与受体的相互作用，即：

$$E_{interaction} = E_{vdw} + E_{electrostatic} + E_{h-bond}$$

打分函数主要包括3类：①基于经验的回归参数的方法。该类打分函数用多元回归的方法拟合各种物理参数对结合自由能的贡献，如 FlexX 程序所采用的打分函数包括配体旋转键的个数、氢键、离子键、疏水和芳香环的 π 堆积作用，以及亲水作用。这种方法能快速直接估算结合自由能。②基于分子力场的方法。该方法只考虑热焓对结合能的贡献，不考虑熵的影响。一般情况下，该方法采用标准力场的非键作用能如真空静电和范德华作用能用作打分函数，如 DOCK 程序中采用 AMBER 的能量函数。③基于知识的打分函数。从蛋白质–配体的复合物结构中，该类打分函数采用统计力学的方法，结合自由能用函数为分子间距离的平均能的加和来计算。

各类打分函数最大的缺点是它们的精确度不高。到目前为止，没有一个打分函数能够很好地适应每一个研究体系。因此提高打分函数的质量仍然是分子对接研究的主要任务之一。

由于各类打分函数侧重于不同的物理模型，且大部分打分函数被简化了，其目的是加快计算速度，因而存在各种局限性或者不完善性。对于一个对接得到的构象，可以同时使用多个打分函数来打分，这种策略被称作一致性打分（consensus score）。如果所有或者大部分打分函数能够给予某个对接构象一致的打分，那么就可以认为这种打分是合理的。这样就可显著降低单个打分函数带来的误差，从而给出更加可信的结果。但如果某个打分函数能很好地满足某个研究体系，则应该尽量使用这个打分函数，而不是采用一致性打分策略，因为这可能会丢掉某些活性化合物，即出现假阴性的结果。

知识拓展

反向分子对接（inverse docking）分子对接是让小分子数据库中的小分子化合物与生物大分子靶标的结合位点作用，从而找到作用于该靶点的小分子化合物。近年来，研究者采用一种称为"垂钓法"的反向分子对接的方法，利用已知的具有某种生物活性的小分子化合物作为探针，利用对接的方法，在已知结构的靶点数据库内搜寻可能与之结合的生物大分子，通过空间和能量匹配相互识别形成分子复合物，进而预测药物潜在的作用靶点。根据配基–受体之间的匹配程度，反向分子对接分为药效团模型法（pharmacophore）、配体相似法（ligand similarity）和结合位点相似法（site similarity）等。

三、虚拟筛选

1. 基础知识　虚拟筛选（virtual screening，VS），也称作计算机筛选，是相对于实验技术（*in vitro* 或者 *in vivo*）上的药物筛选，特别是高通量药物筛选（high throughput screening，HTS）而言的。

虚拟筛选包括基于靶点的虚拟筛选（target based virtual screening 或者 structure based virtual screening）

和基于药效团的虚拟筛选。基于靶点的虚拟筛选模拟高通量药物筛选，在计算机上采用分子对接的方法，把含有几十万或者上百万甚至更多化合物的数据库对接到受体靶点，从化合物数据库中寻找可能的活性化合物。这些数据库不是真实的化合物样品库，而是存在于计算机存储介质上的虚拟数据库。现在有些商用或者免费数据库（如 ZINC）的容量已达数亿之巨。在对接之前，可以用三维药效团模型（pharma-cophore model）预筛整个数据库，这样一是可以减少后续对接筛选的操作时间，二是在某种程度上采取了一致性策略，即对接的化合物同时得满足药效团模型，并能在理论上对接到靶点的结合口袋。在最后对接打分较好的化合物中，根据对接构象及化合物结构的新颖性，可挑选出一定数量的化合物，购买、合成或者分离，进行活性测试，期望发现结构新颖的先导化合物。其整个流程如图 4 – 11 所示。

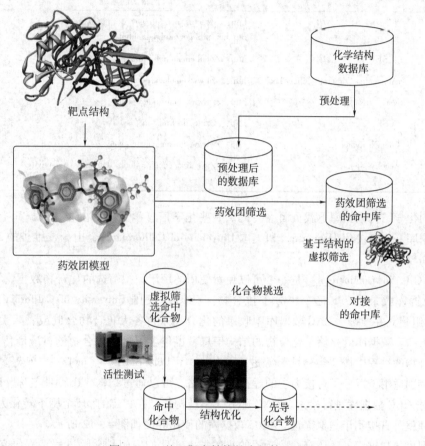

图 4 – 11 基于靶点结构的虚拟筛选流程

　　虚拟筛选的优点是，与高通量药物筛选相比，虚拟筛选不存在样品数量及类型的限制，并不需要对每个化合物样品而只是选择其中极少一部分样品进行活性测试，其费用将因此大大降低，筛选时间也可因此显著缩短。

　　需要说明的是，基于靶点的虚拟筛选的最终结果取决于：①使用的化学结构数据库；②靶点的蛋白质结构；③对接程序及其参数设置。因而如果化学结构数据库本身没有任何有活性化合物的话，通过虚拟筛选最终也不可能得到命中化合物。由于分子对接特别是打分函数的不精确性，对接过程中难以考虑靶点受体的柔性和溶剂化效应等种种原因，虚拟筛选也可能导致假阳性和假阴性。因此，在药物的早期研究中，应合理而不是盲目使用基于靶点的虚拟筛选技术。另外，虚拟筛选技术还缺乏一种有效或者完善的评价机制。

　　尽管如此，基于靶点的虚拟筛选目前已经是一种快速高效经济的发现先导化合物的方式，通过虚拟筛选技术获得的命中化合物有 1% ~20% 可在随后的活性测试实验中表现出一定的活性，从而被确定为真正的命中化合物，可进一步进行结构修饰等工作。虚拟筛选可单独应用，也可联合高通量药物筛选一起使用，从而加速药物发现的早期研究。

2. 小分子数据库　虚拟筛选的目的就是从小分子化学结构数据库找到有活性的结构新颖的命中化合物，因此如何获得和使用此类数据库便显得额外重要。表4-5列出了比较著名的、与药物发现密切相关的小分子数据库。在进行虚拟筛选时，如果某类数据库对学术界是免费的，用户可到其网址下载，经处理后，就可以应用于虚拟筛选。除此之外，人们也可到化合物售卖商的网站上下载他们的数据库，如SPECS数据库等等。根据靶点的具体特点，人们也可自行设计小分子数据库，以增加命中化合物的发现概率。

表4-5　常用的可用于虚拟筛选的化学结构数据库

名称	数据库发行者	网络访问地址	收录化合物数
Open NCI Database	NCI	http：//cactus. nci. nih. gov/download/ncl/ dtp. nci. nih. gov/webdata. html/	>27.5万
PubChem	NCBI	http：//pubchem. ncbi. nlm. nih. gov/	>1.1亿
eMolecules	eMolecules Corporate Office/Lab	http：//www. emolecules. com/	>700万
ChemSpider	RSC，UK	http：//www. chemspider. com/	>3000万
ZINC	UCSF	http：//zinc. docking. org/	>7.5亿
iResearch Library	ChemNavigator Inc.	http：//www. chemnavigator. com/	9150万
MDDR	Accelrys Inc.	http：//accelrys. com/products/databases/bioactivity/ mddr. html/	

一般现在的化学结构数据库下载页面也会提供一些化学信息学工具。在这些数据库中，美国国立癌症研究所的数据库（Open NCI Database）和美国University of California旧金山分校维护的ZINC数据库在虚拟筛选中应用较多。

ZINC（ZINC Is Not Commercial）是一个可以免费使用的用于虚拟筛选的化合物数据库，截止2021年3月1日，该数据库收录了7.5亿个小分子化合物。ZINC由美国University of California旧金山分校的Shoichet研究小组建立并维护。ZINC数据库中收录的化合物来自各大化合物合成或者贩卖公司，因此都是可以商业购买的。数据库既存储了化合物的结构信息，也包含了这些化合物的供应商信息。由于ZINC在收录这些化合物的过程中按"类药性"等进行了分类，可以以SMILES、mol2、SDF等多种文件格式免费下载，因此特别适用于以分子对接为主的虚拟筛选策略。可以通过结构、IUPAC名称、InChI和一系列运算出的属性对ZINC数据库进行检索。ZINC部分化学结构都已在一定的pH范围下转化为三维结构，下载后不经预处理就可直接用于虚拟筛选。ZINC数据库的使用界面如图4-12所示。

除了上面列出的数据库外，还有一些专门的小数据库，比如中国科学院过程工程研究所的中药化学数据库（TCMD）以及中国天然产物数据库（CNPD）等。库中收录中草药所含产物的化学结构、理化性质、生物和药理活性及文献来源等信息。

在进行虚拟筛选前（也可在虚拟筛选后），可对库中化合物的物理化学性质及ADME/T参数进行估算，预先把性能不好、成药性不强的化合物排除，以免给后续的进一步研究工作带来麻烦，并可减小虚拟筛选工作的计算量。如利用一些经验规则如Lipinski的"五规则（rule of five）"，快速排除那些不适合进一步药物开发的分子，达到快速缩小数据库规模的目的，从而节省后续的虚拟筛选时间。

【案例4-5】溴结构域（bromodomain）是一种能识别乙酰化赖氨酸残基的蛋白结构域。BET蛋白家族含有溴结构域，是一类表观遗传调控蛋白，包括Brd2、Brd3、Brd4和BrdT等成员。抑制BrdT和Brd4是避孕、治疗癌症和心脏病的有希望的策略。为了能够找到同时抑制BrdT和Brd4的化合物，University of Minnesota的研究人员从ZINC下载了600万个类药分子，用软件Glide 5.8把它们对接到BrdT的晶体结构4FLP，然后挑选了22个化合物进行生物测试，其中9个显示了活性。研究人员挑选了Brd泛抑制剂3，进一步用生物物理学和X-ray晶体衍射学确定了它的结合模式，在此基础上，对化合物3进行结构优化，得到了活性提高的BrdT/Brd4双抑制剂3s。该虚拟筛选过程见图4-13。

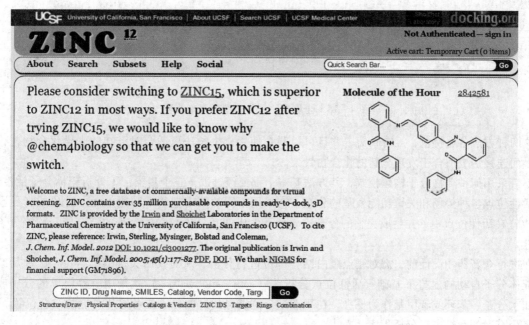

图 4 - 12　ZINC 数据库的使用界面

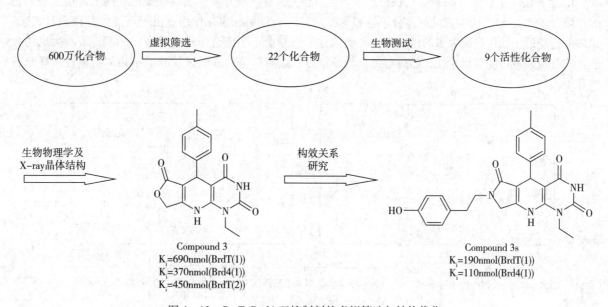

图 4 - 13　BraT/Brol4 双抑制剂的虚拟筛选与结构优化

四、全新药物设计

全新药物设计（*de novo* drug design）是根据靶标分子结合位点的几何特征和化学特征，设计出与其相匹配的具有全新结构的小分子配体。全新药物设计是基于靶点结构的药物设计方法中的一种，与基于分子对接的筛选相比，全新药物设计可获得结构全新的化合物，使得新设计的化合物与已有的化合物在结构上有着明显的区别，因而更容易取代专利保护。但用全新药物设计方法获得的化合物结构可能复杂而难以合成。

全新药物设计方法需要在靶标蛋白的结合位点长出可与之结合的配体小分子。实现这一目标可通过两种策略。第一种策略称之为生长法（growing），即在结合位点预先放置一个片段，然后逐步地在这个片段上添加新的片段；另一种策略称之为连接法（linking），即在结合位点预先放置多个独立的片段，然后通过选取适当的片段把它们连接成一个完整的分子。全新药物设计的过程如图 4 - 14 所示。

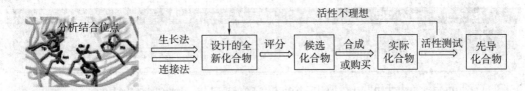

图 4-14　全新药物设计方法的基本流程

这两种方法各有特色，互有长短，并且可以联合使用。生长法更适合对已知的先导化合物进行结构优化；而连接法更适合于发现全新的化合物骨架。

不管采用何种药物分子构建模式，其方法基本上都要经过以下三个步骤：①分析靶标分子活性部位，确定活性位点各种势场和关键功能残基的分布；②采用不同的策略把基本构建单元（片段或者更小的碎片）放置在活性位点中，并生成完整的分子；③计算生成的新分子与受体分子的结合能，预测分子的生物活性。

在进行全新药物设计前，需对靶点蛋白结合部位进行分析，从而找出关键的结合位点，为后续进一步的配体分子自动构建打下基础。活性位点分析法（active site analysis）就是用一些简单的分子或者碎片，如水分子、苯环或者甲基作为探针，在靶点结合位点寻找这些分子或者碎片可能的结合位置。GRID就是一个有名的活性位点分析程序。

1. 生长法　生长法（growing）在靶点结合位点预先放置一个片段，然后逐步地在这个片段上添加新的片段（图4-15），使生成的配体分子能够与靶点蛋白有较好的相互作用。由于可能的片段数目太多，如果可选择的生长位点也太多的话，最终产生的分子数量会产生组合爆炸的问题。一般，可对生成的分子在结合口袋进行能量最小化，然后对每个分子打分，按照打分的高低以及分子结构的新颖性选择合适的分子。

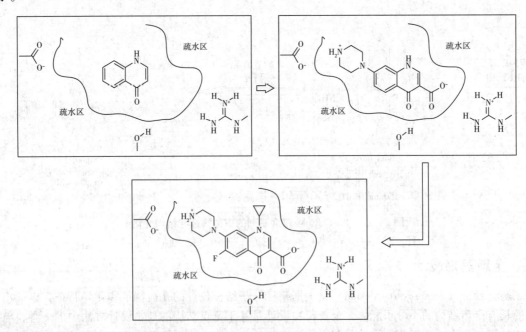

图 4-15　全新药物设计方法之生长法

生长法更适合对已知的先导化合物进行结构优化。这时，先导化合物一般都具备了一个比较适合靶点蛋白的骨架，但骨架上的取代基未必是最优化的。截取该骨架作为起始结构，在骨架容易进行结构修饰的位点进行各种片段的生长，并从中选取合适的设计方案。通过这种方式，也可设计靶点蛋白的组合库。

生长法不仅包括碎片生长法，还包括原子生长法，它是以原子为基本构建模块，在受体的表面逐个增加原子，最终形成与结合位点形状和性质互补的分子。但与碎片生长法相比，原子生长法存在难以搭建出环系、结构的合理性不易考虑、组合爆炸问题过于严重等问题，因此，它的应用范围没有碎片生长法广，碎片生长法也就成为当前全新药物设计的主流。用于碎片生长法的软件或者程序主要包括 LUDI、LEAPFROG、SPROUT、CLIX、LEGEND、GROW、SPLICE、GROMOL 等。

2. 连接法　全新药物设计方法的第二种策略称之为连接法（linking）（图 4 - 16），主要是碎片连接法。在操作时一般根据靶点受体的结合位点区域性质的不同，分为若干个能容纳一个分子碎片的区域。这些区域包括氢键给体、氢键受体、疏水、静电作用区等。然后根据互补的原则，搜索合适的分子碎片并将它们放置在受体靶点相应的区域。再搜索连接子，通过合适的连接子把放置在活性位点的碎片连接起来，从而得到一个完整的分子。对产生的分子进行能量最小化，按照一定的规则对它们打分，然后挑选出若十个结构供进一步研究。

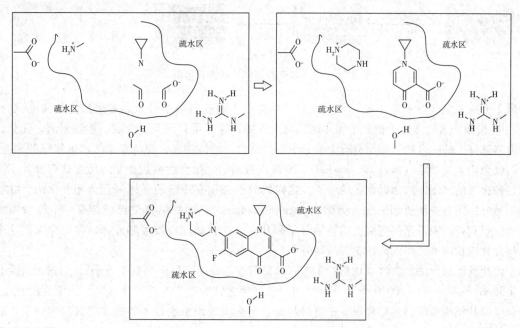

图 4 - 16　全新药物设计方法之连接法

分子碎片可以包括两大类：①常见的化学基团，如烷基、烯基、氨基、羟基、醛基、酮基、酯基、酰胺、磺酰胺、胍基、卤素等；②常见的环系，包括单环、双环和多环等。这些片段的特点是小，并且基本上都是刚性的。连接子则包括—CH_2—、—CH_2CH_2—、—O—、—CONH—等。有关碎片连接法的软件或程序主要包括 CAVEAT、NEWLEAD、PRO - LIGAND、HOOK、SPLICE 等。

连接法除了碎片连接法，还包括位点连接法。该法以与靶点活性位点匹配的小分子碎片为构建块，通过与相邻活性位点匹配的碎片进行生长和连接，得到全新的配体分子。

五、基于碎片的药物设计

基于碎片的药物设计（fragment - based drug design，FBDD）是近年来兴起的一种药物研发新技术和新方法，目前已成为一种常规的非常有效的药物设计方法。

据 2020 年统计，已有 4 个上市药物和 40 多个进入临床试验的药物小分子是通过 FBDD 设计得到的。配体与靶点的结合可以看作其分子部分碎片与靶点的结合。所谓分子碎片，是相对分子量为 150 ~ 300，脂水分配系数小于 3，氢键的给体和受体数量均小于 3 的有机小分子。这也就是所谓的"3 原则"。FBDD 首先通过各种方法找到可以与靶点相结合的分子碎片，这些分子碎片的活性往往比较弱（例如，IC_{50} 为微摩尔级，甚至毫摩尔级），需要通过分子的扩增、融合以及置换连接方式等手段发现活性得到显著提高的先导化合物（图 4 - 17）。通常，有活性的分子碎片是通过筛选片段化合物库发现的；另外，也可以通过分子模拟技术特别是虚拟筛选的方式来发现。

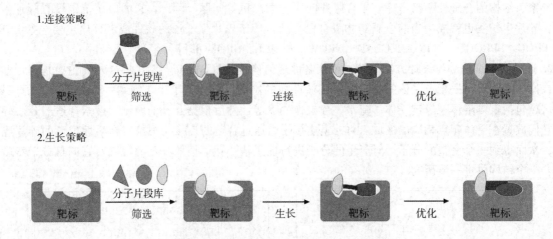

图4-17 基于分子碎片的设计策略

如果2个或者多个分子碎片与某个靶点的活性位点中的亚口袋结合，通常采用连接策略（fragment linking），即采用合适的连接子把分子碎片连接起来得到目标分子，再经过合成、生物测试、优化，得到高亲和力高选择性的化合物。如果只有1个分子碎片结合在活性位点，并与靶标能产生较好的相互作用，这样我们就采用生长策略（fragment growing），即可以根据结合位点的微观化学环境在这个碎片不同的位置添加各种合适的基团，从而得到新的分子。这样的分子必须有增强的受体-配体相互作用，并能提高成药性。另外，还有一种所谓的融合策略（fragment merging），即在结合位点已经有一个较大的结合分子，结合位点别处尚未占据的区域可以容纳分子碎片，这样，如同连接策略一样，我们可以把这个较大的分子与碎片连接起来，得到活性更强的新分子。

基于碎片的筛选方法具有以下优势：①与高通量筛选需要的库相比（数十万个），筛选的碎片化合物库的数量较小（通常500~20000个），FBDD可以通过筛选较少数量的碎片化合物探索更大的化学空间。②由于分子碎片结构简单，使得片段分子更易与靶点结合，发现苗头分子的概率更高。③分子片段通常拥有更高的配体效率（结合自由能与分子中重原子数比值），后续优化设计更加容易。④FBDD对发展成药性强、结构新颖的配体具有独特的优势。⑤FBDD对一些比较困难的靶点，比如蛋白-蛋白相互作用显示出强大的生命力。

筛选片段的技术包括核磁共振、X射线衍射、质谱等。例如，核磁共振可以测定分子碎片与靶标蛋白的结合强度以及结合位点，通过结合强度归纳分子碎片的构效关系，通过结合位点分析能够指导分子碎片进行进一步的设计与优化。利用虚拟筛选寻找有活性的分子碎片时，可以在短时间内筛选上百万个分子碎片，并且可以直观地观察到分子碎片与靶标的相互作用，在此基础上，可以利用前文所说的全新药物设计来设计新颖的配体分子。

【案例4-6】Bcl-2基因（B-cell lymphoma-2基因）是一种癌基因，它具有明显抑制细胞凋亡的作用。Bcl-2家族包括抗凋亡蛋白（如Bcl-2、Bcl-X$_L$、Bcl-W、Mcl-1、A1）和促凋亡蛋白。抗凋亡蛋白Bcl-2、Bcl-X$_L$等的抑制剂可以潜在地治疗癌症，但因为它们涉及到蛋白-蛋白相互作用，常规的药物发现技术难以发现有效的抑制剂。Abbott的科学家通过筛选分子碎片库，发现了两个活性非常弱的碎片结合在Bcl-X$_L$的两个相邻位点h2和h4（图4-18所示），连接这两个片段，并进一步优化得到了活性大大提高且能够有效地抑制癌细胞生长的Bcl-2/Bcl-X$_L$双抑制剂ABT-737和ABT-263。继续优化得到了Bcl-2选择性抑制剂venetoclax，该化合物被美国FDA批准用来治疗慢性淋巴细胞白血病等血液癌。有趣的是，这个药物的分子量高达868.45，仍然被制成了口服制剂。

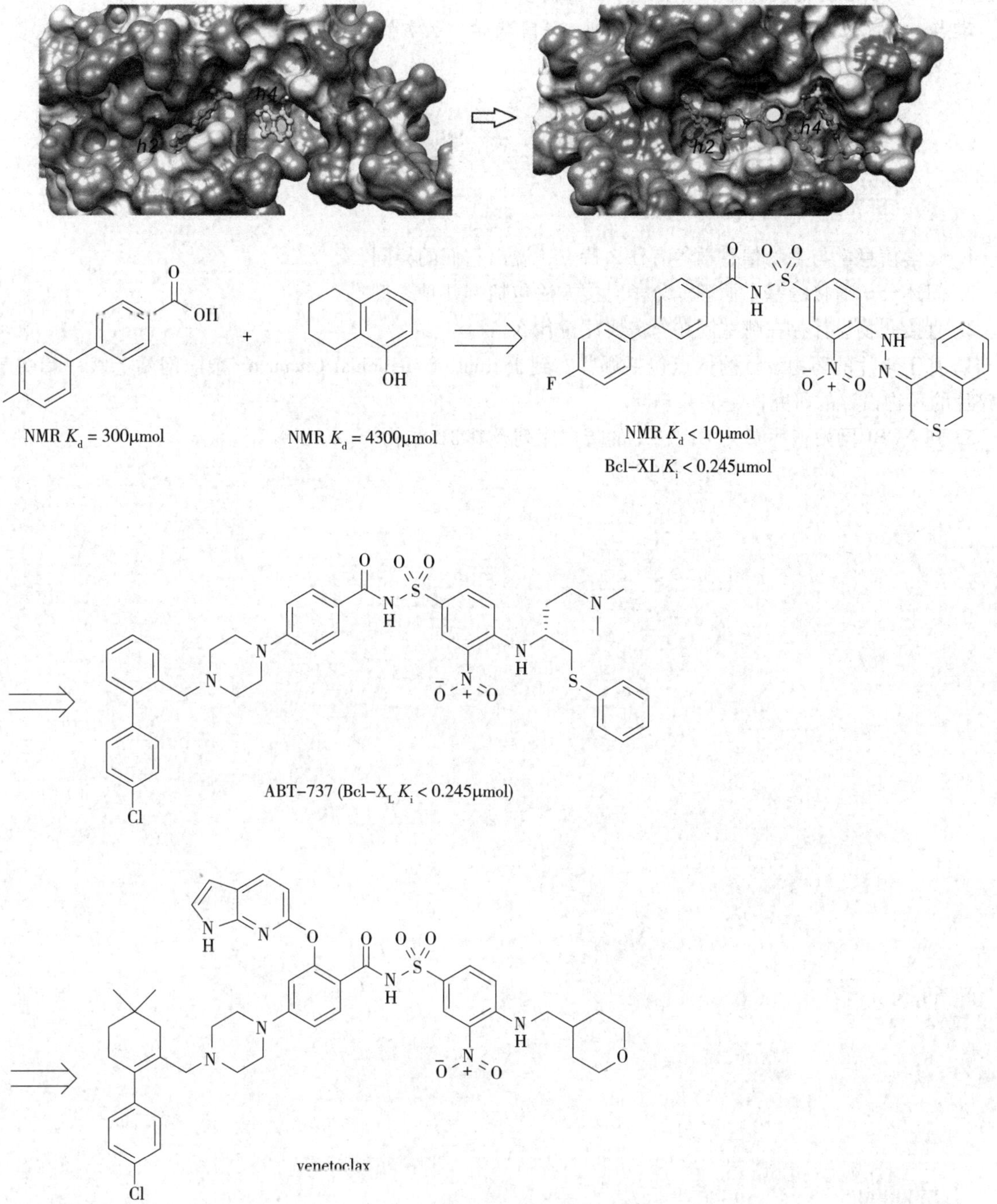

图 4 - 18　（上）根据占据 Bcl - X$_L$的两个相邻位点 h2 和 h4 的分子片段得到的新的化合物；
（下）抗肿瘤药物 venetoclax 的设计优化过程

本章小结

　　本章围绕着基于靶点结构的先导化合物发现这个主题，首先介绍了与之密切相关的化学信息学、生物信息学及数据库与医药信息查询；在此基础上简单讲解了计算机辅助药物设计的概念、基本理论及在药物设计中的应用；最后详尽介绍了基于靶点的药物设计的基本原理和基本方法。

　　重点： 相关数据库的使用及医药信息的查询、分子对接、基于靶点结构的虚拟筛选、基于碎片的药

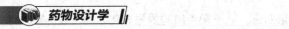

物设计以及它们在药物设计与药物发现中的应用。

难点：计算机辅助药物设计的数理基础、计算化学中的智能优化方法。

思 考 题

1. 化学信息学与生物信息学各有什么特点，说出它们的异同。

2. 简述分子对接的基本原理。分子对接方法包括哪几种类型？

3. 直接药物设计存在哪些问题？需要注意什么？

4. 基于碎片的药物设计的优点包括哪些？到 Journal of Medicinal Chemistry 杂志网站上找一篇关于基于碎片的药物设计的研究性论文并熟读。

5. 到 NCBI 网站查找有关 HIV – 1 的蛋白序列及其 3D 结构。

（廖晨钟）

第五章

基于配体结构的先导化合物发现

PPT

学习导引

1. **掌握** 基于配体结构的药物设计基本概念；二维构效关系方程的建立及相关理化结构参数；比较分子场分析法及其基本过程；药效团与基于药效团虚拟筛选的基本概念。
2. **熟悉** 常用的小分子模型；计算方法种类及适用范围；几何优化与构象搜索的基本概念。
3. **了解** 二维定量构效关系和三维定量构效关系的常用研究方法；构建三维药效团的几种常用方法。

第一节　基于配体结构的药物设计的基本原理

目前使用的大多数药物是按照传统的药物化学方法进行研发的，而传统的药物化学方法多半依赖药物化学家的直觉对现有的药物进行结构修饰和改造，这种方法对 me-too 型药物的研发有很大帮助，但是很难寻找到特异性和专一性都很强的药物，而合理药物设计通过对药物与生物大分子三维结构、药效构象、结合模式以及定量构效关系进行系统研究，不仅大量减少化学合成和生物筛选的工作量，提高新药发现的概率，而且为寻找专一性药物提供理论依据，因此，合理药物设计已逐步受到药物化学家的重视和应用。

合理药物设计（rational drug design，RDD）具有设计目的明确、设计出的分子更具合理性、减少所筛选的化合物数、缩短研究开发周期等优点，因此明显优于传统的普筛和先导物优化等方法。按照设计的基础不同，合理药物设计包括基于结构的药物设计和基于机制的药物设计等两种方法。对药物和靶点（受体）的结构在分子水平上全面、准确的了解，是基于结构的药物设计的基础。

随着当前基因组学和蛋白组学研究不断深入，越来越多的蛋白质三维结构被解析出来，但仍有许多与药物有关的靶酶或受体结构的解析却进展较慢，这时。利用作用于靶点小分子配体的三维结构信息入手推测配体与靶点的作用方式，并以此指导新的药物分子设计的基于配体结构药物设计的间接方法的重要性更加明显。这种设计方法犹如量衣裁衣订做服装，其基本原理在于作用于同一受体的配基具有相类似的结构特征。

基于配体结构的药物设计是从研究一系列药物分子对同一受体的活性出发，比较它们的结构变化与生物活性之间的关系，找到对该受体能发生结合并产生活性的最普遍的结构因素，并根据此结构特征设计新的药物分子。基于配体的药物设计主要包括两个方面的研究内容。第一种是研究一系列药物的定量构效关系（quantitative structure-activity relationships，QSAR），第二种方法是构建共同作用于同一靶点的药效团（pharmacophore）模型。定量构效关系研究是应用数学模式来表达药物的化学结构因素与特定生物活性强度的相互关系，通过定量解析药物与靶点特定的相互作用，从而寻找药物的化学结构与生物活性间的量变规律，从而为新一轮的结构优化提供理论依据。而构建药效团模型不仅可以用于预测新的化学结构是否具有活性，还可进一步配合虚拟化合物库的三维结构搜索，为发现新的先导化合物提供新的方法。

目前的计算机辅助药物设计技术受计算速度和理论水平的制约，尚不能实现真正意义上的高通量虚拟筛选（virtual high - throughput screening），但随着分子图形学和芯片技术的发展，相信在不久的将来，人们将借助三维定量构效关系模型、药效团模型、数据库搜索等基于配体的方法对化合物虚拟库进行高通量虚拟筛选甚至超高通量虚拟筛选，而基于配体的药物设计与组合化学技术的结合将更加有利于合理药物设计的发展。基于配体结构的药物设计不仅在先导物发现中起着重要作用，在先导化合物优化中也同样起着关键作用。

第二节　定量构效关系研究

一、定量构效关系研究的基础

1. 定量构效关系的定义及发展　定量构效关系是借助于化合物的理化或结构参数，用数学的模式描述有机小分子化合物与生物大分子或组织（如酶、受体、核酸、细胞、组织、动物等）之间相互作用的变化规律，也就是用数学方程来表示化合物结构特征与生物活性之间的定量关系。

知识链接

19 世纪中叶，当时化学家们已经认识到分子的某些特性如生理作用与化学结构有关，并且它们的关系可借助数学方法加以描述。到了 19 世纪末 20 世纪初，人们普遍认为化合物的生物效应主要取决于它们的物理性质，如溶解度、表面张力、分配系数等。Hans Meyer 和 Charles Overton 曾证明麻醉剂的抑制活性与它们在脂 - 水分配系数存在线性关系。Traube 发现化合物的麻醉效应与表面张力相关。Fuher 和 Ferguson 则首次采用热力学方法处理生物体系构效关系的研究。而分子结构与反应性能定量关系的研究成就，如 Hammett 方程、Taft 方程等促进了药物定量构效关系的发展。

定量构效关系作为现代药物设计的重要研究方法，但直到 20 世纪 60 年代，Hansch 和 Fujita 借鉴有机化学中有关取代基电性效应对反应活性的定量分析原则，并进一步外推到构效关系的研究中，才真正确立了二维定量构效关系的研究基础。

传统的 2D - QSAR 方法有许多局限性，其中最主要的就是在研究新化合物，或新取代基的定量构效关系时，很难找到相对应的量化参数；以及在设计合成由 2D - QSAR 预测高活性的化合物时，必须具有相当的物理有机化学、量子化学、计算化学等方面的知识；2D - QSAR 结果很难以图像的方式直观显示出来，等。

伴随着分子图形学与计算化学的发展，定量构效关系研究也已从早期的二维定量构效关系（2D - QSAR）发展到三维定量构效关系（3D - QSAR），近年来又出现了四维定量构效关系（4D - QSAR）和五维定量构效关系（5D - QSAR）。

2. 定量构效关系研究的条件　尽管这些方法形式多样，但都符合相同的原理，其应用都是基于以下前提：①假定化合物的结构和生物活性之间存在一定的关系，即，结构 S 和活性 A 之间存在函数关系 F（S，A）或 A = F（S）。②根据已知化合物结构 - 活性数据建立的函数关系式 F（S，A），可以外推至新的化合物。③化合物的结构可用适当的描述符（子）来表示。

在上述假定下，对分子结构的阐明有助于构效关系的研究，因此选择正确的函数和表达结构的描述子即分子结构表征（molecular structural characterization，MSC）成为建立 QSAR 模型的关键步骤之一，是 QSAR 研究中一项重要内容。在目前的 QSAR 方法中，主要有以下结构表达式：①基团取代常数和其他物理化学参数；②结构碎片，包括各种代表化学结构的碎片符号；③拓扑参数；④量子化学参数；⑤立体结构，包括估算的和实验测得的化合物的几何构型，等。

3. 定量构效关系研究的目的和意义 定量结构关系方法是目前应用较多的化合物性质活性预测方法，同时也被扩展应用于预测化合物的吸收、分布、代谢、排泄、毒性（absorption、distribution、metabolism、excretion、toxicity，ADME/T）性质等相关的构动关系（QSPR）、构代关系（QSMR）、构毒关系（QSTR），以及在此基础上获得的有利的靶点结构信息可用于新的化合物的设计。每年通过 QSAR 计算模型的方法来预测化合物 ADME/T 性质的文章在不断增加，在药物设计过程中 ADME/T 性质预测的重要性已经被广泛认可。20 年前，美国食品药品监督管理局（FDA）正式应用定量结构活性关系分析方法来检测上市前的食品组分安全性。之后，美国食品药品监督管理局开始应用多种 QSAR 软件包对食品进行代谢及毒性预测。同时，QSAR 也广泛用于从大量数据中提取已知生物活性化合物的与活性相关的结构信息来指导设计新的药物化合物结构。除此之外，由于 QSAR 方法具有快速、高效的特点，它可以缩短药物设计的时间周期，节省人力财力。

QSAR 在药物研究领域中的意义主要体现在以下两方面：①根据所阐明的构效关系的结果，进行化合物生物活性筛选、环境毒性评价以及指导新药设计与合成；②根据已有的化学反应知识，探求生理活性物质与生物体系相互作用规律，从而推论生物活性所呈现的生理作用机制。近半个世纪以来，QSAR 技术对药物化学及药物设计的发展起了巨大的推动作用，已经成为研究物质理化性质与生物活性以寻求分子解释的所有学科领域中一个强有力的工具。

值得注意的是，自 Hansch 等人提出定量构效关系至今，短短几十年时间，随着计算技术和分子生物学、分子药理学的快速发展，定量构效关系已从经典的二维定量构效关系发展到具有直观性的三维定量构效关系，再到可以模拟化合物分子全部构象的四维定量构效关系，直至可以模拟诱导契合的五维定量构效关系，使人们对药物配体－受体的结合过程有了更深入的认识，这对于药物分子设计和先导化合物改造有十分重要的意义。

二、定量构效关系模型的建立与应用

进行定量构效关系研究时，应具备三个基本条件：①化合物结构参数化，就是说以数字来表示化合物的结构；②化合物的生物活性定量化，即用数字表示化合物的生物活性；③一个合适的数学模型将化合物的结构与其生物活性关联起来。虽然研究 QSAR 的途径和方法有多种，各种方法所使用的数学模型和将化合物结构参数化的方法也不相同，但是，其结果的可信度及功能的大小，取决于所采取的结构参数化的方法、数学模型以及数据的质量和数量。

一个有效的 QSAR 方程构建大概需要以下步骤（图 5－1）：生物活性数据的获得、QSAR 方程构建、模型验证等主要过程。

1. 训练集化合物设计 QSAR 方程一般只适用于母体结构相同的同源性化合物的研究，只是母体结构的某些部位的取代基有所改变的一组化合物，应用指示变量为参数可以对在结构上有两、三处变化或母体结构的生物电子等排体或构型异构体等进行研究。在设计时不仅要考虑 Hansch 方法的应用范围，还应考虑所设计的取代基的物化参数是否有已知数据，所设计的化合物是否能够合成等因素，此外还应注意：①化合物的数量不能太少，从数理统计学角度考虑，为了取得具有可信性的结果，方程中的参数项（自变量）与数据的组数比应该为 1∶5；②各取代基的疏水性参数、电性参数及立体参数之间不应有明显的共线性；③取代基的物化参数应有足够大的变化幅度。

2. 生物活性数据的获得 定量构效关系研究需要定量的生物活性数据，而生物活性数据的可靠性以及符合 QSAR 研究的需要与否，是关系到研究结果的准确度和可信度的关键所在。

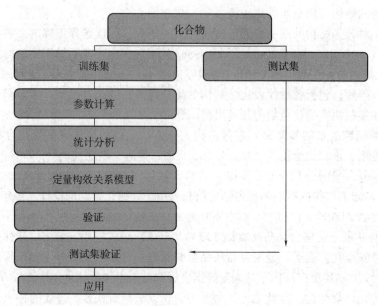

图 5-1　建立 QSAR 模型的基本流程

虽然生物活性数据包括定性、半定量、定量三类，但是进行 QSAR 研究需要的是定量数据，如 ED_{50}（半数有效量）、IC_{50}（半数抑制率）、K_a（结合常数，亲和力常数）、K_i（抑制常数）等，在利用 Hansch 法、Free–Wilson 法、分子连接性法、CoMFA 法等进行处理时均需要这些数据。

生物活性数据可来自体外（in vitro）实验，也可来自于体内（in vivo）实验。一般，体外实验具有药物用量少、快速、实验影响因素少且易于人为控制，测得的结果精确性和重现性较好等优点。

除了通过实验直接测得生物活性数据外，也可以通过查阅文献资料或者数据库获得。使用后者时应注意，一个成功的 QSAR 方程的建立依赖于合理的数据集选择。2006 年 Maggiora 指出大多数化学数据集的一个主要缺陷在于它们没有完全满足 QSAR 研究的基本假设：相似的化合物有相似的生物活性或者性质。

3. 理化参数确定　结构参数化是构建 QSAR 方程的关键之一，结构参数又称结构描述符。分子结构描述符所反映的分子结构信息越全面，则建立具有好的预测能力的 QSAR 方程的机会就越大。QSAR 研究中的分子结构参数很多，按照来源不同可分为经验参数和理论计算参数等类型。早期的 QSAR 研究大多使用一些基于物质的实验性质而获得的经验参数，典型的经验参数包括疏水性参数、电性参数和立体参数等。与经验参数相比，理论计算参数对化合物结构的描述更全面细致，理论性更强。理论计算参数不依赖于任何实验数据，只需要知道分子的结构就可以计算出来，如分子的组成、拓扑和量子化学参数等。Gasteiger 从分子指纹、碎片编码、拓扑距离、原子的性质、三维结构、分子表面性质、分子手性和分子柔性等几个方面形象探讨了分子结构的描述，帮助理解分子结构描述的方式和分子描述符的意义。在进行定量构效关系式的导出前应将所有的参数查出来或计算出来，按化合物列表，其中 Y 为生物活性，X_i 为物化参数。

4. QSAR 方程构建　QSAR 研究的最终任务是建立定量描述结构特征与活性之间关系的模型，并能够用于预测未知活性的化合物。化合物的结构特征和活性之间的关系包括线性关系和非线性关系，不同的问题需要用不同的方法来解决。对于线性关系问题，运用线性回归方法即可解决，而对于非线性关系问题的处理就要复杂得多。对于简单的非线性关系问题，可通过恰当的数学转换将其转化为线性关系问题处理，不能转化为线性关系问题时，可以通过一些常用的非线性函数拟合来解决问题。对于复杂的非线性关系问题，可以采用多种机器学习方法来解决。用于建立 QSAR 方程的数学处理方法很多，主要包括多元线性回归（multivariate linear regression，MLR）、偏最小二乘法（partial least squares，PLS）、人工神经网络（artifieia neural network，ANN）、支持向量机（support vector machine，SVM）、基因表达式编程

（gene expression prograrnming，GEP）以及投影寻踪回归（projection pursuit regression，PPR），其中常用的方法包括 MLR、PLS 和 ANN 等。

5. QSAR 方程验证　一个 QSAR 模型必须进行严格的检验来说明模型的拟和能力、稳定性、可靠性以及预测能力等。模型的验证包含两个方面：第一是内部检验，即检验模型的拟合能力和可靠性；第二是外部检验，即检验模型的预测能力。

内部检验主要是针对训练集。QSAR 发展至今已有很多内部检验的方法，如线性回归系数、各种交互检验方法以及 bootstrap 等、Y 随机和各种残差（预测的误差、标准偏差、均方根误差等），以及平均相对偏差等。

模型的外部预测能力必须采用测试集来检验。测试集样本不参与建模过程，因此对模型真实的预测能力更能做出各观评价。划分训练集和测试集的方法很多，但是对于划分时两个数据集样本数的比例的确定仍没有固定的标准。大多数研究中测试集的样本个数远小于训练集的样本个数。对模型内部预测能力的评估方法中的相关系数以及各种残差方法同样可用于评价对测试集的预测，即模型的外部检验。若模型的内部检验和外部检验结果均比较好，则基本说明所建立的模型是可靠的、有好的预测能力。

三、二维定量构效关系

目前二维定量构效关系方法很多，有 Hansch 方法、Free – Wilson 方法和分子连接性指数法等，以下将逐一进行介绍。

1. Hansch 方法　1964 年，Hansch 和 Fujita 将物理有机化学研究中 Hammett 和 Ingold 有关定量评价取代基的电性或立体效应对反应中心影响的原理进一步延伸，成功地应用于药物分子与生物系统的定量构效关系研究，为定量构效关系研究确立了初步的科学思路和方法，是定量构效关系研究和计算机辅助分子设计的一个重要的里程碑。该方法目前仍然是二维定量构效关系研究中最常用的方法。

Hansch 方法认为，药物的生物活性与其物化参数之间存在定量的关系。这些物化参数主要包括电性参数（electronic parameters）、立体性参数（steric parameters）和疏水性参数（hydrophobic parameters）等。

其中电性参数中包括与取代基相关的 Hammett σ 电性参数、解离常数 pK_a、偶极矩 μ、共振参数（R）、场参数（F），以及利用量子化学方法计算出来的量化参数如分子轨道能（HOMO，HUMO）、原子静电荷（q）等；立体参数包括与取代基总体积相关 Taft 立体参数（E_s）、摩尔折射率（MR）、Van der Waals 体积（V_w）等、Sterimol 参数等；疏水性参数包括脂水分配系数（P）、疏水性常数（p）等。

有时还使用不属于上面三种类型的指示变量（indicator variables，或称虚拟参数 dummy parameter，D），它是用以表示化合物结构中不能用物化参数表示结构变化的一种结构参数，例如某种结构的有或者无，氢键给予体或氢键接受体、构型的不同及生物活性测定条件的不同等，指示变量一般只有 1 和 0 两种，即是一种全有或全无的数据。

假定这些因子是彼此孤立的，可以采用多重自由能相关法，借助多重线性回归等统计方法就可以得到定量构效关系模型。Hansch 等人提出如下假设；取代基对分子生物性质的影响是由于上述某些或全部物理性质的变化引起的，并且取代基对生物效应（以 1/C 表示）的电性影响、立体效应影响及疏水效应影响是彼此独立可加的，如式（5 – 1）所示。这些假设为 Hansch 方程线性形式奠定了基础。

$$\log 1/C = K_1(\lg P)^2 + K_2 \lg P + K_3 \delta + K_4 E_s + K_5 \tag{5－1}$$

对于系列化合物，如果只改变基本骨架的取代基时，可以用 p 代替 lgP 得式（5 – 2）。

$$\log 1/C = K_1(\pi)^2 + K_2 \lg P + K_3 \delta + K_4 E_s + K_5 \tag{5－2}$$

或
$$\log \frac{1}{C} = a\pi^2 + b\pi + c\sigma + dE_s + K \tag{5－3}$$

式中，C 为化合物产生某种特定生物活性（如 ED_{50}、ID_{50} 或 MIC 等）的浓度；P 为脂水分配系数；π 为疏水参数；δ 为电子效应参数，即 Hammett 常数；E_s 为 Taft 立体参数（空间效应参数）。方程式右边的各项并不都是必需的，可以根据具体情况进行取舍。

Hansch 方法使用与系统或化合物自由能变化相关的物化参数来表示药物与受体间的作用力。因此，

Hansch 方法又称为线性自由能相关式（linear free related model，LFER）。这些理化参数可分为电性、疏水和立体三类。多元线性回归（multiple linear regression，MLR）是经典建模方法。由于 Hansch 方法所使用的物化参数都具有明确的物理意义，且绝大多数都具有加合性，因此 Hansch 方法所得到的定量构效关系式对于新药设计和了解药物的作用机制等方面都有重要的价值，得到了广泛应用。同时也在应用过程中不断得以改进和发展。主要表现在以下几个方面。

（1）将多取代化合物的疏水性参数及立体参数由取总和改进为取各取代位置的疏水性参数和主体参数值，以分别考察各位置上取代基对生物活性的影响。为了解决用碎片常数加和法手工计算脂水分配系数的困难，Leo 编辑了专家系统 CLOGP。

（2）引入指示变量或虚拟参数（indicator variable or dummy parameter）作为描述子，用来区分数据中非结构特征。引入指数变量实际上是把与 Free-Wilson 法与 Hansch 法结合在一起。Free-Wilson 法使用结构参数把化合物结构与生物活性相关，即以化合物中某个位置上某种取代基有或无使结构参数化。与 Hansch 法不同处是 Free-Wilson 法认为生物活性强弱是取代基本身影响，而 Hansch 法则以物化参数解释这种贡献。

（3）Hansch 方法与计算机图形学相结合。已具有 X 射线晶体学数据的酶可通过计算机显示出三维结构。把抑制剂或底物与酶的活性部位结合，以结合的图形解释抑制剂或底物的 Hansch 途径研究的结果，或指导化合物的进一步设计。

Hansch 方法的限制，只适用于作用机制相似的同源物的构效关系研究，同时假定所有被研究的化合物的限速反应步骤是相同的（即作用机制应相同）；并且忽略了化合物与酶或受体结合时，化合物、酶或受体的构象变化以及忽略药物在体内的代谢差异等，不但限定了 Hansch 方法的应用范围，并导致误差的产生。另外，Hansch 方法只能用于先导物优化，并不能产生新的先导物。

2. Free-Wilson 法　Free-Wilson 方法又称基团贡献法，是 1964 年 Free 与 Wilson 根据多变量回归分析理论，在对有机物子结构信息和生物活性的相关研究基础上建立的一种方法。该方法中，一组同源化合物的生物活性是其母体结构（基本结构）的活性贡献与取代基活性贡献之和，如式（5-4）所示。

$$\log 1/C = A_0 + \sum^i \sum^j P_{ij} A_{ij} \qquad (5-4)$$

式中，A_0 是基准化合物的理论活性对数值；P_{ij} 表示第 i 个亚结构在第 j 取代位上存在（$P_{ij}=1$）或空缺（$P_{ij}=0$）；A_{ij} 表示第 i 取代基在第 j 位上对活性对数值的贡献。

应用 Free-Wilson 方法不需要各种物化参数，在农药、医药、化学反应、光谱学研究中都有大量应用。但是该方法只能应用于符合加和性的生物活性，由于该方法未假定任何模型参数或物理性质作为决定生物活性的关联因素，因而所得结果对这一相互关系也不提供任何其他信息，因此有时结论不甚可靠；另外它只能预测系列化合物中已经出现的取代基在新化合物中的生物活性，对于未出现的取代化合物则无能为力。因而该方法在应用中受到很多限制。因此有研究者尝试将 Hansch 方法和基团贡献法联合应用，也取得一定成果。

3. 分子连接性指数法　应用分子骨架中邻接关系定量表达结构的方法称为分子连接性。1975 年，Randic 首先提出了一种定量描述烷烃化合物系列分支程度的方法，建立了 Randic 分子分支指数 χ。Randic 指数 χ 对于异构体的分辨能力较大，也就是说，不同异构体的系列 χ 值较少重叠，后经量子化学家 Kier 和 Hall 进一步扩充和发展，提出了分子连接性指数法（molecular connective index，MCI），该方法使用拓扑学参数，将化合物的结构参数化。根据分子中各个骨架原子排列或相连接的方式来描述分子的结构性质。分子连接性指数是一种拓扑学参数，有零阶项、一阶项、二阶项等，可以根据分子的结构式计算得到，与有机物的毒性数据有较好的相关性。由于分子连接性指数不是实验值，而是通过代数运算得到的非经验参数，因此比较客观简便，已被成功地应用于合理组合库设计、虚拟筛选和药物设计中，表明这些描述子在发现新的用于药理学的先导化合物中具有十分重要的作用。

分子连接性指数与诸如分子极化度、水溶性与沸点、分配系数、范德华体积等物化性质，以及药理学性质和生物学毒性存在良好相关性，说明了基于图论和不变量概念的分子连接性指数编码了某些重要结构信息，而这些信息系基于分子中原子之间连接性的二维结构特征编码。分子连接性方法适用于含环、多重键和杂原子的分子体系，是 QSAR 研究中应用最普遍的拓扑描述子之一。分子连接性指数能较强地反映分子的立体结构，但反映分子电子结构的能力较弱，因此缺乏明确的物理意义。但由于其具有方便、简单且不依赖于实验等优点，也得到广泛应用和发展。

虽然目前的二维定量构效关系技术受计算速度和理论水平的制约，对药物配体－受体的结合模拟还不够精确，对药代动力学和毒理学还缺乏准确的预测方法，但其实用化的程度已经有了很大的提高，现在药物化学家和计算化学家正通力合作，有望在不久的将来能够解决这些问题，届时二维定量构效关系技术将会更加完善，成功的机会将更大，将为人类贡献出活性更高、毒副作用更低的药物。

实例解析

Yoshimoto 等人发现 4－苯氨基嘧啶衍生物（I）具有中等抗抑郁活性，他们测定了每个化合物的抗抑郁活性（以抑制百分率 A 表示）。考虑到多个取代基位置的变化，造成各个取代位置的理化参数，如 π 和 σ 的改变不易确定，于是在 QSAR 分析中归纳了多个指示变量，在 59 个活性化合物中得相关方程：

$$\ln[A/100 - A] = -1.38(\pm 0.75)\pi_5 + 1.51(\pm 1.45)\sigma_p - 1.40(\pm 0.68)I_{-1} + 1.37(\pm 0.62)I_{-4}$$
$$+ 2.39(\pm 0.76)I_{-5} - 0.76(\pm 0.63)I_{-6} + 1.50(\pm 0.58)I_{-7} - 0.68(\pm 0.56)$$

$$n = 59; r = 0.837; s = 0.810$$

其中，π_5 是取代基 R_5 疏水常数（取代胺系列中的 π 值）；σ_p 是对位 X 取代基 Hammett 常数；指示变量 I_{-1} 表示在苯氨基上取代当 X＝H，$I_{-1}=1$，其负系数表示降低活性；I_{-4} 为在对位的卤素取代；I_{-5} 是对位－C_2H_5、－C_3H_7、－C_4H_9 取代；I_{-6} 为 R_5 卤素取代；I_{-7} 为取代基 R_6，$R_6 = -(CH_2)_3 -$ 时其值为 1，其余均为 0。

获得的 QSAR 结果指示出，在苯氨基的对位上引进吸电子基团，R_5 和 R_6 以 $-(CH_2)_3 -$ 桥相连可增强活性。据此设计并合成了化合物 Ia（RS－2232）。药理试验表明此化合物的抗抑郁活性（$ED_{50} = 6.7mg/kg$）大约是丙咪嗪（$ED_{50} = 11mg/kg$）活性的 2 倍。深入的药理试验表明，RS－2232 不像丙咪嗪那样产生抗副交感和抗组胺的副作用，所以很快进入临床试验。

Ia RS–2232

四、三维定量构效关系

由于药物分子与受体之间的作用是在三维空间进行的，因此准确地描述药物的结构与生物活性的关系，需要知道药物分子乃至受体分子的三维结构，建立更加准确的模型。因此，结合计算机化学和计算机分子图形学，能够推测出模拟受体立体图像，建立药物结构活性关系表达式，从而据此进行药物设计。与传统的 Hansch 方法不同的是，三维定量构效关系研究（3D－QSAR）是以配体和受体的三维结构特征为基础，根据分子的内能变化和分子间相互作用的能量变化来定量地分析三维结构与生物活性间的关系，从而更加深刻地揭示出生物活性分子与靶点的结合机制，因此引起了药物化学家的重视。

3D－QSAR 是 QSAR 与计算机化学和计算机分子图形学相结合的研究方法，是研究药物与受体间的相互作用、推测模拟受体图像，建立药物结构活性关系表达式，进行药物设计的有力工具。它可以从分子水平上揭示药物分子与受体相互作用的空间特征和在空间结合的理化本质。

（一）建立 3D – QSAR 模型的步骤

1. 对配体结构的预处理 将二维的平面分子结构转化为三维立体结构并进行能量优化，争取获得合理的三维构象。配体的三维构象合理与否对最终所构建的模型具有重要影响。特别是在受体结构未知的情况下，选择配体的合理构象成为构建模型 3D – QSAR 的一大难点。通常选用能量最低的构象作为配体构象，但能量最低构象有时却不是配体与受体结合时的真正构象。

2. 分子描述符确定 计算分子描述符是指以数字化描述符来表示分子的结构和性质。比较有代表性的计算和选择描述符的方法有距离几何法（distance geometry，DG）、分子形状分析法（molecular shape a-nalysis，MSA）、比较分子场分析法（comparative molecular field analysis，CoMFA）、比较分子相似因子分析法（comparative molecular similarity indices analysis，CoMSIA）等，其中 Cramer 于 1988 年提出的 CoMFA 法仍然是目前应用最多的方法。该领域的前沿理论是近年来兴起的由量子力学衍生的分子描述方法。

3. 构建 3D – QSAR 模型 构建 3D – QSAR 模型需要依靠统计、分析表示分子结构和性质的描述符和相应的实验活性信息来实现。在三维定量构效关系分析中，比较常用的建模方法有偏最小二乘分析法（partial least squares analysis，PLS）和偏最小二乘判别式分析法（partial least squares discriminant analysis，PLS – DA）、主成分分析法（principal component analysis，PCA）、聚类分析法（cluster analysis）、阶乘分析法（factorial analysis，FA）、遗传算法（genetic algorithm，GA）、Hopfiled 神经网络（Hopfiled neural net-work，HNN）或 Kohonen 神经网络（Kohonen neural network，KNN）以及支持向量机法（support vector ma-chine，SVM）。这些方法的应用和比较研究已广泛展开。

（二）建立 3D – QSAR 模型的软件

正如前面所说，目前使用得最为广泛的 3D – QSAR 方法是比较分子力场分析法（CoMFA）和其衍生而来的比较分子相似因子分析（CoMSIA），因此，接下来将重点讨论这两种方法。

1. 比较分子场分析法 比较分子场分析法是由 Cramer 等人于 1988 年创立的三维定量构效关系（3D – QSAR）研究方法。该方法彻底摆脱了传统 2D – QSAR 研究方法束缚，是 3D – QSAR 研究领域的重大突破。CoMFA 提出后不久，就作为 SYBYL 中的一个模块实现了商业化，并很快被公认为是最权威的 3D – QSAR 方法。

CoMFA 认为在分子水平上，影响生物活性的相互作用主要是非共价键作用的立体和静电等相互作用。作用于同一靶点且结合模式相同的一系列药物分子，它们与受体之间的上述三种作用力场应该有一定的相似性。这样，在不了解靶点三维结构的情况下，研究这些药物分子周围三种作用场的分布，把它们与药物分子的生物活性定量地联系起来，即可以推测受体的某些性质，又可依次建立一个模型来设计新的化合物，并定量地预测新化合物分子的药效强度。

CoMFA 的基本原理是：如果一组相似化合物以同样的方式作用于同一靶点，那么它们的生物活性就取决于每个化合物周围分子场的差别，这种分子场可以反映药物分子和靶点之间的非共价键相互作用。当药物与受体产生相互作用时，主要通过静电、疏水和范德华力等非共价键作用。CoMFA 采用 Coulomb 和 Lennard – Jones 势函数描述立体场和静电场，Lennard – Jones 势函数在接近分子表面的部分非常陡，而 Coulomb 势函数则较为平缓。两种势函数都使得原子位置存在异常点，为了避免这一点，CoMFA 对于势函数评估采取了截断值（cut off）的方式。

CoMFA 的计算可分为以下几个步骤。

（1）逐一构建各化合物的分子结构，进行结构优化，并计算各原子的电荷密度。值得注意的是刚性化合物的构象固定，因此活性构象易于确定。但对于柔性化合物来说，由于药物与靶点结合时构象会发生一定变化，因此在实际操作中如何确定化合物中柔性键较多的活性构象有很多困难。

（2）选择模板分子，按照合理的叠加规则，将所有化合物叠合在一个能包容全部化合物的空间网格上（lattice），随后将数据集分为训练集和测试集存于不同的数据库中。训练集用于建立模型，测试集用于验证模型质量。值得说明的是，分子重叠方式及重叠程度对 CoMFA 影响很大，在计算过程中必须保证所有探针在三维网格中取向一致。通常以活性最大的化合物的最优构象为模板，其余分子都和模板分子骨架上的相应原子重叠。叠加过程中，如果已知该类化合物药效团，可直接把这些基团在空间上重叠起来即可；如果不知道其药效团，就需要分析该类化合物中哪些官能团或原子对生物活性影响较大，从而重叠其相应的基团和主要共同结构特征。

（3）根据化合物与受体的相互作用方式，选择合适的探针在空间网格中移动。所选择的探针取决于被考察的力场的特征，例如用 H_2O 分子做探针可研究药物与受体的疏水作用和氢键作用；用 CH_3 可研究药物与受体的立体作用；用 H^+ 探针体现静电场研究药物与受体的电性作用等。探针每移动一个步长，计算其在空间网格上与各原子的相互作用能量，包括立体能和静电能。

（4）偏最小二乘法分析。将上步计算得到的分子场数值作为自变量，将分子的活性作为因变量，由于此时自变量数目远大于因变量，故采用偏最小二乘法进行回归。首先用交叉验证方法检验所得模型的预测能力，并确定最佳主成分数。再以得出的最佳主成分对变量进行回归分析，拟合 3D - QSAR 模型。

（5）用三维等势线系数图（contour maps）显示 QSAR 方程，体现结构和活性的关系。在三维立体图中，化合物各取代基性质及方位变化对活性的影响用不同颜色表示，直观、形象。用户可进一步设计新的化合物，并预测其活性。

值得说明的是，在这整个过程中，分子构象的选择十分关键，直接影响模型好坏，其中叠合模板分子的构象是重中之重。如何获得最佳的分子构象，这个问题到目前为止仍没有定论。另外对于不同的体系，并不一定利用所有场的信息所建立的模型才是最好的，分子场特征其实就相当于二维 QSAR 中的描述符，也有可能会存在某种场信息与活性无明显相关。

Cramer 等人曾经应用 CoMFA 对 30 个具有人皮质激素球蛋白亲和力的甾体类化合物进行了 3D - QSAR 研究。选择其中 21 个化合物作训练集，另外 9 个化合物作预测集。按照前面所述的基本步骤，首先将 21 个化合物通过分子建模，然后进行叠加。21 个化合物叠加后分子模型见图 5 - 2。

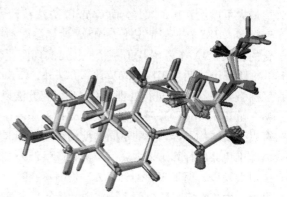

图 5 - 2 甾体化合物叠加图

然后构建网格，格点的距离为 1.5Å；计算静电场和立体场，用 PLS 分析，经"抽一法"交叉验证得到最佳主成分数为 6，$R_{CV}^2 = 0.65$；下一步选定最佳主成分数后对变量进行回归分析，得到 QSAR 模型，见图 5 - 3，立体场对活性影响以绿色和黄色表示，静电场对活性的影响以蓝色和红色表示。分子周围出现红色（蓝色）区域，提示该处连接带负电性基团有可能提高（降低）分子活性；分子周围出现黄色（绿色）区域，提示该处连接带空间体积较小基团有可能提高（降低）分子活性。应用该模型对预测集的化合物进行验证，也取得很好的结果。

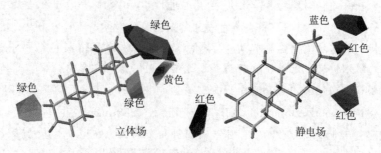

图 5 - 3 CoMFA 等势线系数图

CoMFA 由于其自身优势，除了已被广泛应用于药物的结构与活性关系研究之外，还可用于分析化合物的结构－毒性关系、环境分析等多个领域。药物化学界有许多学者认为 CoMFA 与 Hansch 方法相结合来研究定量构效关系，可以取长补短，能更好地进行 QSAR 研究。Hansch 方法所使用的物化参数是建立在化合物二维结构基础上的，不能反映立体情况，缺乏描述构型、构象的参数，且只能应用于同源物之间的构效关系研究。而 CoMFA 法正可弥补 Hansch 方法的这些不足。另一方面，由于 CoMFA 仅能应用于纯药效学（或绝大部分为药效学）的数据（如以酶、受体或细胞测定的体外数据），而对包含药动学成分的活性数据（如测定整体动物的体内数据）则不宜应用。CoMFA 方法存在的不足恰好是 Hansch 方法的长处，因为 Hansch 方法含有药动学有关的物化参数，适用于药动学和体内的活性数据。

2. 比较分子相似因子分析法　　CoMFA 法问世后，很快发展成为目前应用最广泛的 3D－QSAR 研究方法，但该方法在实际使用中也发现许多不足。首先，CoMFA 仅考虑静电场和立体场，没有涉及对药物活性有重要影响的氢键场和疏水场；其次所选用的分子势能场函数在某些格点附件会出现显著变化，出现不正常的分子场数值，需要定义能量的截断（cut off）值，这样导致某些区域的分子场信息不能很好地表达。因此 CoMFA 计算的结果对格点的步长、叠合分子的空间取向等因素非常敏感，需要仔细进行选择。

与 CoMFA 方法相比，CoMSIA 方法最大的优点就是分子场的能量函数采用了与距离相关的高斯函数的形式，原子的位置不存在异常点。因而也就不需要定义能量的截断值，从而有效地避免了传统 CoMFA 方法中由静电场和立体场的函数形式所引起的缺陷。另外，CoMSIA 方法中除了立体场与静电场之外，还定义了三种分子场的特征，包括疏水场、氢键供体场和氢键受体场，可获取更多的分子结构信息。

在实际体系中对这两种方法进行比较，计算采用不同的格点数以及对体系采用全空间搜索策略，结果表明 CoMFA 对格点大小值以及叠合分子的空间取向非常敏感，采用不同的空间取向时，回归系数的差值最大可以达到 0.3 以上。而 CoMSIA 方法在计算不同格点大小取值以及分子空间取向下得到的结果则稳定得多，因此在一般情况下 CoMSIA 计算会得到更加满意的 3D－QSAR 模型，这也是和其基本原理相符合的。CoMSIA 作为 SYBYL 一个模块已实现商业化，预测今后的应用将更为广泛。

除了上述两种 3D－QSAR 计算方法外，Cerius 的 QSAR 程序也提供了含有利用遗传算法（GFA）、神经网络方法（NN）进行处理的 QSAR 研究方法以及大量的结构描述符（descriptor）。

虽然 3D－QSAR 相比于 2D－QSAR 方法，在分子空间结构特点，描述构型、构象上有了很大的进步，可以分析结构差异较大的不同类型的药物。但是由于使用 3D－QSAR 技术是人为的构造化合物的构象，因此难免会使计算结果主观，与实际产生偏差和计算错误。近几年中，3D－QSAR 在理论和应用上得到了很大发展，但是 3D－QSAR 方法仍旧不能明确给出回归方程的物理意义以及药物－受体间的作用模式。另外，由于在定量构效关系研究中大量使用了实验数据和统计分析方法，因而 QSAR 方法的预测能力很大程度上受到试验数据精度的限制，目前来说尚需要进一步完善。

实例解析

尤启冬等人对一系列色满醇类选择性 I_{Ks} 阻滞剂进行了 CoMSIA 三维定量构效关系分析，得到的最优的 CoMSIA 模型中，立体场、静电场和疏水场对活性的贡献分别是 9.0%、48.%和 41.0%，由静电场、立体场、疏水场、氢键受体场和氢键供体场建立的 CoMSIA 模型有更好的相关性和可信度，提示化合物的疏水性质在配体与 I_{Ks} 钾离子通道结合时有重要的影响。根据此结果设计合成的化合物中，化合物 CPUY11018 各项药理学评价中均呈现出良好的新药开发前景：对 I_{Kr} 和 I_{Ks} 的阻滞活性 IC_{50} 值分别为 106nmol 和 9.5nmol，对 I_{CaL} 的阻滞活性为 88μmol，而对神经元钾通道和心肌细胞 ATP 敏感性钾通道无明显抑制作用，因此值得做进一步的体内药效学、毒理学和药物代谢动力学等临床前研究（图 5-4）。

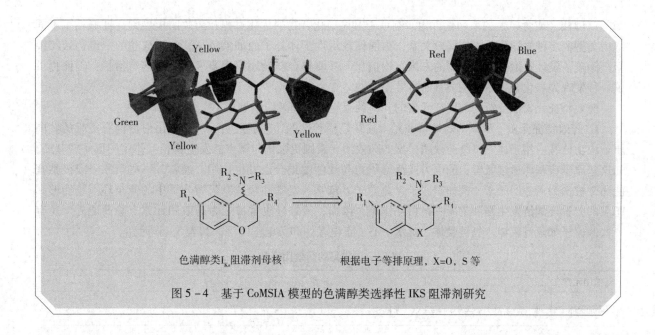

色满醇类I_{K_s}阻滞剂母核　　　根据电子等排原理，X=O，S 等

图 5-4　基于 CoMSIA 模型的色满醇类选择性 IKS 阻滞剂研究

第三节　药效团模型法

一、药效团模型的基础

药物分子与受体靶点发生作用时，要与靶点产生几何匹配和能量匹配的活性构象。药物化学家发现，药物分子中的基团对于活性的影响不同，有些基团的变化对药物与靶点之间的相互作用影响很大，有些则影响不大。对于这种差异的研究，人们发现具有相同活性的分子往往具有相同的某些特征。因此，有人提出了药效团的概念，来明确那些对活性有重要贡献的特征。这一概念早在 1909 年由 Paul Ehrlich 提出，当时他提出的药效团是指具有活性必需特征的原子的分子框架。1977 年 Peter Gund 把药效团的概念进一步明确为"分子中的一组能够识别受体，并能形成分子生物活性的结构特征"。1998 年 IUPAC 对药效团的概念进行了精确的定义：药效团是一个总结立体化学特性和电子分布的总体概念，具有该特性的最佳超分子能够与特殊生物靶标进行相互作用并激活（或者阻断）它的生物活性。因此，药效团并不是定义为实际的一个分子或者基团，而是代表能与它们药理靶点进行相互作用的抽象集合，它包括立体化学构象、电子空间分布等因素。它可以被理解为能和同一靶标位点进行识别、表现出相似药效特性的一类分子所具有的共同特点。

药效团模型方法包含两个层面的内容：药效团模型的构建以及数据库搜索。药效团模型的构建是指从一系列活性小分子出发得到合适的药效团模型。而如果想通过药效团模型来找到新的先导化合物，就需要采用基于药效团模型的数据库搜索。通过数据库搜索，可以寻找包含特定药效团特征的化合物，这些具有特定药效团特征的化合物可能具有相应的生物活性。药效团模型方法作为一种发现先导化合物的有效方法在药物研发领域已经得到了广泛的应用。近年来，文献也报道大量通过基于药效团的数据库搜索方法找到先导化合物的成功实例。可以预见，随着小分子三维结构数据库信息量的迅速增加以及计算机技术的快速发展，药效团模型方法在药物设计中会受到越来越多的关注。

药效团和定量构效关系研究一样，都是以间接药物设计原理的基本假设为前提，即具有同类活性的一系列化合物与靶点相互作用的活性部位是一致的。但两者又有明显的不同。定量构效关系研究的是基于同一母核（或骨架）的系列化合物，侧重于对先导化合物的优化过程；药效团模型则高度概括了不同结构类型的多种先导化合物的构效关系，更能体现活性配体分子的抽象特征。一个成功的三维药效团模型，涵盖了设计新配体分子所需的三维结构信息，只要符合药效团模型要求的就可能有活性，因而提供了一种发现先导化合物新结构类型的有效途径。

药效特征元素以及对药效特征元素的几何约束组成了药效团模型。

1. 药效特征元素　早期的药效特征元素往往是经验性的，即通过实验观察找出对活性有贡献的共同原子或功能基。用于建立三维药效团模型的药效团元素则更强调与靶点能发生弱相互作用的原子或基团，如这些原子或基团通过氢键、静电力或范德华力与受体的键合点发生作用。通常，一些杂原子或极性官能团常被选为药效团元素，例如氧原子、氮原子、羧基、氨基和羟基。药物分子中的芳杂环系统能够和靶点的芳香环侧链发生强烈的 π−π 相互作用，因而，芳香环也常被选为药效团元素。除此之外，还有一些假原子如氢键供体、氢键受体、疏水中心、正电基团和负电基团等，如表 5−1 所示。

表 5−1　常见的药效团元素

药效团元素	举例
氢键受体	$\underset{O}{\overset{\|}{\|}}$, C=N, C=NH, C≡N, ᵒ
氢键供体	—OH（不连接至 C=O S=O P=O），—NH₂，—N(H)—
正电中心	N=C(NR₂)—, R₂N—C(NR₂)=, N=C(NR₂)—NH, HN—C(NH)=N—NH, N=C—NH，脂肪胺
负电中心	F₂C—N(H)—S(O)(O)—, —COOH, —SOOH, R—P(O)(R)—OH, R—P(O)(OR)—OH, RO—P(O)(OR)—OH, R—P(O)(OH)—OH, RO—P(O)(OH)—OH, R—S(O)(O)—OH, RO—S(O)(O)—OH, 四氮唑
芳环	五元和六元芳环，芳杂环
疏水基团	—Cl，—Br，—I，*i*-Pr，—*t*-Bu，环己基

在药效团模型中，药效团特征元素一般以抽象的点（如疏水中心、电荷中心）、线（如氢键）、面（如芳环平面）的形式出现。有的药效团元素（如氢键供体）具有方向性（或矢量性），不同的软件在这方面的表现方式并不相同。下图是 GALAHAD 处理药效团元素的表现形式（图 5−5）。

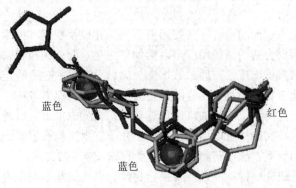

图 5−5　GALAHAD 处理药效团元素示意图（蓝色球为疏水中心，红色球为正电中心）

2. 几何约束 一个药效团模型中除了包含药效特征元素之外，还包括对这些药效特征元素之间的空间约束，这些约束一般是通过特征元素之间的距离、角度、二面角来定义的，其中距离限制是最为常见的约束形式。这些特征元素或它们之间几何关系的约束可以采用多种形式。如位置约束可以是点的空间活动范围；距离限制可以是点点间的距离，或点到线的距离；角度限制可以是三点的角度、直线与平面的角度或者是平面与平面的角度，如图 5-6 中 ACEI 的药效团模型与其结合模式所示。

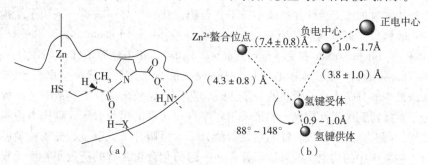

图 5-6 ACEI 药效团模型（a）与其结合模式（b）

二、构建三维药效团模型的方法

早期的药效团研究往往以人们的经验去判断，随着计算化学和药物设计方法的发展，出现了多种药效团识别软件。目前药效团研究已经发展成为一个系统，构象分析、分子叠合、药效团识别能自动进行，基本的步骤均大同小异，可分为选择候选化合物、构象分析、分子叠合、药效团构建和评价等几个步骤。计算机辅助设计软件一般可自动调用相关的分子力学和量子化学计算程序，计算出药效团元素中的基本性质（如氢键给体和受体、杂原子电荷）；但构象分析步骤有时需要应用另外的程序预先做好并存储成特定的分子结构文件，以备在构建药效团时调用。

目前应用较多的药效团识别软件有 SYBYL 中模块 GASP（genetic algoritym similarity program）、DISCO（distance comparison technology）和 GALAHAD（genetic algorithm with linear assignment for the hypermolecular alignment of datasets），以及 BIOVIA 公司 Discovery Studio 中模块 catalyst。这些软件的主要区别在于对柔性构象的处理和药效特征结构的叠合。这些药物设计软件的使用，大大提高了药效团识别的效率以及精确度。

1. GASP GASP 是基于遗传算法的药效团识别方法，由 Gareth Jones 提出，现已作为 SYBYL 的一个模块实现商业化。GASP 共定义氢键受体、氢键给体和芳香中心三种药效团元素。进行分子叠合时，一般先选定一个刚性分子作模板，其他分子叠合在这个模板分子上。利用遗传算法再进行药物分子之间的柔性叠合和药效团识别。分子叠合和药效团的优劣主要通过范德华能量得分、公共体积得分和相似性得分的三种得分函数来评估。该方法得到的药效团模型可作为 SYBYL 中 Unity 的提问结构进行数据库搜索。

GASP 确定药效团模型无需预先知道药效团元素和限制条件。它采用遗传算法，能够自动进行构象柔性变化并显示分子的药效团模型。即使没有受体的三维结构，也可以从配体的结合位点推断出模型的活性位点。开发这样一种模型的关键在于能识别确实结合的官能团，相对应的配体或其他以及这些基团与受体结合时的公共空间排列。GASP 采用遗传算法去识别不同分子间相应的官能团并在与受体结合的公共几何排列上进行叠合。

对于一系列配体，GASP 自动识别可旋转键和药效团元素比如环和潜在的氢键位点。染色体种群随机自动生成，每个染色体表示所有分子可能的一种叠合。染色体将旋转键的扭转设置和分子间元素映射进行编码。局部叠合的匹配打分主要由三部分权重加和：元素覆盖的数量和相似性，所有分子的公共体积和每个分子内部的范德华能量。GASP 利用突变和交叉操作产生子代染色体。将那些获得更高匹配打分的种群取代现存种群中匹配度最低的成员。当通过指定数量不断提高种群匹配度失败时或完成了预先设定的遗传数目时计算就终止。GASP 能产生几种不同系列的叠合以及它们相关的药效团元素。

GASP 计算效率较高、计算速度快，但该方法定义的药效团元素较少，这也在一定程度上影响了构建药效团的质量。

2. DISCO DISCO 是 1993 年 Martin 等人提出的，对一系列活性化合物，DISCO 模块从分子预先计算的构象出发，使用基团探测（clique detection）方法产生多个药效团模型并进一步比较和优化这些模型。

DISCO 主要计算步骤为：首先选择训练集分子。选择原则为：以相同结合方式作用于相同受体，具有良好的结构多样性。将训练集活性抑制剂小分子化合物建成一个分子表单，采用子结构搜索方法，计算每个化合物的代表构象，提取其药效团特征，包括氢键给体原子（donor atom）和受体原子（acceptor atom）、氢键给体位点（donor site）和受体位点（acceptor site）、正电性原子（positive charge atom）、负电性原子（negative charge atom）及疏水中心（hydrophobic center）。之后选择一个模版分子。选择原则为：刚性最大、构象数最少的分子；活性最高的分子，或者选择活性较高且分子构造的复杂程度适中的分子的活性构象或分子对接得到的活性构象。如果采用程序自动选取的模版分子，则先考虑构象数最少的分子，若构象数相同，则选择所含药效特征元素最少的分子为模版分子。以模版分子构象库中的构象为基础，叠合其他分子构象库中的构象，搜寻这组叠合在一起的化合物共有的药效团特征元素组成药效团模型。对所得药效团模型进行优化，最终得到一组评价较好的药效团模型，可用于数据库筛选。

DISCO 可以提供多种药效基团模型，用户再根据其他实验结果验证以便选出合适的模型。在 SYBYL 软件中，应用 DISCO 构建的药效团的模型，可以结合 Unity 进行基于药效团模型的数据库搜索。

3. GALAHAD GALAHAD 方法由 Robert Clark 等人于 2006 年提出，其可以叠合一系列分子从而共享出体现生物活性的公共模式，生长出相应的药效团假设。GALAHAD 采用先进的遗传算法和多元化的打分函数，考虑分子能量、立体相似性和药效位点重合，同时还考虑构象的柔性，不确定的立体化学性质，可变的环结构，多种部分匹配限制和可变的特征位点表征。药效团模型以超分子的形式返回出来，包含了训练集中每个分子的信息，以及能用于探测数据库中能匹配模型的新结构的 3D 检索提问式。没有包括在训练集中的新目标分子可用于拟合模型，产生与配体亲和力直接相关的能量打分和立体与药效团相似性。

科研人员使用 GALAHAD 可以自动生成药效团假设，针对作用于同一位点的一系列分子产生结构叠合。不需要提供已知的药效团元素，限制条件和分子叠合，是研究新靶点和新作用机制的理想工具。

GALAHAD 采用先进的遗传算法（GA）将每个分子定义为一个核心结构和一系列扭转角。为了克服现有药效团工具的限制，GALAHAD 的遗传算法是基于真实的实验数据开发出来的使用药效团和立体多重态能够很快测量出应用于核心结构的扭转角和配体间的 3D 相似性。由于每个分子都是同时进行两两比对的，所以无须指定模板分子，结果也不会偏向任何一个结构。采用药效团和立体相似性代替一对一的特征位点表征，计算可以在内坐标空间中进行，这对于 GA 算法来说可以大大增快收敛的速度。生成的每一系列构象都要与相关的特征进行评价，相关性是基于在笛卡儿坐标空间上叠合的几何一致性获得的。在药效团探测和构象选择这些步骤之后，就采用外延的 LAMDA 算法进行 3D 结构提问式的比对和生成。

GALAHAD 的另一个特点是可以生成允许部分匹配限制条件的提问式。代替强制的全局匹配，GALAHAD 的假设包括了大部分特征匹配的限制条件甚至只有一些特征匹配的条件。这种药效团的柔性描述使得模型更加精确也更贴近真实数据，同时在找回结构数据库中新的潜在活性化合物时允许更大的柔性。采用 GA 算法中的 Pareto 打分来平衡各种不一致要求中的权衡，最大化药效团一致性和立体一致性，并最小化能量。总之这包含了各种不同特征位点和构象的探测。Pareto 打分减弱了模型质量上的竞争性评价，使得寻找合理的解决方案更加有效。

4. CATALYST CATALYST 是美国 BIOVIA 公司开发的面向药物研究领域的综合性的药物开发软件 Discovery Studio 中的一个药效团构建模块，可利用已知配体的生物试验数据分析并建立相应的药效团模型，随后用这一药效团模型对化合物数据库进行检索。药效团模型可对检索得到的化合物的活性进行预测和评价，最后帮助研究人员找到合乎要求的先导化合物。CATALYST 的基本功能包括：产生多构象的分子；基于小分子结构以及活性数据自动产生药效团；基于药效团对分子进行叠合以及基于形状建立化合物数据库，或基于形状对化合物数据库进行三维搜索。由于 CATALYST 为药效团模拟提供了完善的解决方案，使其成为近年来在国际上应用最为广泛的基于药效团模型的药物开发软件。对一组化合物进行基于特性结构的比对并自动生成药效团模型的工具。这些特性结构包括亲疏水性基团、氢键给体/受体和正/负电荷基团等。

　　产生药效团模型时如果提供具体的活性数据，可以产生 3D – QSAR 药效团并用之来预测新化合物的活性，如果在产生药效团的过程中考虑排除体积，从而引入受体占有空间位阻的信息，精修后得到的药效团模型可以提高预测能力；产生药效团模型时如果不提供具体的活性数据，可根据化合物和药效团叠合、匹配的情况对候选分子或三维数据库搜寻结果的活性进行定性的评价。对于已知受体 – 配体结合模式的晶体结构复合物，用户可以基于该复合物真实的相互作用特性直接产生具有选择性的药效团模型。CATALYST 不仅提供了药效团识别的功能，还提供了分子构建、分子优化、构象分析、数据库管理、数据库倒换以及数据库搜索等一系列强大的功能。

　　由 CATALYST 软件构件的药效团模型见图 5 – 7。

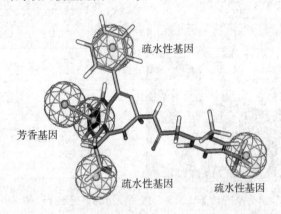

疏水性基因

芳香基因

疏水性基因　　　　疏水性基因

图 5 –7　由 CATALYST 软件构件的药效团模型

　　CATALYST 软件包含了两个不同的药效团建模算法：HypoGen 和 HipHop 方法。在 HypoGen 模块中，程序首先把训练集中的化合物分为活性最高的、活性一般的和活性差的三类。通过先对活性最高的化合物进行分析，找出所有符合要求的药效团模型。随后程序对得到的所有药效团模型进行进一步的筛选，用活性差的训练集化合物测试这些药效团模型。对于同样能与活性差的化合物进行匹配的药效团模型，算法认为它并不具代表性，从集合中删除。最后，通过对剩余的模型进行优化，程序输出综合评价和打分最好的 10 个药效团模型。HypoGen 算法要求输入的训练集化合物活性跨度在 4 ~ 5 个数量级范围，每个数量级至少有 3 个化合物。HipHop 模块仅分析训练集化合物的所有构象，从中找出它们共同的功能团特征。这些特性结构包括亲疏水性基团、氢键供体/受体和正/负电荷基团等。在 HipHop 模块中，不需要输入化合物的活性值，得到的模型也不能预测活性。

　　CATALYST 构建药效团模型的基本步骤与 DISCO 较为相似，以奥坎姆剃刀规则（Occam's Razor）的量化延伸为基础，奥坎姆剃刀规则认为具有相同功能的一系列模型中最简单的模型是最好的，每个 Catalyst 模型都可以用一个函数表达模型的复杂性、化学特征与理想权重以及预测活性与活性实验数据之间的误差。CATALYST 提供一系列模型优劣性的量化指标函数，使得用户可以判断模型的价值。根据训练数据建立的构效关系，CATALYST 能够根据化合物与模型的吻合程度、组成模型的特征数和立体空间位置等因素来预测新化合物的活性。但 CATALYST 提供了更加完备和细致的药效特征元素定义方法，在 CAT-ALYST 软件中，每一药效特征元素包含以下三部分内容。

　　①化学功能：包括疏水团、正电/负电基团和氢键供体/受体。这些默认的化学功能还可以进一步细化或重新定义，进行灵活和独立的分析。

　　②三维空间的位置和定向：主要通过绝对坐标来定义不同化学特征的空间位置，如化学特征间的距离，还可以辨别结构对映体。

　　③位置许可误差：每个化学功能用彩球图像表示。如配体和活性结合位点的氢键受体和供体用表示

重原子一端的两个球表示。球的大小代表位置精确度。小球意味着该特征的精确位置对活性很重要，大球表示位置要求低一些。

实例解析

多元药理研究越来越多地应用到药物研发中，一个药物分子可能存在多个蛋白靶标，为新药研发提供了新的方向。黄连素作为一种治疗腹泻的常用药，被报道出具有治疗感染、癌症、糖尿病等的功效。

通过 BIOVIA Discovery Studio 中的 CATALYST 模块构建了黄连素与多靶标的药效团模型（图 5-8），并通过此模型筛选出可以与黄连素发生相互作用的阿尔兹海默症相关的蛋白靶标 BACE1，然后进行实验验证，得出黄连素可以作为治疗阿尔兹海默症的潜在药物。这种多靶标结合模式研究药物的方法可以很好地帮助我们理解疾病中药物作用。

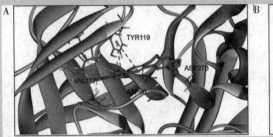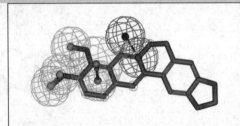

图 5-8　基于 CATALYST 药效团模型的黄连素作用靶点研究

知识拓展

基于靶点 3D 结构的药效团模型构建

已知靶点结构的情况下，分析靶点的作用位点以及药物与受体之间的相互作用模式，或将靶点－配基复合物的配基剥离，获得结合位点结构及相互作用信息来反推可能的药效团模型（图 5-9）。

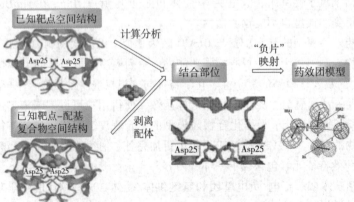

图 5-9　基于靶点结构的药效团模型构建

三、基于药效团模型的虚拟筛选

基于药效团模型的虚拟筛选是以药效团模型作输入（提问结构），在三维结构数据库中搜索含有该药效团的分子。基于药效团模型的三维数据库搜索始见于 1974 年，Peter Gund 利用简单的药效团模型搜索了剑桥晶体结构数据库（CSD）。此后 Brint 和 Sheridan 等人分别对此方法进行了改进。Peter Gund 研究开发了第一个 3D 搜索软件 Molpad，并提出药效团"可计算"。在此理论指导下开发了商用的 3D 搜索软件，包括早期的 Aladdin 和后来的 CATALYST。

基于药效团模型的虚拟筛选搜索到的分子可能具有药效团所对应的某种生物活性，而且当搜索结果中有一些与已知活性分子结构不同的分子时，意味着可能有先导化合物的发现。由于数据库的分子是已经存在的化合物，其合成方法是已知的，甚至已经成为了商品，可以直接购头，从而可以较快地进入生物测试阶段，提高新药开发的效率。因此，利用虚拟筛选方法从已知化合物库中寻找符合药效团要求的化合物，再通过药理测试确证该化合物活性，已成为发现先导化合物的有效方法，可大大缩短先导化合物的发现周期。

基于药效团的虚拟筛选一般包括三个基本步骤。①初筛：初筛的目的是预先筛出一些根本不能与药效团匹配的分子，节省数据库搜索的时间。它是以药效团中较常出现的基团作为约束条件而进行的。②二维子结构匹配：二维子结构匹配的目的是确定小分子是否含有药效团，通过子结构匹配及子图匹配的方法进行，相对比较耗时。③三维结构搜索：此步骤的操作是验证小分子构象和其药效特征元素是否满足空间的限制条件，若满足将其确定为候选先导化合物。

现在已有很多商用数据库系统可支持基于药效团结构特征的虚拟筛选，现在比较常用的有 MDL 信息系统公司的 ISIS/Base、Tripos 公司的 Unity 和 BIOVIA 公司的 CATALYST 等软件，我国自行设计的三维结构搜索软件 3DFS 近年在科研工作中也得到一定应用。图 5-10 显示了基于药效团虚拟筛选的基本过程。

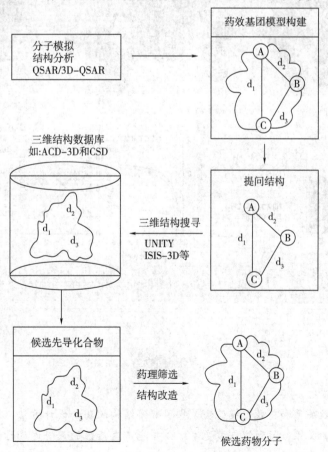

图 5-10　基于药效团虚拟筛选的药物设计

近年来，国内外应用计算机进行药效团虚拟筛选的研究有了长足进步，也取得了许多成功的例子，如 M3 受体拮抗剂的设计、5 - HT3 受体拮抗剂的设计、MC 增生抑制剂设计、PKC 抑制剂的设计等。

实例解析

外周神经性疼痛（PNP）是一种比较难治疗的慢性疾病。背脊髓相关背根神经节中存在的体感神经元致敏性是一个关键的生理病理过程。研究发现，造血细胞在神经损伤位置可产生细胞因子 FL，即 FMS 样酪氨酸激酶 3 受体（FLT3）的配体。通过坐骨神经内注射 FL 激活 FLT3 可产生疼痛的超敏感性，进而激活了外周神经性疼痛相关的基因表达，产生短期或长期的敏感神经元的敏感性。为了寻求该类抑制剂，法国国家健康与医学研究院 Jean Valmier 博士课题组对商业可获得的类药化合物库共 290 万个化合物，使用 BIOVIA Pipeline Pilot 按照氢键受体大于等于 1、氢键供体大于等于 4、可旋转键数目小于等于 10、芳香环数目大于等于 1、极性表面积小于等于 90 Å、预测的水溶性大于等于 50μmol 等规则进行了第一轮虚拟筛选，并通过结构预处理，得到 343847 个具有三维结构的异构体构象。然后使用 BIOVIA Discovery Studio 中的 CATALYST 模块产生药效团模型，并利用 DS_ Screen Library 模块对之前 343847 个化合物进行了第二轮虚拟筛选。以 Fit value 值在 3 以上为标准，得到 285 个结构不同的化合物，最后进行聚类分析和相互作用观察，得到 28 个化合物，经购买和活性测试发现化合物 BDT001 是一种全新的 FLT3 抑制剂，其 IC_{50} 为 18μmol。见图 5 - 11。

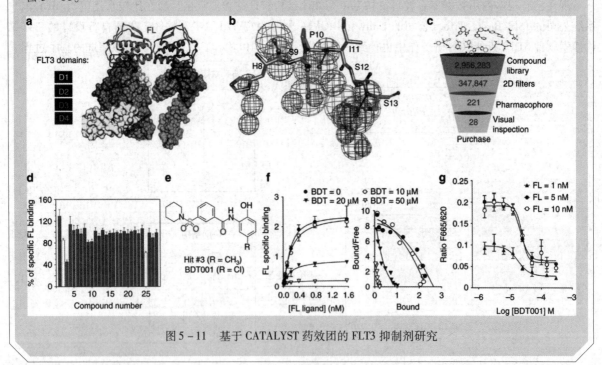

图 5 - 11　基于 CATALYST 药效团的 FLT3 抑制剂研究

本章小结

本章介绍了定量构效关系和药效团模型法等基于配体结构的药物设计方法，通过比较药物分子的结构变化与生物活性之间的关系，找到能与该受体结合并能产生活性的最普遍的结构因素，并根据此结构特征设计新的药物分子。

　　重点：二维定量构效关系及理化结构参数；3D - QSAR 方程的构建；比较分子场分析法（CoMFA）的原理、基本操作及应用；药效团模型法的原理、模型的构建；基于药效团模型的虚拟筛选。

　　难点：药物结构变化与生物活性的关系；药效团模型的构建。

思　考　题

1. 什么叫基于配体结构的药物分子设计？其研究内容具体有哪些？
2. 什么叫定量构效关系？其中的二维定量构效关系和三维定量构效关系有何不同？
3. 什么叫药效团模型？组成药效团模型的要素包括哪些？
4. 基于药效团的虚拟筛选与基于分子对接的虚拟筛选有何异同？

（李敏勇）

第六章

作用于核酸的先导化合物发现

PPT

学习导引

1. **掌握** 以核酸双螺旋结构为靶点的药物的类型、作用机制及设计方法。

2. **熟悉** 核酸的结构特征、功能以及核酸作用的理论基础；反义核酸的类型、作用机制、设计方法和注意事项；以核酸序列为靶点的药物的类型、设计思路；核苷酸类似物的类型、特点及设计思路。

3. **了解** 核酶的性质、类型及特点；基因技术在药物发现中的应用。

生命活动主要通过蛋白质来体现，而生命的遗传特征则主要取决于核酸；核酸在生物体内能够贮存、传递遗传信息和调控生物功能，在生物的个体发育、生长、繁殖、遗传和变异等方面起着重要作用。随着人们对核酸的结构、性质和功能了解的不断深入，核酸也成为药物设计的重要靶点。目前，以核酸为靶点的药物设计主要集中于两大类型，一类是基于现有基因技术的设计，如选择不同宿主而产生的基因工程药物（如疫苗、基因治疗等），利用重组基因技术得到的新型蛋白质药物（如新胰岛素分子）以及用于药物筛选的重组受体技术和基因探针技术等。另一类是基于核酸本身的设计，包括：①以核酸序列为靶点的设计，包括根据 Watson - Crick 碱基配对原理的反义技术的利用（如反义核酸），能特异性地干扰和抑制基因的表达，理论上是一条合理的途径；此外，酶性核酸、基于 RNA 干扰的小分子 RNA 以及某些与核酸共价结合的小分子化合物也属于此类。②以核酸双螺旋结构为靶点的设计，如与 DNA 小沟区结合的小分子化合物，直接作用于 DNA 双螺旋碱基对之间的嵌插结合以及与此相关的 DNA 断裂剂等。③影响核苷酸生物合成药物的设计（如核苷酸生物合成抑制剂、代谢拮抗剂等）。本章将在简要介绍核酸结构、基因技术等的基础上，介绍上述两类与核酸有关的药物设计和应用。

第一节　核酸的生物学基础

一、核酸及其结构

按其作用不同，核酸（nucleic acid）可分为脱氧核糖核酸（deoxyribonucleic acid，DNA）和核糖核酸（ribonucleic acid，RNA）两大类。每个核苷酸（nucleotide）都是由一个相应的碱基、一个戊糖（amyl sugar）及一个磷酸分子组成（图 6 - 1）。碱基包括腺嘌呤（adenine，A）、鸟嘌呤（guanine，G）等嘌呤碱基（purine base），以及胸腺嘧啶（thymine，T，在 DNA 中）或尿嘧啶（uracil，U，在 RNA 中）、胞嘧啶（cytosine，C）等嘧啶碱基（pyrimidine base），而碱基的不同决定了核酸种类和性质的差别。在 DNA 中戊糖为脱氧核糖（deoxyribose），在 RNA 中戊糖为核糖（ribose）。

（一）核酸的一级结构

多聚核苷酸是由 4 种不同的核苷酸单元按特定的顺序组合而成的线性结构聚合物，只有 4 种碱基

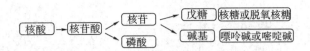

图 6 - 1　核酸的组成

（A、G、T、C）的 DNA 的碱基顺序本身就是遗传信息存储的分子形式。生物界物种的多样性即源于 DNA 分子中 4 种核苷酸千变万化的不同排列组合。而由 A、G、U、C 4 种碱基组成的 mRNA（信息 RNA）的碱基顺序，则直接为蛋白质的氨基酸编码，并决定蛋白质的氨基酸顺序。

　　核酸的一级结构指的是核苷酸的种类、数量以及碱基的排列顺序（图 6 - 2）。核酸的基本结构单元是核苷酸（nucleotide），核苷酸通过磷酸二酯键连接成 DNA 或 RNA。与多肽链一样，核酸的两个末端成为核苷酸残基，末端 5′位碳原子携带的游离磷酸基为 5′端，而保留羟基的末端 3′碳原子一端成为 3′端。核酸有方向性，一般核酸基序列由 5′端向 3′端排列。核酸一级结构可简写为 $5'A_pT_pG_pC_pA_{OH}3'$。

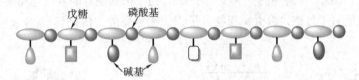

图 6 - 2　核酸的一级结构示意图

　　根据功能不同，RNA 可以分为 rRNA、tRNA 和 mRNA 三种（表 6 - 1）。与蛋白质生物合成相关的 rRNA（核糖体 RNA）约占全部 RNA 的 80%，是核糖核蛋白体的主要组成部分。

表 6 - 1　RNA 的分类与性质

	名称	作用	在整个 RNA 中的量	双螺旋	备注
RNA	rRNA	核糖体 RNA	75% ~ 80%	~40%	最稳定的是 tRNA；最不稳定的是 mRNA
	tRNA	转运	10% ~ 15%	~50%	
	mRNA	信使	3% ~ 10%	很少	

　　tRNA（转运 RNA）约占 RNA 总量的 10% ~ 15%，在蛋白质生物合成中起翻译氨基酸信息的作用，并将相应的氨基酸转运到核糖核蛋白体。tRNA 分子的大小很相似，链长一般在 73 ~ 78 个核苷酸之间。

　　mRNA（信使 RNA）约占 RNA 总量的 5%。不同细胞的 mRNA 的链长和分子量差异很大，它的功能是将 DNA 的遗传信息传递到蛋白质合成的基地——核糖体。

　　对 RNA 一级结构研究最多的是 rRNA、tRNA 以及一些小分子的 RNA，其中 tRNA 分子具有以下特点：分子量在 25000 左右，由 70 ~ 90 个核苷酸组成，沉降系数为 4 秒左右，分子中含有较多的修饰成分，3′- 末端都具有 CpCpAOH 的结构。

（二）核酸的高级结构

1. DNA 的高级结构　1953 年，J. Watson 和 F. Crick 在前人研究工作的基础上，根据 DNA 结晶的 X 衍射图谱和分子模型，提出了著名的 DNA 双螺旋结构（DNA 的二级结构）模型。

　　DNA 双螺旋（DNA double helix）结构模型的要点有以下几条。

　　（1）DNA 分子由两条多聚脱氧核糖核苷酸链（简称 DNA 单链）组成。通过两条单链之间基团的相互识别和作用，沿着同一根轴平行盘绕，形成 DNA 二级结构的最基本形式——双螺旋结构。螺旋中的两条链方向相反，即其中一条链的方向为 5′→3′，而另一条链的方向为 3′→5′。

　　（2）嘌呤碱基和嘧啶碱基之间通过氢键遵循严格的碱基配对规则，如 A 和 T 之间以 2 个氢键结合，G 和 C 之间以 3 个氢键配对。这种配对关系，称为碱基互补配对原则（the principle of complementary base pairing），简称碱基互补（图 6 - 3）。

　　（3）不同的 DNA，碱基排列的顺序是固定的，而碱基顺序的固定是 DNA 储存信息、行使遗传功能的

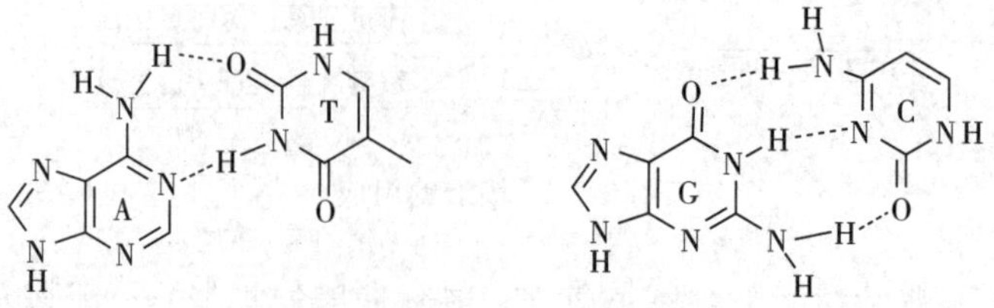

图 6 - 3 碱基互补作用示意图

保证。在 DNA 分子中，嘌呤碱基的总数与嘧啶碱基的总数相等。

（4）疏水性的碱基位于双螺旋的内侧，亲水性的磷酸和脱氧核糖基位于双螺旋外侧。碱基环平面与螺旋轴垂直，糖环平面与碱基环平面成90°角。

（5）螺旋横截面的直径约为2nm，每条链相邻两个碱基平面之间的距离为3.4nm，每10个核苷酸形成一个螺旋，其螺矩（即螺旋旋转一圈）高度为34nm。由于碱基配对的方向性和排列的不对称，在双螺旋（图6-4）表面形成对于与特异蛋白和药物分子识别很重要的大沟区（major groove）和小沟区（minor groove）。

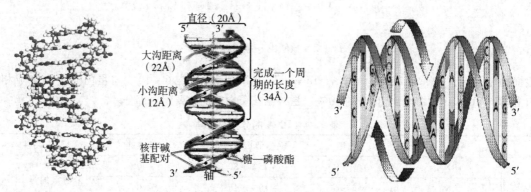

图 6 - 4 DNA 的双螺旋结构示意图

稳定双螺旋结构的主要因素包括碱基堆积力（疏水作用、范德华力）和氢键。在生理条件下 DNA 双螺旋结构是很稳定的，维持这种稳定性的因素包括：两条 DNA 链的碱基之间形成的氢键；由于双螺旋结构内部形成的疏水区，消除了介质中水分子对碱基之间氢键的影响；介质中的阳离子（如 Na^+、K^+ 和 Mg^{2+}）中和了磷酸基团的负电荷，降低了 DNA 链之间的排斥力、范德华引力等。改变介质条件和环境温度，将影响双螺旋的稳定性。

2. RNA 的高级结构　与 DNA 不同，RNA 是单链分子，因此，在 RNA 分子中，并不遵守碱基种类的数量比例关系，即分子中的嘌呤碱基总数不一定等于嘧啶碱基的总数。

在 RNA 分子中，部分区域也能通过碱基配对原则形成双螺旋结构，不能形成双螺旋的部分，则形成突环（如图6-5中的DHU环、TψC环等），这种结构被形象地称为"发夹型"结构。

在 RNA 的双螺旋结构中，碱基的配对情况不像 DNA 中严格。G 除了可以和 C 配对外，也可以和 U 配对。不同类型的 RNA，其二级结构有明显的差异。tRNA 中除了常见的碱基外，还存在一些稀有碱基，这类碱基大部分位于突环部分，如 DHU 环的 D（二氢尿嘧啶）等。

以 tRNA 为例介绍 RNA 的高级结构。tRNA 的二级结构都呈"三叶草"形状（图6-5左），在结构上具有某些共同之处，一般可将其分为五臂四环：包括氨基酸接受区、反密码区、二氢尿嘧啶区、TψC区和可变区。除了氨基酸接受区外，其余每个区均含有一个突环和一个臂。①氨基酸接受区，包含有 tRNA 的3′-末端和5′-末端，3′-末端的最后3个核苷酸残基都是CCA，A 为核苷。氨基酸可与其成酯，该区在蛋白质合成中起携带氨基酸的作用。②反密码区，与氨基酸接受区相对的一般含有 7 个核苷酸残基的区域，其中正中的 3 个核苷酸残基称为反密码。③二氢尿嘧啶区，该区含有二氢尿嘧啶（D）。④ TψC区，该区与二氢尿嘧啶区相对，假尿嘧啶核苷—胸腺嘧啶核糖核苷环（TψC）由 7 个核苷酸组成，通过

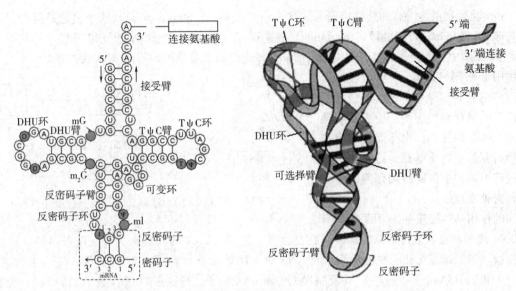

图 6-5 tRNA 的二级结构（左）与三级结构（右）

由 5 对碱基组成的双螺旋区（T ψC 臂）与 tRNA 的其余部分相连。除个别例外，几乎所有 tRNA 在此环中都含有 T ψC 。⑤可变区，位于反密码区与 T ψC 区之间，不同的 tRNA 该区变化较大。

tRNA 的三级结构是在三叶草型二级结构的基础上，突环上未配对的碱基由于整个分子的扭曲而配成对，目前已知的 tRNA 的三级结构均为倒 L 型（图 6-5 右）。

二、核酸的作用基础

（一）基因

基因（gene）是 DNA 分子中含有特定遗传信息的一段核苷酸序列，是遗传物质的最小功能单位。每个基因都含有生物物种的所有遗传信息，具有自身的遗传密码。基因虽然只有小小的一段，却有着重要的功能。因为基因决定着蛋白质的合成，因此有"一个基因一个多肽链"的说法。简单地说：基因决定蛋白质，蛋白质决定代谢作用，代谢作用决定各种性状。

对于编码蛋白质的结构基因来说，基因是决定一条多肽链的 DNA 片段（图 6-6）。根据其是否具有转录和翻译功能可以把基因分为三类。①具有转录和翻译功能的编码蛋白质的基因，包括编码酶和结构蛋白的结构基因以及编码阻遏蛋白的调节基因；②只有转录功能而没有翻译功能的基因，包括 rRNA 基因和 tRNA 基因；③只对基因表达起调节控制作用而不转录的基因（也称控制基因），包括启动基因和操纵基因。

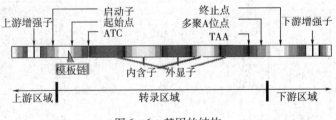

图 6-6 基因的结构

（二）核酸的作用过程

基因技术起源于 20 世纪中期，其研究基础却可以用一个模型、一个法则和四个概念来概括：即 1953 年由 Watson 和 Crick 提出的 DNA 的双螺旋（DNA double helix）模型，这是基因研究的结构基础；生物遗传信息的传递方式是从 DNA 传递给 mRNA（转录），再根据 mRNA 链上的遗传信息翻译并表达为蛋白质，

1958 年 Crick 将生物遗传信息的这种传递方式称为中心法则（central dogma）。四个概念是复制（replication）、转录（transcription）、翻译（translation）和密码子（codon）即 DNA 的复制、RNA 的转录、蛋白质的翻译和 DNA 中 3 个相邻的核苷酸决定了能够为特定的氨基酸编码的信使 RNA 密码子。

　　其中中心法则（图 6 - 7）不仅控制着一维遗传信息的储存和传递，也包含了在三维信息的储存和传递中。中心法则是现代分子生物学的核心，也是以核酸为基础的药物研究的生物学基础。近年来，基因转录过程中调控蛋白对核酸作用的序列特异性研究越来越多。

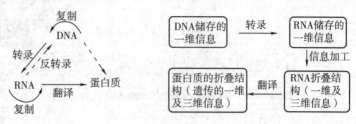

图 6 - 7　Crick 中心法则（左）及其应用（右）

　　基因的作用具体过程有如下两步。

　　1. DNA 复制与生物遗传信息的保持　在复制开始阶段，DNA 的双螺旋拆分成两条单链，再以 DNA 单链为模板，按照碱基互补配对的原则，在 DNA 聚合酶催化下，合成出与模板 DNA 完全互补的新链，并形成一个新的 DNA 分子。通过 DNA 复制形成的新 DNA 分子，与原来的 DNA 分子完全相同。经过一个复制周期后，子代 DNA 分子的两条链中，一条来自亲代 DNA 分子，另一条是新合成的，所以又称为半保留复制。

　　2. RNA 与生物遗传信息的表达　首先，DNA 通过转录作用，将其所携带的遗传信息（基因）传递给 mRNA，mRNA 不能自我复制，即其本身不能作为复制模板，因此在转录过程中即使出现某些差错，也不会遗传下去。mRNA 是 DNA 的转录本，携带有合成蛋白质的全部信息。蛋白质的生物合成实际上是以 mRNA 作为模板进行的。在 3 种 RNA（mRNA、rRNA 和 tRNA）的共同作用下，完成蛋白质的合成。

　　mRNA 所存储的蛋白质合成信息（遗传信息），由组成它的 4 种碱基所确定，序列中每 3 个连续的碱基（三联体）代表一个氨基酸信息，因此将这种代表遗传信息的碱基三联体称为密码子，或三联体密码子（又称遗传密码，genetic code）。因此 mRNA 分子的碱基顺序即表示了所合成蛋白质的氨基酸顺序。密码子中包括已知的 20 种基本氨基酸的三联体密码子以及一个启动肽链合成的起始密码子和 3 个终止肽链合成的终止密码子，以保证蛋白质合成能够有序地进行（表 6 - 2）。

表 6 - 2　三联体密码子表

No.1 \ No.2	U		C		A		G		
U	UUU UUC	Phe	UCU UCC	Ser	UAU UAC	Tyr	UGU UGC	Cys	U C
	UUA UUG	Leu	UCA UCG		UAA UAG	终止密码子 终止密码子	UGA UGG	终止密码子 Trp	A G
C	CUU CUC	Leu	CCU CCC	Pro	CAU CAC	His	CGU CGC	Arg	U C
	CUA CUG	Leu	CCA CCG	Pro	CAA CAG	Gln	CGA CGG	Arg	A G
A	AUU AUC	Ile	ACU ACC	Thr	AAU AAC	Asn	AGU AGC	Ser	U C
	AUA AUG	Ile 起始密码子	ACA ACG	Thr	AAA AAG	Lys	AGA AGG	Arg	A G
G	GUU GUC	Val	GCU GCC	Ala	GAU GAC	Asp	GGU GGC	Gly	U C
	GUA GUG	Val	GCA GCG	Ala	GAA GAG	Glu	GGA GGG	Gly	A G

三、基因技术

（一）基因技术的特征

1. 基因技术的定义　基因技术也称基因工程（genetic engineering）、基因操作、遗传工程，或重组体 DNA 技术，是一项将某些特定的基因或 DNA 片断，通过载体或其他手段运送到另一种生物的活性细胞（受体细胞）中，并使之无性繁殖（称之为"克隆"）和行使正常功能（称之为"表达"），从而创造生物新品种或新物种的遗传学技术。简单地说，基因工程就是按着人们的需要，用人工方法提取或合成不同生物的遗传物质（DNA 片段），在体外切割，拼接形成重组 DNA，然后将重组 DNA 与载体的遗传物质重新组合，再将其引入到相应的受体细胞中进行复制和表达，生产出符合人类需要的产品。

基因技术中内外源 DNA 插入载体分子所形成的杂合分子又称为嵌合 DNA 或 DNA 嵌合体（DNA chimera）。构建这类重组体分子的过程，即对重组体分子的无性繁殖过程又称为分子克隆（molecular cloning）、基因克隆（gene cloning）或重组 DNA（recombinant DNA）。

2. 基因技术的特征　基因技术有两个重要的特征，第一是可把来自任何生物的基因转移到与其毫无关系的其他受体细胞中，因此可以实现按照人们的愿望，改造生物的遗传特性，创造出生物的新性状；第二是某一段 DNA 可在受体细胞内进行复制，为制备大量纯化的 DNA 片段提供了可能，拓宽了分子生物学的研究领域。

基因技术可将已知编码蛋白基因导入生物环境并使蛋白质能够被大量的表达，同时还可以改变蛋白质特定位置上的氨基酸顺序，使编码蛋白基因的特定位置发生突变等。具体的方法包括基因重组技术，如 cDNA 的克隆、PCR 扩增等；重组蛋白的表达，表达宿主包括大肠埃希菌、酵母菌、哺乳动物细胞、昆虫细胞、转基因动物等；新型蛋白质设计，新设计的蛋白包括天然蛋白质的变异物、不同蛋白质结构域的嵌合物等。

> ### 知识拓展
>
> 1973 年，斯坦福大学医学院的学者把大肠埃希菌质粒 DNA 酶切后插入抗四环素基因，组成一个可在大肠埃希菌中复制并表达出具有抗四环素及大肠埃希菌质粒 DNA 双抗遗传表型的重组子。1977 年，Hirose 等首次用基因工程的方法得到了具有药用价值的产品人脑激素——生长抑素，使基因工程药物由研究阶段走向实用阶段。如今基因技术不但可以用来表达某种药用产品（如重组蛋白质、治疗性抗体及核酸药物等），还能进行基因诊断、基因治疗等。

（二）基因技术中常用的工具酶和运载体

1. 工具酶　基因工程使用的工具酶具有一个重要特征：每一种酶都具有自身特定的功能。有的像"手术刀"（如限制性核酸内切酶），可以进行 DNA 分子的特定切割；有的像"黏合剂"（如 DNA 连接酶），可以促进 DNA 分子之间的黏合和连接；有的像"砌砖机"（如 DNA 聚合酶、核酸修饰酶、反转录酶等），可以合成完整的双链 DNA 分子。

基因工程常用的工具酶，主要是限制性核酸内切酶和 DNA 连接酶，其他还有末端转移酶、单链核酸酶和反转录酶等。

（1）限制性核酸内切酶（restriction endonuclease）　又称限制酶，是一类能够识别 DNA 大分子链上特定的核苷酸序列，并能在某一特定部位将 DNA 断裂的核酸内切酶。利用限制性核酸内切酶，可以使目的基因完整地存在于某一 DNA 片段上，然后再把它们分离出来。在基因工程中，限制酶是进行 DNA 分子切割的特殊工具，具有"分子剪刀"或"分子手术刀"之称。在基因克隆中具有实用价值的只有 II 类限制酶。II 类限制酶是由两个相同的亚基（同源多肽）组成，分子量较小（在 10×10^4 D 以下），为简单的单功能酶，仅有限制作用，发挥作用时无需辅助因子或者只需 Mg^{2+}，它能够识别双链 DNA 上特异的核苷酸序列，底物专一性强，并且识别序列与切割序列一致，切割后形成一定长度和顺序的分离的 DNA 片段。

限制性核酸内切酶主要从原核生物中分离纯化得到，已经发现并分离出来的 II 型限制酶已有 2000 多种，可以识别多达 200 种不同的 DNA 序列。限制酶专一性很强，在基因分离、DNA 结构分析、载体的改造及体外重组等方面均起着重要的作用。

（2）DNA 连接酶　DNA 连接酶能催化两条 DNA 链之间形成磷酸二酯键，它要求一条 DNA 的 3′末端有一条游离羟基，并且在另一条 DNA 链的 5′末端有一个磷酸基团。并且它只能连接双螺旋的 DNA 分子，而不能连接单链的或者环化的单链 DNA 分子。

（3）其他的酶　除上述的酶以外，在基因工程中还经常用到能够以 DNA 或者 RNA 为模板，在体外合成 DNA 的 DNA 聚合酶、测序酶、反转录酶、末端转移酶、核酸修饰酶等。比较重要的包括大肠埃希菌 DNA 聚合酶 I、klenow 酶、T 噬菌体 DNA 聚合酶等。

2. 运载体　生物具有很强的排他性，目的基因很难进入不同种属的细胞中，即使能够进入细胞中，也不能进行复制和繁殖，它必须与具有自我复制能力的 DNA 共价结合后才能被复制，这种能在细胞内进行自我复制的 DNA 分子就是外源基因的运载体（基因运载体 vector）。运载体能在受体细胞内进行独立和稳定的 DNA 自我复制。在其 DNA 插入外源基因后，仍然保持稳定的复制状态和遗传特性；易于从宿主细胞中分离，并进行纯化；在其 DNA 序列中，具有适当的限制性内切酶位点。这些位点位于 DNA 复制的非必需区内，可在这些位点上插入外源 DNA，但不影响载体自身 DNA 的复制；目前用于基因制药的基因运载体主要包括质粒、噬菌体、病毒和黏粒等。

用于基因克隆运载体的理想质粒应能够满足：①具有复制起始点，并可维持使每个细胞含有一定的质粒拷贝数，一般一个质粒只含有一个复制起始点，构成一个独立的复制子。②具有两个易被检测的选择形标记，一个理想的质粒克隆载体应具有两种抗生素抗性基因，以便为寄主细胞提供易于检测的选择形标记。③具有多种限制酶的单一识别位点，适用于各种限制酶产生的 DNA 片段的插入，以满足基因克隆的需要。④应具有尽可能小的分子量，以利于分离纯化。

（三）基因技术的基本方法

简单而言，基因技术的方法包括：①切，DNA 片段的取得，目的基因的分离和制备；②接，DNA 片段和载体的连接——重组体 DNA；③转，外源 DNA 片段引入受体细胞——基因克隆和基因文库；④选，选择基因，目的基因；⑤表达，目的基因表达等。

基因技术的基本过程为：①获取目的基因，即用各种不同的方法取得所需要的目的基因（已被或欲被分离、改造、扩增和表达的特定基因或 DNA 片段，能编码某一产物或某一性状）。目的基因里面含有一种或几种遗传信息的全套遗传密码。获取目的基因是基因工程操作的关键，反向转录法（酶促合成法）、从细胞基因组直接分离法（构建基因文库法）和化学合成法等是目前获取目的基因的主要方法。②获取基因载体，用人工方法取得目的基因的适宜载体。③重组 DNA，用人工方法让目的基因与运载体相结合，首先要用限制性内切酶等切割或修饰载体 DNA 和目的基因，再用连接酶将两者连接起来，使目的基因插入载体内形成重组 DNA 分子。④扩增，把重组 DNA 导入受体细胞进行扩增，即用人工方法，让携带着目的基因的运载体进入新的生物细胞里并增殖，由此形成重组 DNA 的无性生殖系（即克隆）。⑤筛选与培育，即基因表达产物的鉴定、收集和加工等过程的综合。

四、基因技术在药物发现中的应用

（一）生物技术药物

生物技术药物（biotech drugs）是采用基因技术或其他创新生物技术生产的治疗药物，主要包括细胞因子、重组蛋白因子、抗体药物以及疫苗等。由中心法则可知，基因表达的第一步就是 DNA 转录为 RNA，转录是以 RNA 聚合酶与特异性的 DNA 序列在编码区（启动子）的起始点的结合开始的。启动子本身具有种族特异性，在高等有机体中甚至具有组织特异性。与原核生物不同，在真核生物中，最初的转录产物要经过多步的酶处理过程除去内含子才能变为 mRNA。而用人工方法让目的基因与运载体相结合，首先要用限制性内切酶和其他一些酶类，切割或修饰载体 DNA 和目的基因，然后用连接酶将两者连接起来，使目的基因插入载体内，以上形成重组 DNA 分子的过程称为基因重组。

基因表达的下一步是 mRNA 被翻译产生蛋白质。无论在真核细胞还是在原核细胞中，基本的翻译机制是相同的，翻译的起始密码也是相同的，几乎所有的翻译产物的 N - 末端均为蛋氨酸，后来又被与核糖体结合的甲硫氨酰胺肽酶所清除。细胞中分泌出来的目的蛋白和 N - 末端的由 20 ~ 30 个氨基酸组成的信号肽相连接，该信号肽负责介导新生蛋白与膜的联系，并在进行跨膜转运时被切除。

制备基因技术药物的基本方法是，将目的基因用 DNA 重组的方法连接在载体上，然后将载体导入靶细胞（微生物、哺乳动物细胞或人体组织靶细胞），使目的基因在靶细胞中得到表达，最后将表达的目的蛋白质提纯及作成制剂，可得到蛋白类药物或疫苗。若目的基因直接在人体组织靶细胞内表达，就成为基因治疗。

经过基因重组后，可以得到充足的细胞因子（如干扰素类、白细胞介素、集落刺激生长因子、红细胞生长素、肝细胞因子、血小板生成素、肿瘤坏死因子、表皮生长因子等）、激素类（如胰岛素、生长激素、降钙素、心钠素等）、相应的溶血栓药物（如链激酶、尿激酶原、组织型纤维溶酶原激动剂、水蛭素等）以及相应的可溶性受体等。如传统的胰岛素的制备方法是从牛的胰脏中提取，每 1000lb（磅）牛胰脏，可提取 10g 胰岛素。通过基因工程方法，把编码胰岛素基因输送到大肠埃希菌细胞中，造出能生产胰岛素的工程菌，这样 200L 发酵液就可得到 10g 胰岛素。

（二）蛋白质药物

重组 DNA 技术使得天然蛋白和所设计的新蛋白质分子的生长成为可能。主要的方法包括通过位移、插入或取出少量氨基酸得到天然蛋白质突变体、通过不同蛋白之间相互嵌合而形成的嵌合蛋白以及设计全新的蛋白质等。

蛋白质药物（protein drugs）包括多肽、基因工程药物、单克隆抗体和重组疫苗等，属于生物技术药物中的一种。1982 年重组胰岛素的上市，是重组蛋白质药物诞生的标志。新型的蛋白质药物的设计（图 6 - 8）一般是在测定先导化合物的化学、物理化学和生物学特征的基础上对先导化合物进行修饰，修饰后再测定、再修饰，直到发现令人满意的化合物为止。

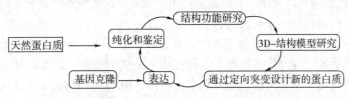

图 6 - 8　新型的蛋白质药物的设计

1. 蛋白质突变体（protein mutant）　通过基因突变的方法，在编码区改变、删除或插入一个或几个核苷酸而产生定点突变，突变的基因表达后产生含有特异改变的突变蛋白，蛋白质结构的微小变化将产生一系列物理和生化性质（溶解度、稳定性、对底物和受体的亲和力等）的改变。相应的突变蛋白可能在临床上有一定的作用。如与胰岛素原具有高度同源性的由 70 个氨基酸组成的多功能内分泌调控因子胰岛素样生长因子 - I（insulin like growth factor I，IGF - I），具有类似胰岛素的降血糖活性，并且在骨质疏松、骨折、侏儒症、糖尿病、溃疡、烧伤、创伤以及神经末梢损伤等方面具有治疗作用。此外也可以利用化学的方法将蛋白质或者肽的关键氨基酸残基进行置换，得到符合要求的新的蛋白质突变体，如变换胰岛素分子谷氨酸残基（Glu）为中性的谷氨酰胺而得到的新的胰岛素分子（突变体），等电点的 pH 上升，在生理 pH 条件下溶解度下降，使化合物的性质得到改善。

2. 蛋白质嵌合体（protein chimeras）　嵌合（杂交）蛋白是由一个蛋白编码区与另一个蛋白编码区融合而成，结合后的编码区被表达，因为起始蛋白的活性区仍保留在嵌合后的新蛋白中，因此嵌合蛋白子代功能优良与否，与起始蛋白的结构和功能密切相关。人类单克隆抗体的生产是嵌合成功的具体实例。

（三）重组受体与药物筛选

传统的受体制备是从大量的组织匀浆中提取的，利用重组受体技术把受体或受体亚型的基因从人体组织中克隆出来，再在微生物或哺乳动物细胞内表达。与传统的受体制备技术相比，重组受体的优势在于：①基因来自于人体组织，重组后的受体是人的而不是动物的，并且得到的受体在细胞内或细胞膜上，包含了相应的信号转导系统，更接近人体的自然状态，最终的试验结果与在人体试验的结果直接相关；②可大量制备用传统制备方法难以获得的或只在特定组织中存在的以及纯的受体，因此越来越多的研究者利用重组受体进行药物筛选研究。已有许多应用重组受体或受体亚型进行药物筛选的尝试或证明所建立的重组受体的可靠性的例证。

转基因动物是当今分子药理学研究的重要手段，也是作为疾病模型用于药物筛选的一种重要工具。转基因动物是指用实验方法将外源基因导入染色体基因组内进行稳定整合，并能遗传给后代的一类动物。在医学研究中转基因动物可以"真实"地体现目的基因的活动特征，将分子水平、细胞水平、整体水平的研究有机地联系起来，可在不破坏活体原有系统的前提下，对一个或多个因素进行研究，使问题简化。利用转基因动物可建立敏感动物体系及人类相同疾病的动物模型用于药物筛选，避免了传统的动物模型与人类某种症状相似的疾病在致病原因、机制等方面不尽相同的缺点，其结果准确、经济、试验次数少，可大大缩短试验时间，现已成为人们试图进行药物"快速筛选"的一种手段。目前，已经培育出较多的转基因动物用于药物筛选研究，并已在抗肿瘤药物、抗艾滋病病毒药物、抗肝炎病毒药物、肾脏疾病药物的筛选中取得突破性进展。

（四）表观遗传学药物设计

表观遗传学（epigenetics）这个术语由研究胚胎发育的英国生物学家 Conrad Waddington 于 1942 年首次提出，20 世纪末被重新认识，并成为生命科学的研究热点之一。从经典遗传学理论上来讲，脱氧核糖核酸（DNA）是把生物的遗传信息传递给下一代，上一代的生活经历一般不会影响下一代，因为 DNA 的序列不可能在如此短暂的时间内产生足以影响下一代性状的改变。然而对人和动物的观察研究表明，上一代的生活经历可以通过 DNA 序列以外的途径传给后代，这些途径主要包括染色质修饰、DNA 的甲基化、非编码 RNA 变化和印记基因丢失等，它们不改变 DNA 核苷酸的序列，却能影响基因的表达。这些不通过 DNA 序列改变而影响身体性状，有时能遗传给后代的变化就叫作"表观遗传"修饰。逆转表观遗传对基因的调控代表一种新的治疗策略或药物设计模式。

表观遗传修饰变化可以作为肿瘤生物标志物，对于癌症的诊断、预后及治疗有重要意义。此外，表观遗传修饰还广泛参与代谢、神经、炎症和心血管类疾病的病理进程。此类药物的研究、设计和开发近年来较为活跃，并已有药物上市，主要包括 DNMT 抑制剂、HDAC 抑制剂、IDH 抑制剂和 EZH 抑制剂等。

第二节　以核酸为靶点的先导化合物发现

研究表明，中心法则不仅适用于正常基因的复制、转录和翻译等，某些疾病的产生也遵循中心法则。因此，药物的设计既可以以蛋白质为靶点，同样也可以以核酸为靶点。以核酸为靶点的药物研究主要是从下面两个方面进行的。

1. 阻断疾病基因的表达　双螺旋结构的 DNA 包含生物物种的所有遗传信息，通过转录和翻译来调控正常细胞的增殖、分化、凋亡和代谢。基因表达调控理论的发展，对肿瘤、病毒等细胞的无序性（基因过度扩增、蛋白堆积、细胞无限增长等）有了新的认识，即这种无序性表明这些基因的表达也遵循中心法则。即肿瘤若在 DNA 调控过程中的任意环节出现障碍，如变异、复制缺陷、复制途径受损、正常基因癌化、抑制癌症的基因功能失常或基因突变等，都会导致疾病的发生，甚至诱发癌症。因此，DNA 是药物（特别是抗肿瘤药物）设计的最为直接的药物靶标，药物与它结合后往往可以直接抑制癌症相关基因的表达；因此在复制、转录、翻译等环节中对肿瘤、病毒等基因的表达进行阻断是可能的。RNA 的主要功能是实现遗传信息表达为蛋白质。通过参与转录、遗传编码的解码以及翻译来指导蛋白质的合成，从而影响整个生命活动的进程。据报道，目前很多临床上常见的疾病都与 RNA 功能失调相关，因此，RNA 也是药物设计的重要靶标。以 RNA 为靶标的药物主要是一些抗生素，如大环内酯类、氨基糖苷类和四环素类等，这些抗生素主要作用于原核生物的 rRNA 来影响遗传信息的翻译过程。

2. 调整或关闭导致疾病产生的酶和受体的合成　按照中心法则，所有的蛋白酶、受体的合成都受制于 DNA、RNA 的编码和组织。以核酸为靶点的药物设计可以通过抑制有害蛋白的合成，关闭或调整某些不正常酶或受体合成而将疾病阻断在早期阶段。但由于中间控制环节的复杂性及 DNA、RNA 本身结构的固有特性，以 DNA、RNA 为靶标的药物设计有其优势和局限性。

随着计算机技术的不断发展及其在新药研发中的不断推广与应用，加上核酸三维实验结构的不断丰富，使得以核酸为靶标的药物设计研究越来越受到人们的关注。

一、以核酸序列为靶点的先导化合物发现

（一）调控性核酸——反义核酸

反义核酸（anti‑sense nucleic acid）是以选择性抑制特定基因为目的，根据碱基配对原则、核酸杂交原理等设计的一类人工合成或生物合成的并经化学修饰的能与特定基因序列互补的短寡核苷酸（oligonucleotide，ON）片断（一般含 15~20 个碱基）。

反义核酸的分子基础是碱基配对和互补，其研究是针对疾病特定靶基因的序列进行理性化的设计，通过特异的碱基互补配对作用于靶点，直接阻止靶基因的转录和翻译，特异性抑制与疾病发生相关的基因表达。反义核酸的研究有助于发展基因水平的治疗药物，具有高度特异性、高效性、低毒安全、合成相对容易等优点，有利于从反向遗传学角度研究特定基因的功能，对于针对靶点进行高特异性、强选择性的最优化药物设计具有重要的指导意义。

1. 类型　反义核酸技术主要包括反义 RNA（asRNA）和反义 DNA（asDNA）两种类型，反义核酸可用化学方法合成，也可以利用载体来携带编码的反义 RNA，再将表达载体导入细胞内。

（1）反义 RNA　反义 RNA 是一类人工合成或生物合成的并经化学修饰的能与病毒或肿瘤基因靶分子 mRNA 序列互补的 RNA 片断，通过碱基对间氢键的作用与靶 mRNA 形成双链复合物而影响基因的转录、翻译和加工过程，从而调控基因的表达，在多层次上进行调控。asRNA 作用的分子基础是碱基配对和互补以及 asRNA 与靶基因的识别与结合。第一个反义核酸药物 vitravene 是 1998 年上市的含 23 个碱基的反义硫代寡核苷酸，用于 AIDs 患者中 CMV 诱导的视网膜炎治疗。

反义 RNA 技术有一定的限制，不可能阻断所有致病的 mRNA。即使在控制病毒或肿瘤基因的表达方面也难以达到理想的状态。另外，其还存在稳定性和选择性等问题。

（2）反义 DNA　反义 DNA 是一段人工合成的能与特定基因某一区域互补的正常或经过修饰的寡聚脱氧核苷酸（oligo deoxy nucleotide，ODN）或其化学修饰物，长度一般在 20 个碱基左右。由于 ODN 结合位点正好是 DNA 结合蛋白的识别点，因此能够专一地干扰与蛋白的结合，干扰激活因子转录，并阻断基因的转录、复制和表达。asDNA 是由 Belikver 在 20 世纪 80 年代提出，后 Zamecnik 利用合成的 13 个寡聚体 ODN 与劳氏病毒的 mRNA 作用抑制该病毒增殖而验证。

2. 作用机制

（1）asRNA 的负调控机制　asRNA 属于负调控机制，可在生物体内进行多层次的控制，如抑制质粒的复制、调节细菌内质粒的拷贝数、在转录和翻译水平上调控基因的表达，研究表明，在体内主要是在翻译水平上调控基因表达。

反义核酸的作用机制还不十分清楚，但是被公认的是位阻效应和核糖酸酶 H（RNase H）机制。其中位阻机制主要体现在对翻译机制、转录机制以及转录后加工过程等的抑制上。

其中对翻译机制进行抑制时，反义 RNA 结合到 mRNA 上启动翻译的部位，形成双螺旋引起核糖体结合位点区域的二级结构的改变，通过直接的立体效应阻碍核糖体和重要的启动因子与 mRNA 的结合，终

止翻译过程中蛋白质链的延伸。对转录机制的抑制时，在 RNA 聚合酶与 DNA 上的启动序列形成复合物的开环过程中，转录链受到与之互补的 asRNA 的影响，不能进一步的正常转录，导致其转录机制受到抑制。实际上转录后加工过程的每一步，都可能被反义 RNA 抑制。如 asRNA 可在 mRNA 中富含聚腺苷酸区域形成双链 RNA，通过位阻效应阻滞 mRNA 向胞质转运，抑制 pro－mRNA 的剪接或断裂。

核糖酸酶 H（RNase H）的机制主要是 asRNA 结合后使 RNase H 的敏感性增加，激活内源性 RNase H，进而迅速降解相应的 RNA，达到消除特定 mRNA，阻碍某些基因表达的目地。

（2）asDNA 的三螺旋机制 研究表明，两条互补的 DNA 链形成双螺旋后，在大沟区仍存在多余的氢键供体和受体，仍可以与特异性的分子结合，形成专一性的复合物，也可以与单链 DNA 结合形成三螺旋结构。因此形成三螺旋的结构基础是双螺旋的大沟区（图 6 - 9A），其结构基元是包括 Py（嘧啶 - 嘌呤 - 嘧啶，如 T - A - T；C - G - C，见图 6 - 9B 和 C）和 Pu（嘌呤 - 嘌呤 - 嘧啶，如 A - A - T；G - G - C）的碱基三联体。寡核苷酸（ODNs）具有良好的识别特异性和亲和性，它通过 Watson - Crick 碱基配对与含互补序列的单链核酸结合形成双螺旋结构，或者以 Hoogsteen 或反 Hoogsteen 氢键结合到有特定序列的双链 DNA（dsDNA）大沟处，形成三链寡核苷酸（triplex - forming oligonucleotides，TFO）的三股螺旋，其结合位点正好是 DNA 结合蛋白的识别位点，所以能够位点专一性地干扰 DNA 与蛋白的结合，干扰激活因子的转录起始或转录延伸，从而阻断基因的转录和复制。

所谓的 Hoogsteen 配对原理（图 6 - 9）是指在三螺旋中，通常是一条同型寡聚核苷酸与寡聚嘧啶核苷酸—寡聚嘌呤核苷酸双螺旋的大沟结合，第三股的碱基可与 Watson - Crick 碱基对中的嘌呤碱形成 Hoogsteen 配对。第三股螺旋与寡聚嘌呤核苷酸同向平行。

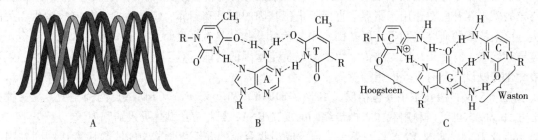

图 6 - 9 三螺旋的形成及 Hoogsteen 配对原理

3. as - ODN 的设计方法 序列选择性作用于核酸的试剂在分子生物学和药物化学领域有重要意义，因为它们有望成为定靶于基因的诊断和治疗药物。随着人们对各种致病基因的了解，原则上人们可以设计出针对某个致病基因的寡核苷酸序列，利用它来抑制该基因的表达，达到诊断和治疗疾病的目的。影响 as - ODN 成功与否的因素很多，主要包括靶基因的特异性、靶位的特异性、生理条件下与互补序列结合稳定性、能被 RNase H 识别以及成本等。对于 as - ODN 的设计，应该从多方面加以考虑。

（1）as - ODN 长度的确定 as - ODN 的特异性与分子大小有关，分子太小无特异性，分子过大难以透过细胞膜。一般对 DNA 而言，至少需 17～18 个碱基，对 RNA 来说，至少应有 13 个碱基。

（2）as - ODN 靶位的选择 由于 mRNA 在细胞中不是以单链，而是以一定的次级结构随机存在于细胞中的，因此并非其所有位置都可作为靶点。因此，有许多方法用于确定靶位的选择，如考虑蛋白翻译的相关基础知识，选择 mRNA 的加帽区和起始密码 AUG 周围作为靶点最好，以干扰翻译起始阶段与核糖体的结合；又如采用所谓基因行路（genewalk）方法从 mRNA 的 5′端开始每间隔一定的碱基，作为反义药物的备选靶标。此外，还可以使用 RNase H 图谱法、芯片筛选法、退火动力学过程法、计算机模拟法等预测结合位点的人工智能系统进行靶位确定。并且选择时应尽量选择碱基配对较少、空间容易接近、退火反应容易进行的部位。

（3）反义寡核苷酸设计注意事项 作为药物的反义寡核苷酸应该具有一定稳定性，能够对抗核酶的降解；具有较强的细胞通透性，能在靶细胞内维持一定的浓度；具有一定的选择性，能与靶细胞的特定位点发生作用，不发生非序列特异性反应。因此，设计时应尽量避免含 4 个或 4 个以上的连续鸟嘌呤碱基，以避免通过 Hoogsteon 碱基配对形成 G - 四聚体而产生非反义作用，可通过对鸟苷酸进行修饰来避免。尽量选择 AT/GC 碱基比例均衡的序列，以减轻高 GC 碱基带来的毒性和非特异性。设计体内试验时，应避免含 CPG（以非甲基化的胞嘧啶和鸟嘌呤核苷酸为核心）序列的寡核苷酸，这种序列（5′- Pur-PurCGPyrPyr – 3′）可激活多种免疫细胞，导致非反义效应。确定反义药物的作用靶点后，应设计严格的对照系列（如正义序列、碱基构成相同的随机序列、碱基错配序列等），并对二者进行同源性分析，以避免非靶基因抑制，若同源性超过 70% 应放弃。

（4）反义寡核苷酸的化学修饰　一般来说，天然寡核苷酸难以满足作为药物的要求，因此，对其进行修饰是必要的。根据核苷酸的结构特征，修饰部位在磷酸骨架（磷酸二脂键）、核糖和碱基三部分。

①磷酸骨架修饰　核酸在体内的降解主要是核酶对磷酸二酯键的水解，对磷酸骨架的改造和修饰，改变整个分子的电荷分布、分子大小和脂水分配系数，可增加稳定性、亲和力和细胞通透性。如用硫原子取代磷酸酯中非桥氧原子得到的硫代磷酸酯；如利用电中性的基团（如甲基、氨基、取代氨基烷基、烷氧基等）取代带负电荷的 O 原子；用 C 或者 N 原子取代 P 原子，降低磷酸二酯键的多聚阴离子性，可提高 as – ODN 的细胞通透性、延长生物半衰期。

②核糖环的修饰　对核糖环进行修饰，可提高稳定性，提高亲和力，具体方法包括：2′位构型转换，因为天然 2′ – 脱氧核糖的 2′位是 β 构型，改换为 α 构型后核酶不能识别，稳定性增加；2′位羟基用甲氧基、乙氧基、烯丙基、氟等取代；戊糖环用己糖、吗啉、无环酰胺等取代。

知识拓展

第二代反义核酸——混合骨架寡核苷酸

第一代的 as – ODN 仍存在着某些缺陷，如 mRNA 常具有二级及其以上的折叠，预测的可靠性低，而反义探针的靶点的假设为线性的，因此，实验结果往往低于预想，存在与靶标的亲和性较差、仍可被核酶降解、口服生物利用度低、细胞膜通透性较差（由于 as – ODN 的高度阴离子性，进入细胞及被细胞吸收较困难）、有一定的毒副作用等问题。以上述寡核苷酸为基础，设计了一类嵌合型反义核酸，即混合型骨架寡核苷酸（mixed backbone oligonucleic acid，MBO）。MBO 是根据不同修饰的核酸特性加以组合设计而成的，以第一代的硫代或甲基化磷酸 as – ODN 为基础结构，在序列两侧或中间的核糖的 2′位上用其他基团修饰。MBO 减少了硫代修饰物的量，降低了因硫代物而引起的副作用，又保持了硫代物的稳定性，增强了对目标序列的特异性结合，提高了药效，使作用时间延长。主要包括末端修饰、中间修饰和药物 – 寡核苷酸偶联物等类型。

③碱基的修饰　对碱基修饰必须保持碱基配对能力，因此对碱基的修饰是有限的。对嘧啶环修饰，多在嘧啶碱基的 5 位修饰，增加亲脂性基团可提高 ODN 的解链温度（T_m）；对嘌呤的修饰，多在嘌呤的 2 位进行，可增加稳定性和亲和力。

虽然研究反义核酸的时间不长，但也取得了很多成就，如 FDA 批准上市由 21 个硫代脱氧核苷酸组成的第一个反义药物福米韦生（fomivirsen），其核苷酸序列为 5′ – GCGTTTGCTCTTCTTCTTGCG – 3′，可用于局部治疗艾滋病（AIDS）患者并发的 CMV 视网膜炎。

（二）具有催化作用的核酸——酶性核酸

1982 年 Cech T 等首先发现四膜虫细胞中具有催化作用的 RNA，并于 1989 年与 Altman（1984 年发现另一个核酶）获得诺贝尔奖。因此就把这种具有核酸结构但可以发挥酶的功效，既能储存和转运遗传信息，又能发挥生物催化功能的 RNA 分子，称为酶性核酸（简称核酶，ribozyme）。

DNA 复制、转录与 mRNA 的剪接、翻译等四个反应对于基因信息的保持和表达至关重要，其中前两个反应是以 DNA 做底物，蛋白酶催化的；后两个反应是以 RNA 为底物，催化剂为蛋白质与 RNA 的复合物。越来越多的证据表明其催化剂可能就是隐藏的核酶。

核酶与蛋白酶有很多不同，化学上 RNA 分子上的官能团远小于蛋白酶，同时 RNA 官能团的 pK_a 能否调节酸碱催化还不清楚。在结构上 RNA 的碱基在螺旋里面，重复的糖－磷酸骨架在外面，这与蛋白酶完全不同。

核酶能够催化自己和其他 RNA 分子的化学转化，对有机分子的许多生化功能也有作用。天然核酶的主要活性是序列专一性剪接或断裂 RNA 分子的能力，核酶作用位点为碱基，催化效率相对较低。核酸作用的序列专一性源于核酶序列与靶分子断裂位置附近的核苷酸的碱基配对，它们既可以进行分子内反应（剪接或断裂自身的 RNA 序列）也可进行分子间反应。

另外，核酶是一种金属依赖酶，这里金属离子既可以具有特异的结构作用（促进 RNA 的总体折叠），也参与活性部位的化学过程，如二价金属离子（如 Mg^{2+}）与底物活性部位直接相互作用，参与过渡中间复合物的形成。同一般的酶一样，pH（最佳条件 7.0~7.5）、变形剂（抑制活性）、抗生素（抑制活性）、温度（37~65℃之间）以及金属离子（Mg^{2+}、Mn^{2+} 等）都对反应有影响。核酶含有两个结构域：与靶序列互补结合的功能区域和能够契合靶序列的酶催化区域。

按照催化反应的类型不同，可将天然核酶分为剪切型和剪接型两大类别 7 个类型，详见表 6-3 所示。

表 6-3　天然核酶的分类

分类		大小	作用
催化反应类型	剪切型核酶	锤头型核酶	13~40bp	自体剪切
		发夹型核酶	50bp	自体剪切
		丁型肝炎病毒核酶（斧头型）	60bp	自体剪切、自体催化
		PNaseP	290~400bp	异体剪接、异体催化
	剪接型核酶	Ⅰ型内含子	200~1000bp	自体剪接、自体催化
		Ⅱ型内含子	>1000bp	自体剪接

其中应用较多的是锤头型核酶、发夹型核酶等。核酶可通过识别特定位点而抑制目标基因的表达，抑制效率高，专一性强。核酶免疫源性低，很少引起免疫反应。针对锤头核酶而言，催化结构域小，既可作为转基因表达产物，也可以直接以人工合成的寡核苷酸形式在体内转运。因核酶具有的以上特性，其在医学、生物化学等方面引起了广泛的关注。

未经改造的核酶一般不能直接用作治疗药物，因为天然的 RNA 分子在生物体系中不稳定，可迅速被核酸酶降解；利用反义核酸类似的方法，用化学手段改造核苷酸单位如糖环、磷酸酯和碱基以及非核苷酸链的引入等方法有利于克服这一缺陷。

核酶与靶序列的反应是自身催化反应，它切割 mRNA，使基因信息不再传递。正是因为它们的作用机制使反应具有高度的专一性，可以用于抑制非正常蛋白质的合成；核酶作为治疗药物，对相关疾病的作用可能高于普通的小分子药物。虽然核酶在应用方面仍存在一些问题需要进一步研究，例如与蛋白酶相比，核酶的催化效率偏低，有待于进一步的提高；如何将核酶高效、特异性地导入靶细胞，如何增强核酶在细胞内的稳定性，并使其在细胞内可控地高效率表达；另外，核酶对宿主细胞有否损伤的问题有待进一步考察。但是其在医学、农学等方面的应用已引起人们的重视，尤其是核酶能在特定位点准确有效地识别和切割肿瘤细胞的 mRNA，抑制肿瘤基因的表达，达到治疗肿瘤的目的。

（三）RNA 干扰

RNA 干扰（RNA interference，RNAi）是指在进化过程中高度保守的、由双链 RNA（dsRNA）诱发的、同源 mRNA 高效特异性降解的现象，是生物界抵御外来基因和病毒感染的进化保守机制。

当病毒基因、人工转入基因等外源性基因进入到宿主细胞并利用宿主细胞进行转录时，常产生一些

dsRNA。宿主细胞会迅速利用胞质中的核酸内切酶将这些 dsRNA 切割成多个具有特定长度和结构的小片段 RNA（21～23bp），即小干扰 RNA（siRNA）。在细胞内 RNA 解旋酶的作用下，siRNA 解链成正义链和反义链，随后反义 siRNA 再与体内一些酶（内切酶、外切酶、解旋酶等）结合形成 RNA 诱导的沉默复合物（RISC）。具有核酸酶功能的 RISC 与外源性基因表达的 mRNA 的同源区进行特异性结合，并在与 siRNA 中反义链互补结合的两端处切割 mRNA。断裂 mRNA 随即降解，并诱发宿主细胞针对这些 mRNA 的降解反应。siRNA 不仅能引导 RISC 切割同源单链 mRNA，也可作为引物与靶 RNA 结合并在 RNA 聚合酶作用下合成更多新的 dsRNA，并重复上述过程，使 RNAi 的作用进一步放大，最终将靶 mRNA 完全降解。使用 RNAi 技术可以特异性剔除或关闭特定基因的表达（长度超过 30 的 dsRNA 会引起干扰素毒性），所以该技术已被广泛用于探索基因功能和传染性疾病及恶性肿瘤的治疗领域。RNAi 研究的突破性进展被《Science》杂志评为 2001 年的十大科学进展之一，并名列 2002 年十大科学进展之首。2006 年，安德鲁·法厄与克雷格·梅洛由于在 RNAi 机制研究中的贡献获得诺贝尔生理或医学奖。

目前，随着 RNAi 研究的深入，越来越多的小分子 RNA 展现了独特而重要的作用，它们广泛参与多种基因表达的调控，在这一类大家族中，研究较多的是 siRNA 和 miRNA。

（1）siRNA　siRNA 可以方便地阻抑特异性基因，受抑制的基因可以是内源性基因，也可以是外源性基因。内源性基因如癌基因或与其他疾病相关的基因，外源性基因如病毒基因，针对它们进行抑制，可用于临床基因治疗和开发相应药物。在表皮样癌细胞系 A431 中，siRNA 诱导的 RNAi 能使表皮生长因子受体 EGFR 下降 90%；在以表达 BCR/ABL 的细胞系 K562 为细胞模型的研究中发现，针对 BCR/ABL 的 siRNA 特异性地降低 BCR/ABL 基因的表达，并引起细胞凋亡，当 2 个碱基改变时，siRNA 失去了诱导 RNAi 的效应，这表明其作用具有高度特异性；细胞实验证实，针对 HIV 基因的 siRNA 能够抑制 HIV 在细胞内复制，使产生的病毒体量减少，明显阻止了 HIV 侵入、感染细胞；针对 HCV 基因组的 siRNA 在细胞中可抑制 90% 的病毒 RNA 和蛋白质合成。在实际应用中，如何将 siRNA 安全有效地传递进入细胞、其体内代谢过程以及高剂量使用可能引发的不良反应等问题需要注意和研究解决。

（2）miRNA　与 siRNA 同属小分子 RNA 家族的微小 RNA（miRNA），具有调节众多 mRNA 的功能。miRNA 是在转录后负性调控基因表达，相对于多种转录因子和蛋白质参与的复杂调控过程来说，通过 miRNA 进行调节更容易且效果更好。以 miRNA 为潜在的药物作用靶点，通过反义技术抑制高表达的 miRNA 或利用转基因技术导入低表达的 miRNA 是两种常用方法，可减缓疾病的发生和发展。基于内源性 miRNA 的药物设计，主要包含模拟 miRNA 和基于 miRNA 靶点的小分子设计，这样的研究策略已应用于乳腺癌、亨廷顿舞蹈病等疾病的基因治疗药物发现中。但是，由于每个 miRNA 具有调节数百甚至数千 mRNA 的能力，导致 miRNA 作用缺乏基因特异性，这在一定程度上影响了其作为基因诊断和治疗靶点的前景。

（四）与核酸序列共价结合的小分子药物

小分子化合物可与核酸序列中的核苷酸等以共价键的形式结合，早期的抗癌药物仅具有简单的 DNA 烷基化功能，如氮芥类（nitrogen mustards）、亚硝基脲类（nitrosoureas）等，其选择性较差，毒副作用较大。某些具有抗肿瘤作用的天然化合物（抗生素类）先与 DNA 形成非共价键复合物，然后再与之共价结合。某些杂环化合物最初是干扰 DNA、RNA 的合成来达到杀菌的目的，它们同时也有明显的抗肿瘤作用。小分子化合物与核酸的键合方式包括 DNA 的烷基化、链内交联、链间交联以及螯合作用等（图 6-10）。如氮芥类属于双功能烷化剂，可与 DNA 发生链内和链间交联反应。

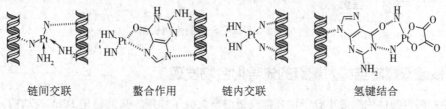

链间交联　　　　螯合作用　　　　链内交联　　　　氢键结合

图 6-10　药物与 DNA 的几种不同的键合模型（以铂配合物为例）

（1）螺旋丙烷类抗生素　螺旋丙烷类抗生素具有较强的细胞毒性，其中 CC-1065 是其代表，它首先序列特异性作用于 DNA 小沟区，然后进攻腺嘌呤的 N-3 位（图 6-11）。序列分析表明 CC-1065 对 DNA 的 AT 富集区具有特殊的选择性，它对 5'-AAAAA 具有很强的亲和力，对腺嘌呤 N-3 的烷基化导致 DNA 单链的断裂。但是，CC-1065 毒性过大，难以作为药物使用。

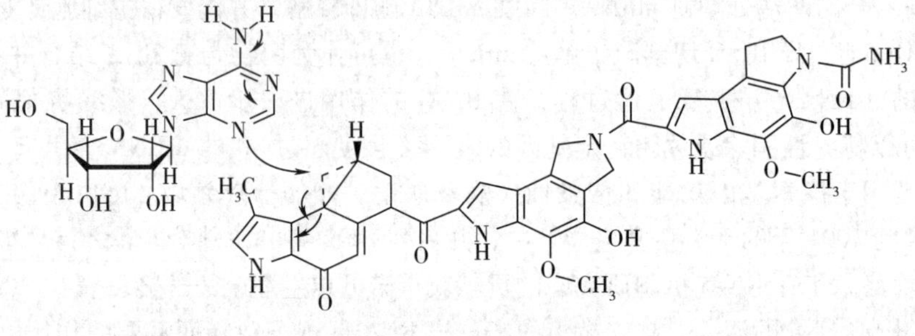

图 6-11　CC-1065 结合在腺嘌呤 N-3 上的模式图

一般来说，为提高选择性，降低毒副作用，即使与核酸序列以共价键结合的小分子化合物，也首先通过与核酸序列进行非键结合进行识别，在共价结合的同时，非键作用依然存在。如氨茴霉素（anthramycin）对 5'-PuGPu 序列具有强亲和性，与 DNA 相互作用是一个双向的过程，开始与 DNA 的小沟沟底接近形成非共价结合，再脱水或脱甲醇，鸟嘌呤的 N-2 与 C-11 形成共价键。研究表明，氨茴霉素与 d（ATGCAT）₂ 作用后的键为 S 型，使芳香环躺在 DNA 小沟中的鸟嘌呤的 3'一边。

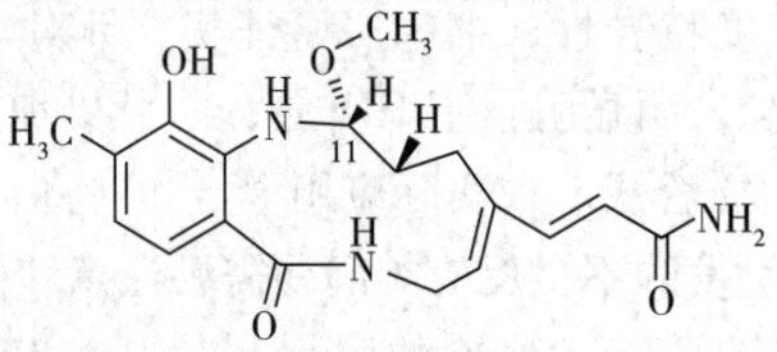

氨茴霉素

（2）抗癌金属配合物　金属配合物多数是外源性物质，进入人体内后，占据或竞争生物配体，当其占据必需金属的结合部位时，会引起必需金属平衡失调；当与关键性生物分子如 DNA 结合时会引起某一方面的异常而产生毒性。当有毒物质接触异常细胞，从而使异常细胞死亡或受到抑制，阻止它繁殖下去，细胞毒性便转化为治疗作用。用细胞毒性物质治疗肿瘤、病毒感染、牛皮癣等病的指导思想就是"以毒攻毒"，杀伤异常细胞。金属配合物进入体内后，是通过跨膜运转、水合离解、靶向迁移和作用于 DNA 等四个步骤而发挥抗癌作用的（图 6-12）。cis-二氯二氨合铂（顺铂）与 DNA 结合时，首先结合在 DNA 分子大沟区鸟嘌呤的 N-7 位上，并可能通过氨或配位水与 O-6 形成氢键，然后与第二个嘌呤作用，选择性地结合到 d（pGpG）和 d（pApG）序列上，形成 DNA 的链间交联，阻止了肿瘤基因的转录和复制，从而发挥抑制肿瘤的作用。

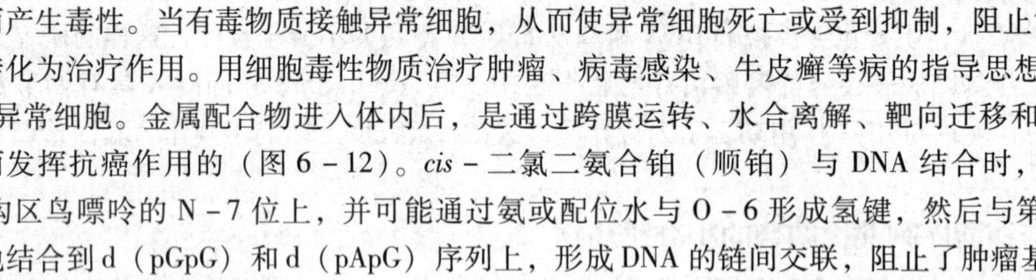

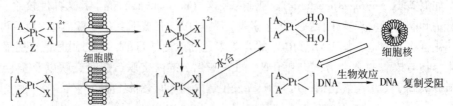

图 6-12　金属配合物的作用机制

二、以核酸双螺旋结构为靶点的先导化合物发现

细胞内的核酸可与体内多种小分子化合物及蛋白质大分子作用，从而稳定 DNA 的结构，干扰这些相互作用会诱导核酸结构发生改变并影响核酸的功能。药物可与核酸中的碱基或其他部位以共价键结合，

也可与 DNA 通过氢键、静电作用、疏水作用等非共价键作用而结合，二者之间的相互作用决定了药物分子作用的特异性和作用强度的大小。非键结合包括外部静电作用、嵌插结合、沟区（大沟区、小沟区）结合等。除了非特异性的外部静电结合以外，其他具有一定实用价值的结合都与核酸的双螺旋结构有关。

（一）小分子药物对核酸的识别

临床上许多以核酸作为靶点的药物，如某些抗肿瘤药物，都由于它们不能区别正常细胞和肿瘤细胞而产生毒副作用。

从提高小分子化合物的药理活性考虑，基因序列的选择非常重要，同一种疾病有多个基因可以做靶点。如原癌基因对于肿瘤增长和转移非常重要，不同的肿瘤就要考虑关键的原癌基因以及它们的产物。点突变的原癌基因导致正常细胞向癌细胞转变，原癌基因的过度表达也能导致正常细胞向肿瘤细胞转移。因此，要选择在疾病中起关键作用的核酸序列。提高选择性（或作用的专一性）既能提高药效，又可降低副作用。一般人类基因的识别至少需要 16～20 个碱基对，原则上，序列专一的药物能以一个基因上几个不同的位置为靶点，药物生效也与此密切相关。另外，给定一个 DNA 序列，它包含的信息通过许多调节因子和翻译因子的作用而启动，再进行转录。相对而言，调节部位作为靶点更被人们所看好。

然而药物小分子对核酸等生物大分子的选择性作用与其对生物靶分子的识别密切相关，这种识别作用不仅包括对生物靶分子的整体识别，也包括对生物靶分子某一特定部位、特定结构（包括一级结构、二级结构及相应高级结构）的识别。识别过程包括选择过程和键合过程，由于生物大分子功能（如基因的转录、表达、调控等）的发挥取决于由非键作用而产生的空间构象，所以分子识别过程依赖于药物与生物大分子之间的非键作用，为此识别双方应该尽可能地满足空间互补、电性互补和能量互补等必需的匹配条件。

为了达到较好的效果，识别双方应尽可能满足相应的条件：靶分子的识别位点附近应该具有足够的空间，以增加识别双方的接触面积，从而产生更多的非键和有键相互作用。生物大分子结构的稳定性需要刚性的分子结构，而识别过程中构象的转换、变构过程、调控、协同作用都需要一定的柔性。因此分子识别要考虑刚性与柔性的平衡，兼顾动态和静态的性质。相关的靶点可以是合适的基因序列、DNA 二级结构中的相关沟区以及某些特殊的核苷酸。

基因序列的选择，如以一个具有点突变的原始的原癌基因导致正常细胞向癌细胞转变，此时，一个核苷发生了变化时，就需要在 DNA 水平上对正常序列和靶点序列进行高精度的区分，也导致在结合力上的指数级别的差别。原癌基因的过度表达也导致正常细胞向癌细胞转变。在对 DNA 序列识别的时候还应该考虑 DNA 的结构、柔韧度、电性等决定蛋白和配基结合位点的主要因素。因为能够和 DNA 相互作用的分子，除了单纯地结合于磷酸酯外，还可以通过沟区结合碱基上的相关原子或基团，因此在与 DNA 识别时，它们的作用力相对于沟的大小与其接近碱基的能力直接相关。

（二）作用于 DNA 双螺旋的药物

1. 沟区结合（groove combination）　由于 DNA 的螺旋结构产生的大小沟区在磷酸酯键之间的距离、碱基的定向、沟的宽度等产生的立体效应、电势能、氢键特征以及水合作用等方面都有很大的不同。小沟区是 AT 富集区，大沟区是 GC 富集区（图 6-4）。一般蛋白质等生物大分子都是以"受体 - 供体 - 受体"的模式与 GC 富集的 DNA 大沟区发生特异性结合（图 6-13）。

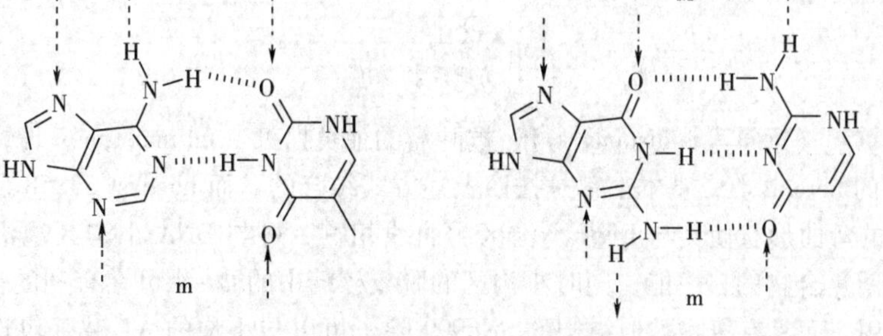

图 6-13　DNA 中 AT、GC 碱基配对及通过大沟（M）、小沟（m）与蛋白或小分子结合

相对大沟区而言，小沟区直接序列识别能力较弱，因此过去一直认为小沟区对于蛋白质 – DNA 识别是不重要的。Lown 等提出，能够将 DNA 双链解开，对细胞 DNA 复制、转录及修复具有重要作用的 DNA 解旋酶作用部位就在小沟区，并且转录因子功能域的 N 端也与结合序列的 AT 小沟区相互作用。因此认为小沟区在基因调节方面具有识别作用，保守序列 TATA 是 RNA 聚合酶转录的起动点。

另外，GC 富集的大沟区比较分散，药物小分子结合时特异性较差，而 AT 富集的小沟区氢键形成能力相对较弱，采用受体 – 受体的模式与小分子药物结合，在小沟区，GC 碱基对与 AT 碱基对的不同在于鸟嘌呤的环外 N – 2 氨基上多了一个氢键供体，但由于小沟区较窄，GC 中可能的 3 个氢键难以形成，实际上在 AT 区只能允许一个碱基有一个氢键，因此药物一般是在小沟区作用，特别是含有呋喃、吡咯或苯环等芳香（杂）环结构组成的"月牙"形状的小分子药物更是如此。芳香环间以旋转自由的键连接，可产生相应的构象以配合小沟区的螺旋曲线，取代小沟中的水分子并可与双螺旋链中沟区的碱基对边沿通过范德华力相结合。药物小分子通过与胸腺嘧啶碱基 C – 2 上的羰基氧或腺嘌呤碱基 N – 3 位上的氮形成氢键而结合，同时 AT 小沟区负的静电势大于 GC 富集区，有利于与药物结合。因此药物小分子选择性地作用于 DNA 双链的 AT 丰富区域，通过氢键及范德华力作用，非嵌入性作用于 DNA，阻止 DNA 的模板复制。

DNA 是结构上最有特征的生物聚合体靶点，一些新药具有选择性识别确定核苷序列的能力，在特定基因水平上发挥抗癌活性。目前，DNA 沟区结合剂除了结构中含有吡咯、咪唑或噻唑及羰基基团，称之为 lexitropsin 分子，还有一些如双苯并咪唑类似物、博来霉素（bleomycin）等类型。

与很多病毒密切相关的关键基因中具有 AATT 序列，以此为靶点设计出可结合 DNA 双螺旋小沟区的 AATT 中心，取代该区中寡聚核苷酸的水合骨架部分的小分子化合物，有可能具有抗病毒活性，并具有特异的选择性。例如 lexitropsin 类似物的抗病毒药物纺锤霉素（netropsin）就是按照这种思路设计的；netropsin 属于 DNA 小沟结合配基，在构象上适合 DNA 小沟的螺旋形状，并具序列选择性，又称为序列读码分子。因此与 DNA 小沟结合后，取代了 DNA 双螺旋的（CGCCAATTCGCG）$_2$ 中的水合骨架部分，与 AATT 中心以非键结合进一步损伤 DNA 并使病毒细胞死亡。晶体 X 衍射结果证明，netropsin 指向中心的酰胺的 NH 基与 DNA 小沟区的腺嘌呤碱基上的 N – 3 和胸腺嘧啶碱基上的 O – 2 形成氢键，通过范德华力与 DNA 小沟边缘的原子接触而保持在沟区的中心。此外，该化合物为二价阳离子，与 DNA 之间的静电作用也增加了与 AT 结合的特异性。

纺锤霉素

抗病毒的偏端霉素（远霉素，distamycin）、抗肿瘤的他莫斯汀（tallimustine，偏端霉素与氮芥的偶联物）以及抗锥虫病的 berenil 等，基本上都是按照上述方式结合的。而 hoechst 33258 属于双苯并咪唑类似物，hoechst 33258 的弯曲形状使其与 DNA 小沟区的曲线相符，可与 DNA 小沟区边沿形成更多有利的接触，降低了形成中间复合物的自由能，同时小沟区的脱氧核糖中的 O – 4 可在有利的位置上与药物分子中 π 电子系统相互作用。而具有氯喹类似结构的 SN6999 除了可以与小沟的 AT 碱基对选择性结合外，还可以嵌插结合到 DNA。

远霉素　　　　　　　　　　　　　　　　SN6999

虽然已有很多相应的沟区结合药物在体外显示较好的活性，但由于它们的结构决定其具有弱的细胞吸收能力，导致在体内抑制活性较低；并且，选择性较差也是一个值得注意的问题。

2. 嵌插结合（intercalation binding） Lerman 在 1960 年提出，具有平面芳香稠环结构的分子能够以嵌插的方式与 DNA 相结合。嵌插结合的主要推动力是叠合和电荷转移作用，但是氢键和静电作用力也起着一部分的稳定化作用。嵌插的结果使碱基对分开，螺旋伸长大约 0.34nm，螺旋的扭转角减小（＜36°正常值），如丙基哌啶（解链角 26°）、丫啶类（解链角 17°）、柔红霉素及阿霉素（解链角 11°）。不同嵌插剂及不同的 DNA 导致的解链程度不同，最终导致 DNA 链移码突变。

嵌插造成 DNA 双螺旋解链和伸长，表现在药物加入后 DNA 黏度增加。另外由于嵌插作用，使 DNA 螺旋骨架受到干扰，导致^{32}P－NMR 谱化学位移向低场移动；嵌插也引起药物小分子性质变化，导致芳环的^{1}H－NMR 化学位移向高场移动，因此可以利用许多方法对其加以检测。

这种嵌入作用优先发生在 3′－嘧啶、5′－嘌呤序列，而不是 3′－嘌呤、5′－嘧啶序列，能量优势在 7~13kcal/mol 之间。然而并非所有碱基对之间都能嵌入，根据相邻排斥原理，嵌入剂最多只能交替结合到它可能嵌入的核酸碱基对之间。因为从结构角度来看，当一个结合位置被占据时，相邻位置就会发生构象的改变，并阻止嵌入剂在这个位置结合（负协同性）。

与沟区结合相比，嵌插结合的选择性和专一性较差，只有那些带有与非邻近碱基接触的取代基的嵌插或者可引起邻近结合部位 DNA 链扭曲的嵌插剂，才可能有一定的选择性，但同时也与相应的氢键特性、立体效应、水合程度及沟区的静电势等因素有关。

实际上，嵌插结合仅仅是化合物产生药理活性的第一步，在此之后还有许多机制导致 DNA 的损伤，如拓扑异构酶Ⅱ抑制剂的作用也与化合物的嵌插作用有关。

由于小分子药物嵌入到 DNA 螺旋结构，导致 DNA 构象变化，最终不能或不易复制，达到抗肿瘤或抗病毒的目的。研究比较深入的嵌入剂包括丫啶类、放线菌素类和蒽类抗生素等。

喜树碱衍生物及具有四环的某些化合物的作用机制：喜树碱堆积于酶上催化受点酪氨酸残基上，通过氢键或其他方式与 DNA 末端的残基（鸟嘌呤）相互作用，整个分子落入酶催化小袋中，形成 DNA－酶－药物三元复合物。该稳定复合物阻断酶诱发的正常过程（冻结酶催化活性），停止复制功能，抑制细胞分裂和启动程序性细胞死亡。

研究表明，柔红霉素对 β－DNA 具有强的构象识别特异性，化合物本身嵌插在 DNA 小沟中，与 GC 部位结合，氨基糖链伸向内部并充满整个小沟区。

柔红霉素　　　　　　　柔性连接　　　　　　　刚性连接

双嵌插结合和带有大取代基的嵌插剂的作用进一步证明了嵌插作用的机制。两个嵌插环用相应的链连接起来，可产生双嵌插结合。多数嵌插到 CG 序列中。双嵌插剂中间插链的长度和刚性直接影响其结合方式。一般药物的活性由于多次嵌插加强了与 DNA 的结合而得到提高，并且相应的分解速率也随之降低。

如果嵌插剂所带的取代基太大，或有极性，或带有电荷，都可能对嵌插结合和分解的动力学产生影响。如抗癌药放线菌素 D（antinomycin，Act D）与 DNA 结合后引起 DNA 的扭曲，从而导致切割酶的切割速率提高。

而诺加霉素（nogalamycin）的分子形状不利于嵌入到 DNA 中，晶体 X 射线研究表明，药物交联在 2 个磷酸二酯键之间，糖苷配基的 3 个芳香环嵌入到 DNA 中，诺加糖位于 DNA 的小沟区，双环氨基糖位于 DNA 的大沟区。诺加霉素通过与甲基边缘的 G 特异性结合抑制含鸟嘌呤序列的 DNA 断裂，并可抑制硫酸二甲酯对 DNA 的烷基化作用。

诺加霉素

（三）DNA 断裂剂

在 DNA 修复、转录和突变等过程中，非常重要的一步就是 DNA 断裂，因此在研究小分子与大分子的识别过程中，对 DNA 断裂剂的研究非常重要。

许多 DNA 断裂剂（DNA cleavage agent）首先嵌入到 DNA 分子中，然后在一定条件下产生自由基，这些自由基可以从 DNA 磷酸糖脂主链或者 DNA 碱基中夺取氢原子，导致 DNA 链断裂。因此这些化合物可以认为是代谢活化的自由基发生剂。很多时候，嵌入剂和断裂剂没有明显的区别，前者往往也伴随着 DNA 的断裂。关于断裂剂作用在 DNA 小沟区的哪些位点，还没有明显的特性，不同的药物结构与 DNA 具有不同的选择性。如早期的邻菲咯啉金属配合物的作用被认为是依靠静电作用和疏水性结合在 DNA 小沟区，其中一个配体从大沟区部分插入 DNA 碱基对中。

按照来源不同，可将 DNA 断裂剂分为合成和天然的两大类。其中合成的断裂剂包括 EDTA - Fe 类衍生物（AT 区断裂）、1,10 - 二氮杂菲铜螯合物、邻菲咯啉配合物等类型，其作用机制是先嵌插结合，再导致 DNA 特异性断裂。蒽环类抗生素，如多柔比星、柔红霉素，具有分子氧依赖性 DNA 损伤、电子转移损伤等机制的替拉扎明（tirapazamine），经生物还原而活化，可选择性地杀死实体瘤的缺氧细胞。

天然 DNA 断裂剂包括含有可与金属结合的嘧啶基、β - 氨基丙酸、β - 羧基咪唑三部分的博来霉素（bleomycin，BLM）衍生物。1965 年分离得到的新制癌菌素等烯二炔类衍生物，可先将分子的一部分嵌入到 DNA 分子的小沟区中，在还原作用下启动生成自由基的反应，并剪切 DNA 链；与此类似，棘霉素和生硝霉素分子中也包括弹头部分 1,5 二炔 - 3 - 烯、芳环部分和 4 个糖基。

具有识别和断裂作用的 DNA 断裂剂已在许多方面得到应用，目前，已着眼设计能够识别 DNA 链多个位点的 DNA 断裂剂，通过形状选择、直接读出等方式实现对 DNA 的特异性识别。

作用于核酸双螺旋结构的化合物，主要是以非键方式与核酸结合，因此有时也被称为可逆结合剂。同时这些化合物与核酸的作用往往是活性产生的第一步，只有在经历很多后续过程以后才会显示出所需要的活性，并且为了提高其选择性，在设计时还应考虑核酸的序列。

三、影响核苷酸生物合成的先导化合物设计

核苷酸是一类具有多种生物功能的物质，在几乎所有的细胞生化过程中发挥重要作用。除了可以作为 RNA 和 DNA 生物合成的前体以外，它还是许多生物合成的活性中间体（表 6 - 4）。

表6-4　核苷酸衍生物及其作用

核苷酸衍生物	作用及功能	核苷酸衍生物	作用及功能
ATP/ADP	生物体系能量	CDP-二酰基甘油	甘油磷酯合成前体
cAMP、cGMP	激素作用介导物	ATP修饰酶	酶的磷酸化或腺苷酸化
S-腺苷蛋氨酸	活性甲基载体	腺苷酸	辅酶的组成部分
UTP/UDP	参与糖的转化与合成	GTP/GDP	核糖体肽链转位、蛋白的活化，参与蛋白质嘌呤的合成

正是由于核苷酸的作用和功能，由一系列复杂的酶促反应组成的合成代谢和分解代谢的研究也备受重视。一般活细胞中的嘌呤和嘧啶碱基都可以利用磷酸核糖、氨基酸、CO_2 等低分子量的简单物质为原料，经一系列复杂的酶促反应而得到（从头合成途径，de novo synthesis pathway），而并不依赖于现成的供给；有时细胞也可能利用养料或其他组织中核酸降解产生的游离碱基或核苷构成新的核苷酸（补救合成途径，salvage pathway），这个过程较简单。不同的组织中采用不同的途径，在肝组织中主要是利用从头合成，而脑、脊髓等组织中只能采用补救合成途径。核苷酸的生物合成过程和核苷酸代谢过程（包括合成与分解），都是酶催化下进行的转化过程，酶抑制剂和抗代谢剂可以阻断这些反应。另外，某些核苷酸（如cAMP）也可以作为代谢调节物。

在特定的细胞内，游离嘌呤和游离嘧啶碱基的利用取决于碱基降解酶的活性，酶活性高时就难以利用现有的碱基；反过来碱基降解酶活性低时，就会很大程度上利用原有碱基；如肿瘤细胞生长旺盛，需要大量的碱基，因此往往会很大程度地利用现有的碱基。因此，利用核苷类似物参与核苷酸代谢，就有可能阻断或干扰上述相关过程。本章只讨论核苷类似物的问题。

核苷酸是核酸生物合成的前体，核苷酸衍生物是核酸生物合成的活性中间体，因此核苷酸的结构类似物可以作为抗代谢剂（antimetabolites）用于肿瘤、病毒以及真菌疾病的治疗。抗代谢剂是利用抗代谢原理将代谢底物在结构上加以细微的改变，渗入到代谢过程中，产生酶抑制作用影响正常代谢反应或者生成伪生物大分子导致"致死合成"。

一个有效的抗代谢剂应该具有以下特点：①化学结构与正常代谢底物相似（最好是生物电子等排体），在体内与正常代谢物发生竞争性拮抗作用，可与代谢必需的酶结合，抑制酶的正常作用；抗代谢剂也是酶的抑制剂，如果干扰可渗入核酸，则可导致致死合成，可使肿瘤细胞死亡。②抗代谢剂必须能到达作用的靶点，需要适宜的脂水分配系数和适当的代谢速率。③对作用的靶酶应具有特异性，抗代谢剂对肿瘤细胞与正常细胞之间并无明显差距，选择性较小，对增殖较快的正常组织也会呈现毒性。

虽然核苷酸类似物（nucleotide analog）的设计和反义核酸一样，也是以核苷酸为起始物进行修饰，但也不完全相同，核苷的磷酸化在体内可自发进行，因此一般不考虑磷酸部分，主要是对五元糖环和碱基进行修饰（图6-14）。

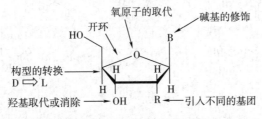

图6-14　核苷酸的修饰部位

1. 五元糖环的修饰　针对五元糖环的修饰包括构型的转换、3′位非羟基化取代、脱氧及开环等。构型转换主要是提高化合物稳定性，如天然的2′-脱氧核糖的2′位是 β 构型，改换为 α 构型后核酶不能识别，稳定性增加。

这些类似物在体内被相关激酶作用，逐步磷酸化为三磷酸衍生物，后者是DNA聚合酶底物的竞争性抑制剂，在DNA聚合酶的作用下连接到DNA链上，阻止疾病DNA链的延长，使相应的DNA复制被终止。五元糖环可以脱氧甚至改换成呋喃基，如氟尿嘧啶脱氧核苷（floxuridine）脱氧后的呋氟尿嘧啶（tegafur）在体内稳定，作为 5 - 氟尿嘧啶的前药，其作用机制与前者相同，但毒性大大降低。

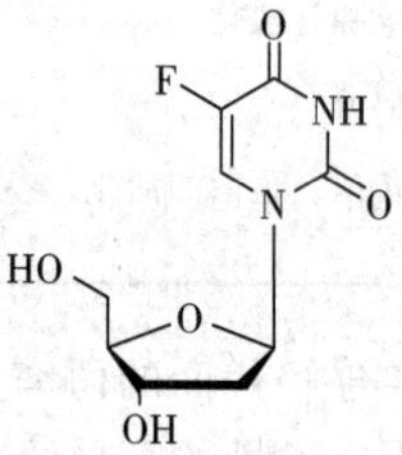

floxuridine 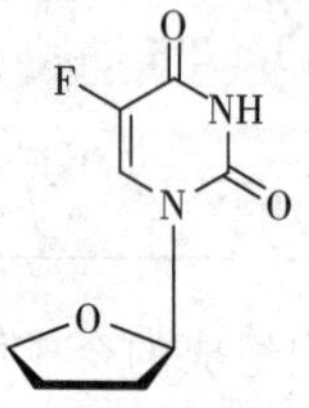　　　tegafur 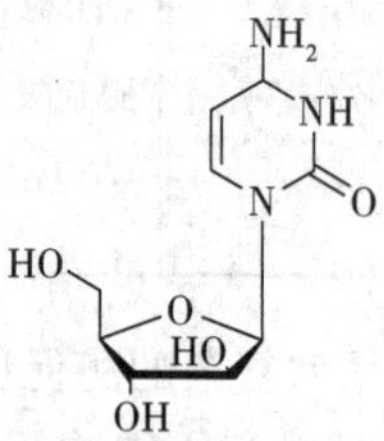　　　cytarabine 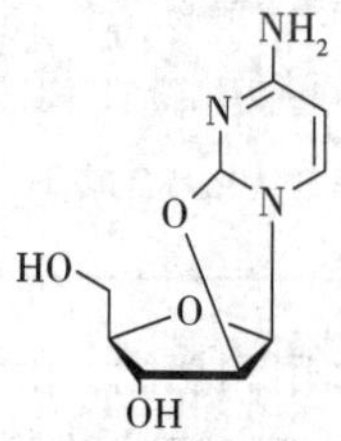　　　ancitibine 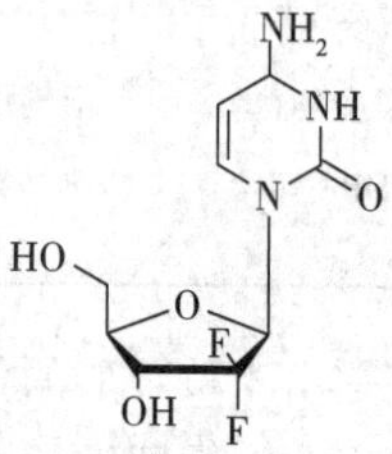　　　gemcitabine

糖环上的羟基可被其他基团取代，如用于白血病治疗的盐酸阿糖胞苷（cytarabine）2 - 位上的羟基被 F 取代后，得到用于治疗中晚期非小细胞肺癌的吉西他滨（gemcitabine），在体内被激酶代谢为核苷二磷酸或核苷三磷酸，两者均对 DNA 的合成具有抑制作用。环胞苷（ancitibine）是合成阿糖胞苷的中间体，发现其对白血病也具有治疗作用，并且作用时间长，副作用减小。此外，第一个用于治疗艾滋病感染的齐多夫定（zidovudine，AZT）是用叠氮基取代糖环上的羟基得到的，与含双键的司他夫定（stavudine）、阿巴卡韦（abacavir）和用硫取代五元环中碳的拉米夫定（lamivudine）都是在体内先经磷酸化后才产生活性的。

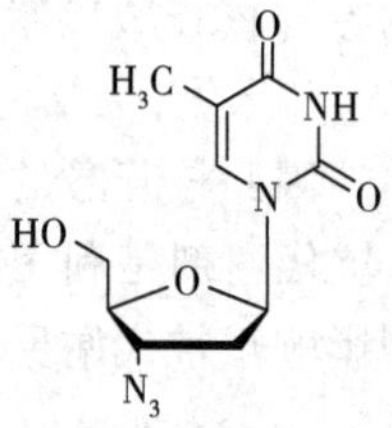

zidovudine 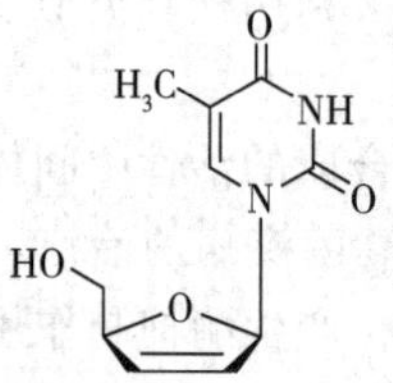　　　stavudine 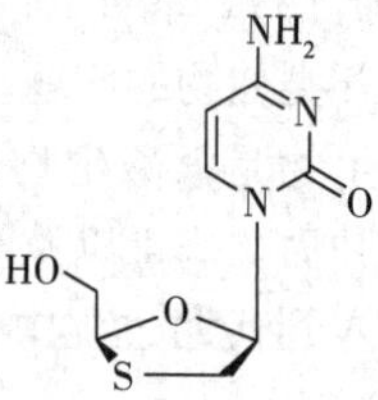　　　lamivudine 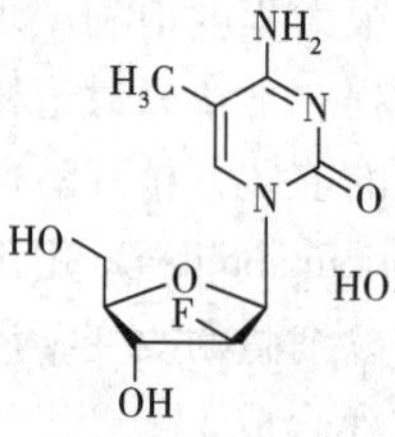　　　clevudine 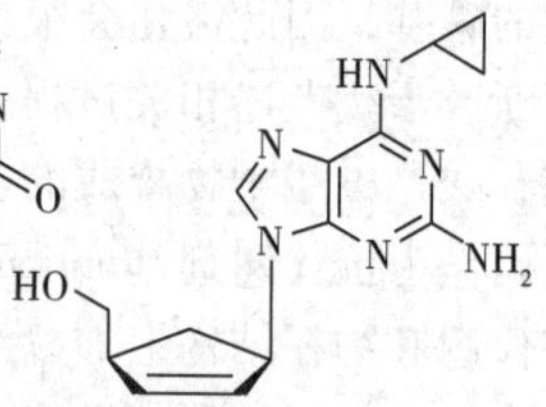　　　abacavir

阿巴卡韦是碳环类核苷类似物（糖环的氧被碳原子取代），有利于提高药物的脂溶性以及对酶的稳定性和化学稳定性。

核苷的呋喃糖环被打开后的核苷类似物（无环核苷）作为抗病毒药物被广泛用于 HSV、VZU、CWV 等疱疹病毒，如阿昔洛韦（acyclovir）、更昔洛韦（ganciclovir）、喷昔洛韦（penciclovir）及带有一个磷酸基的西多福韦（cidofovir）、泰诺福韦（tenofovir）等。

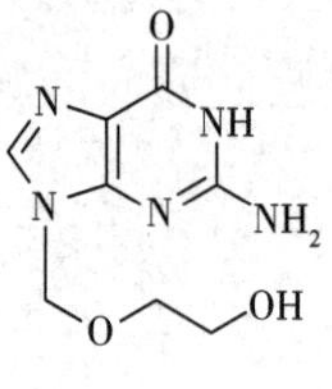

acyclovir 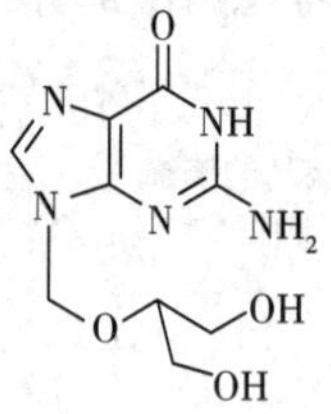　　　ganciclovir 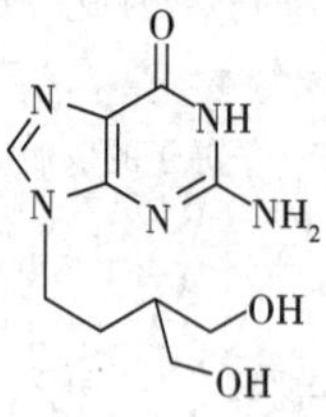　　　penciclovir 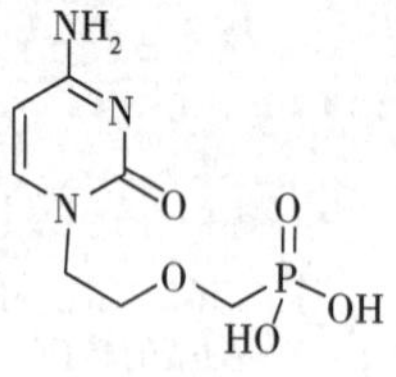　　　cidofovir 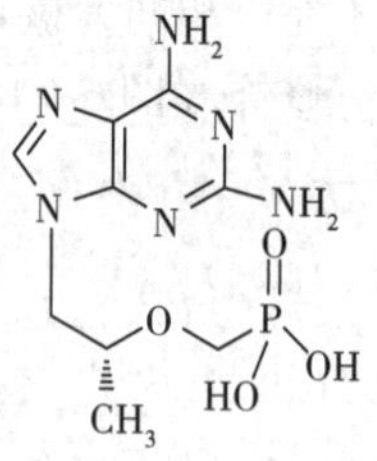　　　tenofovir

无环核苷类似物进入细胞后，需要经过 3 次连续的磷酸化转化为三磷酸形式，才能作为正常的 dNTP 的替代物（竞争性抑制剂）被相应的病毒 DNA 聚合酶所识别，结合到 DNA 链上成为 DNA 终止剂而起作用。第一步的磷酸化确保了化合物对病毒细胞的作用，对于无环核苷至关重要。连接磷氧键的无环核苷类化合物，其磷碳键不能被酯酶水解，直接被激酶作用生成二磷酸化衍生物，再结合到的病毒 DNA 链而起作用。福韦类药物具有广谱抗病毒活性，但生物利用度较低影响其应用，设计成前药有利于提高它们的生物利用度。

2. 碱基的修饰　对碱基修饰必须保持碱基配对能力，因此对碱基的修饰是有限的。对嘧啶环修饰，多在嘧啶碱基的 C–5 位、C–6 位，增加亲脂性基团可提高 ODN 的解链温度（T_m）；对嘌呤的修饰多在其 2 位进行，可增加稳定性和亲和力。嘌呤杂环的氮杂或者去氮也是经常使用的修饰方法。肿瘤细胞对尿嘧啶的需要远远大于其他嘧啶类衍生物，因此，许多尿嘧啶衍生物被用于抗肿瘤药物设计，从基于生物电子等排原理设计出的 5–氟尿嘧啶（5–Fu）到毒性大大降低、治疗指数更高的 5–Fu 的前药呋氟尿嘧啶（tegafur），大量具有抗肿瘤活性的尿嘧啶类似物被发现。此外，早年发现的用于治疗疱疹病毒感染的抗病毒药物碘苷（idoxuridine），也是在体内被磷酸化后，抑制胸苷酸合成酶，阻碍病毒 DNA 合成而起作用的。相应的尿嘧啶核苷 5 位被其他基团取代后，也具有类似的抗病毒活性，其作用机制就是它们的三磷酸化产物有可能作为竞争性抑制剂抑制了 DNA 聚合酶，也可能作为底物被引进到病毒 DNA 链中，阻止其进一步的复制、转录过程。

胞嘧啶 C–5 位的碳被氮取代得到 5–氮杂胞嘧啶衍生物（6–1），在体内转化为氮杂胞嘧啶核苷酸，结合到 DNA 或 RNA 链中，影响核酸的转录过程，使相应的蛋白不能合成，对急性白血病、结肠癌、乳腺癌具有一定的作用。对胞嘧啶 C–4 位上的氨基进行修饰，如卡培他滨（capecitabine），可增强选择性、降低毒性、提高安全性。

idoxuridine　　6–1　　capecitabine　　ribavirin　　famciclovir

利巴韦林（ribavirin）也属于核苷的类似物，与其他类似物不同，它是一个五元环的三氮唑衍生物，另外，它除了可作用在 DNA 上以外，对病毒 RNA 也有作用，对呼吸道合胞病毒（RSV）具有选择性的抑制作用。法昔洛韦（famciclovir）是喷昔洛韦的 6–脱氧衍生物的二乙基酰脂，在肠壁和肝脏经酶转化为喷昔洛韦，口服吸收好、生物利用度高、副作用小、耐受性好，成为喷昔洛韦的替代药物，被称为全球前四的"洛韦类"处方药之一。

实际上，在对核苷进行修饰改造时，对五元糖环和碱基的修饰往往是同时进行的，前述一些例证也显示了这一点。

虽然如此，核苷类似物仍存在溶解性和生物利用度等问题，因此，核苷类前药（理论上核苷类似物本身就是前药）已成为核苷类似物发展的一个重要方向之一，主要目的在于提高药效，改善其口服生物利用度及药物动力学性质，将药物靶向到特定部位，延长作用时间，降低副作用等，并已取得一定成果。如利用磷酰胺酯前药策略设计的泰诺福韦艾拉酚胺（tenofovir alafenamide）用于治疗慢性乙型肝炎病毒（HBV）感染，与之前的泰诺福韦酯（tenofovir disoproxil）相比，泰诺福韦艾拉酚胺可以使用更低的给药剂量治疗慢性乙型肝炎，是因为其具有更大的血浆稳定性，可更有效地将泰诺福韦递送到肝细胞。同样策略设计的药物还含氟核苷酸类似物磷酰胺酯前药索非布韦（sofosbuvir），它是一种有效的口服 HCV NS5B 聚合酶抑制剂，对丙肝病毒有很强的抑制作用，是治疗慢性丙型肝炎抗病毒联合药物治疗的重要组分之一。

tenofovir alafenamide　　　　　tenofovir disoproxil　　　　　sofosbuvir

本章小结

　　核酸已经成为药物设计的重要靶点之一。本章首先介绍了核酸的基本组成、结构特征以及其作用的理论基础；再介绍了目前以核酸为靶点的药物设计，除了基于基因技术的基因工程药物、蛋白质药物等以外，主要集中在：①以核酸序列为靶点的设计；②以核酸双螺旋结构为靶点的设计；③影响核苷酸生物合成（核苷类似物）的药物设计等方面。

　　重点：核酸的结构、性质、作用的理论基础（一个模型、一个法则和四个概念）。基因药物、蛋白质药物的设计思路；基于核酸序列的先导化合物设计中的反义核酸的作用机制、设计思路及应用，与核酸序列共价结合的小分子化合物的设计思路、存在问题等；基于核酸双螺旋结构中的沟区结合、嵌插结合及 DNA 断裂的存在问题、设计思路；核苷类似物的应用、修饰方法及进展。

　　难点：蛋白质药物设计，反义核酸的作用机制、设计及修饰，核苷类似物的设计。

思 考 题

1. 指出小分子药物与核酸的识别机制和作用机制。
2. 举例说明以核酸为靶点的药物设计的理论基础和设计方法。
3. 何为核酸作用的一个模型、一个法则和四个概念？
4. 简述 DNA 双螺旋模型，指出其大沟区和小沟区的区别。
5. 何为三联密码子，说出相应的起始密码子和 3 个终止密码子的组成。
6. 简述反义核酸的设计方法、作用机制、应用范围及存在问题。
7. 举例说明作用于核酸双螺旋结构的可逆性小分子化合物的类型，以及存在问题。

（王　涛）

第七章

基于提高药效的先导化合物优化

PPT

📖 学习导引

　1. **掌握**　生物电子等排、结构简化、分子杂合和骨架结构变换的基本原理、方法及其在提高药效的先导化合物优化中的应用。

　2. **熟悉**　先导化合物优化的目标、原则和基本策略。

　3. **了解**　拼合药物的类型和"me too"类药物；对映体药物的分类及优化方法。

　　先导化合物只提供一种新作用的结构类型，但绝大部分仍由于生物活性较低或选择性差、毒性较大、溶解度差、不易吸收或代谢不稳定等方面的原因，使其不能直接作为药物使用。通常需要基于先导化合物的结构和活性，通过结构改造，增强有利的性质，降低或消除不利因素，使化合物在药效学、安全性、药代学、代谢稳定性和物理化学性质等各方面都达到候选化合物的标准。这种在先导化合物构效关系和构动关系研究的基础上，根据临床对药物品质（有效性、安全性、ADME/T 特性、稳定性等）的要求，运用化学方法进行先导化合物的结构改造，使之成为人体可接受、有治疗价值的新化学实体的过程称之为先导化合物优化（lead optimization）。先导化合物的优化即先导化合物的结构优化，是一个通过结构变换将对靶标有活性的化合物转化为有治疗作用的候选药物的过程。

　　先导化合物优化首先要明确优化目标，再采用合理的优化方法和评价手段发现候选化合物。根据优化目标的不同，主要分为提高药效和改善 ADME/T 性质的先导化合物优化。基于提高药效的先导化合物优化，包括结构简化、局部修饰、立体异构化和外消旋化、分子杂合和生物电子等排等先导化合物母体结构不变的优化，以及化合物骨架结构发生转换的骨架跃迁等方法。基于改善 ADME/T 性质的先导化合物优化包括副作用选择性优化、前药和软药等。本章将主要介绍基于提高药效的先导化合物优化。

第一节　先导化合物优化的目标

　　先导化合物优化的总体目标是应用药物化学的原理和方法，通过设计合成途径，克服先导化合物在药效、理化性质、毒性、吸收代谢等方面的弊端，增加化合物的成药性。先导化合物优化的过程是多维度、综合性地将先导化合物发展为药物分子的操作，要根据先导化合物的特点和品质具体进行有的放矢的优化。如果体外活性的强度不够，则需要针对病原体的靶标，结合靶标的晶体结构，用分子对接模拟等方法，通过合理设计，在先导化合物结构的特定位置加以变换，提高分子的亲和力，进而增强体内外活性，即基于提高药效的先导化合物优化。

一、先导化合物优化的准备

　　进行先导化合物优化，首先要对先导化合物的性质进行充分了解，包括化合物的结构、理化性质

（如熔点、沸点、溶解度）、生物活性的强弱、类型、作用机制、作用靶点等相关信息。其次是确定先导化合物的药效团和构效关系，明确优化目的，确定优化方法和策略。

1. 确定药物活性部位 药物与生物大分子靶点发生相互作用，引发生物活性，可以看作是两者物理化学性质和化学结构间的相互适配作用的结果。药物分子结构的改变，会引起相应的生物活性发生强度的变化（量变，活性增加或减弱），也可能改变生物活性的类型（质变，相互之间不作用、激动剂转化为抑制剂等）。根据构效关系研究，如果将药物分子结构中决定药效的基团（药效团）、影响药代动力学性质的部分（药动基团）和可能产生毒性的部分（毒性基团）加以区分，能够为先导化合物的修饰和改造提供借鉴。

药效团按照国际纯粹与应用化学联合会（IUPAC）的定义：药效团（pharmacophore）是分子中确保与特定生物靶标发生超分子作用并引发（或阻断）生物效应所需的立体和电性特征的集合，是药物分子呈现特定药理作用所必需的物理化学特征及其空间位置分布。一系列生物活性所共有的、对生物活性起关键作用的药效团是由活性化合物结构中共有的一组原子或官能团组成，这些原子或官能团称为药效团单元（pharmacophoric element），药效基团是药效团单元的集合。药效团单元可通过氢键、静电作用、范德华力以及疏水性作用于受体中的受点结合。

先导化合物结构中药效团的确定，通常是切除结构中的一部分，评价结构变换对化合物活性强度的影响，若某结构切除后生物活性明显降低，而该结构保留其他结构的变化对化合物活性影响不大，则该结构可能为该先导化合物的药效团。如成瘾性镇痛药物吗啡（morphine，$R_1 = R_2 = H$）、可待因（$R_1 = CH_3$，$R_2 = H$）和海洛因（$R_1 = R_2 = COCH_3$），它们都作用于阿片 μ 受体。经过一系列的去除改造研究，确定结构中的粗线部分是这类镇痛药的药效团。

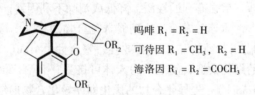

吗啡 $R_1 = R_2 = H$

可待因 $R_1 = CH_3$，$R_2 = H$

海洛因 $R_1 = R_2 = COCH_3$

药动基团（kinetophore，也称助效团 auxophore）是指分子中参与体内药物吸收、分布、代谢和排泄过程的基团，这些基团本身不具有显著的生物活性，只决定药物的药物动力学性质，当其与药效基团配合组成化合物时，就可能成为疗效显著的药物。因此它们对于保证分子的完整性和将药效团固定在特定的适宜位置非常重要。

毒性基团（toxicophore）是一类与药物不良反应相关的官能团或亚结构。常见的毒性基团有苯胺、乙酰苯胺、肼、硝基芳香族化合物、五元杂芳族化合物、烯烃、炔烃和硫醇等。作用于病原体（细菌、微生物或肿瘤细胞）的化学治疗药物含有毒性基团，一般毒性作用的选择性越好，药物越安全。其他类药物中应尽量避免毒性基团或者在体内转化为有毒性的基团。

2. 明晰先导化合物构效关系 药物可分为结构特异性和结构非特异性药物。大多数药物是结构特异性的，即作用于酶或受体等特异性位点。它们的生物活性和强度对于化学结构的微小变化非常敏感，具有相似生物活性的分子，含有共同的结构特征。结构非特异性药物没有特定的作用位点，通常具有较低的作用强度，不同结构的分子也可能有相似的生物活性。结构非特异性药物有气体麻醉剂、镇静和催眠药以及许多消毒防腐剂等。

尽管药物分子中只有个别部位与其生物活性相关，但是并不妨碍对其结构进行大幅度的改造。构效关系研究的关键在于合成尽可能多的先导化合物类似物，然后测定其活性，并确定结构对活性（或强度）的影响，即可得到构效关系的结论。

天然抗癌药物紫杉醇是通过促进微管蛋白聚集成微管、阻断有丝分裂作用机制的第一个抗癌药物。经过大量的结构变换，得到构效关系结果（图 7 – 1）。阐述结构变化的普遍方法是用分子活性图，即在先导化合物的结构图上注释特定的结构变换对生物实验测定的活性或疗效的影响。通过大量构 – 效关系研究得到的试验结构图有助于指导药物化学家对先导化合物的为探索的结构区域进行研究，开展新的结构变换。

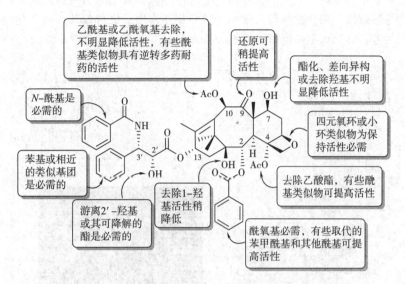

图 7 - 1　紫杉醇的构效关系

二、先导化合物优化的基本原则

先导化合物结构优化的主要目的在于增强化合物的有利性质（增加生物活性及其与靶点结合的选择性），降低或消除不利因素（毒副作用等）。先导化合物的优化没有一成不变的原则和方法，针对具体先导化合物的具体问题，在进行优化时要选用合适的方法。但是，为了更加简洁高效地达到优化的目的，在进行先导化合物优化时，通常遵循以下原则。

1. 最小修饰原则　最小修饰原则（the minor modifications rule）是类似物设计的优先原则，即在先导化合物优化改造过程中，一般优先对分子结构只作微小的改变，设计与先导化合物结构相似的类似物。这些改造优化只需通过简单的有机化学反应来实现，如氢化（羰基或双键的还原）、羟基化、甲基化、卤化、乙酰化、外消旋体的拆分、取代基的变换和生物电子等排体等。一个简单取代基的改变，可能会改变药物的活性强度甚至作用靶点或方式。如含芳香环结构的药物，其环上氢原子被取代基（烷基、卤素、羟基、硝基、氰基、烷氧基、氨基、羧基等）取代。因此，在先导化合物优化中，参照取代基的极性、电负性和立体参数等，选择适宜的取代基，合成尽可能少的化合物，达到优化的目的。最小修饰原则由于方法简单，已有不少成功的实例（表 7 - 1）。

表 7 - 1　最小修饰原则的应用实例

改造前	改造后	改造部位	结　果
麦角胺	双氢麦角胺	双键还原	α - 胆碱阻断效果增加，毒性降低
氯噻嗪	氢氯噻嗪	双键还原	活性提高
氯喹	羟基氯喹	氢变为羟基	毒性降低
吗啡	可待因	羟基变为甲氧基	作用改变，镇痛变为镇咳
乙酰胆碱	卡巴胆碱	乙酰基变为氨甲酰基	选择性提高
丙咪唑	去甲丙咪唑	甲基变为氢	作用改变
外消旋苯丙胺	右旋苯丙胺	拆分	副作用降低

2. 生物学合理原则　分子识别是药物与靶标之间相互作用的前提，这主要依赖于分子表面互补、疏水性和静电力等作用，分子对接和三维量效关系（QSAR）等分子模型研究就是基于分子识别的知识。这种相互作用最早出现在 Fischer 提出的锁 - 钥模型，后来根据大分子不是静态的现象，Koshland 提出了诱

导契合理论，被普遍接受。配体－大分子复合物的稳定性和其生物活性有直接的关系，因此，利用先导化合物已有的生物化学数据，结合配体和大分子之间的相互作用，进行设计和先导化合物结构改造或修饰是发现新药物的关键，如抗病毒药物奥司他韦（oseltamivir）的发现（图7-2）。

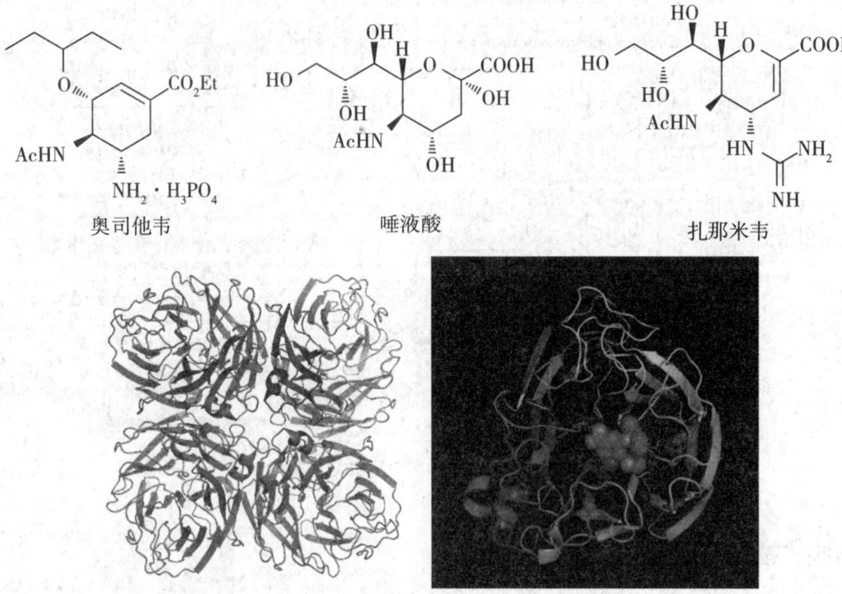

奥司他韦　　　　　　　唾液酸　　　　　　　　扎那米韦

图7-2　神经氨酸酶的结构及其与奥司他韦的作用示意图

实例解析

奥司他韦的发现

【案例】抗流感病毒药物奥司他韦的研发就是基于配体与生物靶标相互作用进行结构优化的成功范例。

【分析】奥司他韦作用的靶点是分布于流感病毒表面的神经氨酸酶（neuraminidase，NA）。流感病毒在宿主细胞内复制表达和组装之后，以出芽的形式突出宿主细胞，神经氨酸酶以唾液酸（sialic acid）为作用底物，催化唾液酸水解，解除成熟病毒颗粒与宿主细胞之间的联系，使之可以自由移动侵袭其他健康的宿主细胞。抑制神经氨酸酶的活性可以阻止病毒颗粒的释放，切断病毒的扩散链。

神经氨酸酶的三维结构研究发现其活性中心是一个由高度保守的11个氨基酸序列构成的口袋，活性口袋的入口处分布一个疏水区和一个正电荷集中区，口袋的底部是一个负电荷集中的裂隙。这种活性口袋的结构可以很好地结合其天然底物唾液酸。因此，发现唾液酸的类似物，即可抑制神经氨酸酶的活性。首先唾液酸3-位的羟基用呱基取代，且消除1-位的羟基，得到扎那米韦（zanamivir）。但它存在物理化学性质不利于生物体吸收、患者顺应性较差等缺点。在扎那米韦的基础上，根据神经氨酸酶天然底物的分子结构，以一个体积较大的烷基取代了唾液酸中的甘油基，并利用这一结构与活性口袋中的疏水区相结合；用氨基取代了唾液酸中3-位的羟基，以此与活性口袋底部的负电中心结合；1-位的羧酸是与活性口袋口部的正电中心结合的结构，用乙醇将游离的羧酸封闭，这种结构本身对靶酶没有抑制活性，但是由于封闭了极性的羧酸末端，可以提升药物分子的吸收，获得较好的药代动力学性质，在体内经催化水解后，游离的羧酸重新释放，显示相应的抑制活性。扎那米韦和奥司他韦于1999年先后在美欧成功上市。

3. 结构合理原则 结构合理原则是在前期药物研究中，发现电荷间距、E 或 Z 构型、取代基直立键或平伏键的方向等结果，应将其充分应用到药物设计中。对于不知道酶或受体的结构，可通过参照与同一靶标识别的已知活性化合物的结构，推理与活性和选择性相关的结构特性。也可利用计算机模拟结果指导结构修饰。

己烯雌酚（stilboesrol）的 E – 型异构体的雌激素活性比 Z 型强 10 倍。究其原因，是 E – 型几何异构体可看作是天然雌激素雌二醇（estradiol）的开链类似物，两者构型相似，作用在同一受体上。

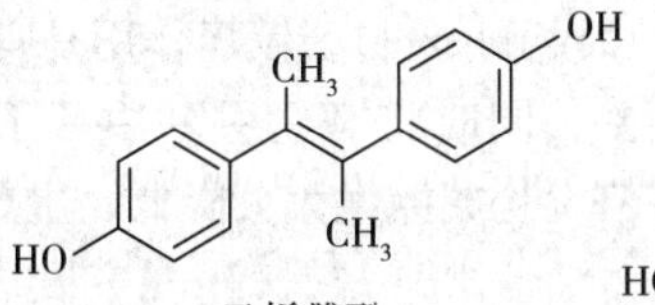

己烯雌酚 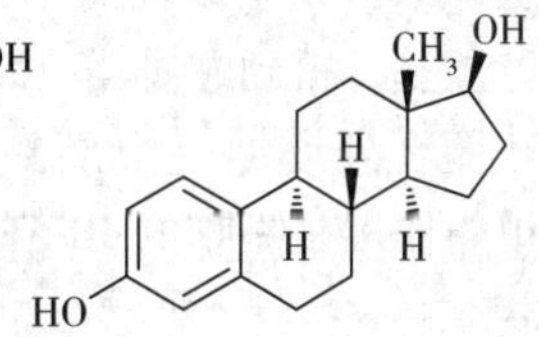 雌二醇

4. 去除手性中心原则 对于具有手性中心的药物，消旋体和两个对映体通常认为是 3 种不同的药理学实体，但实际上不对称性并不完全是呈现活性的绝对前提。因此，在先导化合物优化的过程中，在不影响生物活性的前提下，优先合成不含手性或手性基团较少的化合物，以降低合成难度，减少合成成本。如古抑菌素 A（trichostatin A）是一种组蛋白去乙酰化酶（histone deacetylase，HDAC）抑制剂，结构中羟肟酸片段与 HDAC 的 Zn 离子发生螯合作用，是必需的药效团，而两个反式共轭双键和一个手性中心是非必需基团，通过修饰，去除其双键和手性中心，得到对皮肤 T 细胞淋巴瘤具有治疗作用的伏立诺他（vorinostat）。

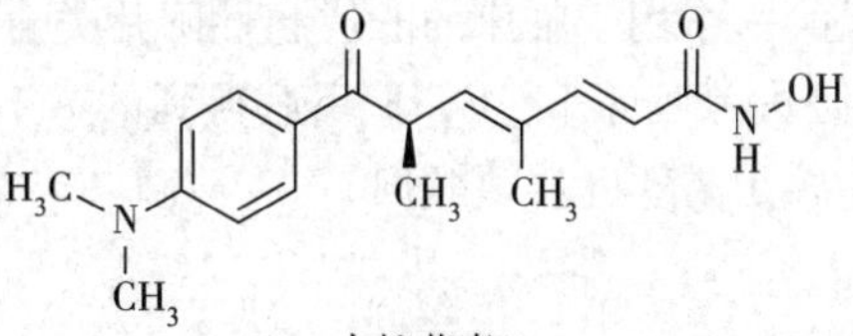

古抑菌素A 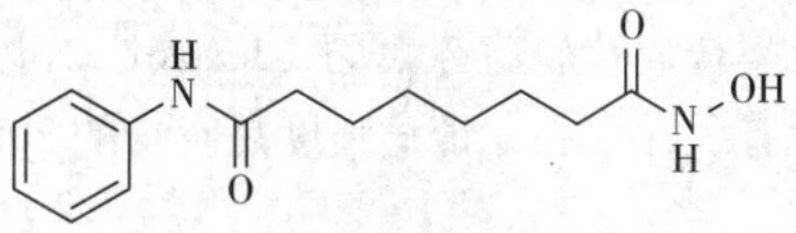 伏立诺他

5. 经济快速的原则 先导化合物结构优化过程中始终要遵循既经济又快速的原则，如设计的合成路线是否简单易行，中间体是否易得，反应操作有没有高温深冷，是否容易放大生产等。在先导化合物优化过程中一定要重视杂环化合物的价值，这是因为杂环化合物具有与内源性物质相近的结构，杂环中的杂原子可能增强甚至产生新的活性；杂环化合物种类繁多，可大量组合转换。

三、先导化合物优化的策略

经典的先导化合物优化策略一般是按照线性连续模式，即确定先导化合物之后，首先设计合成新的衍生物，对受体亲和力进行评价，然后依次进行体外和体内 ADME 性质评价及毒理学性质的评价，同时根据结构进行再设计再评价。但是这种模式耗时费力，研发成本很高，效率较低。现在先导化合物的优化主要采用并行优化模式，即在先导化合物的基础上，通过构建结构多样性的系列衍生物"虚拟筛选库"，然后通过计算机虚拟筛选方法评价化合物的生物活性、ADME 性质和毒理学性质，最后筛选性质良好的化合物进行化学合成和生物学评价，从中发现有开发价值的候选药物。该模式大大缩短了先导化合物优化的周期，降低了新药研发的成本。具体根据先导化合物的结构大小和复杂程度，根据优化过程中需要解决的问题，主要有结构简化、立体异构化（或构象限制）、基团替换、骨架跃迁和分子杂合等策略。

（一）复杂化合物的结构简化

利用剖析法将结构复杂的化合物简化，以获得具有生物活性、结构简单的化合物的方法称为结构简化（simplification of structure）。该策略是先导化合物优化的有效方法之一，尤其适用于结构复杂的天然产物的优化。结构简化的目的在于发现易于合成并保持所需药效的简单结构，具体方法是移去不属于药效团的功能某团，使合成容易，同时副反应减少。对一些新发现的来源稀少、结构复杂，但具有临床价值和治疗意义的天然产物，结构简化尤其重要。

吗啡化学结构由五元稠环组成，氢化菲结构为 A、B、C 三环，哌啶环为 D 环，氢化呋喃环为 E 环。吗啡含有 5 个手性中心，其绝对构型分别为 5R、6S、9R、13S、14R。但吗啡也具有很强的成瘾性及呼吸抑制、血压降低、恶心、呕吐、便秘、排尿困难等不良反应，对吗啡进行结构简化得到人工合成的镇痛药是天然产物结构简化的经典案例。

将吗啡呋喃环（E 环）去除后开发了结构简单，但立体构型与吗啡相似的吗啡喃类镇痛药。如将吗啡 E 环去除，C 环氢化并去掉羟基，得到左啡诺（levorphanol），镇痛作用是吗啡的 3~4 倍，但仍然有成瘾性。进一步在左啡诺 BC 环稠合处增加一个羟基，同时将 N - 甲基用环丁甲基取代，得到布托诺菲（butuophanol）。布托诺菲的镇痛作用是吗啡的 10 倍，且成瘾性大大降低，主要用于中度至重度疼痛。

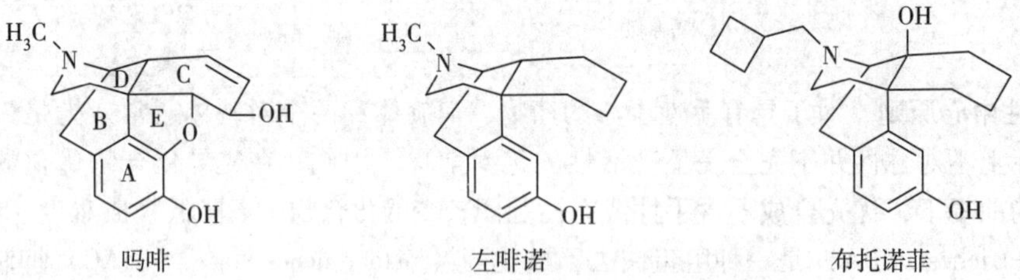

| 吗啡 | 左啡诺 | 布托诺菲 |

将吗啡的 C 环和 E 环打开，保留 A、B、D 环，得到苯吗喃类镇痛药，如非那佐辛（phenazocine）和喷他佐辛（pentazocine）。这类药物的 C 环开裂位置均保留两个甲基，使其立体构型与吗啡更为相似，在 N 原子上引入不同的取代基可调节镇痛作用和成瘾性。非那佐辛的镇痛作用是吗啡的 10 倍，喷他佐辛的镇痛作用是吗啡的三分之一，但副作用小，不易成瘾，是第一个用于临床的非成瘾性阿片类合成镇痛药。此外，哌啶类合成镇痛药芬太尼（fentanyl）也可以看作是去除吗啡 B、C、E 环后得到的 A、D 类似物。芬太尼并没有手性中心，镇痛强度是吗啡的 200 倍左右，属于高效麻醉镇痛剂。

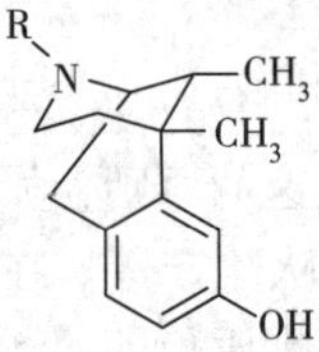

| 非那佐辛 | R=CH$_2$CH$_2$C$_6$H$_5$ |
| 喷他佐辛 | R=CH$_2$CH=CMe$_2$ |

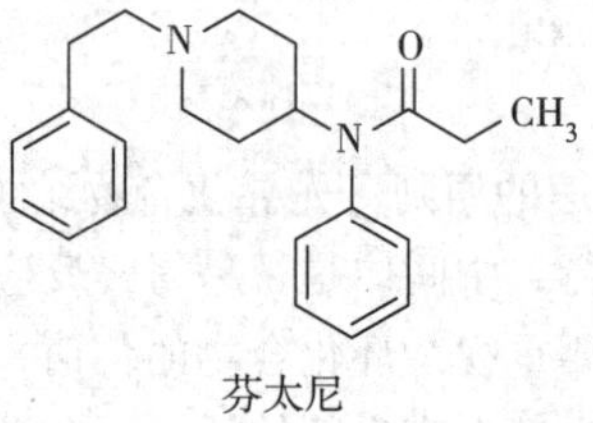

芬太尼

随着计算机辅助药物设计技术的发展，运用三维的药效团模型（pharmacophoric model）方法，以作用机制为基础，除去那些物治疗作用或产生毒副作用的基团部分，保留生物活性必需的结构单元，大大加快了研究速度，提高了成功率。如降血脂药物洛伐他汀（lovastatin），由于分子内含有多个手性中心，全合成难度大。根据其与羟甲戊二酰辅酶 A（HMG - CoA）还原酶对底物的结构要求，开发了结构简单的代用品氟伐他汀（fluvastatin）。

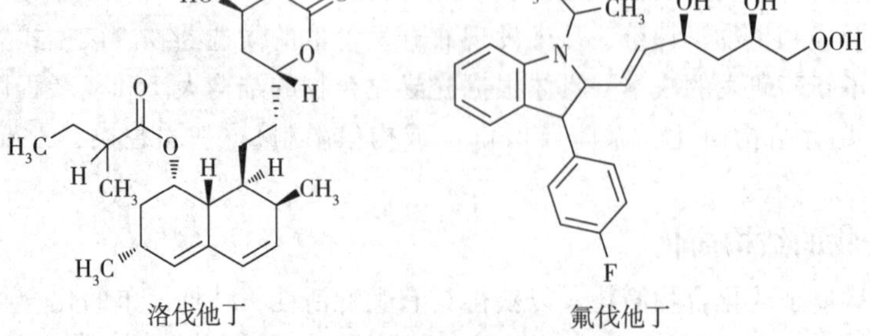

| 洛伐他丁 | 氟伐他丁 |

（二）立体异构化

立体异构药物（stereomeric drug）是指含有确定的组成和键合力，只是原子在三维空间的排列不同的药物分子。药物立体异构体的药效差异主要是由于它们与靶点的作用差异。"反应停"事件之后，人们越来越重视药物立体异构体，尤其是对映体的作用差异。美国 FDA 于 1992 年起，要求当开发药物是外消旋体时，必须对两种异构体进行研究并证明它们都无任何有害的毒副作用。

1. 药物对映体的生物活性分类　根据药物立体异构体（主要指对映体）作用的差异，可将其归纳为以下 5 类：①对映体的作用相同，这类药物的活性中心不是手性中心，属于静态手性药物。如多数的 I 类抗心律失常药物的两个对映体作用类似，与外消旋体的临床效果一致。②对映体有较弱活性或者无活性，相当于杂质，如 (S) – 氨己烯酸（vigabatrin）是 GABA 转氨酶抑制剂，其对映体没有活性（表 7 – 2 中的 I 类）。③对映体作用相反，即对映体具有拮抗作用。如 (R) – (–) – 异丙肾上腺素（isoprenaline）是 β_1 受体激动剂，而其 (S) – (+) – 对映体则呈拮抗作用（表 7 – 2 中的 II 类）。④对映体具有毒、副作用，如 D – 青霉胺（peninicillamine）具有抗风湿活性，且毒性很低，而 L – 构型的青霉胺却具有较强的毒性以及潜在的致癌性（表 7 – 2 中的 III 类）。⑤对映体作用互补，药物的不同对映体作用于不同的靶点，如果这些靶点所产生的生理效应具有互补性，就有可能导致活性增加或毒副作用降低（表 7 – 2 中的 IV 类）。如普萘洛尔（proprannolol）的 (S) – (–) – 对映体具有受体阻断作用，虽然其 (R) – (+) – 对映体对 β 受体的抑制作用较低（1%），但对钠离子通道具有阻断作用，二者在治疗心律失常时具有协同作用，应用外消旋体比任何一种对映体的效果都好。中枢性镇痛药曲马多（tramadol）的对映体在体内功能互补，可改善患者的耐受性及药效。具体表 7 – 2 所示。

表 7 – 2　药物对映体的作用差异

类别	药物	活性体	药理作用	对映体药理作用
I 类	萘普生	$S(+)$	解热镇痛、抗炎	1/35
	氧氟沙星	$S(-)$	抗菌	1/128
	磷酸更昔洛韦	$R(-)$	抗病毒	无作用
	α – 甲基多巴	$S(-)$	降压	无效
	噻吗洛尔	$S(-)$	β 阻断作用	1/80
II 类	扎考必利	$R(-)$	5 – HTs 受体拮抗剂	5 – HT_3 受体激动剂
	依托唑啉	(–)	利尿	抗利尿
	派西拉朵	(+)	阿片受体激动剂	阿片受体拮抗剂
III 类	青霉胺	(–)	免疫抑制、抗风湿	致癌
	氯胺酮	$S(+)$	麻醉	幻觉、心理失调
	芬氟拉明	$S(+)$	减肥	头晕、催眠和镇静
IV 类	奈必洛尔	(+)	β_1 阻断作用，降压	降外周血管阻力、心脏保护
	氨磺洛尔	R	β_1 阻断作用，降压	α 阻断作用，降压
	拉贝洛尔	S, R	α_1 阻断作用	R, R 构象为 β 阻断

2. 外消旋转换与非手性改造　若药物不同对映体的生物活性有显著的差别，尤其是一种对映体有较大毒副作用时，必须对所需的对映体进行分离或手性合成。也可在对其作用机制进行充分了解的情况下，对其进行外消旋转换与非手性改造，尽可能地去掉不对称中心。

外消旋转换（racemic switch）是将已经上市的外消旋药物再开发成为单一对映体药物的方法。该法的优势是剂量减半，毒性反应下降；开发费用小，所用时间少，所用的经费也大幅度降低；延长专利期限。

非手性改造是将对药物中含有的手性基团改造为非手性基团，且仍保持或提高对靶点的亲和力。去掉手性中心的方法很多，通过产生对称性是常用的方法之一。如 3 – 氨基哒嗪类毒蕈碱样受体（M_1 受体）激动剂，对其侧链修饰后得到对 M_1 受体亲和力相似的非手性化合物（图 7 – 3）。

3. 构象限制策略　药物中含有多个可旋转键时，分子的构象数目比较多，这就使有些构象不能与靶

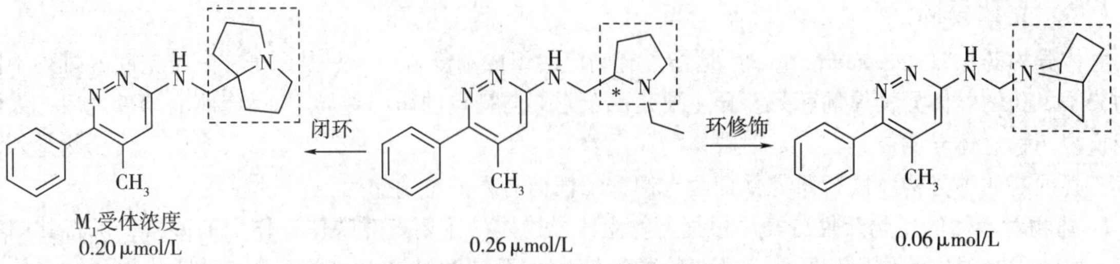

图 7 - 3　3 - 氨基哒嗪类毒蕈碱侧链修饰及其对 M₁ 受体的亲和力的影响

标分子结合，从而降低了化合物与作用靶分子的亲和力。此外，同一个药物的不同构象可能会与不同的靶分子结合，导致作用没有选择性，引起毒性和不良反应。因此，将药物或先导化合物进行构象限制（conformational restriction），将其锁定在与靶分子作用的构象上，可提高先导化合物与靶分子的亲和力和选择性。

对先导化合物进行构象限制的方法主要有柔性键成环固定，柔性键引入双键、三键、酰胺、芳环等刚性官能团，和立体位阻等。如用于治疗精神病和止吐等的药物氯丙嗪（chlorpromazine）侧链具有较强的柔性，将末端二甲氨基与烷基侧链成环得到甲地嗪（methdilazine），使药物在体内药效提高；将末端二甲基成环得到丙氯拉嗪（prochlorperazine），不仅使止吐效果大为提高，还降低了药物的毒性和不良反应。

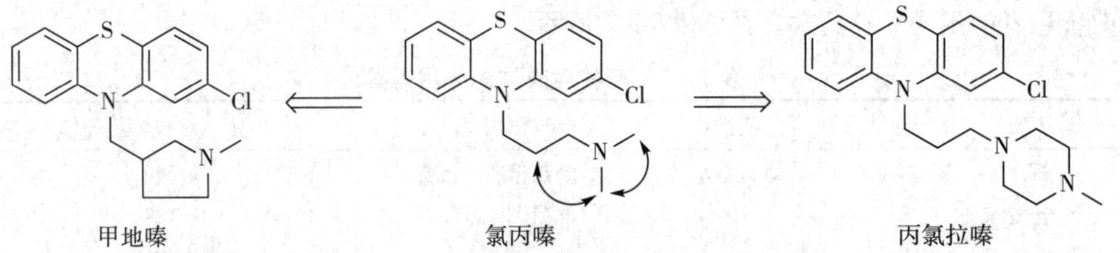

甲地嗪　　　　　　　　　　氯丙嗪　　　　　　　　　　丙氯拉嗪

基团替换、分子杂合和骨架跃迁等其他先导化合物优化策略在后面几节做详细的介绍，在此不再赘述。

第二节　生物电子等排原理

一、生物电子等排原理基础

1. 生物电子等排概念及其发展　生物电子等排体理论的发展经历了一个漫长和不断完善的过程。1909 年，James Moir 首先提出电子等排（isosterism）的概念。1919 年，Langmuir 定义了电子等排体（isostere），即含有相同数目价电子且电子排列也相同的分子、离子或基团称为电子等排体。如电子等排体 N_2 和 CO 的原子数都是 2 个，未成键的电子数均为 6 个。电子等排体 N_2O 和 CO_2 中各有 3 原子，未成键的电子数都为 8 个，后来证实 N_2O 和 CO_2 的生物活性也具有相似性，同为黏液菌的可逆性麻醉剂。

1925 年，Grimm 提出氢化物置换原则（hydride displacement law），即从元素周期表中第Ⅳ主族起，任何一种原子与一个（或几个）氢原子结合形成的分子或基团与比它原子序数高 1（或几）的原子性质相似，这些与氢结合形成的具有等电子关系的基团称为假原子（pseudoatom）。例如 CH 与 N 相似，CH_2 与 NH、O 相似。1932 年，Erlenmeyer 将电子等排体进一步扩展到外围电子数目相等的元素、分子和离子，并提出"环等价物"的概念，如—CH＝CH—和—S—的等价性揭示了苯和噻吩的相似性。

1951 年，Friendman 等将电子等排体与生物活性结合起来，提出了生物电子等排体（bioisosterism）的概念。Friendman 认为，凡是外层电子相似或电子云密度有相似的分布，分子大小或形状相似，又能产生相似生物活性的基团或分子都可以称为生物电子等排体。1991 年 Burg 将生物电子等排概念进一步扩展，认为凡是具有相似的分子体积、形状和电子分布等化学性质，而生物活性又相似的分子或基团都可以称为生物电子等排体。如对氨基苯甲酸和对氨基苯磺酰胺、谷氨酸和其磷酸类似物等。

2. 生物电子等排体结构变换对相关参数的影响　利用生物电子等排方法进行基团替换是先导化合物优化最重要的研究工具之一。但采用生物电子等排方法进行基团替换对生物活性所产生的影响在不同的先导化合物中往往是不一样的。基团替换引起生物活性提高还是降低，主要取决于基团的形状、大小、电性、极性、脂溶性和解离常数等与作用靶点结合口袋微环境的适配程度，其化学本质是药物 – 受体的分子识别和相互作用。

利用生物电子等排得到的化合物生物活性未必强于原药，但在提高母体化合物的选择性和生物利用度、改善药代动力学性质和降低毒副作用方面具有重要意义。此外，生物电子等排也是避开药品专利保护，形成新知识产权的重要手段。

一般情况下，化合物分子结构的微小改变，都可能引起化合物性质发生大幅度的变化，并导致相应参数的变化。在利用电子等排方法进行先导化合物优化时，结构的改变可能同时导致化合物的分子结构参数、电性参数和亲水性参数等改变，但为了便于控制，最好只对多个参数中的某一个参数进行修饰。

（1）结构参数　当分子结构中利用电子等排进行骨架的变换，而官能团仍保持特定的空间构型，此时结构参数的契合是最重要的。如三环系抗抑郁药丙咪嗪（imipramine）和马普替林（maprotiline）的两个苯环的二面角在 55°～65°，而安定类药物的二面角为 25° 左右，如氯丙嗪和氯普噻吨（chlorprothixene）（图 7-4）。

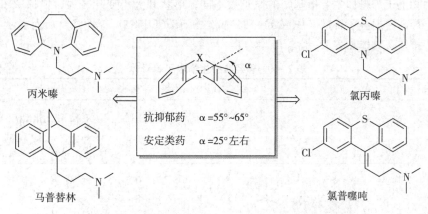

图 7-4　几种三环系抗抑郁药和安定类药物的二面角

（2）电性参数　电性参数决定配体 – 受体或者配体与酶之间相互作用的性质，相关参数包括诱导效应或中介效应、共振效应、极化度、pK_a 值和氢键的形成能力等。如肾上腺素的两个类似物（7-1 和 7-2）的间位取代基截然不同，但它们具有相似的药理活性，均为 β - 肾上腺素受体激动剂，这主要是由于两个取代基的 pK_a 值非常接近所致。

肾上腺素 pK_a=8.9　　　　7-1 pK_a=9.6　　　　7-2 pK_a=9.1

（3）溶解性参数　当参与生物电子等排变换的基团对于活性分子的吸收、分布和排泄等发挥作用时，亲水性和疏水性参数就变得非常重要。如活性分子中—CF_3 被—CN 取代时，虽然两个基团的亲电性或电子效应相当，但是含有—CN 的分子具有明显的亲水性。

3. 生物电子等排体的分类　随着生物电子等排原理的广泛应用，生物电子等排体的范围逐渐扩大。

生物电子等排体分为经典的生物电子等排体（classical bioisostere）和非经典的生物电子等排体（nonclassical bioisostere）。

经典的生物电子等排体按照 Erlenmeyer 氢化物取代规律，可分为一价等排体、二价等排体、三价等排体、四价等排体及环等排体五类，具体见表 7 – 3。

表 7 – 3 经典的生物电子等排体

分　类	例　　证
一价等排体	H，F，Cl，Br，I；CF$_3$，CH$_3$，NH$_2$，OH；PH$_2$，SH；i – Pr；t – Bu
二价等排体	—CH$_2$—，—NH—，—O—，—S—，—Se—，—COCH$_2$R，—CONHR，—CO$_2$R，—COSR
三价等排体	—CH=，—N=，—P=，—As=，—Sb=
四价等排体	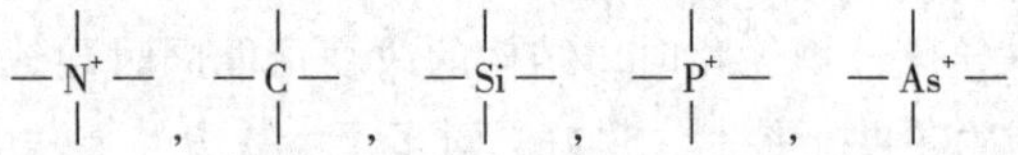 —$\overset{\vert}{\underset{\vert}{N}}^+$—，—$\overset{\vert}{\underset{\vert}{C}}$—，—$\overset{\vert}{\underset{\vert}{Si}}$—，—$\overset{\vert}{\underset{\vert}{P}}^+$—，—$\overset{\vert}{\underset{\vert}{As}}^+$—
环等排体	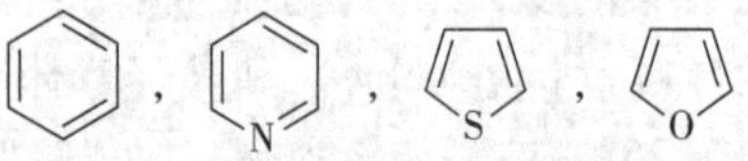 （苯环），（吡啶），（噻吩），（呋喃）

非经典的生物电子等排体主要指基团的原子数不同，形状和大小变化较大，但保留了原基团的 pK_a 值、静电势能、最高占据分子轨道（HOMO）和最低空轨道（LUMO）等性能，从而显示相应的生物活性的生物电子等排体，具体见表 7 – 4。

表 7 – 4 非经典的生物电子等排体

基　团	等　排　体
羰基 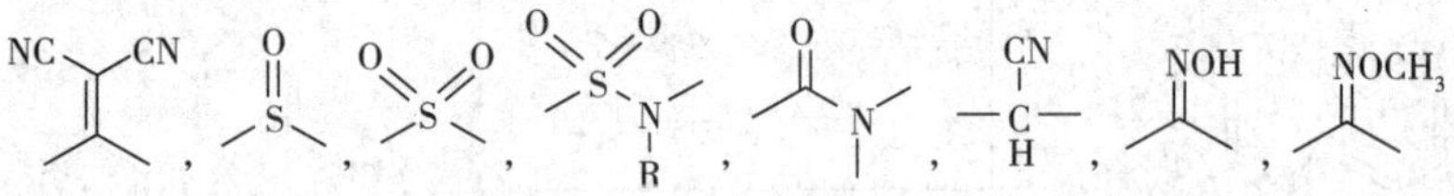 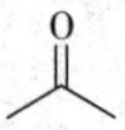	（一系列羰基等排体结构式）
羧基	（一系列羧基等排体结构式）
酰胺基 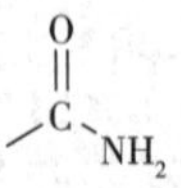 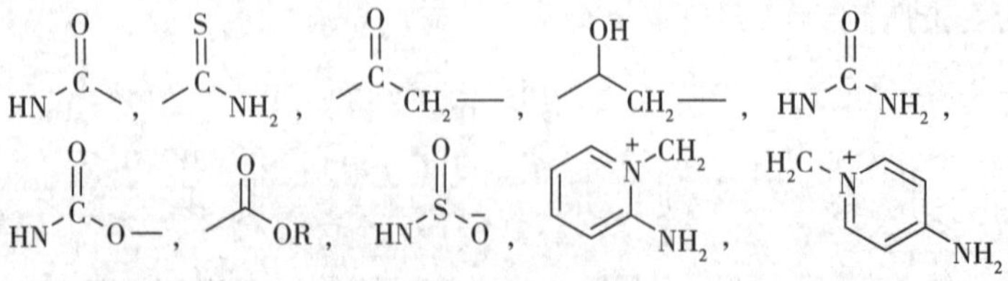	（一系列酰胺基等排体结构式）
羟基	—OH　—NHSO$_2$R，—NHCN，—CH（CN）$_2$，—CH$_2$OH，（酰胺类结构），（脲类结构）
卤素	X　CF$_3$，CN，N（CN）$_2$，C（CN）$_3$

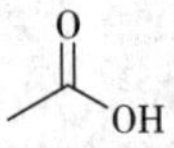

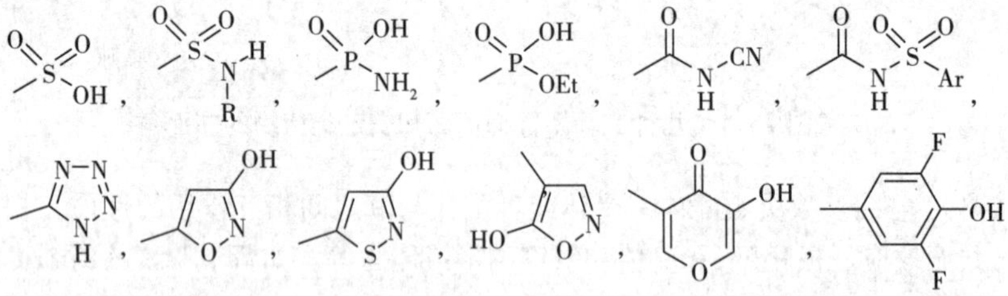

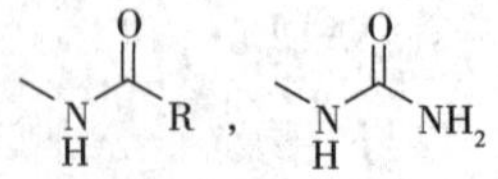

续表

基 团	等 排 体
硫醚	—S—	—S—, 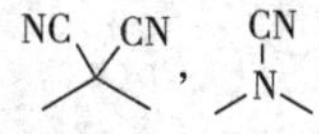 (NC)(CN)C(CH₃)₂ 结构, (CN)N(CH₃)₂ 结构

吡啶 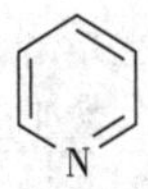 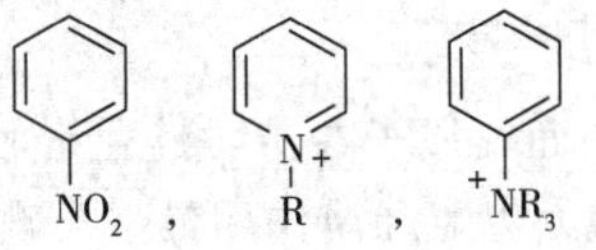	<structures>
苯 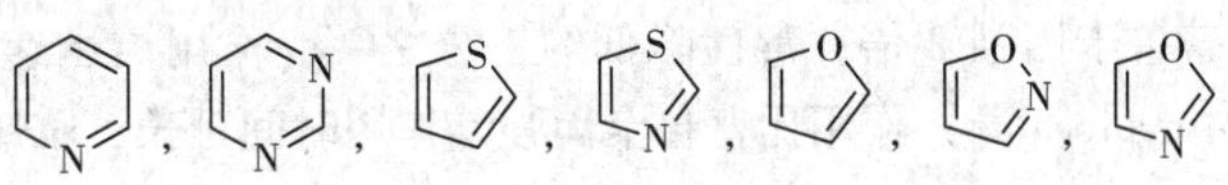 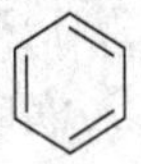	<structures>
环等价体 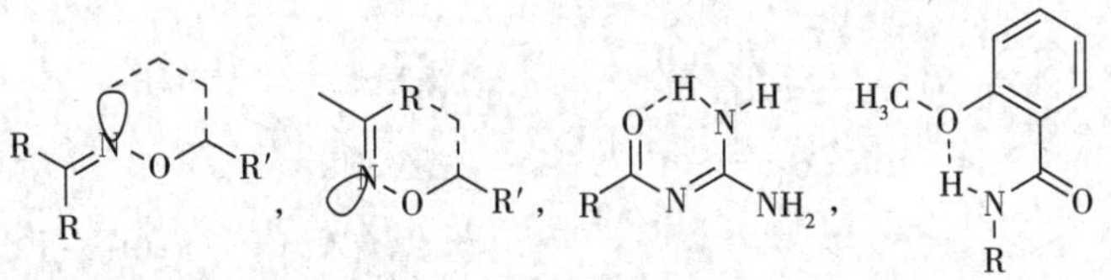 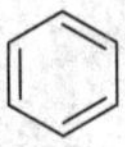	<structures>
间隔基	—(CH₂)₃—	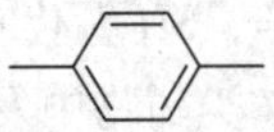 对位苯结构

二、经典的生物电子等排体

1. 一价电子等排体　一价生物电子等排体在药物先导化合物优化中的例子很多，但利用一价电子等排体进行药物设计，所得化合物的生物活性没有规律，活性可能增加，也可能减弱，有时甚至会出现生理作用相拮抗的化合物。如抗过敏药物苯海拉明分子中苯环上的氢原子被氯原子取代，得到的氯苯拉明（chlorphenamine）抗过敏作用增加。

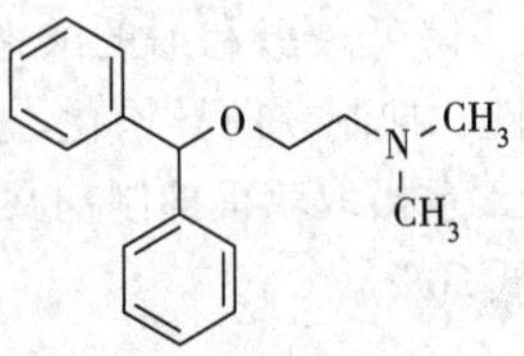

苯海拉明 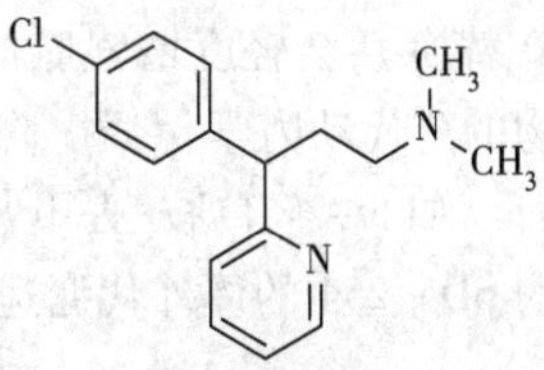　　　　　　　　　氯苯拉明

而叶酸（folic acid）分子中的 4 - 羟基用氨基替换得到的氨基蝶呤（aminopterin），失去叶酸原来的生理作用，但其与二氢叶酸还原酶的结合能力增强 1 万～5 万倍，从而成为叶酸的拮抗剂。

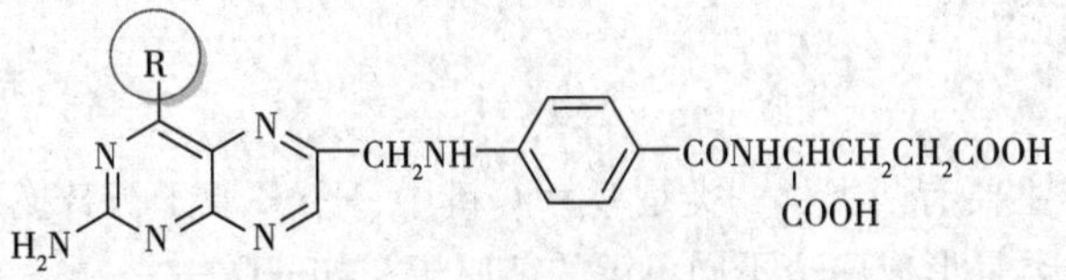

叶酸　　　R=OH
氨基蝶呤　　R=NH₂

一般同一主族元素的相互置换，生物活性不会发生质的变化，如 F、Cl、Br 和 I 相互置换活性往往相似。氟在卤素中较为特殊，其空间大小上更像氢，两者范德华力半径分别为 1.2 Å 及 1.35 Å，与氢原子更为相似。其次，氟为卤素中电负性最强的原子，与碳形成非常稳定的键，因此氟衍生物对代谢降解更稳定。另外，由于氟没有空的 d 轨道，不能与电子供体形成共振效应。正是由于氟原子的上述特殊性，在药物设计中经常用 F 取代 H，以提高其先导化合物的生物活性及代谢稳定性。如将尿嘧啶分子中的 H

原子用 F 原子替换发现了抗肿瘤药物 5 - 氟尿嘧啶。

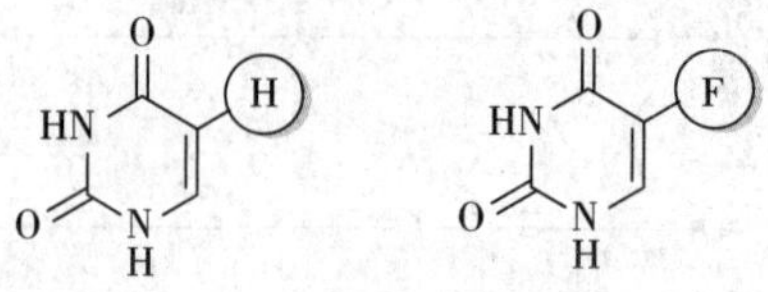

尿嘧啶   5-氟尿嘧啶

在化合物中引入 Cl、Br、I 代替 H 均可增加其脂溶性，而氟原子在芳香族化合物中可增加脂溶性，在脂肪等族化合物中则降低脂溶性。卤素的吸电子诱导效应，以氯和溴作用最强、碘次之，氟的作用最弱。普鲁卡因（procaine）结构中苯甲酸酯基的邻位氢被其他基团替代时，其局麻作用增强。如氯普鲁卡因（chloroprocaine）局麻作用比普鲁卡因强 2 倍，毒性降低约三分之一，作用更迅速持久，临床多用于手术麻醉；羟基普鲁卡因（hydroxoyprocaine）作用比普鲁卡因强，作用时间延长，临床用于浸润麻醉。

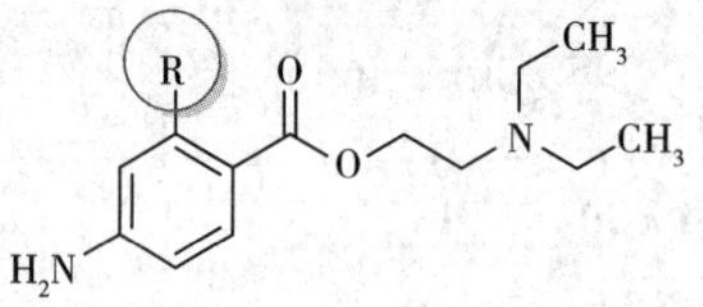

普鲁卡因   R=H
氯普鲁卡因   R=Cl
羟基普鲁卡因   R=OH

在先导化合物优化中，常见的一价基团的电子等排体还有 NH_2 替代 OH，SH 替代 OH，F、OH、NH_2、CH_3 之间的相互替换，以及 Cl、Br、SH、OH 之间的相互替换等。如从磺胺类药物中发现的口服降血糖药氨磺丁脲（carbutamide）的芳氨基用甲基取代得到甲苯磺丁脲（tolbutamide），其降血糖活性明显增加。

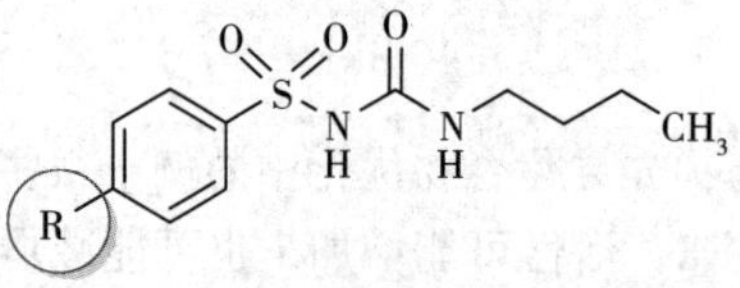

氨磺丁脲 $R=NH_2$
甲苯磺丁脲 $R=CH_3$

氘（D）是氢的同位素，用氘对氢的替换在药物设计中有时具有显著的效果。H 和 D 的理化性质差异很小，但是 D 的亲脂性比 H 有轻微的减少，D 原子的摩尔体积比 H 原子小 $0.140cm^3$，C—D 键长比 C—H 键长短 $0.005Å$。用 D 替换 H 会轻度增强胺的碱性，降低羧酸和酚的酸性。在药物代谢位点氘代，可降低代谢活性、改善药物的药代动力学性质、降低毒性、抑制差向异构化。对应于原药，氘代药物被称为"重药"（heavy drugs）。如 5 - 羟色胺/去甲肾上腺素重摄取双重抑制剂文拉法辛（venlafaxine），用于治疗抑郁症。其氘代产物 SD - 254 的体外代谢速率降低 50%。

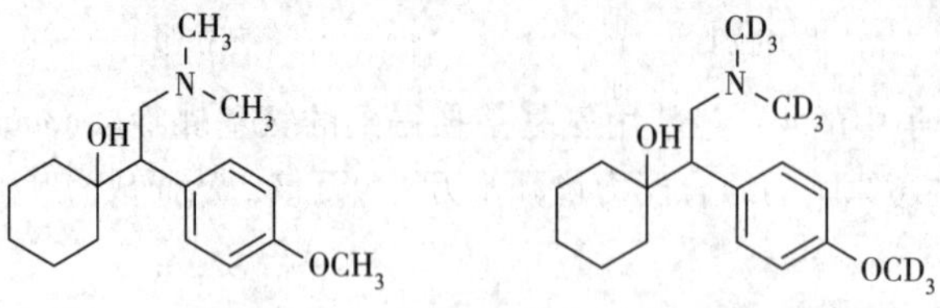

文拉法辛   SD-254

2. 二价电子等排体　二价电子等排体主要有两类：一类是 C＝C 键中一个 C 原子被替换形成新的双键，如 C＝N、C＝O 和 C＝S 等；另一类是形成两个不同单键的杂原子，如—O—、—S—、—NH—和—CH_2—等的替换。

第一类二价电子等排体在先导化合物优化中得到广泛应用，如醛糖酶抑制剂托瑞司他（tolrestat），用于糖尿病诱发的外围性感觉运动多元神经性疾病的治疗。用 C＝S 替换结构中的 C＝O 时，形成的化合物（7 - 3）体内外对醛糖酶有类似的活性。

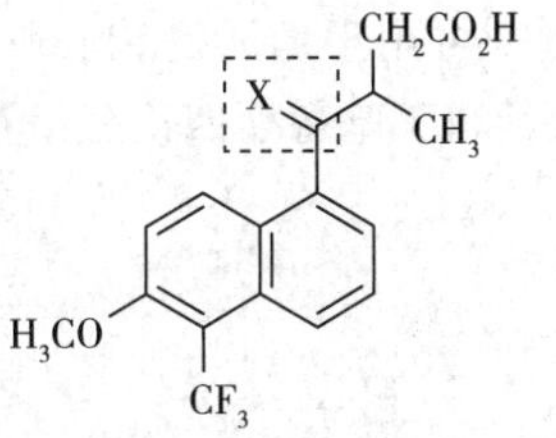

化合物	X	醛糖酶抑制活性	
		in vitro	in vivo
tolrestat	O	94	53
7-3	S	86	56

对于第二类二价电子等排体—O—、—S—、—NH—和—CH_2—，由于它们的键角（108°～112°）的相似性导致立体相似性，但疏水性相差较大，因此在化合物结构中相互替代时，生物活性将会发生变化。如普鲁卡因和普鲁卡因胺（procainamide）结构相近，但普鲁卡因麻醉作用明显强于普鲁卡因胺；这主要是由于它们与靶点作用的差别所致。其中酯类麻醉药物分子羰基碳原子上电子云密度最低，为活性中心，与受体产生偶极吸引；而普鲁卡因胺中芳胺的共轭效应被酰胺抵消，羰基的偶极减弱，致使药效学发生变化。普鲁卡因胺作为抗心律失常药用于临床。

普鲁卡因　　普鲁卡因胺

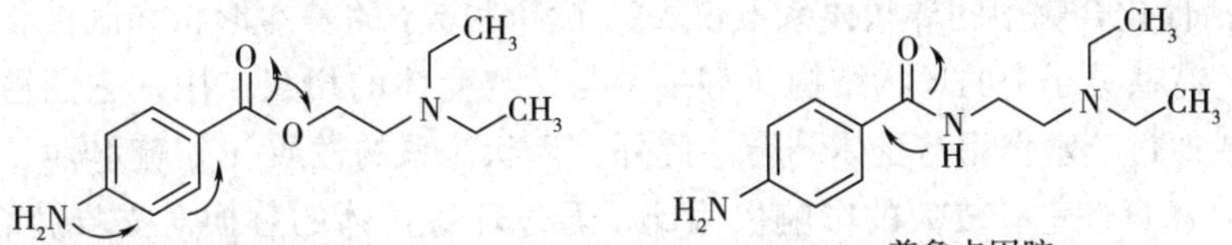

将抗菌药物头孢噻啶和头孢克洛环上的"—S—"用"—CH_2—"替换后，得到碳头孢噻吩和氯碳头孢，其抗菌效果不变，但代谢稳定性显著提高。

头孢噻啶　X=S
碳头孢噻吩　X=CH_2

头孢克洛　X=S
氯碳头孢　X=CH_2

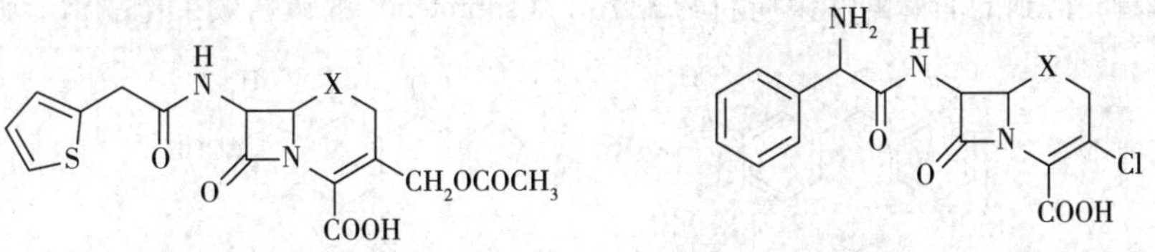

3. 三价电子等排体　三价电子等排体在非环体系中的应用的最多的是—N＝与—CH＝的互换，如乙二胺类的抗过敏药用电子等排体—CH＝代替—N＝得到丙胺类化合物，其抗过敏作用比前者有所增强。不过三价电子等排体更多的例证是用在芳环体系中用—N＝替换—CH＝，该方法是经典电子等排原理最成功的应用之一。如抗组胺药美吡拉敏（mepyramine）是用吡啶代替安替根（antergan）分子中的苯环而得。由于吡啶的氮原子上的一对未用电子不参与环内共轭，能与水分子形成氢键，增加药物分子的亲水性，这一性质对抗组胺的生物活性起重要作用。进而用三价—CH＝代替美吡拉敏分子侧链中的—N＝，用—Cl代替苯环上的—OCH_3得到的氯苯那敏（chorophenamine）是一个镇静副作用较小的抗组胺药。—CH＝上的吡啶基和对氯苯基的吸电子效应，使其成为缺电子中心，有利于同生物受体产生相互作用。

安替根　　美吡拉敏　　氯苯那敏

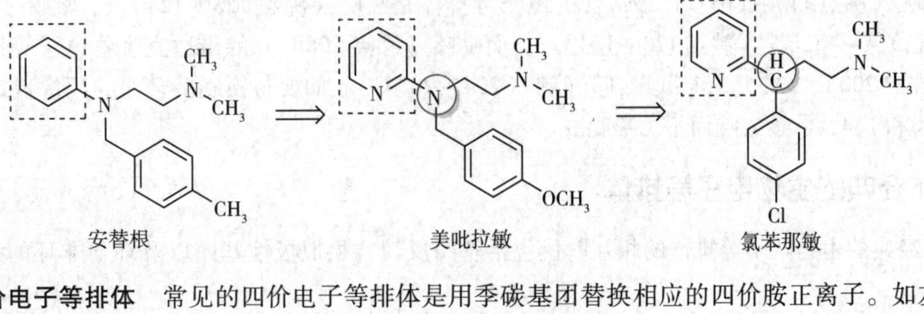

4. 四价电子等排体　常见的四价电子等排体是用季碳基团替换相应的四价胺正离子。如左旋肉碱酰基转移酶（carnitine acyltransferase，CAT）可将酰基辅酶A（acyl－CoAs）C2—C20的酰基可逆性地转化

为（R）- 肉碱的 β - 羟基，有些肉碱酰基转移酶的选择性抑制剂可用于糖尿病和心脏疾病的治疗，其中不乏一些简单的酰基肉碱的类似物。如羟基肉碱与氨基肉碱及其叔丁基替换四价三甲基铵基的化合物 7 - 4。

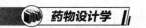

其他四价基团的替换并不常见，但发现用 Si 和 Ge 取代化合物中的 C 原子，可以改善化合物的芳香性；但是 C、Si 原子之间在原子大小、电负性和亲脂性等方面有很大差异，而且 Si - H 键也不稳定，所以这类电子等排体之间的替换受到很大的局限性。

5. 环等排体　活性化合物中的环状体系不仅决定了活性分子的基本形状和刚性，同时也决定了药效基团在空间的分布。有些分子中的环状结构还直接参与了与受体的相互作用，它们通过环状体系中的杂原子形成氢键作用或通过疏水作用与受体结合。此外，环状体系的性质（如疏水性、极性和电性）对生物活性分子的 ADME 和毒性也有较大的影响。因此，通过环等排体的替换对先导化合物进行结构优化，不论从提高其药效，还是改善其药代动力学性质和降低毒性，都有非常重要的意义。

经典的环等排将产生不同的杂环，从而产生广泛的生物活性。苯环的环等排体有吡啶和噻吩等，噻吩可看作是用二价硫—S—替换苯环中亚乙烯基—C ＝ C—的结果。如用噻吩 - 3 基替换酮洛芬（ketoprofen）结构中的苯基，得到的非麻醉性镇痛新药舒洛芬（suprofen）的镇痛效果比酮洛芬强。

吡啶的生物电子等排体有 2 - 吡嗪、5 - 嘧啶、4 - 哒嗪和噻唑等，用这些生物电子等排体替换药物中吡啶坏也是先导化合物优化常用的方法之一。其中，最经典的例证是磺胺类抗菌药的优化，如磺胺吡啶（sulfapyridine）、磺胺噻唑（sulfathuazole）、磺胺嘧啶（sulfapyrimidine）等。

杂环作为生物电子等排体替换时面临的一个关键问题是，在众多可以置换的杂环中，怎样进行甄别选择。有人提出一个比较杂环沸点的简单方法，即沸点最接近的生物电子等排体，是最适合的生物电子等排体。吡啶（沸点 115 ~ 116℃）最适合的电子等排体是嘧啶（沸点 123 ~ 124℃）、吡嗪（沸点 115 ~ 118℃）和 1,2,4 - 噻二唑（沸点 123 ~ 124℃）；而哒嗪（沸点 208℃）的最适宜生物电子等排体是 1,2,4 - 三嗪（沸点 200℃）或 1,3,4 - 噻二唑（沸点 204 ~ 205℃）。如要替换哒嗪环时，用沸点最接近的 1,2,4 - 三嗪环和 1,3,4 - 噻二唑而不用嘧啶。

三、非经典的生物电子等排体

常用非经典的生物电子等排体的相互取代包括基团反转、相似极性基团以及环与非环的替换等几种类型。

1. 基团反转　与经典的电子等排体一样，疏水性、电性效应和空间效应的相似性是非经典的生物电子等排体产生相似生理作用的基础，如—COOR 与—OCOR 有相似的疏水性，其空间效应和电效应也相近，这种用电子等排体—OCOR 替换—COOR 的优化方法称为酯基倒置。类似的方法还有酰胺键的反转和功能基的反转，这些在先导化合物优化中统称为基团反转（reversal of functinal group）。

哌替啶与酯基反转后得到化合物 7－5 具有相似的溶解度，药效学相同，但是其镇痛活性增加了 5 倍，对其进一步修饰得到的 2－甲基衍生物安那度尔（anadol），镇痛作用比哌替啶强了 15 倍。

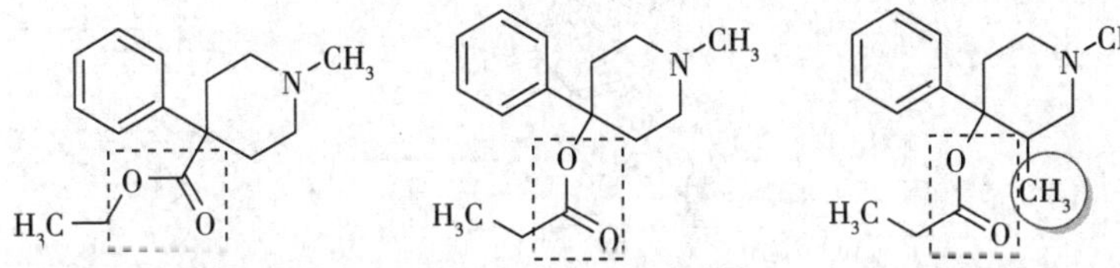

哌替啶 7-5 安那度尔

酰胺键的反转在先导化合物优化也是常见的，如用于心血管疾病的第一个心脏选择性 β－阻断剂普萘洛尔（心得宁，practolol）副作用较大，其酰胺反转物阿替洛尔（atenolol）活性相似，但副作用大为降低。

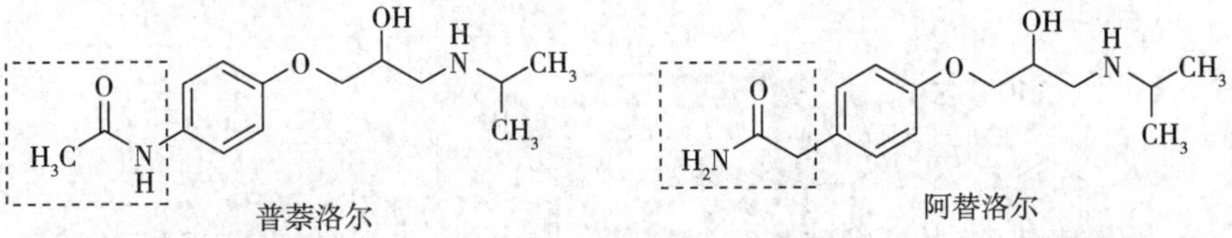

普萘洛尔 阿替洛尔

另一个功能基反转的例子是吲哚美辛（indomethacin）转变成氯美辛（clometacin）。吲哚美辛主要用做非甾体抗炎药，偶尔用做镇痛药；而氯美辛只有较弱的抗炎活性，但镇痛作用增强，临床常常用做镇痛药。

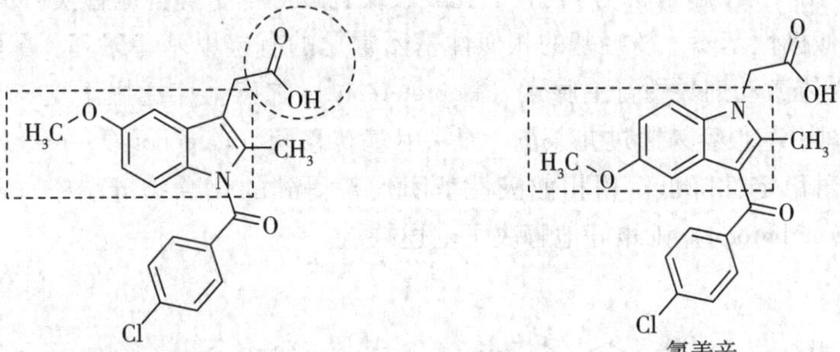

吲哚美辛 氯美辛

这种酰胺键的反转在拟肽类衍生物的设计中也经常用到，用来避免羧肽酶的进攻，提高肽拟似物的稳定性。

2. 相似极性基团 极性相似基团，也称可交换基团或功能性等价基团，主要是指结构差异较大，但具有相似的 pK_a、lg$P$ 等极性参数和生物活性的基团。常见的如羧基、酯基、酰胺及肽类、脲与硫脲以及酚羟基的非经典生物电子等排等。

（1）羧基的相似极性基团 羧酸（pK_a = 4.2 ~ 4.4）和羧阴离子的共振稳定性是羧基的最重要的特点。羧基的生物电子等排体包括羧酸衍生物［异羟肟酸（RCONHOH）、酰基氨基氰（RCONHCN）、酰基磺胺（RCONHSO$_2$R′）等］、平面状酸性杂环（如四氮唑、羟基异噁唑等）和非平面的硫或磷原子衍生物的酸性功能基团（如磷酸、膦酸、膦酸酰胺、磺酸、磺胺、酰基磺胺）等类型。

羧酸衍生物中含有一个酸性质子和一个氢键接受体羰基，与受体的特异性结合类似于羧基。对氨基苯磺酸与对氨基苯甲酸在电子分布和结构上极为相似，而且 pK_a、lg$P$ 等理化性质也相似，因此用对氨基苯磺酸替换羧基是相似极性基团替换的最好例证。

羧基的羧酸衍生物相似极性基团还有异羟肟酸基。如将吲哚美辛中的羧基用异羟肟酸基团替换，得化合物 7－6，化合物不仅保留较好的生物活性，还具有较好的代谢稳定性。

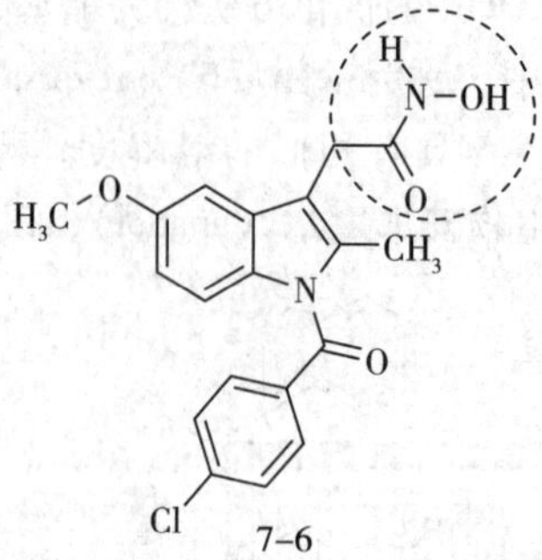

7-6

平面状酸性杂环最典型的例子是羧基与四氮唑和 3 – 羟基异噁唑的互换。由于环氮原子上的电子的离域化使四氮唑具有酸性（$pK_a = 4.9$），四氮唑的取代可以使活性增加，提高稳定性、生物利用度和选择性。如羧苄西林为耐酸、耐酶、广谱半合成青霉素，但不能口服给药，这是由于在胃酸环境下 β – 羧基酸不稳定，易发生脱羧反应而失效。用四氮唑取代该羧基得到替卡西林，使药效增强，具有高效广谱抗菌活性。

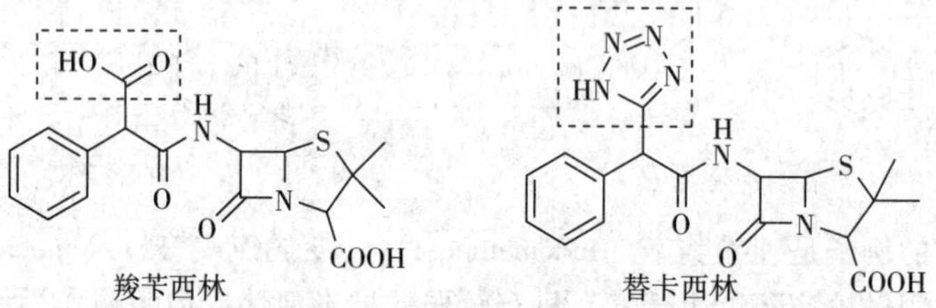

羧苄西林　　　　　　　　替卡西林

羧酸衍生物酯基可转化为酰胺、硫内酯、内酰胺、乳酸、硫乳醇等生物电子等排体。如毒蕈碱受体激动剂毛果芸香碱的内酯环用硫内酯、内酰胺、乳酸、硫乳醇等电子等排体替换后仍保持活性。

（2）酚羟基的相似极性基团　酚羟基的相似性基团常见的有羟甲基、尿基、甲酰胺基、甲磺酰胺基等。如 β – 肾上腺素受体激动剂异丙肾上腺素（isoproterenol）临床上广泛用于支气管扩张，但对 β_2 受体没有选择性；此外，间甲基很容易通过儿茶酚 – O – 甲基转移酶（catechol O – methyl transferase，COMT）将其甲基化，致使代谢稳定性降低。用相似极性基团代替得到的化合物舒喘宁（albuterol）、甲磺喘宁（soterenol）、尿喘宁（carbuterol）则很好地解决了上述缺点。

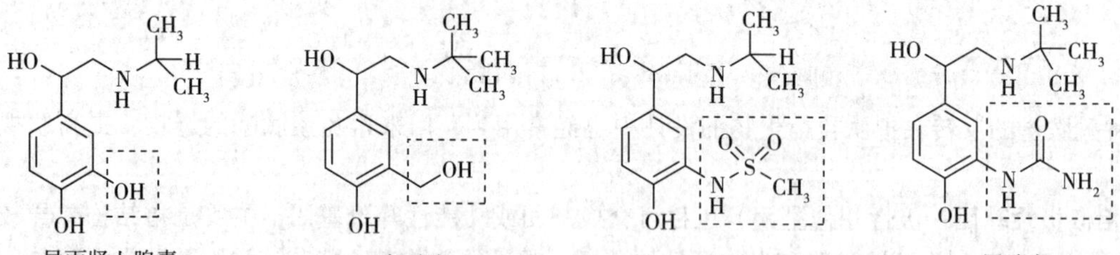

异丙肾上腺素　　　　　舒喘宁　　　　　甲磺喘宁　　　　　尿喘宁

此外，一些含氮杂环如吲哚及吡咯和苯并咪唑等也可作为酚羟基的相似性基团用于先导化合物的优化。

（3）其他的相似极性基团　α – 氨氧丙磺酸基（α – aminooxypropionyl）作为苯乙羧基的生物电子等排体在头孢菌素类化合物的修饰中经常用到。在 α – 氨氧丙磺酸基青霉素和头孢菌素的类似物的合成及其抗菌活性评价研究中，发现内酰胺类抗生素的 β – 内酰胺核侧链的改变会影响羧酸的稳定性、酶失活、效力和抗菌活性谱。常见的抗生素，如氨苄青霉素、头孢氨苄和青霉素 G，都具有芳香族或杂芳环取代的乙酰氨基侧链。用 α – 氨氧丙磺酸基替换苯基乙酸基得到化合物 7 – 7，它们对革兰阳性菌和革兰阴性菌的抑制能力相当，略有降低。

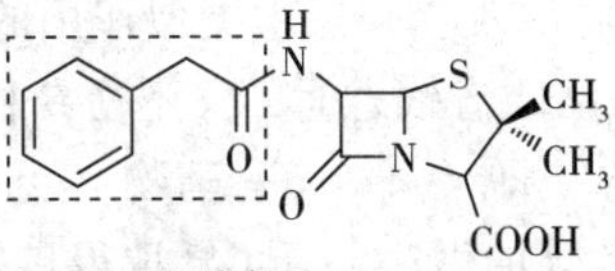

青霉素G 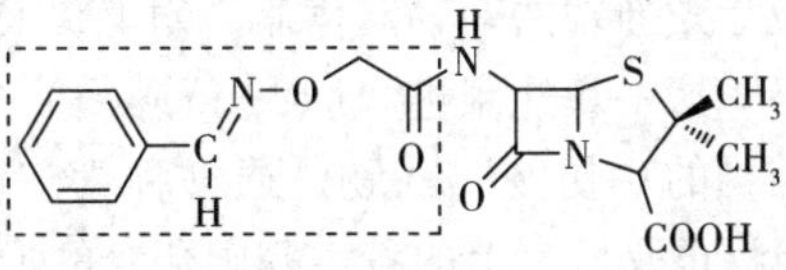　　　　　　　　　　　7-7

亚甲基氨氧甲基（methyleneaminoxy methyl moiety，—C＝NOCH₂—，MAOMM）作为苯基和其他芳香族基团的生物电子等排体。如非甾体抗炎药双氯芬酸中的苯基用MAOMM基团替换得化合物7-8，其抗炎活性相当。

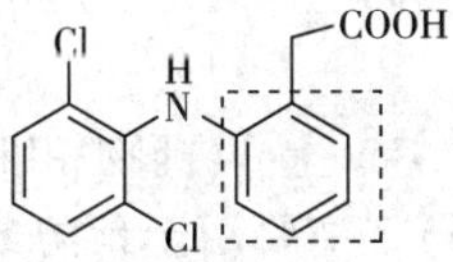

双氯芬酸 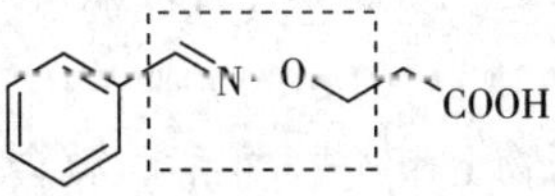　　　　　　　　　　　7-8

3. 环与非环结构　环与非环生物电子等排体是指非环官能团与环状官能团具有相似的空间构象及电子效应，从而表现相似的生物活性。环与非环生物电子等排典型的例子是将马比佛卡因（mepivacaine）中手性六氢吡啶环开环后发现了利多卡因（lidocaine）。利多卡因不仅是一个麻醉药，还是一个很好的抗心律失常药。

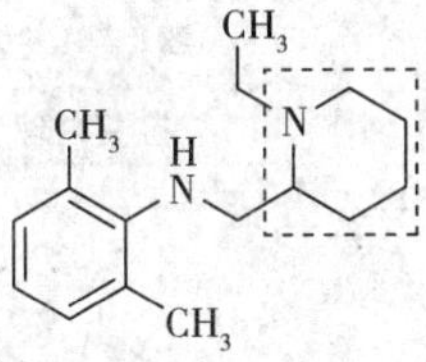

马比佛卡因 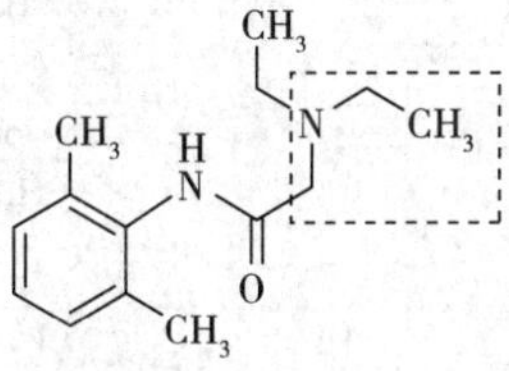　　　　　　　　　　　利多卡因

含有胍基的吲哚衍生物7-9对5-羟基色胺受体3（5-HT₃受体）有很强的结合力，能抑制5-HT₃诱导的心动过缓作用，但是对5-HT₃的拮抗作用不专一，有部分激动作用，同时由于胍基极性较大，降低了穿透血-脑屏障的能力。利用电子等排原理，将胍基环合成咪唑，并用甲氧苯基取代吲哚基，所得的化合物7-10拮抗5-HT₃受体作用专一，并提高了脂溶性。

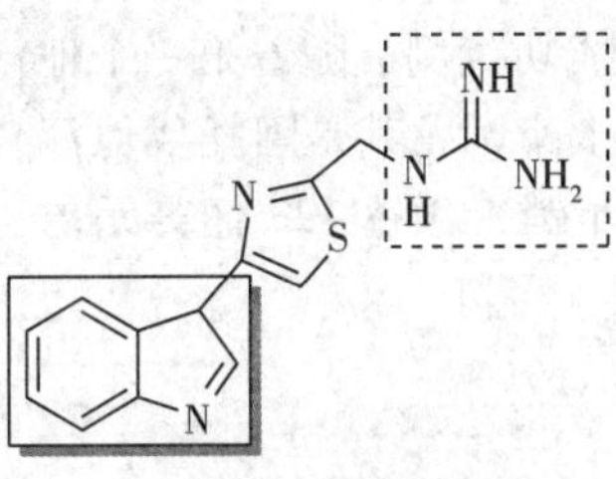

7-9 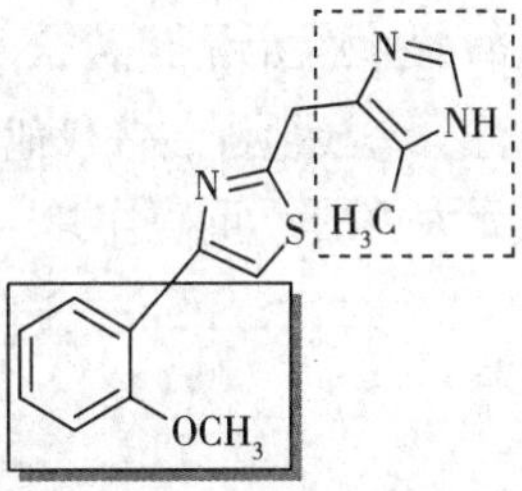　　　　　　　　　　　7-10

在成环过程中，还可以利用构象限制策略优化先导化合物。许多口服的大环抑制靶点如法尼基转移酶、凝血酶、金属蛋白酶、HCV蛋白酶和HIV蛋白酶。通常先导化合物的结构都是舒展的高柔性骨架，环化作用可以减少先导化合物潜在构象数量且保留所有必要的结合部位，分子刚性的增加也可以是抑制剂选择优势构象。

四、应用实例

药物的作用其实就是与靶标（酶或者受体等）的相互作用过程，因此，根据电子等排原理设计的结构类似物，尤其是带有相仿药效构象的化合物，理论上可与同一酶或受体作用，而产生类似的药效。基于此，当一个结构及疗效新颖的药物问世后，对其结构做局部改变，探索类似作用的药物，已成为开发新药的重要途径之一。这一快速跟进（fast-follower）的策略既省钱省时，又不受专利权限制；为区别于完全照抄别人化学结构的"仿制"药物，通常称为"模仿"即"me too"药物（更甚者为"me better"药物）。"me too"药物也是国际上的各大跨国药企的一种常规的做法，且不乏取得良好效果。

"me too"药物是一种二次开发过程，主要技术手段就是正确地应用生物电子等排原理进行新药的研发。每当国际上出现一种突破性新型药物，必然带来一种新的化学结构、作用机制和筛选模型。对原型化学结构在专利保护范围之外加以改造，合成类似化合物进行筛选，以得到疗效好、毒副作用小的新药。我国当前新药研制水平尚处于初级阶段，为改善目前以仿制药开发为主的现状，开展"me too"药物的研发可能是目前最有效的途径，因为它具有投资少、成功率高、风险低、产出多、经济效益可观、周期短等优点。

现在一般在全新结构药物上市 3～5 年后，就会有它的"me too"药物相继上市。如葛兰素公司 1990 年上市 5-TH$_3$ 受体拮抗剂类止吐药昂丹司琼（ondansetron），主要用于预防或治疗化疗药物（如顺铂、阿霉素等）和放射治疗引起的恶心呕吐。其"me too"药物阿扎司琼（azasetron）和拉莫司琼（ramosetron）于 1994 年和 1996 年相继在日本上市。后来又有托派司琼（tropisatron）和多拉司琼（dolasetron）分别于 1994 年和 1998 年在瑞士和澳大利亚上市（图 7-5）。

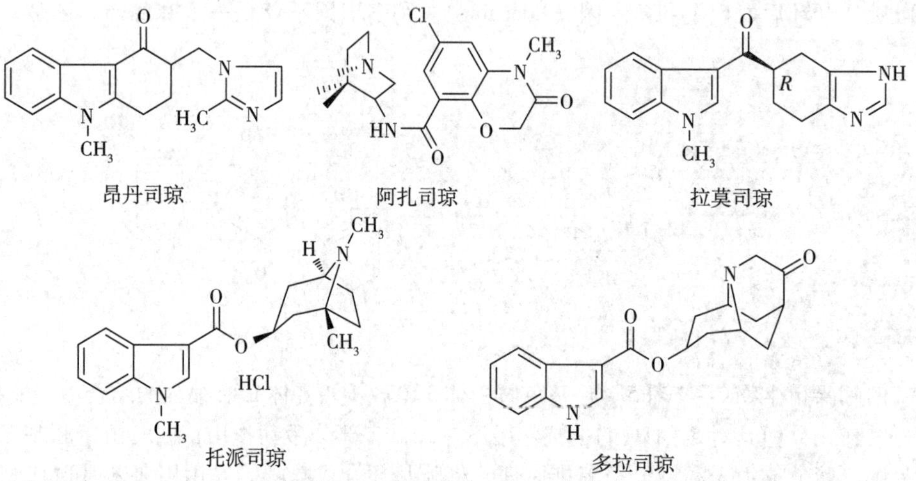

图 7-5 5-TH$_3$ 受体拮抗剂类止吐药昂丹司琼及其"me too"药物

用于降低胆固醇的他汀类药物"me too"药物研发的成功范例，随着第一个他汀类药物美伐他汀的问世，相继有洛伐他汀、辛伐他汀、普伐他汀和氟伐他汀上市，尤其是阿托伐他汀（立普妥）是第一个年销售额突破百亿美元大关的"重磅炸弹"药，其 2009 年销售额达 123 亿美元，全球使用者高达 4400 万人之多。

第三节 分子杂合设计

在先导化合物优化时，经常发现有些先导化合物只能与靶标结合口袋中的部分位点形成相互作用。要是发现靶分子中没有被先导化合物占据的新结合位点，并在先导化合物分子中引入相应的基团与之形成新的相互作用，则有望提高先导化合物对靶分子的亲和力和选择性。

在药物分子中引入新的官能团通常有两种方法，即延伸和拼合。延伸是根据分子结构特征和合成可行性，在母体分子的一定位置添加新的基团；并通过构效关系研究，确定适宜添加的基团及其位置。拼合是通过结构生物学或者分子模拟技术阐明药物与分子的作用模式，确定靶标结合口袋中未被占据的结合位点，并在此引入适宜的基团，使之与靶标有更强的亲和力。

一、结构延伸

在先导化合物分子的一定位置添加新的基团，形成新的相互作用。如将降压药卡托普利（captopril）分子中增加一个苯乙基后，可以与血管紧张素转化酶形成新的疏水作用，由此发现了新的降压药依那普利（enalaprilate）。

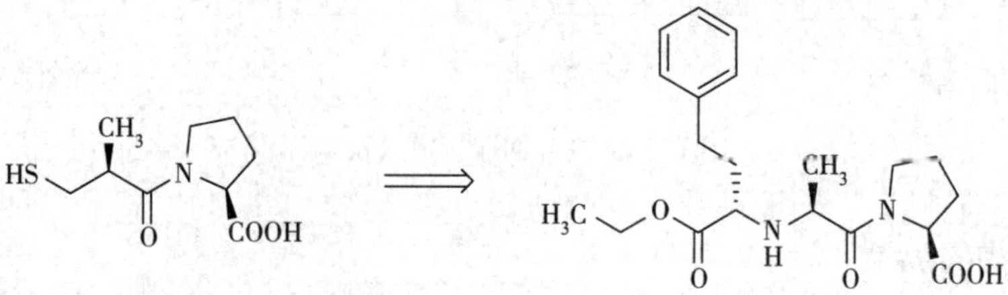

卡托普利　　　　　　　　　　　　依那普利

要发现新的作用位点，通常运用靶标与先导化合物的晶体结构或模拟对接，发现可添加基团。如三唑类抗真菌药物氟康唑（fluconazole）的作用靶酶是真菌羊毛甾醇 14α – 去甲基化酶（sterol 14α – demethylase，CYP51），运用分子对接技术研究氟康唑与 CYP51 活性位点的作用模式，发现氟康唑分子中的三唑环 N4 原子与卟啉环 Fe 原子形成配位作用，间二氟苯基落入疏水性口袋区域的空穴区域，并形成较强的疏水和范德华相互作用。氟康唑的 C3 – 三唑环作用于疏水、范德华和氢键接合区，形成一定的作用。但是氟康唑的三唑基仅占据一小部分空腔，相互作用较弱。通过在 C3 位增加一个甲基，并用氟代嘧啶基替换三唑基，增强了疏水作用和范德华作用，成功开发伏立康唑（voriconazole）。与氟康唑相比，伏立康唑具有光谱抗菌作用，包括对氟康唑耐药的念珠菌属具有抗菌作用，而且对曲菌属真菌也有杀菌作用。

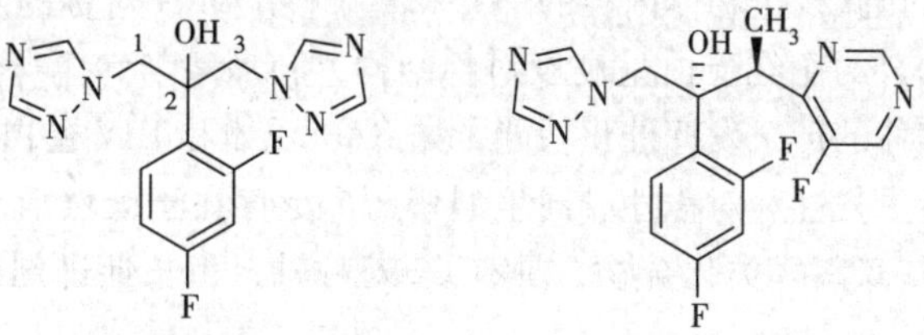

氟康唑　　　　　　　　　　　　伏立康唑

二、分子拼合

拼合是在筛选得到低分子量和低亲和力的片段的基础上，基于药物靶标结构信息将片段进行优化或连接，得到与靶标亲和力高且成药性强的新分子。如果片段 A 和 B 分别作用在靶蛋白的不同活性口袋，且两个口袋毗邻，则将两个片段用合适的连接基团连接起来得到亲和力增强的新分子。如果两个活性片段结合的位点有部分重合，则可以将重合部分以合适的方式叠加，将两个片段融合成为一个活性更高的新分子，即分子杂合。

（一）拼合原理

拼合原理（combination principles，或 principle of hybridization）是指将两种药物的结构拼合形成一个分子，或将两种药物的药效基团兼容在一个分子中，形成杂合分子（hybridmolecules）的过程。新形成的杂合分子期望兼具两者的性质，强化药理作用，减小各自相应的毒副作用；或使两者取长补短，发挥各自的药理活性，协同地完成治疗过程。利用拼合原理设计孪药，在某些药物的开发中起到了重要的作用。

应用拼合原理设计药物时，拼合的两个分子可以将两个药效团直接连接（直接连接模式），如具有抗凝血作用的双香豆素（dicumarol）；也可以利用不同的连接基（linker）连接，以调节两个药效团间的空间距离（连接基模式），如用于治疗吸毒成瘾的类山梗酮碱（lobrlsnine）；还可以将两个药效团中的某些结构重叠而键合（重叠模式），如解热止痛药醋氨沙罗（acetaminosalol）（图 7 – 6）。

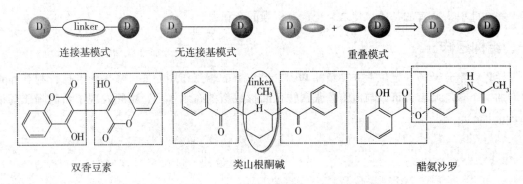

图 7-6 拼合的连接模式及实例

（二）拼合药物的类型

拼合药物即孪药（twin drug），是指将两个相同或不同的先导化合物或药物经共价键连接缀合形成的新型药物分子。孪药在体内代谢可能降解为原来的两种药物而产生协同作用，增强活性；也可能仍以一个分子产生与原药物完全不同的药理活性，或者提高作用的选择性。

根据结合分子的不同，孪药可大致分为同生型孪药和异生型孪药两类。同生型孪药由两个相同的药效团或药效结构单元结合而成，体内裂解后产生作用于同一受体，具有更强的药理作用。同生型孪药可以是对称分子也可以是不对称分子。异生型孪药是由两个不同的药效团或药效结构单元结合而成的孪药，往往作用于两个不同受体或同一受体的两个位点，产生双重药理作用，故又称双效药物。异生型孪药是不对称分子。

1. 同生型孪药设计 同生型孪药的理论基础是受体分子的对称性。自然界生物进化的一个法则是产生的物质有高度的对称性，以减少生物体内存的信息和复杂性。DNA 对称的双螺旋结构，决定细胞的形态和功能。与铁离子配位结合的血红蛋白呈高度对称结构，胰岛素与锌离子结合成有 C3 对称轴的六聚体。一些受体或酶以同二聚体的形式发挥催化功能，如 RAR 受体和 HIV 蛋白酶是具有 C2 对称轴的同二聚体，反映了体内大分子的重复性和对称性。同生型孪药广泛存在于天然活性产物中，如男性避孕药棉酚（gossypol）属于多酚羟基双萘醛类化合物，具有 C2 对称轴；生长促进剂肠杆菌素（enterobactin）具有 C3 对称轴的。

棉酚

肠杆菌素

此外，还有许多通过连接基拼合而成的同生型孪药。如尼群地平（nitrendipine）为选择作用于血管平滑肌的钙拮抗剂，它对血管的亲和力比对心肌的大，对冠状动脉的选择作用更佳，能降低心肌耗氧量，对缺血性心肌有保护作用。可降低总外周阻力，使血压下降。可口服吸收。但是尼群地平具有引起短暂头痛、面部潮红、体位性低血压、引起心悸和踝部水肿等副作用。尼群地平同生型的孪药——BDHP，作用于同一受体（钙通道）的不同作用位点，提高了药物分子对受体的亲和力和选择性，活性比尼群地平高 10 倍，可减少用药量，降低毒副作用。

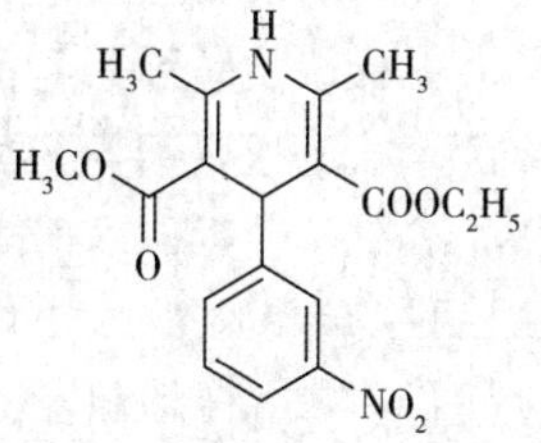

尼群地平

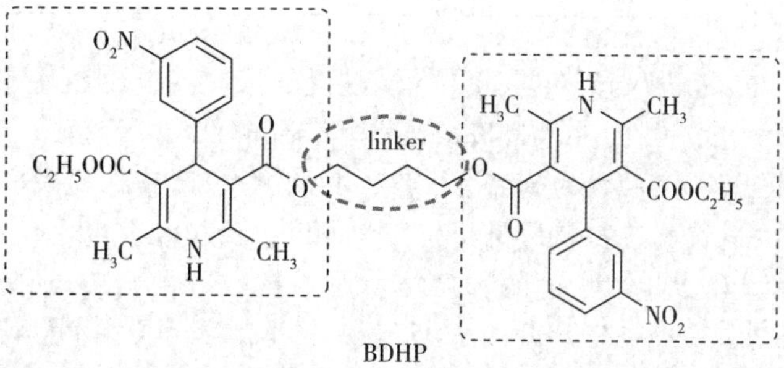

BDHP

通过 7 个亚甲基连接两个他克林（temine）分子得到的双 - 四氢氨基吖啶（bis - tetrahydroaminaerine）能够同时与乙酰胆碱酯酶的活性部位和周边部位（调控部位）结合，从而提高了选择性和活性，活性比单体他克林强 1000 倍。可认为两个吖啶环以适宜的距离同时结合于胆碱酯酶活性部位的两个腔内。

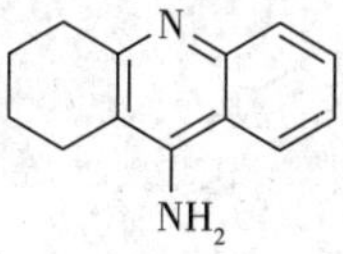

他克林 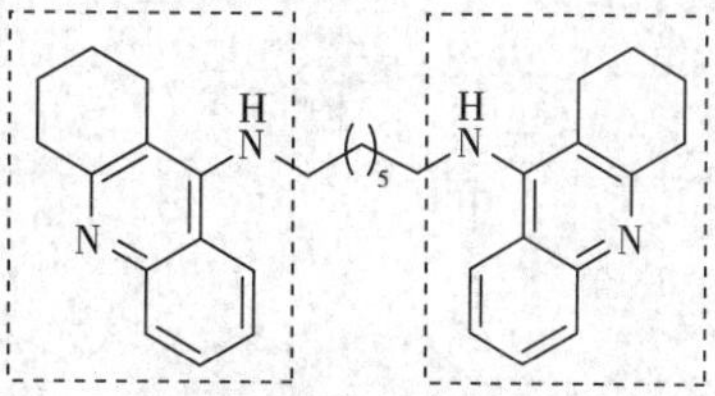　　　　双-四氢氨基吖啶

2. 异型孪药 异生型孪药根据母体药物结合的重合程度可分为连接式共生型孪药和重叠式共生孪药。其中连接式共生型孪药设计较简单，即将两个不同的药效结构单元结合在一起形成，在体内一般分解为母体化合物而发挥协同作用，如将阿司匹林和对乙酰氨基酚拼合得到的贝诺酯的设计思路。而重叠式共生孪药的设计较复杂，是将具有两种药理作用的化合物作为先导化合物，再对其进行结构优化，最终得到拼合化合物，这种方法一般只保留了药效团，通常具有新的或更强的药理活性。

实例解析

1. 连接式共生型孪药 阿司匹林和对乙酰氨基酚（扑热息痛）都是临床上使用的解热镇痛药，但阿司匹林分子中羧基的存在，对胃黏膜具有刺激性，长期服用容易引起胃溃疡；同时对乙酰氨基酚分子中酚羟基的存在，长期服用，容易导致肾脏毒性。利用拼合原理，通过阿司匹林分子中羧基与对乙酰氨基酚中羟基直接成酯，得到的拼合物称之为贝诺酯（扑炎痛，benorilate），口服对胃无刺激，后在体内分解成两种物质的游离形态，共同发挥解热镇痛的作用。由于服用剂量小，大大降低了药物的毒副作用。目前贝诺酯已经广泛使用于临床。

利用具有血管扩张功能的肼基哒嗪骨架与 β - 受体拮抗剂普萘洛尔结合后得到的普齐地洛（prizidilol），其既可以作用于 β - 受体，具有强的 β - 受体阻断作用，同时也是磷酸二酯酶的抑制剂，具有扩张血管作用，二者结合降压作用明显。

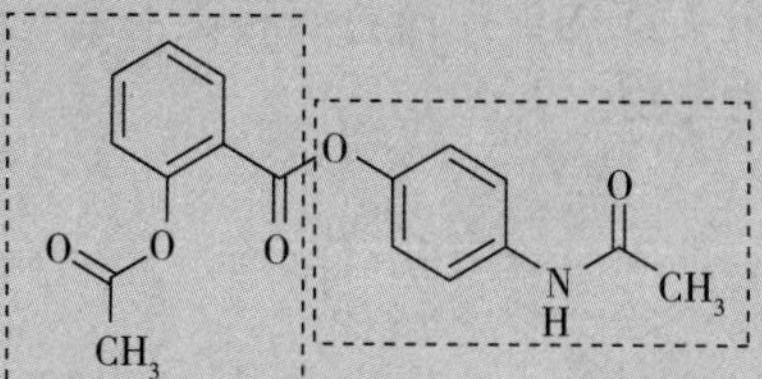

贝诺酯 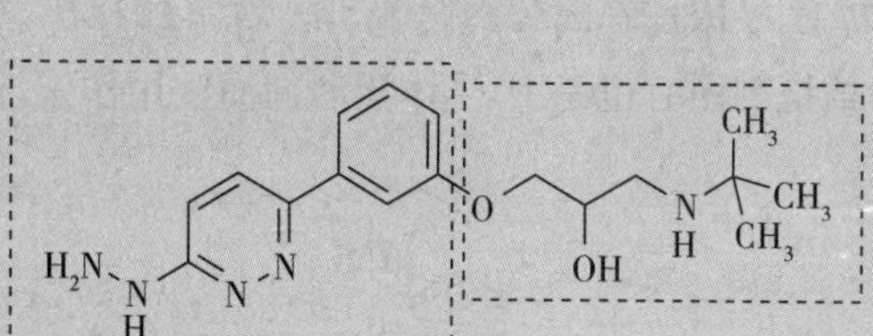　　　　　　　普齐地洛

2. **重叠式共生型孪药** β-内酰胺类药物与喹诺酮类药物同属于抗菌药物，但二者各自都有优点和缺点：首先β-内酰胺类药物对革兰阳性菌作用较强，耐药性较严重，而喹诺酮类药物对包括铜绿假单胞菌在内的革兰阴性菌和β-内酰胺耐药株作用较强，同时不存在耐药性的问题；其次β-内酰胺类药物靶酶是转肽酶，作用为阻挠细菌合成其细胞壁，而喹诺酮类药物的靶酶是DNA促旋酶，其作用为干扰细菌核酸的功能。不同的作用机制药物的拼合有利于降低细菌对孪药的耐药性。另外喹诺酮类药物的溶解度较小，同时具有中枢神经系统的毒副作用，光毒性和关节损害等副作用，可以通过与β-内酰胺类药物形成前药得到弥补。因此将头孢噻肟和左氧氟沙星通过酯键连接为一个分子得到拼合药物7-11，由于头孢类干扰细胞壁的合成，将喹诺酮类药物携带进细菌细胞内，水解后释放出左氧氟沙星易和细菌的核酸作用，此类双效药物对革兰阳性菌和阴性菌（包括β-内酰胺类的耐药菌）均具有较强抑制作用。

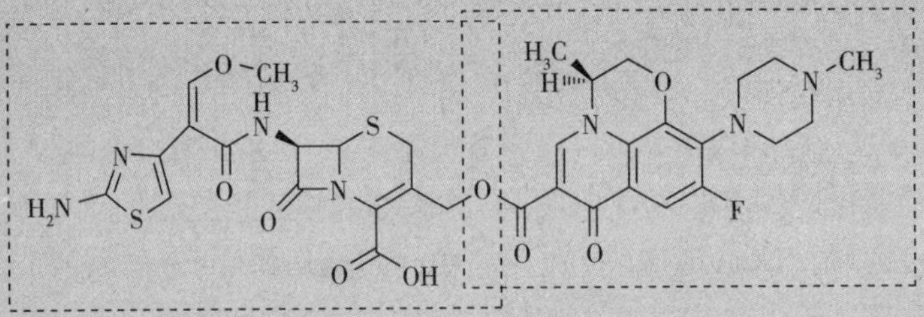

7-11

利用拼合原理设计得到的化合物，根据体内作用形式可分为两类，一类是在体外一般无生物活性，进入体内后，经相关酶的酶促作用后分解成原来的两种药物，分别发挥相应的药理作用（相当于前药），从而改善药学和药物动力学性质；第二类是在体内不分解，以整个分子起作用，进行多靶点调节，即多靶点配体药物（multi-target ligand drug）。其设计思路是通过综合分析，设计出能够选择性地同时作用于同一种疾病的多个不同靶点的药物。

与单体相比，拼合药物有助于提高对受体的亲和性和选择性，可能作用于相同受体的相同位点，也可能是同一个受体的不同结合位点以及不同的受体而起到治疗作用。双效作用药可作用于两种不同的靶点，这些靶点可以是两种不同的受体（同族或不同族的变体亚型）、两种不同的酶或者一种受体一种酶。两种不同生理效用的联合，目的是为了在治疗过程中获得协同效应。

G蛋白偶联受体（G protein-coupled receptors，GPCR）的物理化学性质、生物化学性质和结构等方面具有相似性，因此对于生物胺类受体如去甲肾上腺素受体（norepinephrine, or noradrenaline，NA）、5-羟色胺受体（5-hydroxy trptamine，5-HT）、多巴胺受体（dopamine，D）和组胺受体（histamine，H）取决于典型的Asp（位于第三跨膜螺旋结构的氨基酸）相互作用和其他相互作用。由于这些配体的药效团是类似的，控制这些配体的选择性是一个难题。然而，从另一方面来说，设计合成能够与不同的GPCR结合，同时具有激动作用和拮抗作用，或单独的拮抗（激动）作用的化合物也具有一定的意义。如拉贝洛尔（labetalol）对α-肾上腺素和β-肾上腺素同时具有拮抗作用。γ-咔啉衍生物7-12对于5-HT$_2$受体和多巴胺D$_2$受体具有同等亲和能力，有可能作为精神分裂症的治疗药物。阿普米定（arpromidine）既是H$_1$受体拮抗剂同时也是H$_2$受体激动剂而被用作正性肌力药物。

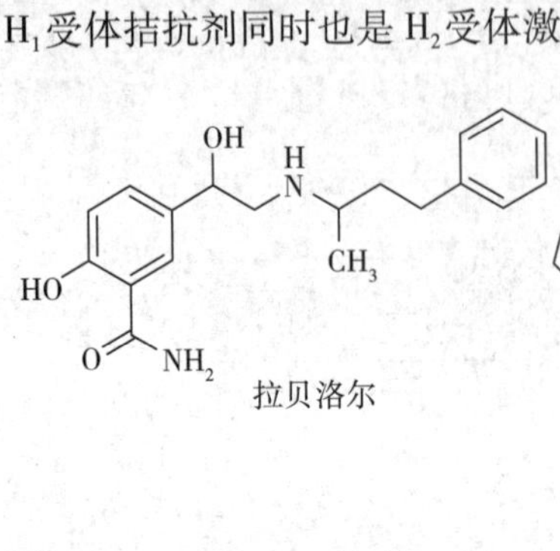

拉贝洛尔 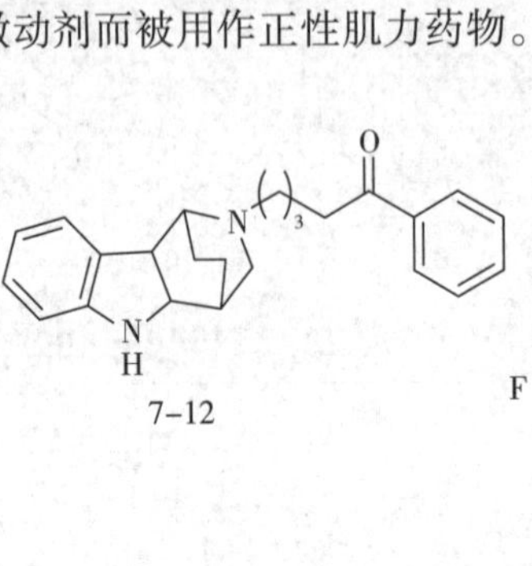   7-12 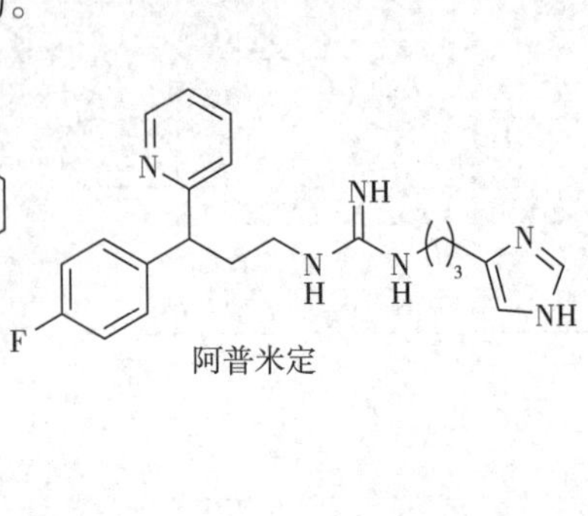   阿普米定

疾病（尤其是复杂疾病）的产生往往与多个靶点（受体、酶等）有关，根据各个靶点和相应的内源性配基的空间结构和性质，应用拼合原理设计可选择性地作用于多个靶点，又具有药理活性的先导化合物，这种基于结构和作用机制的药物设计方法得到的化合物往往活性强，作用专一，副作用较少，同时大大缩短了有效药物发现的过程。

然而，由于拼合后药物分子结构变化较大，往往会导致与设想的目标化合物产生较大偏差。①有时拼合药物分子的立体选择性会发生改变，而有些药物立体结构对药理作用有很大的影响，这可能会使拼合物和目标化合物的活性存在较大的差异。②有时药效团会受到邻位的较大基团的掩蔽，构成较大的空间位阻，并且断键的难易也与所连基团结构有关。③药物结构改变后，药物在体内的吸收、转运、代谢等方面也随之发生变化，会导致药效学的复杂情况。④拼合后的分子细胞通透性可能会较差，而且分子结构太大，相对来说性质会不太稳定，容易分解，从而导致没有实际的药物利用价值；⑤有些分子在体内又过于稳定，对水解酶不敏感，不能迅速定量地释出母药，所以也没有临床意义。因此在拼合前，应当充分掌握各药效结构单元的构效关系（如相互作用、区域、局部亲水性和疏水性等），并正确选择每个药效结构单元之间的连接部分。

拼合原理在设计新药时虽然存在着很多困难和限制，但仍不失为有效的设计方法之一，尤其是在心血管系统和胃肠道系统药物方面应用较多。

三、分子杂合设计

分子杂合（molecular hybridization）又称分子融合（molecular fusion）或分子整合（molecular integration），是分子拼合的拓展。该方法是基于药物分子主要药理作用源自结构中特定的药效团假设，然后将两个或两个以上药效团整合在一个杂交分子中，从而产生叠加的药理效果。但实际上药效是通过药效团与受体之间的三维相互作用产生的，因此，在具体设计中要考虑位点占据、空间位阻等综合因素。

拼合仅仅是简单的分子和（或）片段拼接，不涉及全新骨架的生成，而分子杂合往往包括核心骨架的融合和生成。分子杂合通常可以高效地获得新结构生物活性分子，但是该方法有时受到生物活性分子结构限制的较少。

分子杂合可分为基于配体的分子杂合和基于受体的分子杂合。

基于配体的分子杂合是在靶点结构信息未知的情况下，从分析活性化合物的化学结构特征入手，在获得两个或者多个分子的共有结构基础上进行功能片段的重新排列组装，构建得到杂交分子库；进而通过生物活性筛选得到新的活性化合物。如将苯佐卡因（benzocaine）和甲氧普胺（metoclopramide）进行分子杂合，用甲氧普胺结构中的二乙基胺替换苯佐卡因结构中的甲基发现了普鲁卡因（procaine）；用2-N-二乙基-乙二胺基酰胺替换苯佐卡因结构中的乙氧基酯发现了普鲁卡因胺（procainamide）；并进一步优化得到地氯普胺（declopramide）（图7-7）。

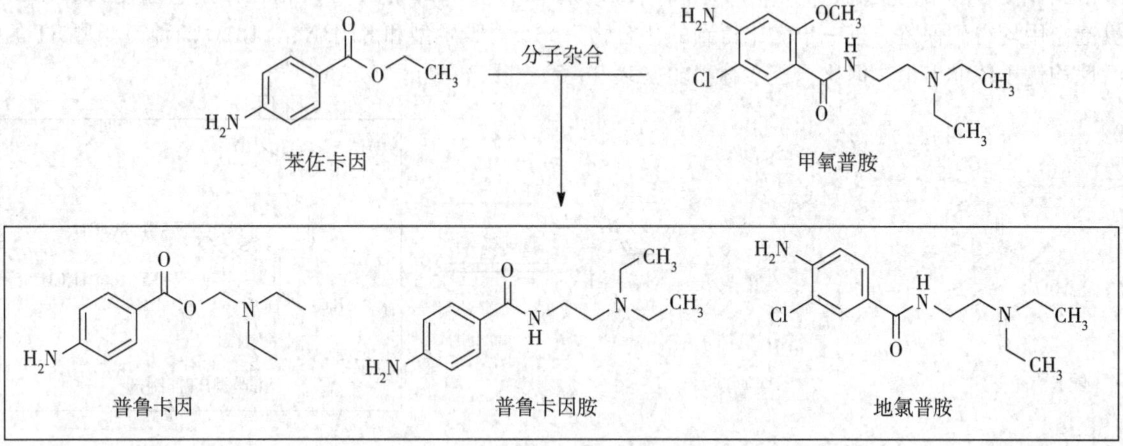

图7-7　基于苯佐卡因和甲氧普胺的分子杂合设计

由于癫痫的发病机制尚未得到充分阐明，因此，发现抗癫痫新药的有效途径是基于现有配体，即通过已有抗癫痫药物的生物活性数据指导潜在抗癫痫化合物结构修饰，并在人类癫痫的动物模型上进行筛选。如抗癫痫药物乙琥胺、左乙拉西坦和拉科酰胺的药效活性片段杂合，发现化合物 7 - 13 表现出光谱的活性和较高的安全性（图 7 - 8）。

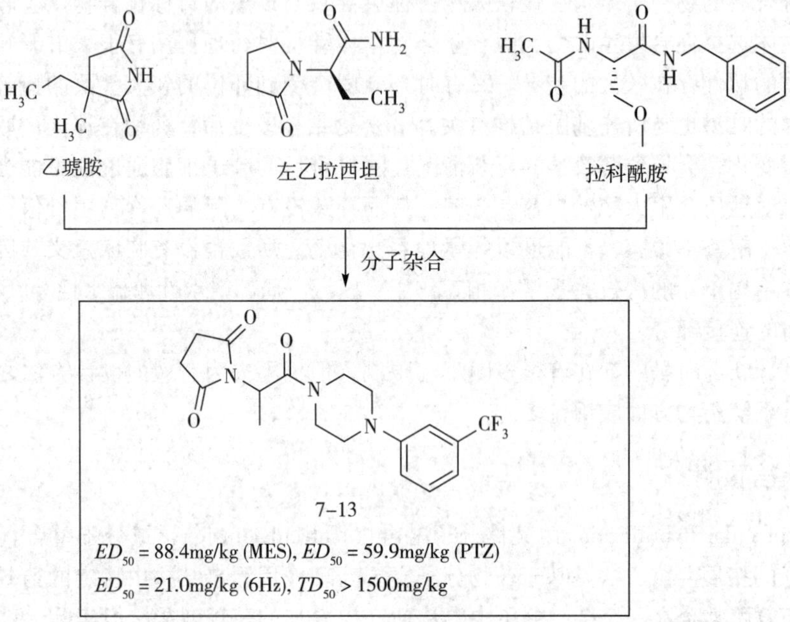

乙琥胺　　　　　　　　　　　　左乙拉西坦　　　　　　　　　　拉科酰胺

分子杂合

7-13

ED_{50} = 88.4mg/kg (MES), ED_{50} = 59.9mg/kg (PTZ)
ED_{50} = 21.0mg/kg (6Hz), TD_{50} > 1500mg/kg

图 7 - 8　基于乙琥胺、左乙拉西坦和拉科酰胺的分子杂合设计

基于受体的分子杂合是建立在活性分子与作用靶点的相互作用模式基础之上的杂合方式。其基本流程是：①通过结构生物学或者分子模拟对接等方法获得两个或多个配体与其作用靶点的结合模式；②将不同配体在靶点的结合口袋进行组合；③保留共同部分，将其功能片段进行组装，设计杂合分子（库）；④合成目标分子并进行活性评价；⑤基于结构的进一步优化。

如非核苷类逆转录酶抑制剂（non - nucleoside reverse transcriptase inhibitors，NNRTIs）依非韦伦（efavirenz）在临床上广泛应用于治疗艾滋病，但容易在 K103N 突变时产生耐药性。第二代 NNRTIs 卡普韦林（capravine）对包括 K103N 突变在内的 RT 酶突变的 HIV 病毒有一定的治疗效果。通过分析它们与 RT 蛋白晶体复合物结构，将两者的构象叠加，通过分子杂合设计一系列吲唑类化合物，发现该类化合物不仅与 W229、Y188、Y181 组成疏水性口袋，还保持依非韦伦与 K101 的氢键作用。化合物 7 - 14 与 K103N 突变蛋白晶体复合物结构发现，7 - 14 的 3，5 - 二氰基苯环与 W229 的 π - π 相互作用、吲唑 NH 与 K101 的氢键作用均得到保留。进一步优化得到的化合物 7 - 15 对野生型和 K103N、Y181C 两种突变型 RT 的抑酶活性均优于依非韦伦，但比卡普韦林稍弱（表 7 - 5）（图 7 - 9）。

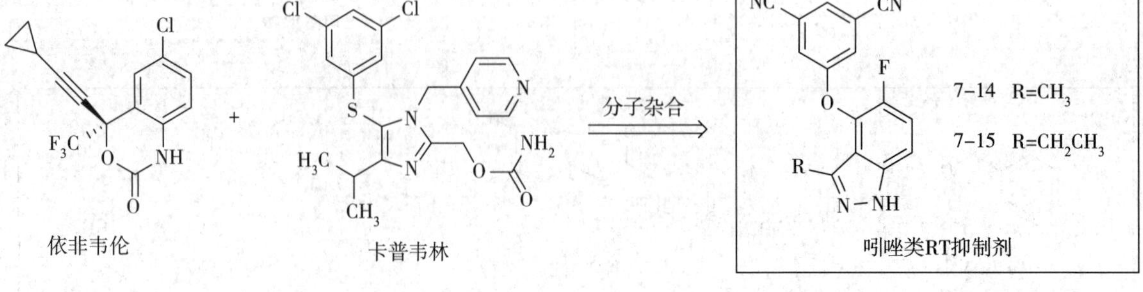

依非韦伦　　　　　　　　　　　卡普韦林　　　　　分子杂合　　　　　　7-14　R=CH₃
　　　　　　　　　　　　　　　　　　　　　　　　　　　　　　　　　　7-15　R=CH₂CH₃

吲唑类RT抑制剂

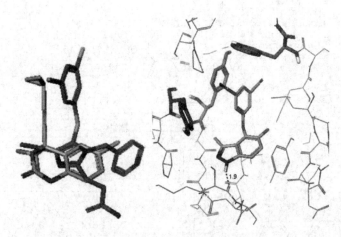

图 7 - 9　基于依非韦伦和卡普韦林与 RT 蛋白的药物设计

表 7 - 5　吲唑类 RT 抑制剂对野生型和突变型 RT 酶的抑制活性

化合物	IC_{50} （nmol/L）		
	野生型 RT	K103N	Y181C
依非韦伦	14	364	40
卡普韦林	47	68	61
7 - 14	50	384	145
7 - 15	25	183	32

第四节　骨架结构变换

　　药物的化学结构通常由环结构、连接子和侧链三部分组成。骨架（scaffold 或 framework）是指环结构和连接子的连续性组合。骨架有分子骨架和图形骨架两种表示方法，分子骨架是指分子结构中删除非环结构部分，也就是环结构和侧链的组合。图形骨架则是将分子骨架的原子类型和化学信息去除后的表示方式，是对分子骨架的抽象描述。如图 7 - 10 所示，Hsp90 抑制剂 NVP - AUY922 的骨架结构中，苯环、异噁唑和吗啉为环结构，四个环之间的连接键为连接子，环结构上的异丙基、羟基和酰胺基为侧链。分子骨架是一个生物活性分子结构中最具创新性的部分，也是药物专利保护的核心部分。

　　在药物的研发过程中，不管苗头化合物发展为先导化合物（hit - to - lead），还是先导化合物优化成候选药物以及进行"me too"药物研究，都可能涉及化合物结构的骨架变换。骨架变换的目的是提高药物与受体的结合力和（或）选择性及膜穿透性，改善药物的理化性质等。化合物结构骨架变换的方式一般可分为三类：以电子等排原理为基础的骨架结构变换；以优势结构为导向骨架结构变换；以性质导向和结构演化进行骨架结构变换，即骨架跃迁。三者之间没有严格的界限，在一个分子的优化过程中，可能同时用到两种或两种以上的变换方式。

一、利用生物电子等排原理进行骨架结构变换

　　利用生物电子等排原理对原子、基团或片断对先导化合物进行优化，除了一价原子或基团的替换不涉及化合物骨架的变化外，其他像二价、三价和四价原子或基团的置换都有可能引起先导化合物骨架结构的变换。在此主要介绍环 - 环、环 - 链或链 - 环的变换。

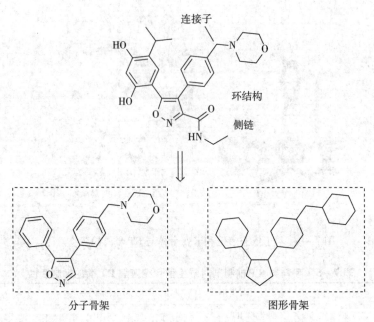

图 7-10　Hsp90 抑制剂 NVP-AUY922 的骨架结构

1. 骨架的环-环变换　在第二节已经介绍过苯环、吡啶、噻吩等芳香环性生物电子等排体，除此之外，还有许多芳香杂环可用于先导化合物骨架的环-环变换。如在设计环氧合酶-2（cyclooxygenase-2，COX-2）抑制剂时，其结构都是一个中心环连接两个在同侧的芳环，其中一个芳环上的磺酰基（氨磺酰基或甲磺酰基）做为药效团；中间的环作为骨架结构，它的变换构成了不同结构类型的抗炎药物。如塞来昔布（celecoxib）、依托昔布（etoricoxib）和伐地昔布（valdecoxib）的中间连接环分别是吡唑、吡啶和异噁唑环，支撑相同的药效团，形成完全不同的化合物类型。

塞来昔布　　　　　　　　　　　依托昔布　　　　　　　　　　　伐地昔布

环-环骨架替换在"me too"药物的开发中也是常用的策略。磷酸二酯酶-5（phosphodiesteras 5，PED5）抑制剂西地那非（sidenafil），利用结构改变最小原则，将西地那非骨架吡唑［4,3-d］并嘧啶环中的一个氮原子移位，变成咪唑［5,1-f］并［1,2,4］三嗪酮骨架，结构的其余部分几乎未变，研制得到伐地那非（vardenafil）。

西地那非　　　　　　　　　　　　　　　　伐地那非

2. 骨架的环-链变换　分子的柔性（flexibility）直接影响药物与受体结合的自由能和细胞的通透性。药物骨架结构环系的打开和关闭对分子柔性产生重要的调节作用。先导化合物结构中的环的开环衍生物也可能保持化合物的生物活性。如药物在体内代谢酶作用下氧化或脱水成环效应显著，开环产物可看作原药的前药；或者开环产物在体内具有与环状化合物类似的构象（拟环状化合物）。

阿昔洛韦（aciclovir）和更昔洛韦（ganciclovir，GCV，丙氧鸟苷）是鸟嘌呤核苷的开环类似物，阿昔洛韦在体内经病毒胸苷激酶和细胞激酶转变为三磷酸型而活化，竞争性抑制病毒 DNA 多聚酶；更昔洛韦在体外试验中证实其抗小儿巨细胞病毒肺炎（CMV）作用是阿昔洛韦的 10 倍，对 CMV 间质性肺炎有效。

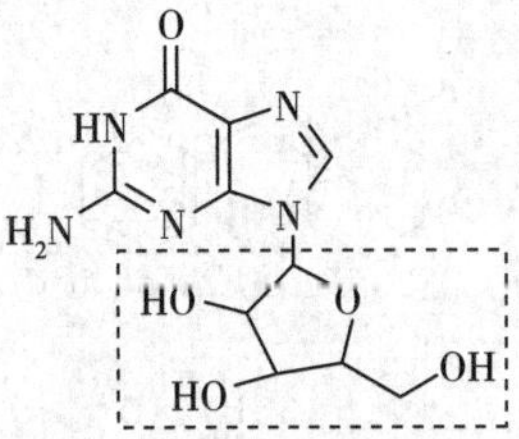

鸟嘌呤核苷 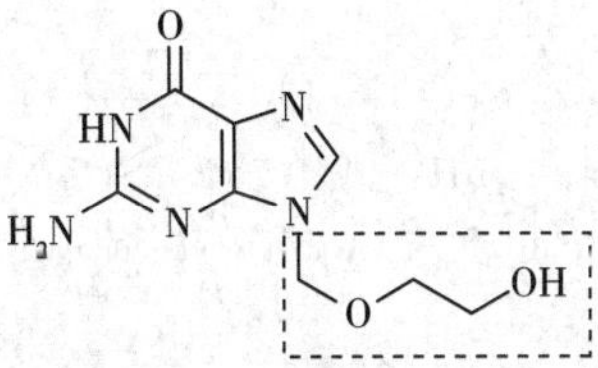　　　　　　　　　　阿昔洛韦 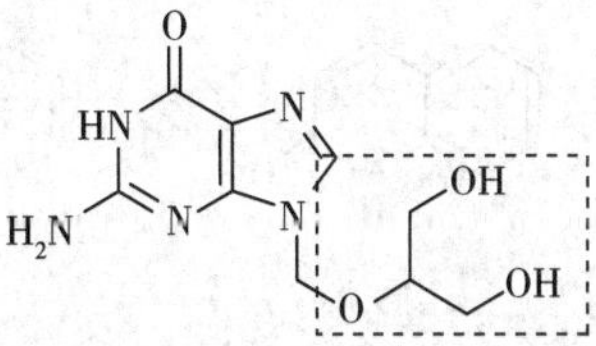　　　　　　　　　　更昔洛韦

3. 骨架的链－环变换　开链结构的环合或者在原化合物中引入新的环系会减少并限制了分子的构象，分子的柔性降低，作用特异性增加，副作用相对减少。

把一定程度的刚性结构部分或 C＝C、C≡C 引入柔性分子中，可使药效基团被固定在有利于受体结合的特定空间位置，并使整个分子处于优势构象状态，称为刚性类似物，从而增强类似物的药理活性。如中枢神经递质 γ – 氨基丁酸（GABA）是介导抑制中枢神经系统的重要内源性物质，分子中含有 4 个可旋转的键，可产生多种构象，对其成环进行构象限制，固定了柔性分子的活性构象，得到强效 GABA 激动剂加波沙朵（4,5,6,7 – tetrahydroisoxazolo［5，4 – c］pyridin – 3 – ol，THIP）。

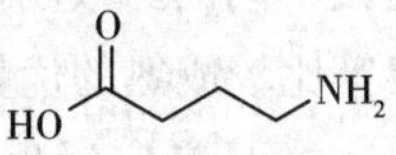

GABA 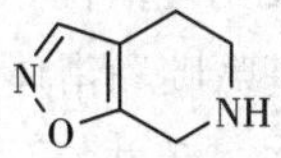　　　　　　　THIP

抗过敏药物非尼拉敏（pheniramine）作用于组胺 H1 受体，该类药物结构的一般特征是：两个芳环通过一个碳原子或氮原子连接，并有一个正电中心。将非尼拉敏结构中的两个芳环进一步连接形成刚性更高的三元环，同时形成哌啶环，并通过烯键把两部分连接得到赛庚啶（cyproheptadine）。与柔性结构非尼拉敏相比，刚性分子赛庚啶具有更好的口服吸收，同时产生新的生物活性。发现赛庚啶是 2 型 5 – 羟色胺受体的拮抗剂，可以治疗偏头痛。将赛庚啶一侧苯环用噻吩替换得到苯噻啶（pizotifen），对偏头痛具有更好的疗效。

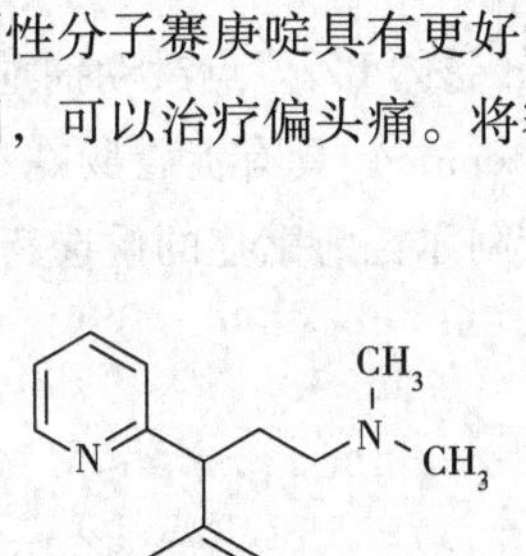

非尼拉敏 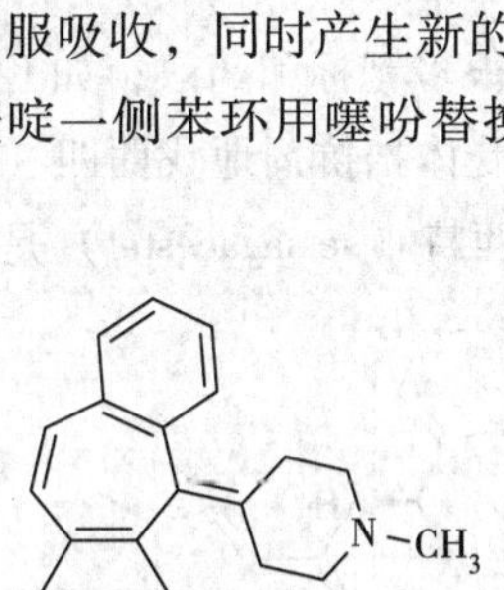　　　　　　　　　　赛庚啶 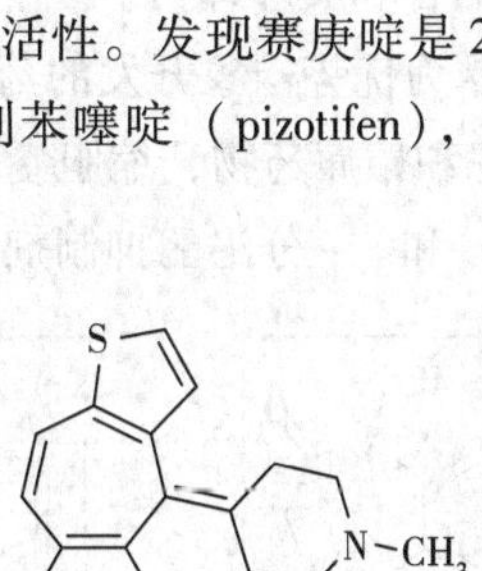　　　　　　　　　　苯噻啶

二、优势结构变换

1988 年，Evans 通过对苯并氮䓬类药物的研究，提出了优势结构（privileged structure）的概念，即经常出现在不同药理活性的药物中能够与多种受体或靶标结合，经过适当修饰可呈现不同生物活性的结构骨架或母核结构。优势结构是药物化学家在长期的药物研发实践中的经验总结，图 7 – 11 列举了部分常见的药物优势骨架。人体中的一些内源性物质也常具有相同的骨架，如多肽骨架、单糖骨架、甾体骨架、核酸骨架等。此外，天然产物及其次生代谢产物也为药物设计提供了多样性的优势骨架结构，如黄酮、

香豆素等。近年来，随着基因组学、蛋白质组学等药物研发新技术的不断发展，出现了更多新的药物作用靶点，使药物化学家可以从中找出对多个靶点有作用的共有结构片段，作为优势结构进一步开发。尽管基于优势骨架开展药物设计具有较高的成功率，但需考虑其作用的选择性。

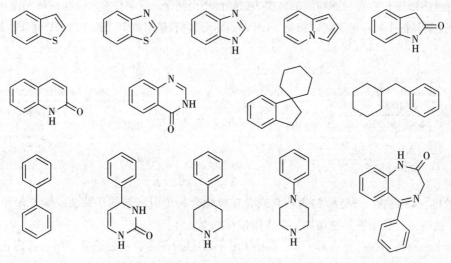

图 7 - 11　常见的药物优势骨架

优势结构是与药效团完全不同的两个概念。药效团是一组化合物中与某一靶点结合所需的特定功能基团和空间结构，是相同药理作用的个体化合物中决定药理活性的共同特征；而优势结构是不同药理作用分子之间的共同结构骨架，本身无药理活性，但连接不同的药效团可以产生一定的药理活性。

下面就苯并二氮䓬、联苯、苯基哌啶和甾体骨架等比较成熟的优势结构进行介绍。

1. 苯并氮䓬（benzodiazepines）　　苯并氮䓬类是一类具有广泛生物活性的优势结构，具体为一个苯环和一个七元亚胺内酰胺环拼合而成的母核。其中，最重要的是 1,4 - 苯并二氮䓬 - 2 - 酮骨架，它具有三个方面的优势：一是环本身是苯并氮䓬受体的激动剂，具有镇静、催眠和治疗神经精神病的作用；二是骨架上可以引入和变换取代基的位置较多；三是目标化合物容易合成，通常用取代的邻氨基二苯酮与不同的氨基酸缩合和关环即可。

以苯并氮䓬为优势构象开发的药物有很多靶标和药效，如 GABAa 受体 BZ 位点激动剂地昔泮（diazepam）是抗焦虑和癫痫药物，缩胆囊素 A 受体拮抗剂地伐西匹（devazepide）具有促胃肠蠕动和解除消化道痉挛的作用，和 γ - 分泌酶抑制剂司马西特（semagacestat）是治疗阿尔兹海默症的候选药物等。

地昔泮　　　　　　　　　　地伐西匹　　　　　　　　　　　　　　司马西特

此外，还有许多含有苯并氮䓬的异构体的药物。如双吡啶并二氮酮类 HIV 逆转录酶抑制剂奈维雷平（nevirapine）；1,5 - 苯并硫氮杂䓬类药物地尔硫䓬（diltiazem）和尼克硫（nictiazem）可作为钙通道阻滞剂，这类药物具有较好的抗心绞痛和抗心律失常作用，还具有一定的降压作用。

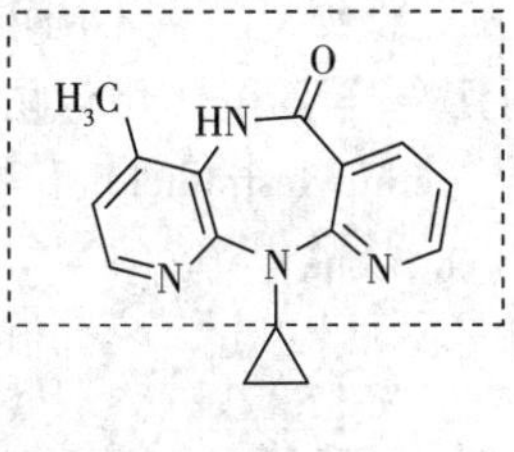

奈维雷平 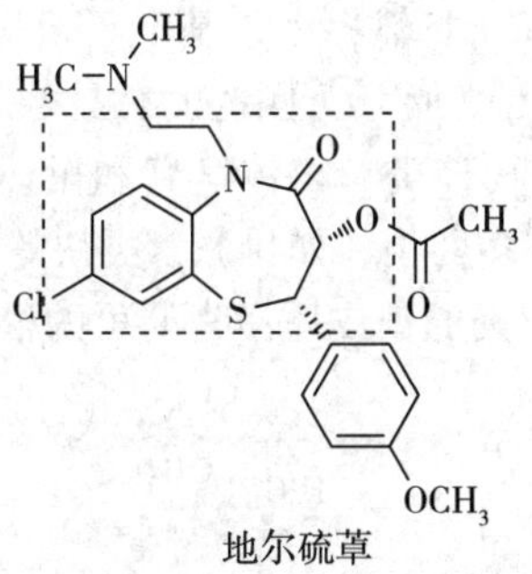　　　　　　　地尔硫䓬 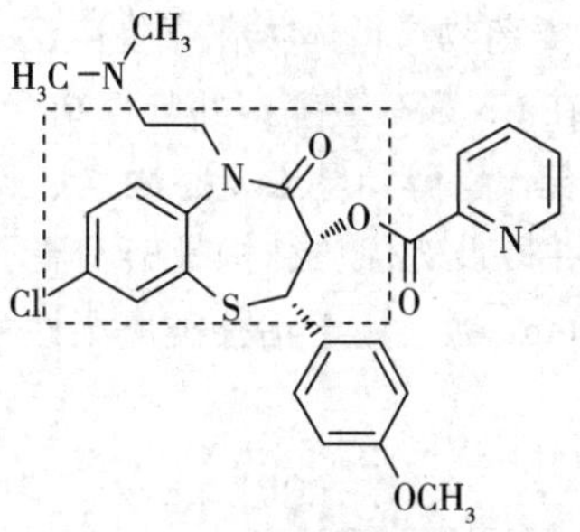　　　　　　　尼克硫

2. 联苯骨架　联苯骨架在药物结构中具有重要的地位。据统计，在上市的药物中，含有联苯基的药物占4.6%。在药物分子设计中，联苯通常源于稠环骨架"拆散"成单键连接的两个环，或用单键连接的两个苯环。与稠合环相比，联苯的柔性大于萘环，因取代基的位置不同，芳环间有不同的两面角，因而可呈现不同的药理活性。如用于抗血脂的苯己烯酸（xenyhexenicacid）、抗真菌药白呋唑（bifonazole）以及抗血管生成的抗肿瘤药坦诺司他（tanomastat）等。

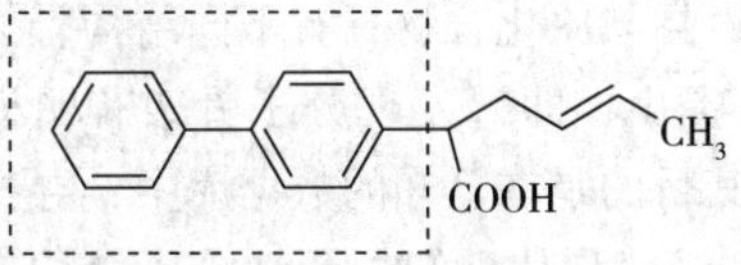

苯己烯酸 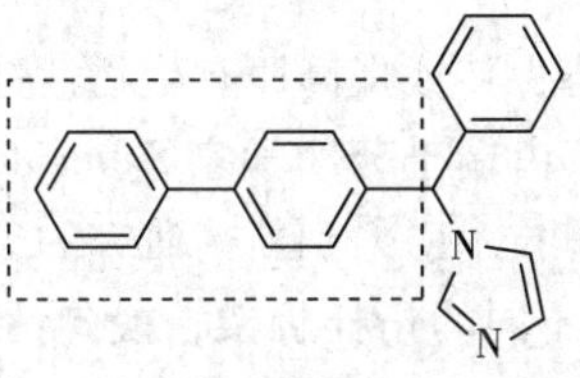　　　　　　　白呋唑 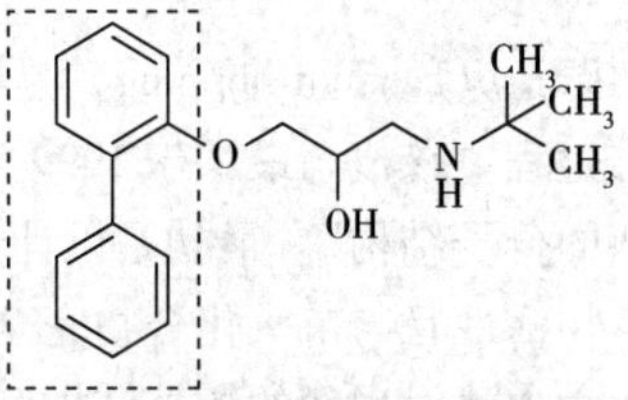　　　　　　　坦诺司他

3. 苯基哌啶　苯基哌啶是药物中常见的分子骨架，可以将其看作是苯基丙胺的环状构象限制体，氮原子可以通过烷基化或酰化向外延伸。含有苯基哌啶的药物有很多，如用于治疗帕金森病的N-甲基-D-天冬氨酸受体（N-methyl-D-aspartic acid receptor，NMDA受体）拮抗剂布地品（budipine）、止泻药地芬诺辛（difenoxin）、5HT重摄取抑制剂抗抑郁药非莫西丁（femoxetine）等。

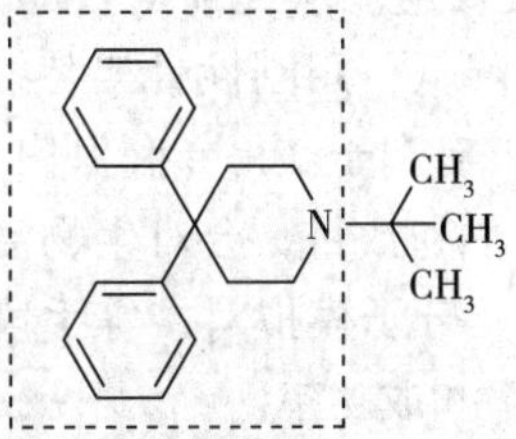

布地品 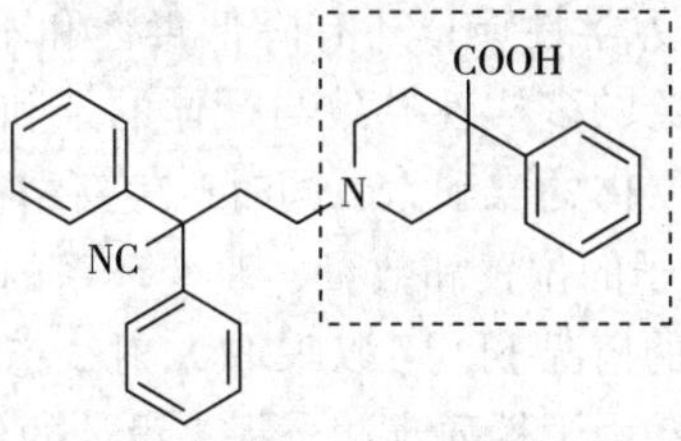　　　　　　　地芬诺辛 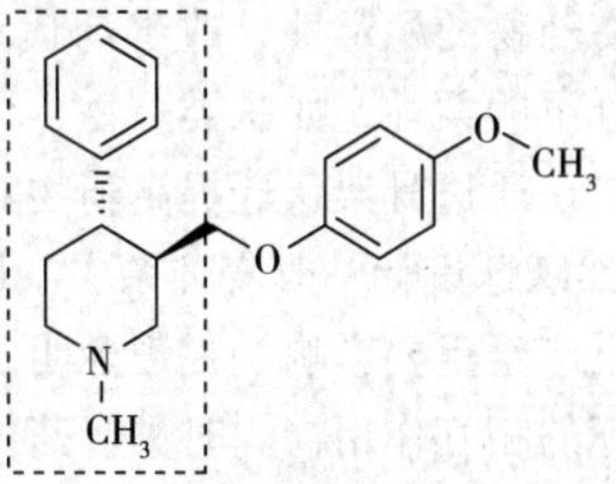　　　　　　非莫西丁

苯基哌嗪是苯基哌啶的电子等排体，由于氮原子直接与苯环相连，该氮原子的孤电子对与苯环形成p-π共轭，因此其碱性和亲核性很弱，苯基哌嗪与苯基哌啶骨架的电性非常相似。有许多药物含有N-苯基哌嗪的骨架，如降血脂和治疗动脉硬化病药物氯氧喷（clodoxipone）、α_2肾上腺素受体激动剂治疗青光眼的药物达哌唑（dapiprazole）和镇咳药左羟丙哌嗪（levodropropizine）等。

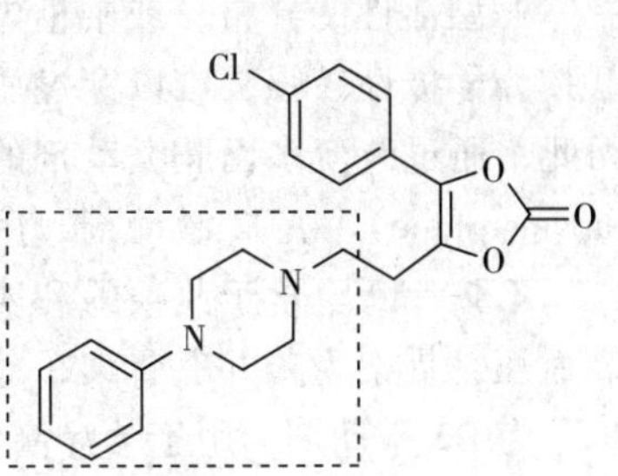

氯氧喷 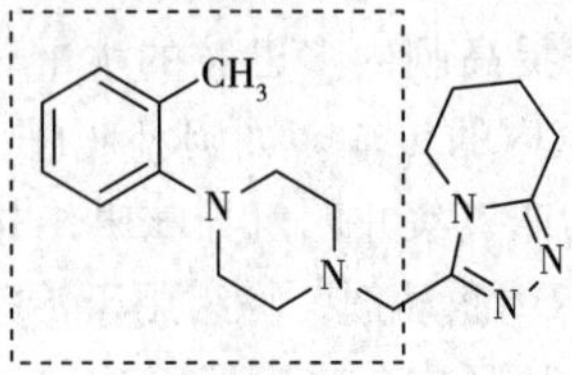　　　　　　　达哌唑 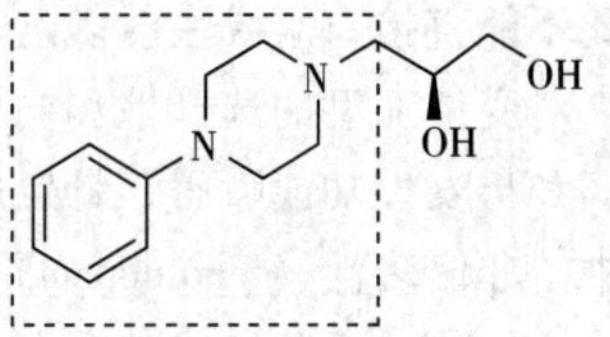　　　　　　左羟丙哌嗪

4. 甾体类药物　甾体类化合物广泛存在于自然界中，基本碳架是一个环戊烷并多氢菲的母核和三个侧链。它们在 C3 都有羟基，并与糖结合成苷，而 C17 侧链上有显著差别，根据 C17 链不同可将其分为胆酸类、强心苷、甾醇和昆虫变态激素、C21 甾体类、甾体皂苷和甾体生物碱等。甾体化合物具有广泛的药物活性，并以此为优势结构骨架发展了许多药物，如雌激素类炔雌醇（ethinylestradiol）、孕激素类炔诺酮（norethisterone）、用于治疗类风湿性关节炎的糖皮质激素药可的松（cortisone）等。

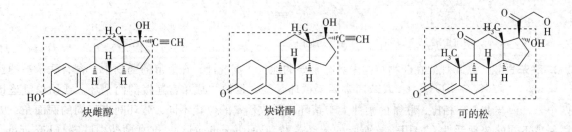

炔雌醇　　　　　　　　　炔诺酮　　　　　　　　　可的松

三、骨架跃迁

骨架跃迁（scaffold hopping）是指保持或提高原有生物活性，且与原化合物具有不同结构骨架的药物化学修饰过程。该概念最早于 1999 年由瑞士药物学家 Schneider 提出，即"发现分子骨架有明显差别但功能相似的分子结构"。最初是以计算技术引入到新药研究的，其目的是在已知的数据库中，寻找仍保持原有的生物活性且与苗头化合物完全不同的拓扑骨架；换句话说，就是从已知的活性分子结构出发，通过计算化学方法发现新的拓扑结构和活性分子。骨架跃迁有利于发现不受专利保护的新骨架，在新药研究中占有突出的地位。

（一）骨架跃迁设计步骤

1. 设计的目的　在进行骨架跃迁之前，首先要明确需要达到的目的，然后再选择合适的骨架进行分子设计和化学合成。利用骨架跃迁改变已有活性分子的母体结构，其主要目的无外乎提高与酶、受体等靶标的相互作用，增强生物活性；或者改善先导化合物的药代动力学性质，诸如增加药物的溶解度及分配性、提高药物的稳定性、改善药代动力学性质；还有降低毒性和不良反应。从提高药效的角度来看，一是降低分子的柔性，如肽类药物，构象的多样性导致与受体的亲和力降低，用刚性骨架替换，可改善结合力；二是通过骨架跃迁提高药物对受体的亲和力，同时产生新结构，有利于获得专利保护。

2. 骨架跃迁设计　改变环系中杂原子的位置和数量，改变环系的大小和数目，会对生物活性和药代动力学性质产生重要影响。在靶标明确的情况下，可以采取 X 射线衍射、分子模拟对接等手段研究骨架与作用靶标的相互作用，同时进行药代动力学性质预测，提高设计的效率和成功率。

（二）骨架跃迁的方法

骨架跃迁设计的方法一般可分为三类：杂环替换、环的打开和关闭以及基于拓扑形状的跃迁。这三种方法对骨架跃迁的程度依次升高，所得目标化合物的结构新颖性提高。下面通过几个典型实例介绍先导化合物优化过程中的骨架跃迁方法。

1. 多巴胺的骨架跃迁　多巴胺受体具有多种亚型，其内源性配体是多巴胺（dopaamine），儿茶酚乙胺、邻酚羟基、苯环和乙胺侧链都是必要的药效团特征。多巴胺受体亚型活性的异常，或中枢内多巴胺水平的降低，都会导致帕金森病或其他神经精神性疾病。但是多巴胺分子极性较强，难以穿过血 - 脑屏障，因此不能直接口服或注射多巴胺来提高脑内多巴胺的水平。因此，通过改变多巴胺激动剂的结构骨架，提高对受体亚型的选择性和向中枢内的传输。如阿朴吗啡（apomorphine）为 D2 激动剂，用于治疗帕金森病和男女性功能障碍，骨架是为四氢萘并四氢异喹啉结构，苯乙胺片断隐含于儿茶酚和四氢异喹啉环之中。非诺多泮（fenoldopam）是 D1 激动剂，临床用于治疗高血压，骨架为苯并氮骨架，也含有儿茶酚乙胺的结构，乙胺片段包含在氮杂庚环中。喹吡罗（quinpirole）为 D2 激动剂，用于治疗高血压病，骨架为吡唑并八氢喹啉，隐含的吡唑乙胺是多巴胺的电子等排体，两个氮原子相当于邻位酚羟基，并参与到芳杂环的吡唑结构中。

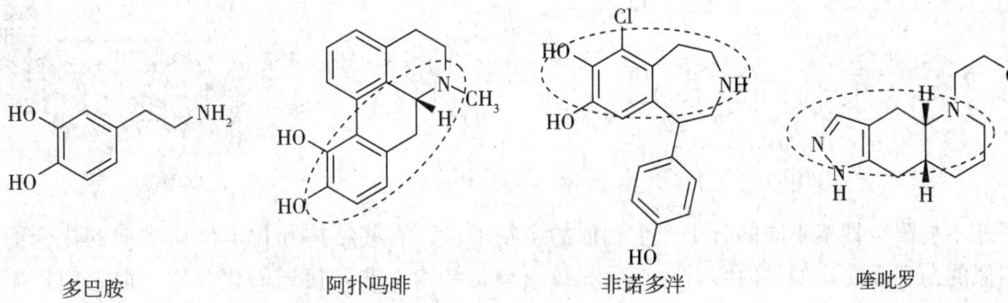

多巴胺　　　　　　阿扑吗啡　　　　　　非诺多泮　　　　　　喹吡罗

2. 水杨酸的骨架跃迁　从化学结构来看，水杨酸与喹唑啉是完全不同的两个分子，但在药物设计中却是可以相互替换的骨架。这是因为水杨酸邻位羟基与羧酸可以形成分子内氢键，称为苯并假六元环，参与形成假环的两个氧原子的位置类似于喹唑啉环的 1,3 - 位的两个氮原子，因此与受体的氢键结合样式相同（图 7 - 12）。它们在天然活性产物薰草菌素 A（lavendustin A）的结构改造中得到了充分的应用。

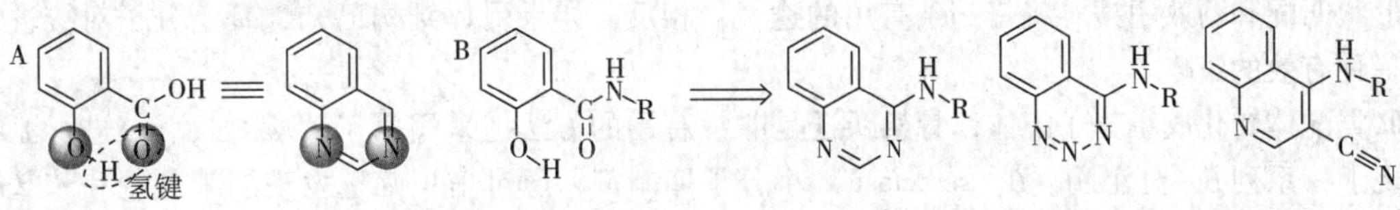

图 7 - 12　水杨酸及其酰胺的骨架跃迁

薰草菌素 A 是一种微生物代谢产物，对 EGFR 具有抑制活性。分子中含有水杨酸和对苯二酚片断，由于极性过强不能穿越细胞膜，因而体外酶抑制活性虽然很高，但在细胞水平上对人皮肤鳞癌 A431 无抑制活性。即使去除一个苯酚所得片断 7 - 16 仍无抑制细胞作用；进而将对苯二酚基甲醚化和羧基酯化的化合物 7 - 17，由于增加了脂溶性，易于进入细胞内，细胞活性明显增强，对人皮肤鳞癌 A431 的 IC_{50} = 47nmol · L^{-1}，已进入临床研究。考虑到水杨酸片段可以换成喹唑啉环得到化合物 7 - 18，其 IC_{50} = 7nmol · L^{-1}；再将喹唑啉环上的甲氧基变换成乙基得化合物 7 - 19，降低了分子的极性，活性提高到 IC_{50} = 4nmol · L^{-1}。

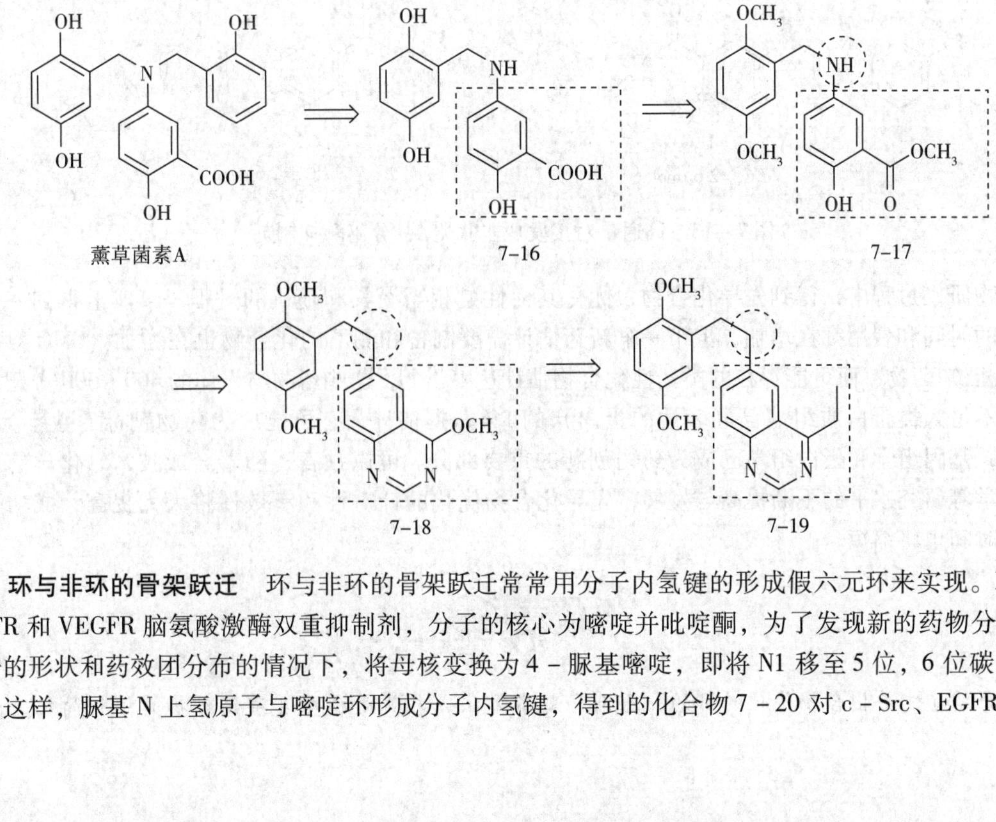

薰草菌素A　　　　　　　　　7－16　　　　　　　　　7－17

7－18　　　　　　　　　7－19

3. 环与非环的骨架跃迁　环与非环的骨架跃迁常常用分子内氢键的形成假六元环来实现。PD166285 是 EGFR 和 VEGFR 脑氨酸激酶双重抑制剂，分子的核心为嘧啶并吡啶酮，为了发现新的药物分子，在维持分子的形状和药效团分布的情况下，将母核变换为 4 - 脲基嘧啶，即将 N1 移至 5 位，6 位碳用氮原子替换。这样，脲基 N 上氢原子与嘧啶环形成分子内氢键，得到的化合物 7 - 20 对 c - Src、EGFR、c - Abl

和 FGFR 等激酶具有较高的抑制活性。

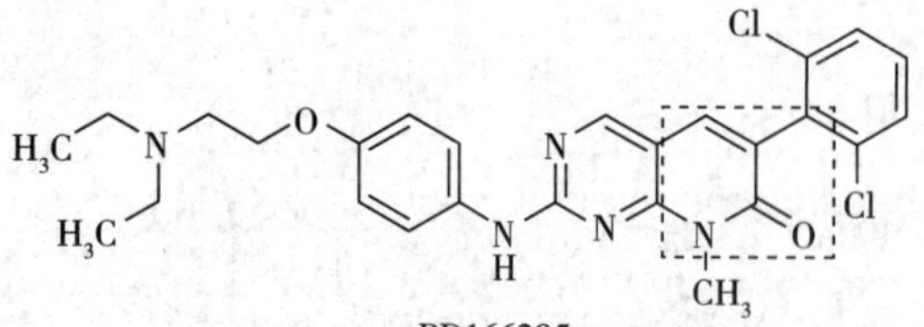

PD166285

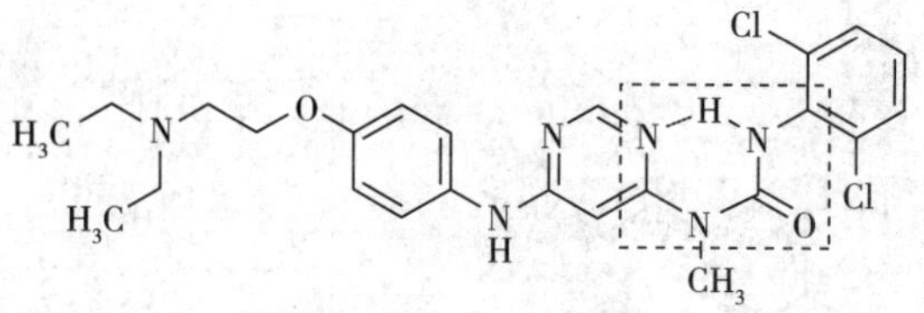

7-20

骨架跃迁不局限于骨架不同的分子产生相似的生物活性，有些结构和化学性质类似的化合物也不具有预期的相似的药理活性，如异丙嗪、丙咪嗪和氯丙嗪是结构上非常接近的化合物，但它们作用于不同的受体，产生不同的治疗作用，分别为 H1 拮抗剂、5-羟色胺再摄取抑制剂和多巴胺拮抗剂。

不同的骨架跃迁可能依赖于药物化学家的直觉，但目前更多的是利用分子模拟和化学信息学的知识来进行预判。在已报到的虚拟筛选方法中，有四种不同的计算方法用于骨架跃迁：①形状匹配；②药效团搜索；③片段置换；④相似性搜索。许多程序提供了多种方法的组合应用，根据需要，可选择基于配体的虚拟筛选或者基于结构（或受体）的虚拟筛选。如果活性化合物的结构已知，而受体结构未知，联合应用形状匹配和药效团搜寻将是一条有用的途径。相反，如果受体结构已知，基于分子对接进行虚拟筛选是一种有效的策略。

将肽类配体转化成小分子配体，骨架跃迁是非常有用的方法。采用基于片段对接后，进行亚结构搜索，发现了一系列 β-分泌酶（β-secretase）小分子抑制剂。通过虚拟筛选发现二苯基脲和苯基噻二唑脲结构可作为先导化合物进一步优化，寻找阿尔茨默病的治疗药物（图 7-13）。

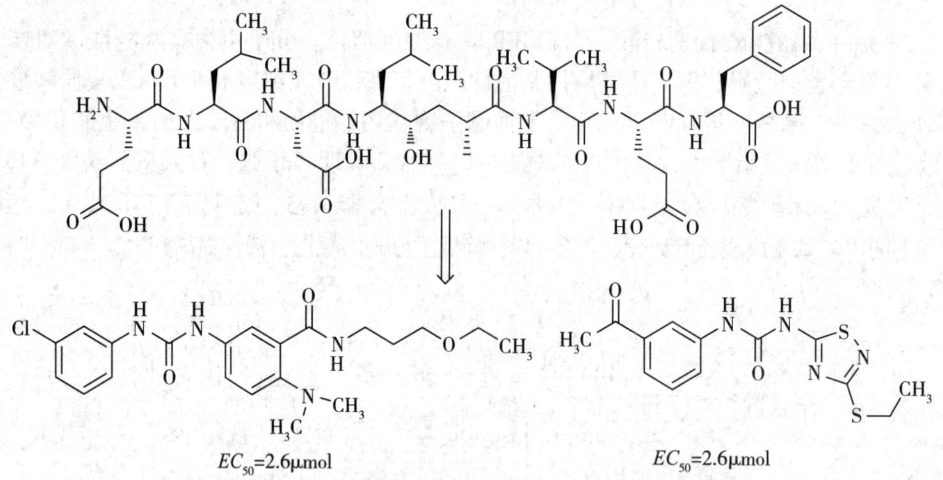

$EC_{50}=2.6\mu mol$

$EC_{50}=2.6\mu mol$

图 7-13　高通量对接发现非肽类 β-分泌酶抑制剂

在药物研发过程中，得到先导化合物，优化其活性是相当漫长和随机的过程。事实上得到一个上市药物所需的时间和费用都在增加，上市一个新药估计需要制备和测活的化合物也在增加。CMC 数据库已有 6000 个已知药物，而可能存在的类药性化合物估计达 10^{60} 个。这些药物与人体的 400~500 个靶标相互作用，这不足人类蛋白质组（已经表达的蛋白）的 1%；据估计，有可能成为药物靶标的数字为 10000 个。因此，基因组学和蛋白组学已成为药物创新的重要部分。可以预言，随着合成技术、化学信息学和生物信息学等研究水平的不断提高与发展，先导化合物优化的针对性和有效性将大大提高，成功开发一个新药的时间也将缩短。

本章小结

本章介绍了先导化合物优化的目的、原则和基本方法，尤其是利用复杂化合物的结构简化、生物电子等排原理、拼合原理和骨架结构变换等方法，以达到提高先导化合物的药效、选择性及降低毒副作用的目的，为发现具有良好疗效的药物奠定理论基础。

　　重点：基于提高药效的先导化合物优化的目的和方法；生物电子等排原理、拼合原理和骨架结构变换等先导化合物的优化方法。

　　难点：非经典生物电子等排体及骨架结构变换的合理应用。

思 考 题

1. 简述先导化合物优化的目的及应遵循的基本原则。
2. 简述先导化合物优化的基本策略。
3. 试解释氟原子作为氢的电子等排体，在提高先导化合物的生物活性及代谢稳定性的特殊性。
4. 举例说明常见的几种非经典生物电子等排体类型。
5. 试述拼合原理在药物设计中的优、缺点。
6. 举例说明什么是优势结构和骨架跃迁。

（陈世武）

第八章

基于改善 ADME/T 性质的先导化合物优化

PPT

学习导引

　　先导化合物的优化是对分子的理化性质、药代和药效的综合修饰。在针对先导化合物生物活性优化过程中，需要同时考虑所设计的化合物的药代动力学性质和毒性（ADME/T）。化合物不良的ADME/T 性质是限制药物发现的重要因素之一，因此需要针对 ADME/T 性质对化合物进行优化，使其具有更好的 ADME/T 性质。基于改善 ADME/T 性质的先导化合物优化的策略和方法，可以提高药物设计的成功率，加快新药研究和开发的速度，是常用的先导化合物优化方法之一。

　　1. **掌握** ADME/T、类药性、药物副作用的选择优化，前药、软药的基本概念、基本原理，基本方法、应用范围和存在问题。

　　2. **熟悉** 类药性评价基本方法；基于改善 ADME/T 性质的先导化合物优化的主要策略和方法在药物设计中的具体应用。

　　3. **了解** 类药性评价在药物发现中的应用；药物在体内的转运过程；基于改善 ADME/T 性质的先导化合物优化策略的研究概况及进展。

　　对药物而言，满足药效学（PD）（药物与靶点作用强）和药动学（PK）（药物能够到达靶点并具有一定的浓度）要求是其是否具有成药性的基本条件。虽然有些药物体外试验具有较强活性（满足靶点的要求），但由于结构难以满足其在体内转运过程所要求的最合适的理化参数，无法接近作用部位而导致体内效果不佳或者几乎无效。

　　药物动力学是研究药物在体内影响下发生的变化及规律，即药物的吸收（absorption，A）、分布（distribution，D）、代谢（metabolism，M）和排泄（excretion，E）在体内的变化过程（简称 ADME），以及体内药物浓度随时间的变化规律。与药物的毒性（toxicity，T）一起成为药物开发过程中失败的主要因素，人们将药代动力学性质和毒性（ADME/T）的研究统称为 ADME/T 性质评价。化合物 ADME/T 性质在创新药物研究过程非常重要，贯穿于药物发现和研发的各个环节。通过早期对化合物进行毒性优化筛选，筛选出更合适的先导化合物，提高候选药物的质量，可以减少研发时间。因此，要力争达到满足药物的药效学和药物动力学要求，尽早进行 ADME/T 评价，做到及时淘汰，尽早淘汰。

　　化合物的 ADME/T 性质与化合物的分子结构、理化性质之间存在密切的联系。对先导化合物 ADME/T 研究的同时，须对活性或非活性系列化合物进行二维定量构效关系（2D - QSAR）、三维定量构效关系（3D - QSAR）和构动关系（structure - pharmacokinetics relationship，SPR）研究。结合相关模型，指导先导化合物的结构改造，优化化合物 ADME/T 性质，探索活性化合物成药的途径。因为这些研究很多与药物的物理化学性质有关，是以药动基团为基础、构动关系为导向预测化合物的体内过程，从成药性（druggability）角度设计具有适宜 ADME 特征和优良药动学性质的药物，因此也有人称其为基于性质的药物设计（property - based drug design，PBDD）。

在新药研究的早期阶段，要尽早评价先导化合物的药物代谢动力学性质，了解药物在体内的药物代谢过程，依据药物代谢结果，不仅可以指导先导化合物的发现，并能通过结构改造优化化合物 ADME 性质和降低毒性；同时，也可以根据候选药物的吸收、代谢特性设计合理的药物剂型及其处方，指导临床合理用药，也有助于解析化学结构与药代动力学的关系等。

第一节　药物在体内的转运

药物进入体内后，需要经历一个复杂的过程才能到达其作用部位，与靶点相互作用而发挥药效，药物的体内过程决定药物的血液浓度和靶部位的浓度。在新药研发过程中，被淘汰的候选药物中大约有 1/3 是由于药代动力学性质被淘汰。因此，了解药物在体内的转运原理对药物设计具有重要意义。

一、药物在体内的转运过程

（一）药物与机体的相互作用

药物进入人体后，与机体发生复杂的相互作用。一方面是机体对药物的作用，是药代动力学研究的内容。机体对不同的药物有不同的处置方式，使药物的物理形态和化学结构发生改变，导致药物分子或其代谢产物在机体内的不同分布和持续时间。另一方面是药物对机体的作用，是药效学和毒理学研究的内容。药物对机体的作用所产生的生理效应，会因为药物分子的化学结构不同，甚至微小的变化，也可能引起不同的生物活性，无论是产生有益的（药理作用）还是有害的（毒副作用或不良反应）作用，都是源于药物与体内生物大分子（靶标）的相互作用。

（二）药物在体内的过程

药物的各种剂型从给药部位开始，到体内产生药理作用或产生副作用，经历了多个复杂的物理化学过程。药物在体内的过程包括给药、吸收、转运、分布并到达作用部位，在作用部位与受体和非受体靶标产生相互作用，经过或不经过代谢，最终排出体外。

1. 药物吸收　吸收是指药物从给药部位进入血液循环的过程。吸收可在口腔、胃、小肠、大肠、直肠、肺泡、鼻黏膜和角膜等部位进行。药物的给药方式有口服、注射、吸入等，不同给药途径有不同的药物吸收过程和特点。

口服是最常用和最方便的给药方式，口服给药主要经胃肠道吸收。胃肠道的生理环境变化和药物的理化性质对吸收产生较大的影响。胃液呈强酸性，pH 为 1~3。弱酸性药物由于在酸性的胃液中解离度较小，呈脂溶性，故在胃中易于吸收；如依他尼酸（ethacrynic acid）在胃中 99% 呈分子型，很容易被吸收。弱碱性药物在胃液中大部分离解，呈水溶性；如可待因（codeine）在胃中 100% 呈离子型，无法吸收。小肠由于黏膜表面有很多褶皱，同时有大量突起的绒毛，具有很大的吸收面积，是药物的主要吸收部位。小肠液的 pH 为 5~7，弱酸性和弱碱性药物都能被吸收。大肠的黏膜上有褶皱但没有绒毛，因此吸收面积比小肠小得多，吸收也比小肠差，只有对一些吸收很慢的药物，在通过胃与小肠未被吸收时，才呈现药物吸收功能。大多数药物是在小肠中吸收，药物自小肠吸收进入体循环前，经肝脏的首过效应（first pass effect），而减少进入体循环的药量。吸入给药、舌下给药、鼻腔给药、经皮给药、肌内注射等给药途径也会经过肝脏等器官的首过效应，所给药物不能全部吸收，进入血液循环系统的药物只占给药剂量的一部分。

影响药物吸收的因素很多，主要有生理学因素、药物的理化性质、给药途径、药剂学因素等。可以通过对药物分子结构进行结构改造（修饰）的方法改进药物的理化性质，以促进药物吸收和生物利用度的提高。

2. 药物分布　药物分布是指药物从给药部位吸收进入血液后，由循环系统转运至体内各脏器组织的过程。分布过程取决于药物的理化性质和组织器官的生理特征。药物在血液中以游离形式和与血浆蛋白结合形式存在，两者处于动态平衡。只有保持游离状态的药物可以通过生物膜；与血浆蛋白结合的结合型药物，由于体积大，不能穿越血管壁，直接影响药物的分布。

血液中游离状态的药物浓度决定了药物分布到组织中的浓度。药物向组织器官的分布速率取决于流入的血流量，在血流丰富的器官（如心脏、脑、肺、肾脏）可迅速达到平衡，而在骨骼、脂肪组织和皮肤分布很慢。药物的分布程度取决于药物的化学结构、环境的 pH、与血浆蛋白和组织蛋白的结合程度等。

药物分布至作用部位，必须透过不同的屏障，如毛细血管壁、血 - 脑屏障、胎盘等。对于毛细血管壁，脂溶性或水溶性小分子易于透过；非脂溶性药物透过的速度与其分子大小成反比，例如，大分子药物右旋糖酐，通过毛细血管很慢，停留在血液中的时间较长，故可作为血浆代用品；离解型药物较难透过。对于胎盘屏障，非离解型的高脂溶性药物（如某些全身麻醉药、巴比妥类药物）易于通过，而高度离解或脂溶性低的药物（如季铵类、右旋糖酐）透过率则很低。对于血 - 脑屏障，水溶性化合物难以通过，脂溶性化合物则易于通过。

由于药物理化性质及生理因素的差异，药物在体内分布是不均匀的。不同的药物具有不同的分布特性，有些药物主要分布于肝脏、肾脏等消除器官；有些药物可透过血 - 脑屏障（blood - brain barrier）进入中枢；有些药物能通过胎盘屏障进入胎儿体内；有些药物可通过乳腺分泌到乳汁中；有些药物能与血浆或组织蛋白高度结合而导致在循环系统或组织中的高度分布，脂溶性药物可分布到脂肪组织再缓慢释放等。不同药物的分布特征可以为解释药物作用的部位和作用机制提供依据。

3. 药物排泄 排泄是指药物及其代谢产物通过排泄器官或分泌器官被排出体外的过程。药物排泄的主要途径是肾排泄和肝消除。一般药物在体内的代谢产物经肾脏随尿液和从肝脏经胆汁随粪便排泄。某些药物还可以通过肺（呼气）、皮肤（汗、皮脂）、乳腺、唾液腺和泪腺等排出体外。当药物排泄速度过快时，血中药物量减少，药效降低甚至不能产生疗效；药物排泄速度过慢时，往往产生毒副作用。

药物的药代动力学的吸收、分布和排泄过程，是发生的物理状态变化，而药物代谢是在体内的化学变化。

二、药物代谢

药物代谢是指药物分子被机体吸收后，在体内各种酶系统、体液的 pH 或肠道菌群的作用下，发生的系列化学反应，导致结构发生转变的过程，又称为生物转化（biotransformation）。机体代谢药物的目的是将外来物质排出体外，以避免机体受到外源性物质的侵害和损伤。药物代谢的一般规律是将药物经生物转化，形成极性较大的水溶性物质而有利于排出体外。药物在体内的代谢过程直接影响药效的强弱、持续时间的长短、药物治疗的安全性等。

针对先导化合物代谢过快或毒性代谢物等问题，通过对其进行结构修饰，优化药物动力学性质，是药物早期研发中降低药物毒性风险的重要手段。药物代谢性质还可以有效评价和筛选药物的剂型，结合药动学的研究可有效评价各种剂型是否达到预期的研究目的。研究药物代谢，对于认识药物的作用机制、药物不良反应的原因、理性药物分子设计等具有重要意义。

（一）药物代谢酶

合理药物设计应考虑到药物代谢途径及相关的药物代谢酶，发现先导化合物的代谢弱点，对其结构进行改造，以降低毒性或增加代谢稳定性，防止药物失活，提高药物的安全性。绝大多数药物在体内的代谢均是在细胞内特异酶的催化作用下，发生一系列化学反应，从而导致药物结构的变化。

药物代谢酶通常分为微粒体酶系和非微粒体酶系两大类。前者主要存在于肝脏，后者在肝脏、血液及其他组织中均有存在。常见的 I 相代谢酶和 II 相代谢酶，见表 8 - 1。发生药物代谢的部位与体内代谢酶的分布。器官组织的血流量有关，而肝脏因含有大量的活化代谢酶和较高的血流量而成为重要的代谢器官。主要的代谢酶细胞色素 P450 的同工酶中，与药物代谢关系最为密切的是 CYP2D6、CYP2C9、

CYP3A4，其他的底物相对较少。

表 8-1 常见的 I 相代谢酶和 II 相代谢酶

分　类	例　子
I 相代谢酶	细胞色素 P450 单氧合酶（cytochrome P450 monooxygenase，CYP）、黄素单氧合酶（flavin monooxygenases，FMO）、单胺氧化酶（monoamine oxidase，MAO）、黄嘌呤氧化酶（xanthine oxidase，XO）、过氧化物酶（myeloperoxidase，MPO）、环氧化物水解酶（epoxide hydrolase，EH）、乙醛脱氢酶（aldehyde reductases，ALR）、乙醇脱氢酶（alcohol dehydrogenases，ADH）、偶氮与硝基还原酶（azo and nitro group reductase）、羰基还原酶（carbonyl reductases，CR）、醌还原酶（quinone reductases）
II 相代谢酶	葡萄糖醛酸转移酶（uridine diphosphoglucuronosyl transferases）、硫酸转移酶（sulfotransferase，STs）、谷胱甘肽 - S - 转移酶（glutathione S - transferases，GSTs）、甲基转移酶（methyl transterase）、巯嘌呤甲基转移酶（thiopurine methyltransferase）、非特异性酯酶（non - specific esterases）、儿茶酚 - O - 甲基转移酶（catechol - O - methyl transferase，COMT）、N - 乙酰基转移酶（N - aceltransferase，NAT）、胆碱酯酶（cholinesterase）

（二）药物代谢反应类型

药物的体内代谢通常分为 I 相生物转化反应（phase I biotransformation）和 II 相生物转化反应（phase II biotransformation）两个阶段。I 相生物转化反应又称官能团化反应（functionalization reactions），是指药物在酶的催化下进行氧化、还原、水解等化学反应，在药物分子结构中引入或转化成某些极性较大的官能团（如羟基、羧基、氨基和巯基等），代谢产物的极性增大。II 相生物转化反应又称结合反应（conjugation reaction），是指药物原型或经官能团化反应后的代谢产物在酶的作用下，一些极性基团与体内内源性物质（如葡萄糖醛酸、硫酸盐、某些氨基酸等）以酯、酰胺或苷的方式结合，生成极性大、易溶于水和易排出体外的轭合物。I 相生物转化包括氧化反应、还原反应和水解反应等，II 相生物转化大都是缩合反应。常见的药物 I 相生物转化反应和 II 相生物转化反应见表 8-2。

表 8-2 常见的药物 I 相生物转化反应和 II 相生物转化反应

分　类	例　子
I 相生物转化反应	氧化反应、还原反应、水解反应、水合反应、脱硫乙酰化反应、异构化反应、环化反应、N - 羧化反应
II 相生物转化反应	葡萄糖醛酸结合反应、硫酸结合反应、氨基酸结合反应、谷胱甘肽结合反应、甲基化结合反应、乙酰化结合反应、脂肪酸结合反应、聚合反应

1. 氧化反应 药物代谢中的氧化反应是最重要的转化反应，其是在细胞色素 P450 单氧合酶、黄素单氧合酶、黄嘌呤氧化酶等催化下进行的反应。

饱和烷烃一般难以被氧化，但有机分子中的烷基链在体内却可以被羟基化。在细胞色素 P450 催化下，羟基化的位置一般是在功能基的 α 位、烷基链末端碳原子（ω 位）、烷基链末端倒数第二位碳原子（$\omega - 1$ 位），羟基化合物可被脱氢酶进一步氧化生成羧基。例如，口服降血糖药物氯磺丙脲（chlorpropamide）经肝脏发生 $\omega - 1$ 氧化生成羟基氯磺丙脲。

含芳香环的药物在 CYP 酶的催化下经过环氧化物的机制生成酚羟基化合物。如果芳环氧化仅停留在生成的中间体环氧化物阶段，由于环氧化物为强亲电试剂可与体内生物大分子中的富电荷基团发生亲核反应，导致毒性甚至发生基因突变或致癌作用。药物分子中苯环若无取代基时，羟基化反应主要发生在芳环已有取代基的对位；例如，降血糖药物苯乙双胍（phenformin）的代谢是苯环 4 位发生羟基化。

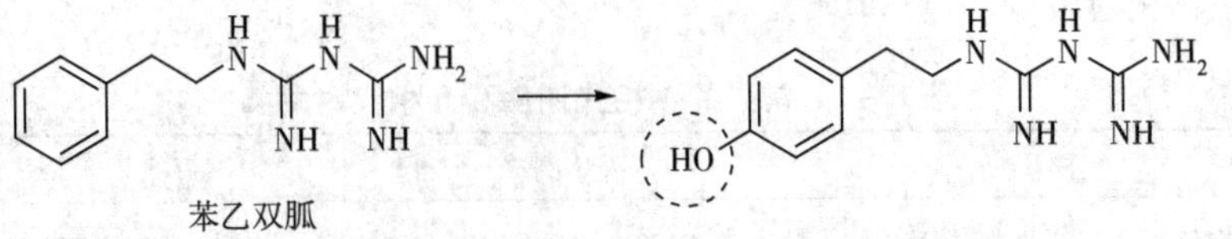

苯乙双胍

非甾体抗炎药双氯芬酸（diclofenac）的结构中含有二苯胺片段，在体内的代谢以苯环的氧化为主，由于 A 环胺基的对位没有取代基，故可被 CYP3A4 或 MPO 催化氧化，生成 4 - 羟基双氯芬酸，进一步发生双电子氧化生成强亲电性亚胺 - 醌，后者可与体内蛋白或谷胱甘肽（GSH）发生亲核取代，生成的两个代谢产物，引发肝脏毒性。双氯芬酸结构中 B 环含有的 2 个氯原子虽可降低苯环的电荷密度，但 B 环对位也可经 CYP2C9 氧化生成 4′ - 羟基双氯芬酸，并进而氧化成亚胺 - 醌，亚胺 - 醌与谷胱甘肽结合。

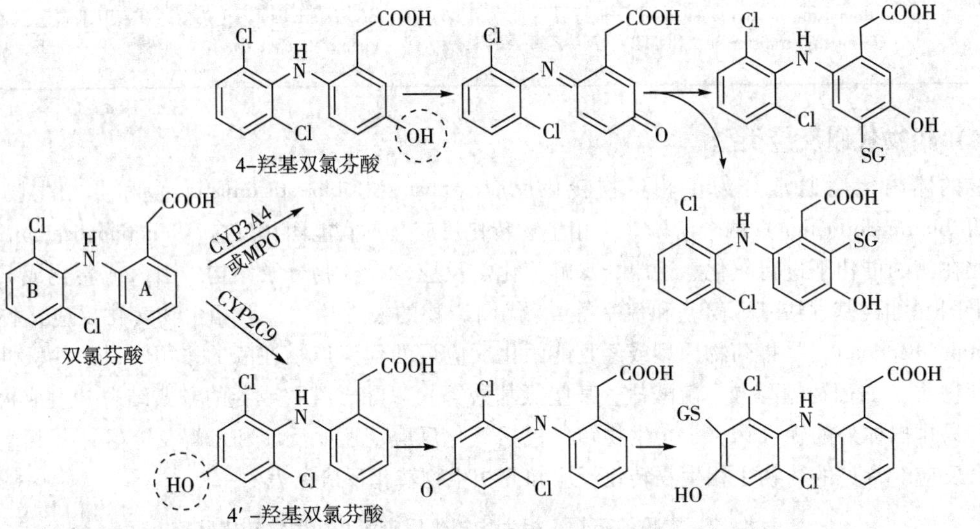

4-羟基双氯芬酸

双氯芬酸

4′-羟基双氯芬酸

降血糖药物甲苯磺丁脲（tolbutamide）在肝脏中经代谢氧化为羟基甲苯磺丁脲，该代谢产物的活性为原药的 35%，进一步氧化成无活性的羧基化合物，主要由肾脏排出。

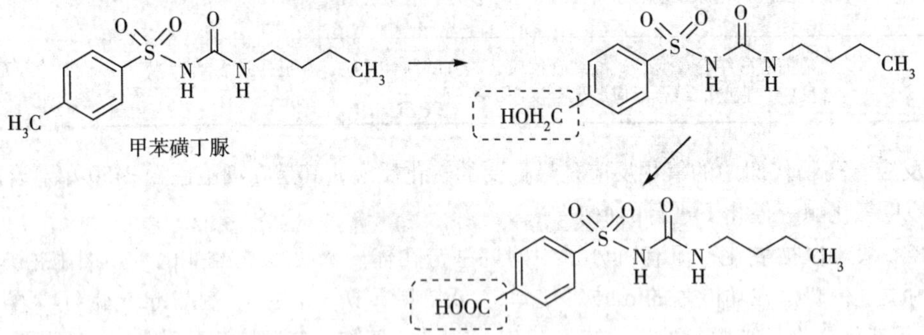

甲苯磺丁脲

含氮药物的体内氧化代谢方式复杂，产物较多，主要以 N - 脱烷基化、氧化脱氨和 N - 氧化等途径代谢。一般芳香伯胺、含氮杂环不易发生 C—N 键断裂，而是发生 N - 氧化作用；脂肪胺可能发生 N - 脱烷基化和氧化脱氨反应。例如，β 受体拮抗剂普萘洛尔（propranolol）在肝脏的代谢反应主要为脂肪胺侧链发生氧化脱异丙基和氧化脱氨反应，脱氨后进一步氧化生成萘氧丙醇酸。

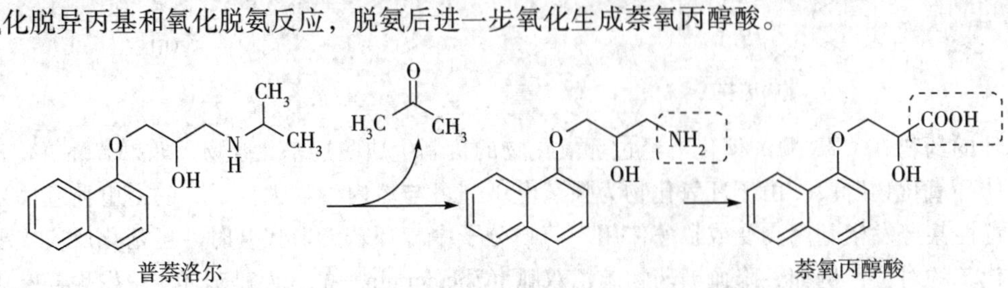

普萘洛尔

萘氧丙醇酸

含有醚基的药物 C—O 键可发生 *O*-脱烷基作用，其过程是在 CYP 催化下经 α-碳羟基化，C—O 键断裂生成醇、酚或羰基化合物。烷基链较长时 α-碳氧化较慢，常发生 ω 或 ω-1 氧化。甲基以甲醛形式最容易脱去，抗阿尔茨海默病药物多奈哌齐（donepezil）主要由肝脏代谢，主要代谢产物为 6-*O*-和 5-*O*-脱甲基衍生物，其中 6-*O*-脱甲基衍生物在体外的抗胆碱酯酶活性与多奈哌齐相同。

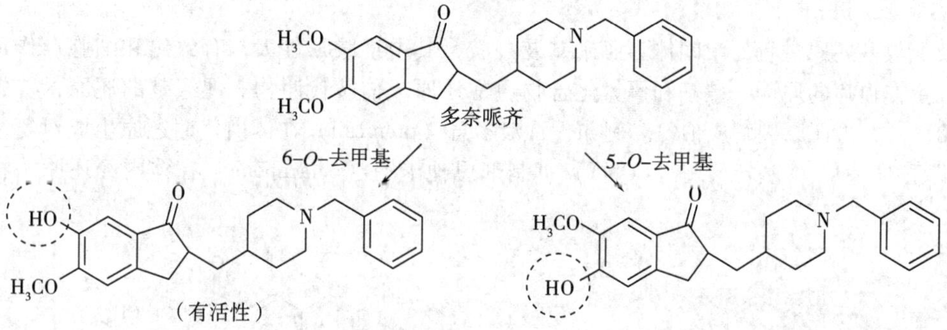

含硫原子化合物的氧化代谢主要有 *S*-脱烷基化、脱硫和 *S*-氧化。*S*-氧化最常见的是硫醚氧化成亚砜。H₂受体拮抗剂西咪替丁（cimetidine）主要代谢产物为无活性的硫氧化物（西咪替丁的亚砜形式），少量代谢产物为咪唑环上甲基被羟化的产物。

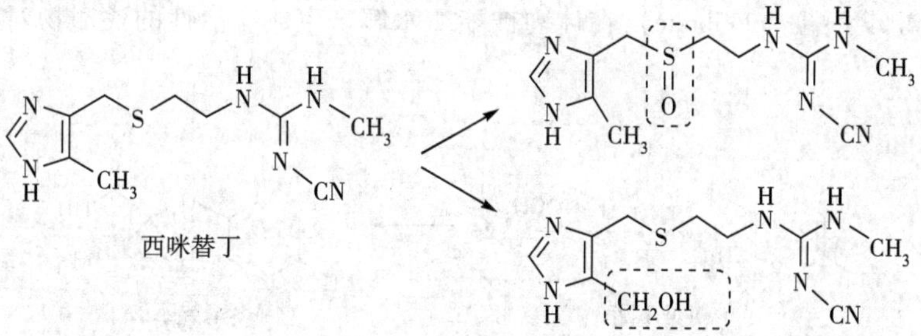

2. 还原反应　哺乳类动物对外源性物质进行代谢的主要途径是氧化反应，但对于某些含有羰基、硝基、偶氮、叠氮基的药物，也会发生还原反应，生成相应的羟基或氨基；代谢产物一般提高了极性和化学反应性，有利于Ⅱ相反应的进行。

药物经氧化代谢后可能得到含羰基的化合物，难以进一步氧化，只有将其还原为仲醇、羟基与葡萄糖醛酸或硫酸等发生结合反应。酮基在酶催化下还原生成相应的醇，醇可进一步与葡萄糖醛酸结合成苷或与硫酸成酯，形成水溶性分子，而易于排出体外。抗血栓药物华法林钠（warfarin sodium）结构中含有一个手性碳原子，其中 *S*-构型异构体（*S*-华法林）活性是 *R*-构型异构体（*R*-华法林）的 4 倍，药用其外消旋体。华法林在体内代谢有立体选择性，*S*-华法林的侧链酮基被还原为 *S*-7-OH 华法林，经尿液排泄。*R*-华法林在其母核 7 位上进行羟化，其代谢物进入胆汁，随粪便排出体外。

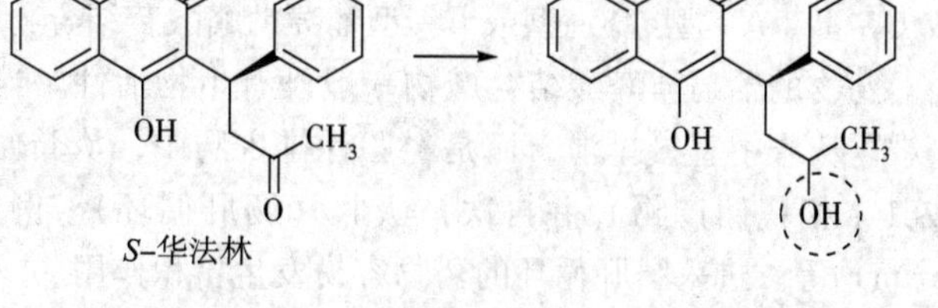

抗溃疡药物雷贝拉唑（rabeprazole）主要经非酶途径还原代谢为硫醚，进一步转化为硫醚羧酸和硫醚氨酸结合物经尿排泄。

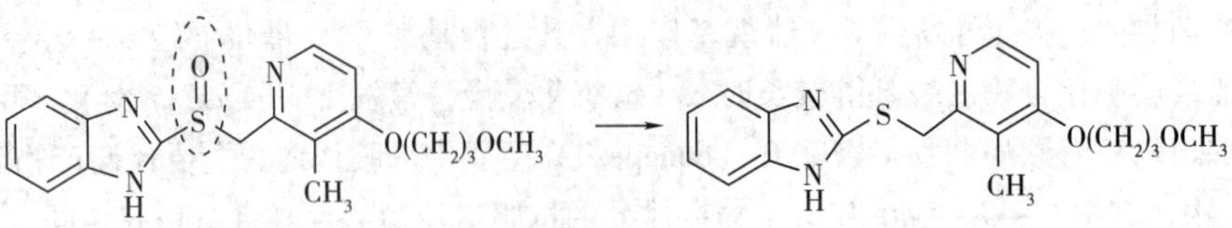

雷贝拉唑

硝基及偶氮基还原过程的中间体为亚硝基及羟胺，其中羟胺毒性大，有致癌和细胞毒作用，也是引起高铁血红蛋白血症的原因。硝基和偶氮化合物通常还原成伯胺代谢物。偶氮基的还原，首先生成肼基（—NH—NH—），再还原裂解成伯氨。例如，百浪多息（prontosil）在体内代谢还原生成对氨基苯磺酰胺（磺胺）。儿茶酚 – O – 甲基转移酶（COMT）抑制剂恩他卡朋（entacapone）在体内经还原酶将硝基还原成氨基。

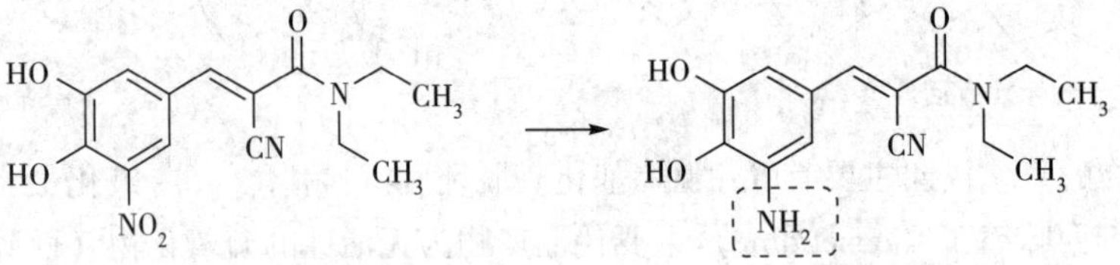

恩他卡朋

3. 水解反应　含酯或酰胺结构的药物在体内被相应的酯酶或酰胺酶催化水解生成羧酸、醇（酚）或胺等。血脂调节药氯贝丁酯（clofibrate）在体内被酯酶水解，生成有活性的代谢物对氯苯氧异丁酸（氯贝酸）。

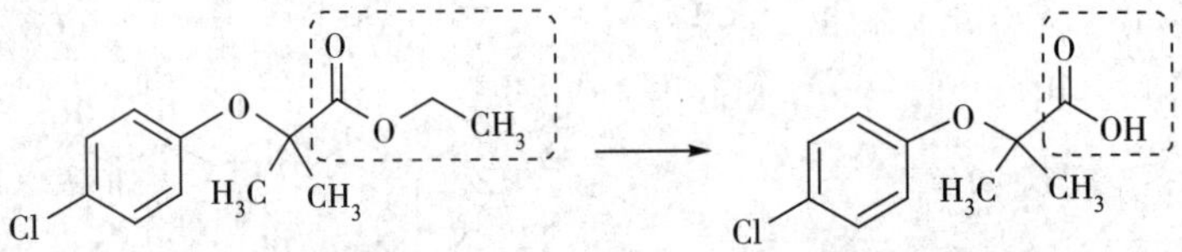

氯贝丁酯　　　　　　　　　　　　　对氯苯氧异丁酸

4. 结合反应　在Ⅰ相代谢反应中，药物分子因产生或暴露出极性的功能基，降低了分子的极性，为发生Ⅱ相代谢反应提供了结合位点。Ⅱ相代谢反应是药物分子或其Ⅰ相代谢产物中的极性基团（如羟基、氨基、羧基或巯基等）在酶的催化下与内源性的极性分子（如葡萄糖醛酸、硫酸、氨基酸、谷胱甘肽等）发生共价连接，从而提高了化合物的极性，以利于经肾脏和（或）胆汁中排泄。

Ⅱ相代谢反应是结合反应（conjugation）。结合反应分两步进行，首先是内源性物质的活化，变成活性形式；然后，经转移酶的催化与药物或药物Ⅰ相的代谢物结合，形成水溶性结合物。某些含有多个可结合基团（如羟基、氨基、羧基等）的化合物，可进行多种不同的结合反应，分别形成化学性质完全不同的结合物。例如，抗结核药物对氨基水杨酸（para – aminosalicylic acid）含有羟基、羧基和氨基，可与葡萄糖醛酸或硫酸或氨基酸（谷氨酸、甘氨酸）结合。

药物或其Ⅰ相代谢产物与葡萄糖醛酸（glucuronic acid）的结合是药物Ⅱ相代谢中最常见的结合反应。D – 葡萄糖醛酸容易在体内生成，具有可解离的羧基和多个羟基，能与多种功能基（如羟基、羧基、氨基和巯基等）反应，形成 O – 型、N – 型、S – 型或 C – 型葡萄糖醛酸苷结合物；其中，O – 葡萄糖醛酸苷结合物是主要的代谢途径。药物的葡萄糖醛酸结合产物一般没有生物活性。当药物与葡萄糖醛酸结合物的分子质量大于 300 时，难以从尿中直接排泄，而是经胆汁排入肠中，从粪便排出；此时，可被肠中水解酶水解，生成原药（或其Ⅰ相代谢产物）并再次被吸收（肠肝循环）。例如，吲哚美辛（indometha-cin）、洋地黄毒苷（digitoxin）等。进入肠肝循环的药物容易发生蓄积作用。

含氨基、巯基的药物与葡萄糖醛酸结合属于 N – 型、S – 型结合。例如，H_1 受体拮抗剂赛庚啶（cyproheptadine）在体内主要代谢物是季铵葡萄糖醛酸苷。

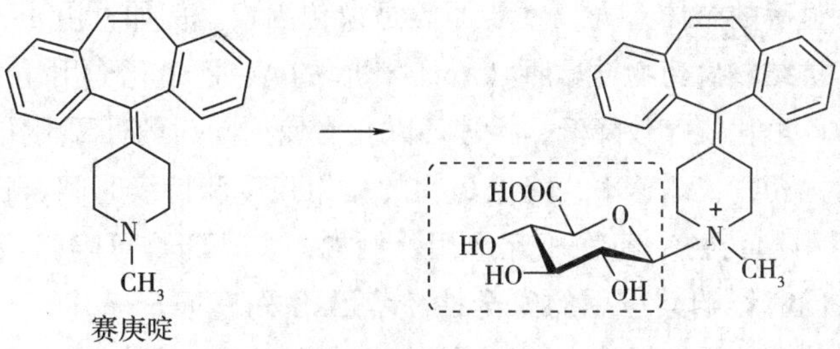

赛庚啶

含羟基、羧基的药物及通过官能团代谢反应得到的羟基和羧基代谢产物的药物与葡萄糖醛酸结合属于醚型、酯型结合。例如，选择性 β_2 受体激动剂沙丁胺醇（salbutamol）中的酚羟基与葡萄糖醛酸结合形成 $4-O-$ 葡萄糖醛酸结合物，与硫酸结合形成 $4-O-$ 硫酸酯。

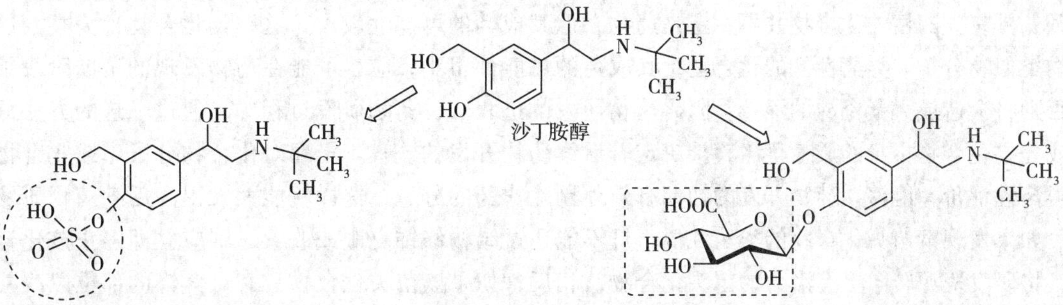

沙丁胺醇

（三）影响药物代谢的因素

影响药物代谢的因素很多，例如年龄、性别、遗传因素、动物的种属和微生物株系、酶的诱导或抑制等。

年龄引起的药物代谢差异在新生儿表现最明显，主要是酶系的不完善造成代谢能力低下。老年人的药物代谢酶活性逐渐衰减，造成药物代谢的能力降低。例如，对乙酰氨基酚（acetaminophen）在机体内代谢，成人主要是 $O-$ 葡萄糖醛酸化，新生儿则为 $O-$ 硫酸化，老年人因代谢减慢而导致血浆中半衰期增长。

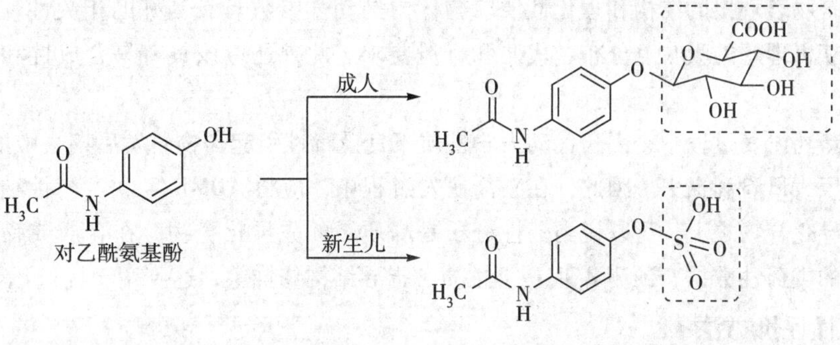

对乙酰氨基酚

不同的动物种属对药物代谢的方式可能相同，也可能相差很大；同一种属动物，因不同的族系也会使生物转化有所区别。例如，苯妥英（phenytoin）在人和犬体内的羟化反应不仅发生在两个不同苯环上，而且羟化的位置不同，在人体代谢产物为 $S-(-)-$ 对羟基苯妥英，在犬体内代谢产物为 $R-(+)-$ 间羟基苯妥英。

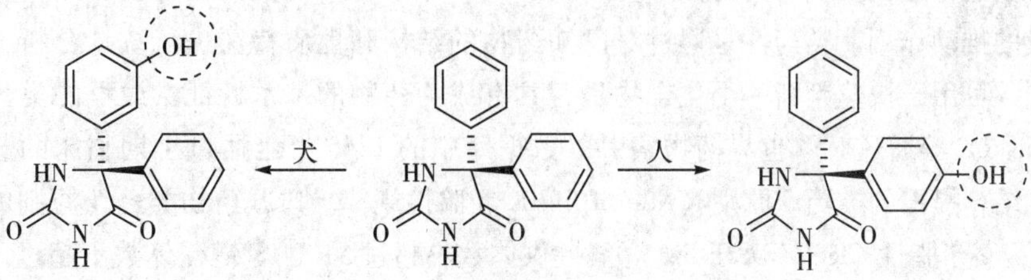

苯妥英

人类对药物的代谢有显著的个体差异，主要原因是遗传因素。例如，由于人种的不同，肝脏的 N – 乙酰化转移酶活性不同。抗结核病药物异烟肼（isoniazid）的 N – 乙酰化作用，个体间差别很大，分为快速和慢速反应两种；快速乙酰化使疗效降低，慢速乙酰化者使用同剂量时毒副作用较大。

酶的诱导作用往往增加药物代谢速率，降低药物的作用强度和持续时间。临床上同时服用两种以上的药物常常因为诱导作用引起药物 – 药物相互作用。例如，多种药物可增强或减弱抗血栓药物华法林（warfarin）的抗凝疗效，同时影响其应用的安全性。苯巴比妥（phenobarbital）和华法林之间的相互作用，由于苯巴比妥的诱导使酶的活性提高，增加了华法林钠的代谢，降低了华法林抗凝血作用。

三、类药性

类药性是对苗头或先导化合物的最低要求。类药性是口服药物的共有特征，但与成为药物的条件相距甚远。具有类药性的化合物并不一定是药物，但其成药的可能性较大，这一类化合物称为类药性分子或药物类似物分子。类药性低的化合物，其成药的可能性很小，应尽可能在药物发现的早期阶段予以排除，否则将会造成大量资源的浪费，阻碍药物研发的进程。在药物研发过程中，通过筛选的方法得到的苗头或先导化合物本身的质量优劣直接决定着后续药物开发的流程。早期对化合物分子库或化合物分子进行类药性评价，能够在药物开发的初期有效地剔除非药的分子，这样就能大大提高后续药物研发的成功率。如果发现某苗头化合物的类药性低，且不能通过结构修饰克服或改善，则应立即停止该化合物的开发，将研发资源转向更有潜力的苗头化合物。相反，如果该苗头化合物具有可修饰的部位以改善其类药性，则应尽早对其进行结构优化，把类药性问题降低到最低，以期获得高质量的先导化合物。

（一）基本概念

能够成为药物的化合物分子大多都具有一些共同的结构和性质特征，称之为类药性（drug likeness）。类药性是药物动力学性质与安全性的总和，即药物所表现出来的理化性质（如相对分子质量、脂水分配系数、溶解度等）和结构特征（如环结构、可旋转键数目、氢键受体数和给体数等）以及药物分子在体内的综合反映（包括口服生物利用度或血 – 脑屏障渗透性等合理的药代动力学性质和毒性）。

一般认为化合物表现出的结构和理化性质应与体内药动学参数具有良好的相关性，并能够满足该化合物口服途径，获得理想的吸收、分布、代谢和排泄要求。此外还应该具有易合成性和市场可接受性等特点。

据统计，在新药研发过程中，因药代动力学性质不良及毒性引起药物研发后期失败的比例高达 60%，导致新药研究的巨大风险和损失。因此，在新药研发过程中，应将 ADME/T 和类药性纳入早期研究。类药性研究基于先导化合物之上，可以说类药性分子是高质量的先导化合物。在合成或筛选化合物库后希望尽快获得关键的类药性数据，预测 ADME/T 性质、指导结构修饰等，达到用于优选化合物的目的。

（二）类药性评价方法

化合物的 ADME/T 性质是影响其能否成药的关键因素。类药性的提出奠定了化合物 ADME/T 性质在药物研发中的地位，经过多年的发展，类药性评价方法已得到了广泛的发展和应用。

在新药研发的过程中，发展了许多预测化合物类药性评价的方法，大体可以分为三类：基于经验判断的类药性评价、基于理化性质的类药性评价和基于 ADME/T 性质的类药性评价，这些方法对新药发现的进程起到积极的推动作用。类药性是通过对已知药物的结构和性质特征进行统计分析，归纳总结出来的一些共性规则，可用于快速判断一个化合物是否具有成为药物的基本特征。最早的类药性判断标准是利平斯基（Lipinski）等通过对"世界药物索引"数据库中的 2245 个已通过 I 期临床的药物或候选药物进行分析归纳总结，提出的类药 5 原则（rule of five）经验性规律。口服药物类药 5 原则的内容是：①分子量不超过 500；②亲脂性 $ClgP$ 不大于 5；③氢键供体数不超过 5；④氢键受体数不超过 10。由于均为 5 或 5 的倍数，故称之为类药 5 原则。如果一个化合物违反上述任意两个或多个规则时，化合物出现口服生物利用度差或代谢分布差的可能性就很大（大于 90%）。超出类药 5 原则的化合物往往不具备类药性，或难以成药。属于排除法的类药 5 原则只是一个粗略的经验性规则，可用于指导设计口服吸收有效的类药性分子。

近年来，人们又陆续补充了经验性规则，以进一步完善类药性评价。Ghose 等对综合药物化学数据库（comprehensive medicinal chemistry，CMC）中的 6304 个化合物分子的理化性质进行分析，其中 80% 化合物的理化性质具有以下特征：①分子量为 160～480，平均值为 357；②lgP 为 -0.4～5.6，平均值为 2.52；③摩尔折射率为 40～130，平均值为 97；④原子数为 20～70，平均值为 48。Veber 法是对 Lipinski 规则的补充，其是通过分析 1100 个候选药物在大鼠实验中的口服生物利用度确定的，提出生物利用度较好的候选药物一般满足以下 2 个条件；①极性表面积小于或等于 140Å（或氢键供体数与受体数之和 ≤ 12）；②可旋转单键数 ≤ 10。

基于经验判断的类药性评价方法包括 Lipinski 法、Ghose 法、Veber 法和片段分析法等。这些方法是在已知药物数据库中分析归纳与类药性相关联的理化性质和拓扑结构特征的基础上，形成的经验性规律；该评价方法最为简单，适合于化合物设计阶段或对大量化合物的初步筛选。基于 ADME/T 性质和理化性质的类药性评价方法能快速获取化合物的实验数据，准确度较高。

在药物研发的初期，利用这些方法对备筛化合物库进行预筛，去除 ADME/T 性质、分子稳定性、溶解性等性质较差的化合物，不仅可以减少高通量筛选的压力，提高筛选效率；同时，数据库质量的提升还可以降低药物开发后期的失败率，避免因化合物低劣的药代动力学性质引起的开发失败，从而降低了人力、物力和财力的消耗。但是，这些类药性评价方法能够有效用于组合化合物库的早期评价与优化，却不能对单个化合物能否成药进行精确判断，影响了化合物早期成药性预测在药物筛选中应用范围和应用效果。因此，类药性评价方法及其在药物设计中的应用还需不断改进和完善，并扩大其应用领域。

（三）基于类药性的药物设计策略

化合物的 ADME/T 性质是影响其成药性的关键因素，类药性评价方法已被有机地整合到新药研发的流程中。

在药物研发的早期阶段，应积极开展类药性评价。通过高通量筛选获得苗头化合物后，首先，采用基于经验判断的类药性评价方法筛选出亲脂性、分子量、极性表面积、氢键等与类药性密切相关的结构参数在合理区间的候选苗头化合物，并优先开展对其进行合成和活性评价。然后，进一步评价其理化性质和 ADME/T 性质；如果发现苗头化合物的类药性低，并且不能通过对其进行结构修饰改善，则转向更有潜力的其他苗头化合物。若发现苗头化合物具有可用于改善类药性的结构修饰部位，则应尽早将其结构修饰列入先导化合物优化计划，并最终获得高质量的先导化合物。

先导化合物的质量直接影响药物研发的速度和成败。在先导化合物不断被合成时，应迅速开展类药性评估，判断化合物的结构修饰策略是否合理；同时，提供活性化合物的结构 - 性质关系（structure - properties relationship，SPR）相关数据。预测化合物的结构特征和理化性质，可用 Lipinski 类药 5 原则等方法去除成药性低的化合物。预测化合物的 ADME/T 性质的经典方法是通过数据模拟方法或专家系统以及 QSAR/QSPR 分析，模拟口服生物利用度、透膜性、致突变性等生物学过程。

对于一系列化合物的结构 - 性质关系（SPR）的分析可与化合物的结构与活性关系（structure - activity relationship，SAR）分析结果相结合。采用 SAR 和 SPR 相结合的多元分析策略，更有利于平衡或改善先导化合物的活性及类药性，指导化合物结构的改造。

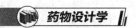

知识链接

特质性药物毒性

药物毒性是中断药物研发的重要因素之一。药物不良反应和安全性风险产生的原因主要来自两个方面：一方面是由于药物与非靶标（off - target）相互作用，即由于药物分子本身能与体内多个靶标相互作用，在与非目的靶标结合后，呈现毒副作用（不良反应）；另一方面是由于药物在体内发生代谢作用，生成有反应活性的物质，引发毒性作用，这类毒性称为特质性药物毒性（idiosyncratic drug toxicity, IDT），这类副作用难以预测，产生的后果也更加严重。

作用于非靶标引起的毒副作用可以通过药理学研究进行分析预测，所以在临床前研究阶段就可以判断候选药物是否适合进一步研究。特质性药物毒性由于其产生机制复杂，通常在药物临床研究阶段甚至上市使用以后才能被人们准确认知。因此，减少候选药物的特质性药物毒性风险是先导化合物结构优化的重要方面。

特质性药物毒性风险产生的重要原因是药物分子在体内酶的催化下，代谢产生的有化学反应性基团与体内蛋白发生共价键结合，引起不良反应。药物分子中发生代谢活化而产生毒副反应的结构被称为警示结构（structural alert）。警示结构是指本身对生物大分子无影响，但通过体内Ⅰ相或Ⅱ相代谢酶系催化可产生活性代谢物，而引起毒性风险的功能基团或结构片段。例如，具有强亲电性的化学结构（α，β - 不饱和酮或酯、亚硝基化合物、醌类等）极易与体内生物大分子结合，在药物发现与设计阶段应尽量规避。在药物研究过程中，对化合物进行结构改造是减少 IDT 风险的重要策略。警示结构的优化改造策略主要包括：封闭代谢位点、改变代谢途径、降低反应性、生物电子等排原理、前药原理等。

β 受体拮抗剂普拉洛尔（practolol）在体内的代谢，首先经 O - 去烷基化生成对羟基乙酰苯胺，进一步氧化生成亚胺 - 醌式结构，该代谢产物可与蛋白质发生不可逆结合物，导致在临床上发生特质性硬化性腹膜炎，而撤出市场。为了去除这种毒性作用，将氨基替换为电子等排体亚甲基，难以产生次甲基 - 醌，开发得到美托洛尔（metoprolol）、阿替洛尔（atenolol）等 β 受体拮抗剂，避免了该毒副作用。

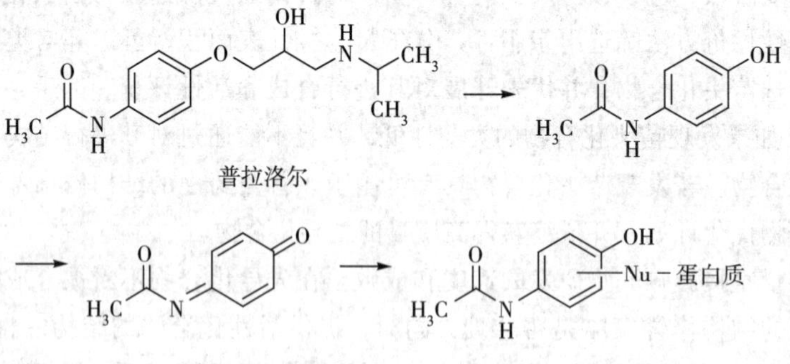

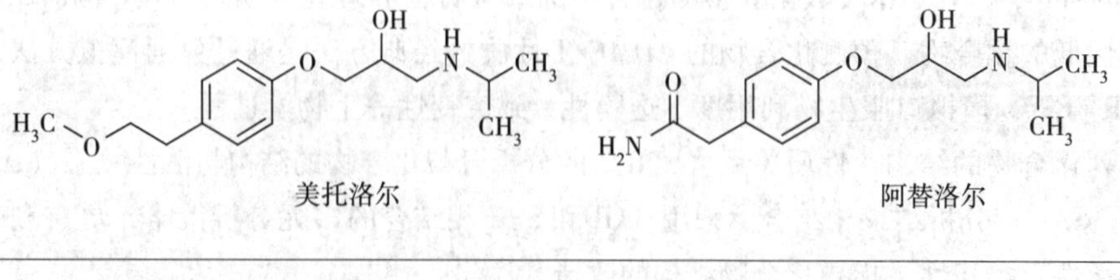

普拉洛尔

美托洛尔

阿替洛尔

第二节 药物副作用的选择优化

一、药物的杂泛性

理想的药物应只对某个器官或组织的特定靶点发生相互作用，或者只对病原体的某生物大分子起作用，产生选择性或特异性作用。然而，临床上使用的药物几乎很难只向靶组织作特异性分布并与受体起作用，导致用药时出现副作用。一种药物可以与体内多种靶标发生相互作用而引起相同或不同的、有益的和（或）不利药理作用的现象称为药物的杂泛性（drug promiscuity）。药物的杂泛性的产生与药物分子本身和要作用的靶点蛋白的性质有关：一个药物分子可能具有不同的构象，以不同的分子形状和药效团分布，与不同的靶标分子结合。作为靶标的蛋白质分子为满足"最小省力原则"，在识别、结合、代谢和清除结构多样的内源性和外源性物质过程中，一专多能，具有广泛的结构容纳性，可与不同的化合物作用。

药物的杂泛性是多靶标作用药物的基础。如果作用的两个或多个靶标参与了某病理过程，则会产生协同作用，从而增强治疗效果；是影响药物代谢作用的原因，也是副作用、不良反应的根源，当药物缺乏特异性作用，作用于不希望干预的靶标，就会成为药物产生副作用的根源。不过，研究者也可以利用这种不利的杂泛性，即从现有药物出发，发扬和增强原有副作用成为主作用，消除原有的主作用，研发新药。

回顾药物的发现历史，许多药物就是从动物实验或临床实践中的副作用或次要作用发展出来的。例如，磺胺类抗菌药物在临床使用过程中，发现其具有中度利尿和降低血糖的副作用，通过对磺胺类药物的结构改造，成功开发出一些具有利尿、降压和降血糖作用的磺胺类药物。通过对某些药物副作用的密切观察和对作用机制的深入研究，可以发掘和利用药物的副作用，为开辟药物的新用途或研发新的类似物提供重要线索。

正是由于药物的杂泛性，临床使用的许多药物都观察到相应的副作用。而在已有药物的基础上，通过结构改造，消除或减弱原有的主作用，提升原来的副作用成为主作用，从而研发出新的药物。20 世纪 70 年代，上市的抗真菌药物西罗莫司（sirolimus）在临床使用中发现其对自身免疫性疾病有免疫抑制作用。1999 年，美国 FDA 批准西罗莫司上市用于预防器官移植患者的急性排斥反应，但因口服治疗效果不佳而使其应用受到了限制。以西罗莫司为先导化合物，经结构修饰得到西罗莫司的羟基乙醚化衍生物依维莫司（everolimus），于 2004 年上市，口服效果优于西罗莫司。

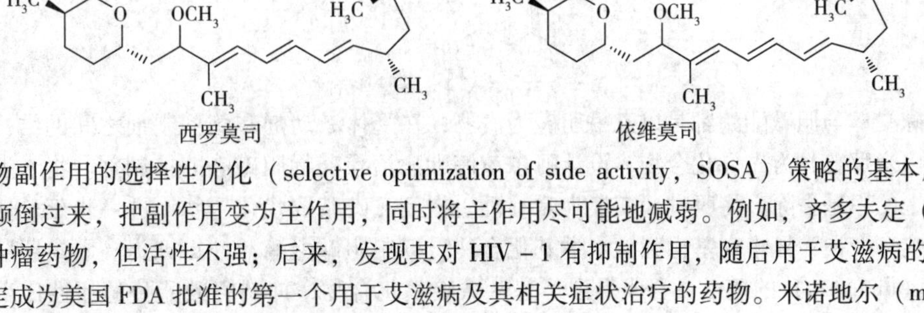

西罗莫司 依维莫司

基于药物副作用的选择性优化（selective optimization of side activity, SOSA）策略的基本原理就是要将其亲和性颠倒过来，把副作用变为主作用，同时将主作用尽可能地减弱。例如，齐多夫定（zidovudine）原设计为抗肿瘤药物，但活性不强；后来，发现其对 HIV-1 有抑制作用，随后用于艾滋病的治疗。1987 年，齐多夫定成为美国 FDA 批准的第一个用于艾滋病及其相关症状治疗的药物。米诺地尔（minoxidil）为钾通道活化剂，曾用于降压药物，其副作用之一为多毛症（刺激毛发增长），现用作毛发生长促进剂。

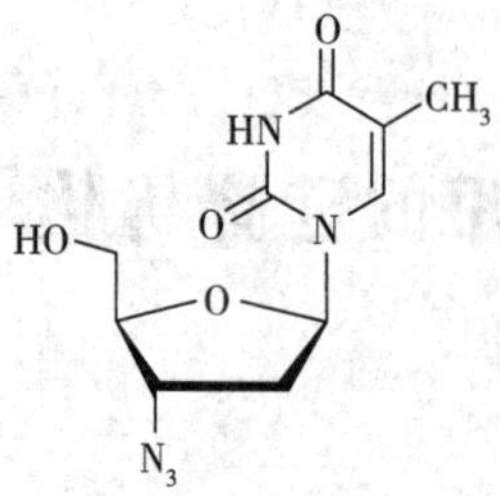

齐多夫定 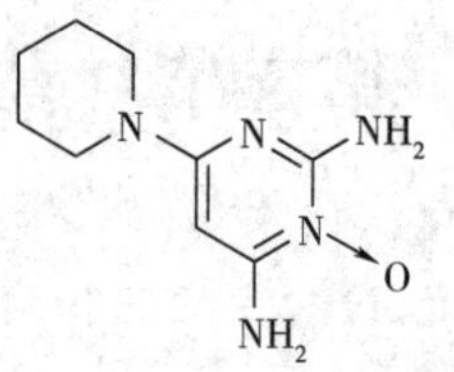　　　　　　　　　米诺地尔

将已知药物的副作用转化为主作用，消除原来的主作用，以原有药物作为新靶标的苗头先导化合物或先导化合物，这是模拟创新药物（follow – on drug）研究的另一种表现形式。具有以下特点：①可借鉴性，根据药物显示的副作用或药理实验发现对不希望靶标的作用，可以设定筛选靶标，并通过去除主作用的药效团特征，消除原药理作用。②良好的成药性，已有药物作为先导化合物，在成药方面已得到证实，其生物利用度和药物代谢行为以及安全性是明确并且可驾取的，因而研发的起点高；同时，优化过程始终在适宜的理化性质和药代动力学性质的空间中进行，降低了从非药向类药的转化过程。③物质和活性的新颖性，由于既有的药物及其周边化合物通常已申请专利保护，由苗头演化成先导化合物，以及先导化合物的优化，都需要在结构中注入新的结构特征，并获得新的药理活性；因此，无论物质上或活性上都会因有新颖性而获得知识产权保护。④研发成本低，SOSA 是在已知主、副作用的基础上，发现苗头或先导化合物，减少了由非药 – 类药 – 成药的转化过程，具有较高的命中率和成功率，风险和投入相对较小。

二、基于药物副作用的选择性优化

基于已有药物副作用选择优化、设计和研发新药，是在已知主、副作用的基础上，发现苗头或先导化合物，减少了由非药 – 类药 – 成药的转化过程，具有较高的命中率和成功率，风险和投入相对较小。

（一）由抗抑郁药米那普林发现多种先导化合物

抗抑郁药米那普林（minaprine）是 5 – 羟色胺和多巴胺重摄取抑制剂，同时也具有微弱的毒蕈碱 M_1 受体激动活性，有可能优化成为胆碱能受体激动剂。将米那普林分子中的哒嗪环上的甲基由 4 – 位移到 5 – 位，吗啉环变换为脱品烷环，得到脱品烷基取代化合物，对胆碱受体的激动作用提高了 40 倍；进一步在苯环的邻位上引入羟基得到的羟基化合物，完全消除了原来的两种活性，显著提高了对胆碱受体的激动作用。

米那普林（minaprine）　　　　脱品烷基取代化合物

羟基化合物

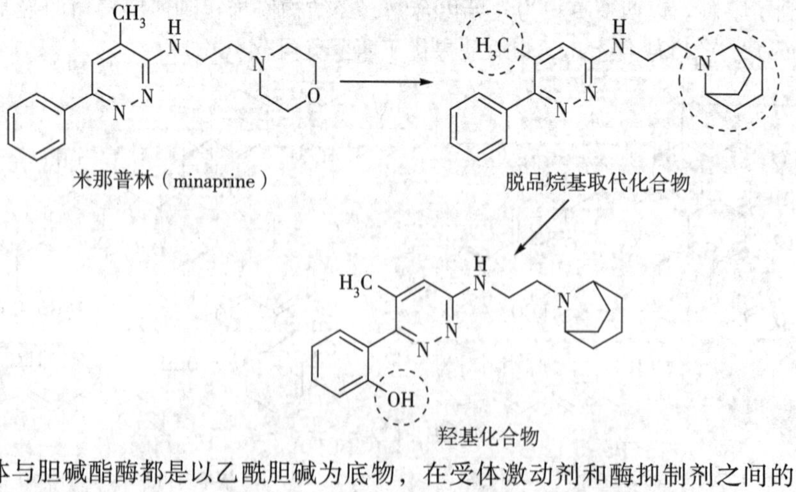

乙酰胆碱受体与胆碱酯酶都是以乙酰胆碱为底物，在受体激动剂和酶抑制剂之间的结构应有相似之处。因此，以米那普林为先导化合物，设计阿尔茨海默病治疗药物胆碱酯酶抑制剂。将米那普林分子结构中哒嗪环上的甲基去除，将吗啉环变换为哌啶环，得到哌啶基取代化合物；进一步延长侧链以增加亲脂性，将哌啶环变换为异喹啉基得到异喹啉基化合物，抑制胆碱酯酶活性得到提高。参照胆碱酯酶抑制剂多奈哌齐（dinepezil）的侧链，合成得到苄基 – 哌啶基化合物，抑制胆碱酯酶的活性比米那普林提高了 5000 倍。

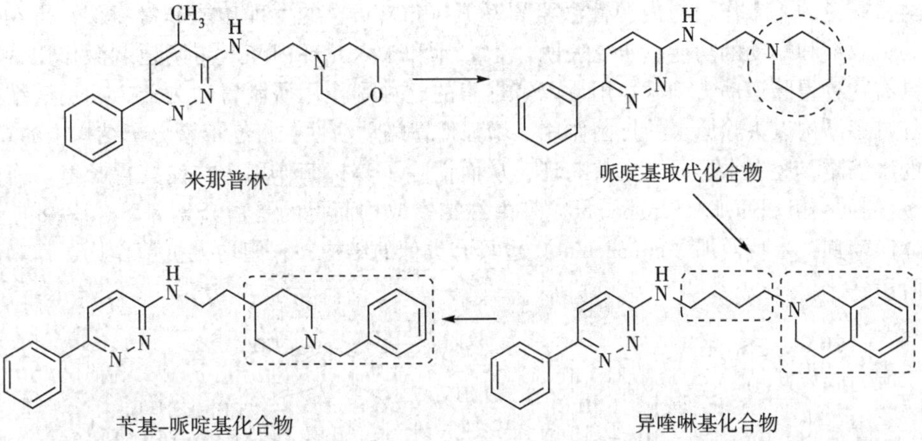

米那普林

哌啶基取代化合物

苄基-哌啶基化合物

异喹啉基化合物

以异喹啉基化合物为先导化合物进一步优化，在其哒嗪环上的 C-5 位引入亲脂性基团甲基，有利于抑制乙酰胆碱酯酶，并降低了对丁酰胆碱酯酶的活性。研究发现，苯基的邻位取代对活性影响不大，进而合成得到茚并哒嗪化合物，该化合物比苄基-哌啶基化合物的活性强 11 倍。

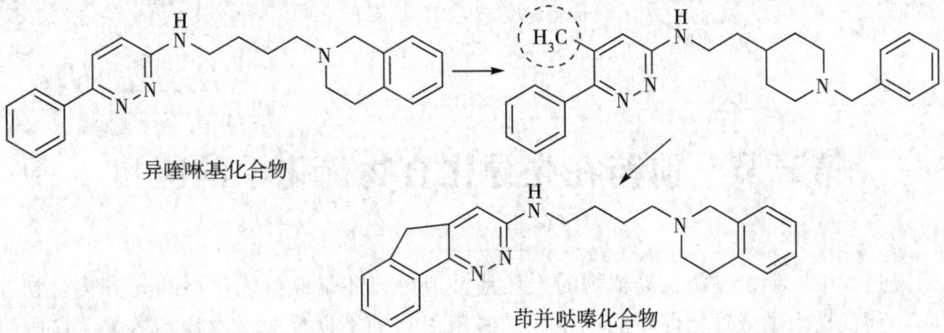

异喹啉基化合物

茚并哒嗪化合物

（二）由抗菌药红霉素到胃动力药

大环内酯类抗生素红霉素（erythromycin）具有较明显的胃肠道刺激作用，引起恶心、呕吐和腹泻等副作用；其原因是在胃酸的作用下分子结构中 6 位羟基与 9 位酮基形成半缩酮，再与 12 位羟基生成缩酮，该过程是红霉素产生胃肠道刺激和失去抗菌作用的主要原因。

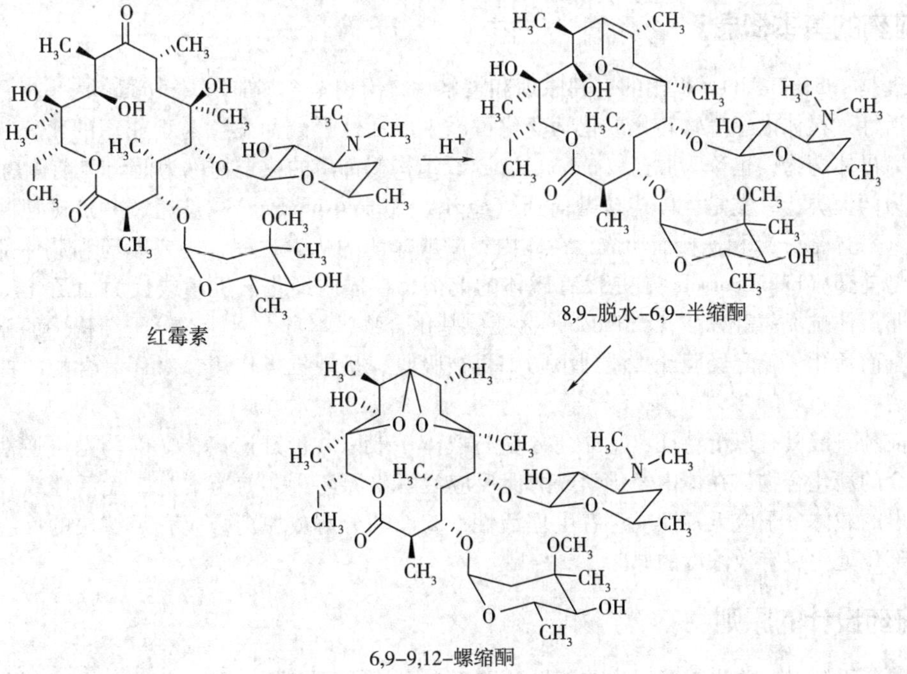

红霉素

8,9-脱水-6,9-半缩酮

6,9-9,12-螺缩酮

红霉素对胃肠道的刺激作用与内源性激素胃动素（motilin）的生理功能非常相似，胃动素是 22 肽，具有引起胃肠道收缩和蠕动的功能。研究表明，十二元和十六元环内酯对胃肠道刺激作用很弱，只有十四元环内酯具有这种胃肠道动力刺激作用。以红霉素的这种副作用研制胃动力药，利用其结构与活性的特征，改造红霉素结构以去除原来的抗菌作用，增强促胃蠕动活性。将红霉素分子结构中的 6 位羟基与 9 位酮基形成的半缩酮，经失水形成二氢呋喃环，从而消除了其抗菌作用，并使其胃肠道动力刺激作用提高 10 倍以上。例如，伊屈西那（idremcinal）是由红霉素改构而得的是白介素 – 8（IL – 8）受体抑制剂和胃动素受体激动剂；米特西那（mitemcinal）也具有类似的结构，它们均无抗菌作用，作为胃动力药处于临床研究阶段。

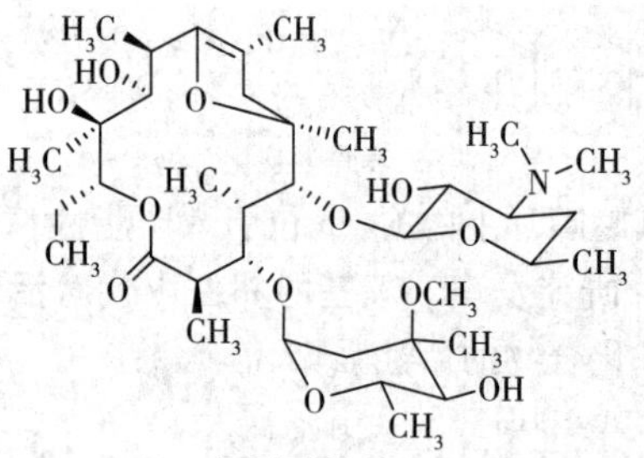

伊屈西那 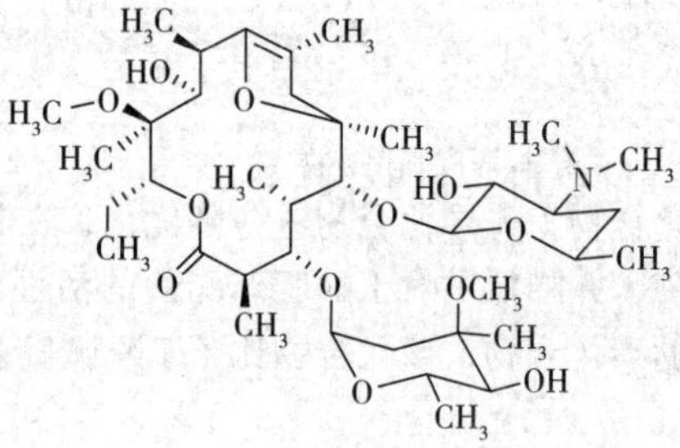　　　　　　　　　　米特西那

第三节　前药在先导化合物优化中的应用

在新药研发过程中，无论是源自动植物的天然活性成分，还是经过优化后的先导化合物，常存在着影响其药效学、药代动力学或理化性质的不足。如脱靶引起的不良反应，治疗指数差，口服吸收低，不合理的时效性，溶解性低，稳定性差，不适于剂型设计等。这些不利的性质并非同时存在，但相互交叉和交盖影响，使用常规的结构修饰方法常常顾此失彼，缺乏针对性。前药原理是克服某些缺陷常用的药物结构修饰手段之一，其基本原理是在化学结构上暂时掩蔽须要克服的缺陷，达到目的后，经生物或化学途径转变为活性分子而起效。

一、前药的基本概念

前药原理是 1958 年 Albert 提出的，其原理和策略一直沿用至今。前药（produrg）是指一类在体外活性较小或无活性，在体内经生物转化或化学变化可以生成活性形式而发挥药理作用的化合物。修饰前的活性药物称为母体药物，也称为原药（parent drug），结构修饰后的化合物称为前药（前体药物）。

前药分为两大类，一类是载体连接型前药（carrier – linked prodrug），是通过共价键把原药与某种无活性化合物（载体部分）相连接而形成，在体内经酶或非酶的化学过程，生成原药和载体部分。另一类是生物前体型前药（bioprecursors），是没有载体的前药，在体内经化学机制或代谢而活化呈现药效的药物。例如，非甾体抗炎药舒林酸（sulindac）为亚砜基化合物，本身无活性，分子结构中的亚砜基在肝脏中还原成硫醚而活化，硫醚经胆汁排泄到小肠中再被吸收，呈现抗炎作用，对环氧合酶的抑制作用较舒林酸强 500 倍。

载体型前药一般具有以下特征：①原药分子与载体一般以共价键连接；②前药是可逆性药物，是原药与载体键合的新化合物，在体内经化学或酶促反应裂解出原药；③前药本身应无活性或者活性低于原药；④裂解出的载体分子应无毒性或没有生理活性；⑤前药分解成原药，应有足够快的反应动力学，以保证在作用部位处生成有效浓度的原药。

二、前药设计的原则

在进行前药设计时，首先，要明确前药设计需要克服的主要问题，设定设计策略；其次，要确定药物产生最佳疗效所需要具有的理化性质；最后，选择合理的结构修饰方式使药物具有合适的理化性质并能在作用部位释放出原药。

前药设计时一般还应考虑以下因素：①选择原药最适宜的功能基处键合载体分子，原药与暂时转运基团以共价键连接形成前药，原药与载体的键合部位在体内经酶或非酶反应可被裂解而释放原药分子；②前药本身应无活性或活性低于母药，前药的合成和纯化应简易可行，最好是一步反应；③载体分子应无毒性或无生理活性，且价廉易得；④应明确前药在体内的活化机制；⑤前药应当在体内能定量地转化成原药，而且有足够快的反应动力学，以保证作用部位生成的原药有足够的有效浓度，并且应尽量降低前药的直接代谢失活。

三、前药设计的目的与方法

前药设计的主要目的是通过化学结构修饰，解决药物或先导化合物特定的药学或药代动力学问题，主要包括：①改善药物在体内的吸收、分布、转运与代谢等药物动力学过程，提高生物利用度；②改善药物的稳定性和溶解性；③改善药物的不良气味或味道；④降低毒副作用；⑤提高药物对靶部位作用的选择性；⑥改变药物作用时间等。

前药设计的核心问题是选择合适的载体和原药中键合载体分子的最适宜官能团，在化学结构上暂时掩蔽须要克服的缺陷，并根据机体组织中受体、酶、pH 等条件的差异，使其在合适的作用部位按照需要释放出原药。掩蔽的方式在化学结构上可分为载体型前药和生物前体型前药。

（一）载体型前药

载体型前药是活性分子（原药）和载体片段经化学键连接的化合物，其在体内经酶促反应或非酶促反应后，转化为原药而发挥作用。载体型前药的作用原理如图 8-1 所示。

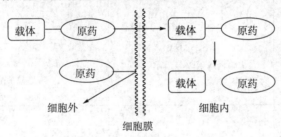

图 8-1 载体型前药作用示意图

设计前药分子结构时，原药分子结构中的各种官能团均有可能成为被修饰的对象。例如，常常将含有羧基、醇或酚的化合物修饰为酯类前药（如羧酸酯、磷酸酯、氨基甲酸酯等），含有羰基的化合物可通过席夫碱（Schiff base）、肟、烯醇酯、缩醛或缩酮等形式来制备前药，含氮化合物可修饰为酰胺、亚胺、肟、磷酰胺、偶氮、N-酰氧烷基衍生物等，也可引入偶氮基、糖苷基、肽键、醚键等。前药设计的主要类型，见表 8-3。

表 8-3 前药设计的主要类型

原药功能基	载体键合类型	实例	
		原药	前药
（羧酸结构）	（酯结构）	氨苄西林（ampicillin）	仑氨西林（lenampicillin）

续表

原药 功能基	载体 键合类型	实例	
		原药	前药
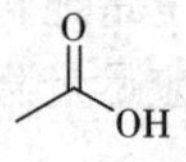	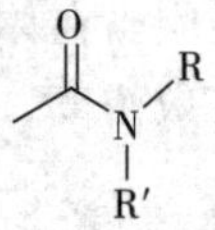	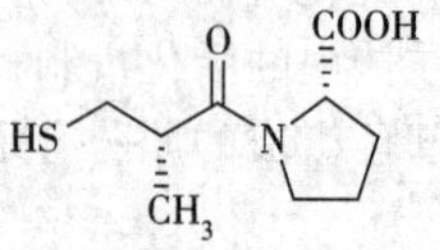 卡托普利（captopril）	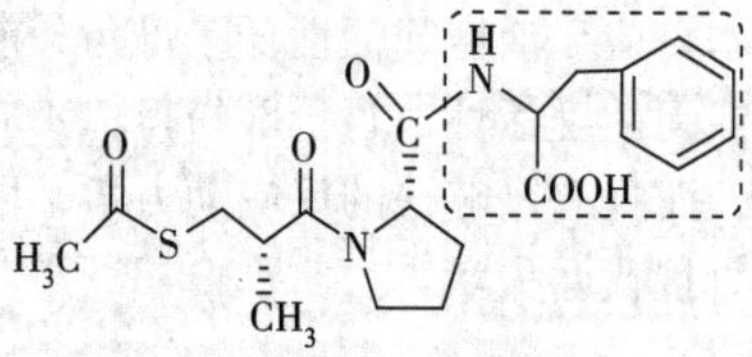 阿拉普利（alacepril）
—OH	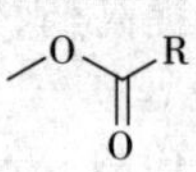	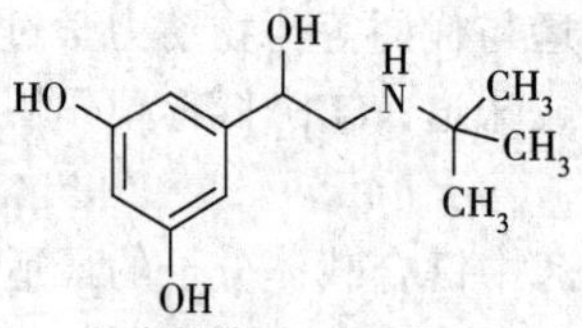 特布他林（terbutaline）	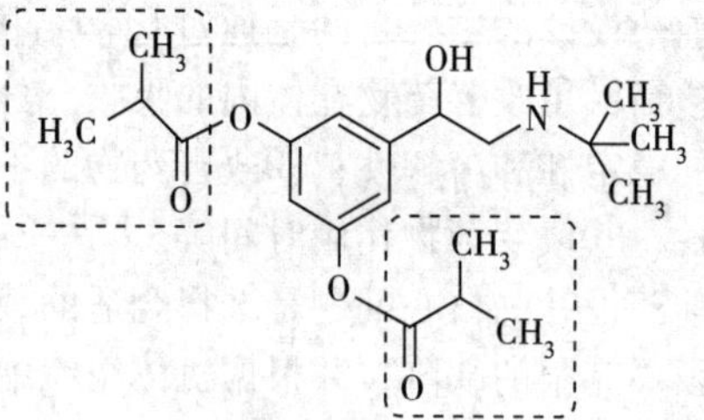 班布特林（bambuterol）
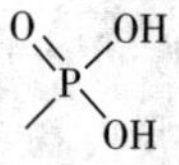	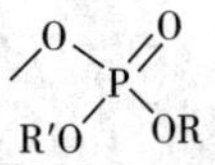	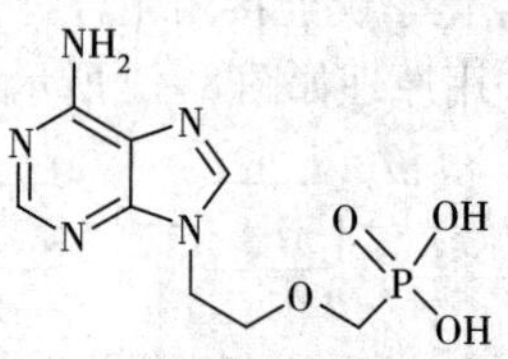 阿德福韦（adefovir）	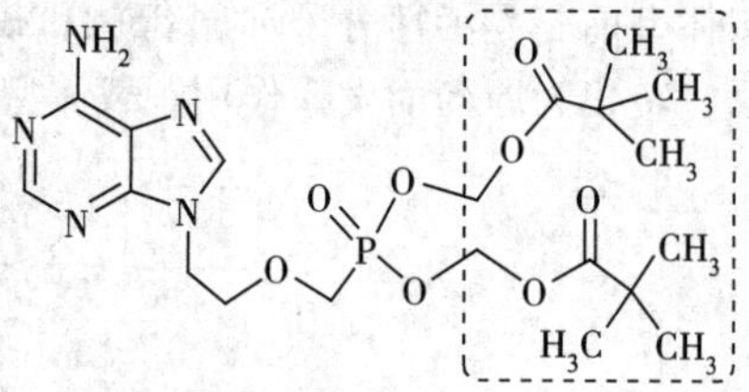 阿德福韦酯（adefovir dipivoxil）
—NH₂	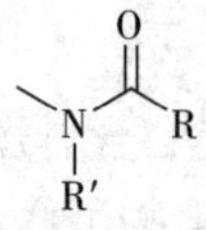	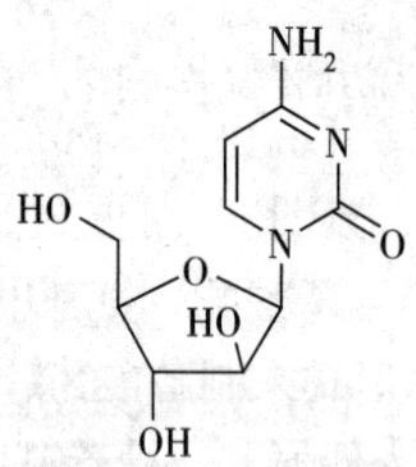 阿糖胞苷（cytarabine）	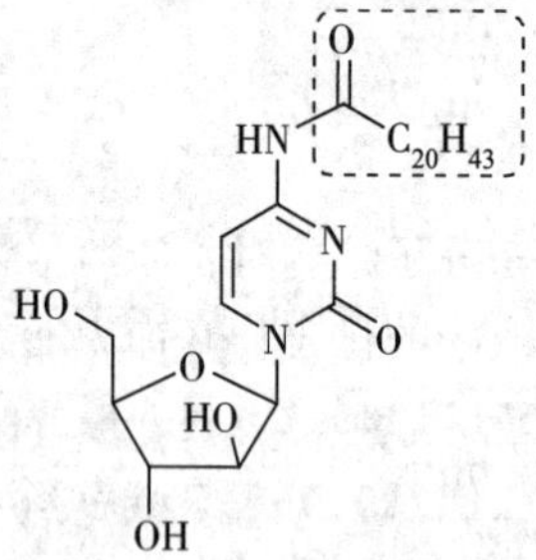 依诺他滨（enocitabine）
	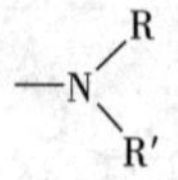	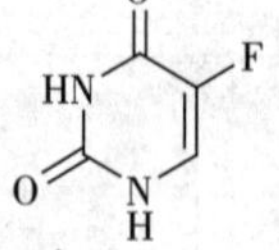 5-氟尿嘧啶（fluorouracil）	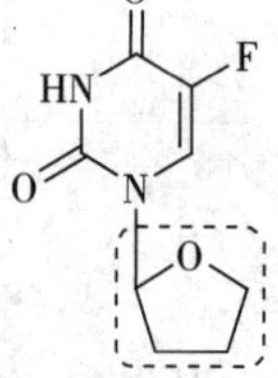 替加氟（tegafur）

知识链接

多级潜伏化

经典的前体药物有时是无效的，如为改善水溶性设计的注射用前药，由于其不稳定，在溶液中易分解而不能应用；根据特异性靶位裂解机制设计的前药，往往因达不到靶标组织而失效等。为克服前药的上述缺点，改善前药的性质，可利用多级潜伏化（cascade latentiation）方法，设计双前药（double prodrug）或前 – 前药（pro – prodrug）。即将在特异性部位裂解的前药，进一步潜伏化，改善其转运性能，制成在体内具有良好转运性能，能有效到达作用靶点的药物，即前药的前药；活性化合物要经过两步或两步以上的反应才能从前药中释放出来，发挥药效。双前药的活化过程，见图 8 – 2。

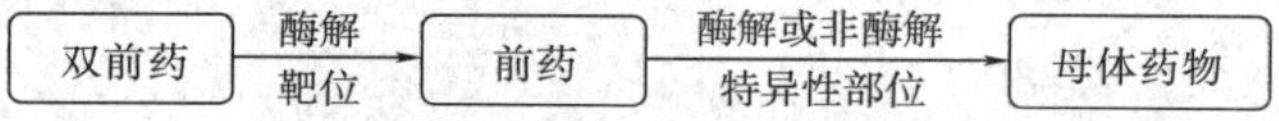

图 8 – 2　双前药的活化过程

抗病毒药物泛昔洛韦（famciclovir）是典型的双前药，口服后，在胃肠道和肝脏中迅速被代谢为喷昔洛韦（penciclovir）。喷昔洛韦本身也是前药，它只有在病毒特有的胸腺嘧啶脱氧核苷激酶的作用下转化为活性形式喷昔洛韦三磷酸酯（PCV – TP）而发挥作用。

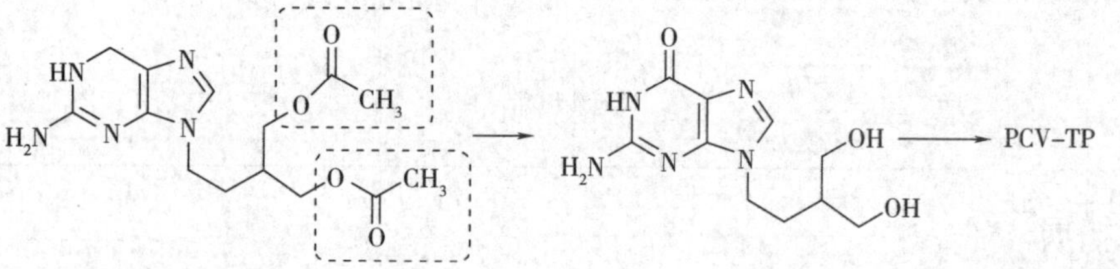

泛昔洛韦　　　　　　　　　　　　喷昔洛韦

（二）生物前体药物

生物前体药物（bioprecursors）是没有载体的前药，在体内经化学机制或代谢而活化呈现药效的药物。生物前体药物的设计通常是利用代谢活化的概念，由活性代谢产物逆推而成，在机体内药物经 I 相代谢的氧化、还原、水解、裂解等单个反应或级联反应，生成具有活性的药物。

例如，抗肿瘤药物环磷酰胺（cyclophosphamide）在体外没有生物活性，进入体内后，经肝脏活化发挥作用。首先，环磷酰胺经 P450 酶氧化生成 4 – 羟基环磷酰胺，通过互变异构生成开环的醛基磷酰胺；醛基磷酰胺经 β – 消除脱去丙烯醛，生成氨基磷酰氮芥而活化。在生理 pH 条件下，氨基磷酰氮芥上的游离羟基解离成氧负离子，该负离子的电荷分散在磷酰胺的两个氧原子上，降低了磷酰基对氮原子的吸电子作用，从而使氨基磷酰氮芥具有较强的烷基化能力。另外，氮芥基团（β – 氯乙氨基）也是生物活性前体基团，本身没有生物烷化作用，经分子内亲核取代生成乙烯亚铵离子而活化成烷基化基团。

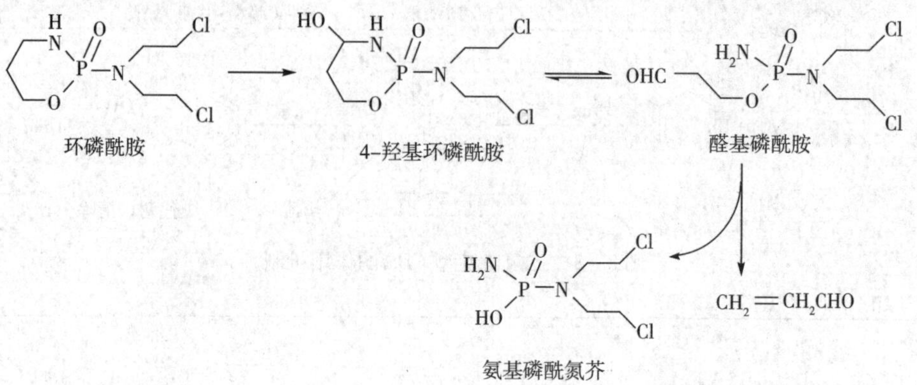

环磷酰胺　　　　　　　4–羟基环磷酰胺　　　　　　醛基磷酰胺

氨基磷酰氮芥

　　血管紧张素Ⅱ受体拮抗剂氯沙坦（losartan）分子中的咪唑环上羟甲基在体内经 CYP2C9 和 3A4 氧化代谢为羧基化合物，该代谢产物的活性高于氯沙坦 10～14 倍，半衰期也长于氯沙坦。这个代谢活化过程，启示了后续的沙坦类药物的研制。例如，坎地沙坦酯（candesartan cilexetil）等后续的沙坦类药物含有两个酸性基团，将生物前体药物转变为载体型前药。

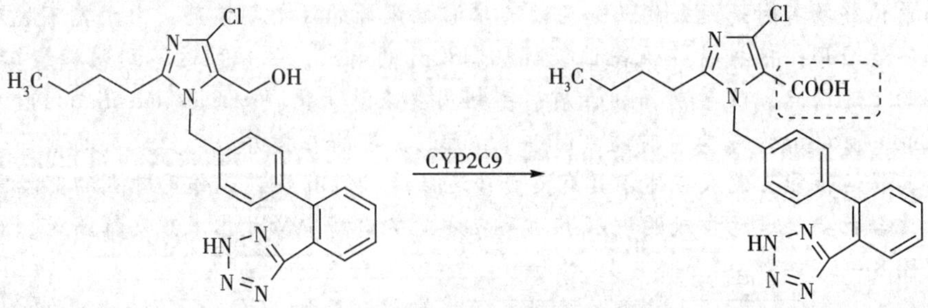

氯沙坦

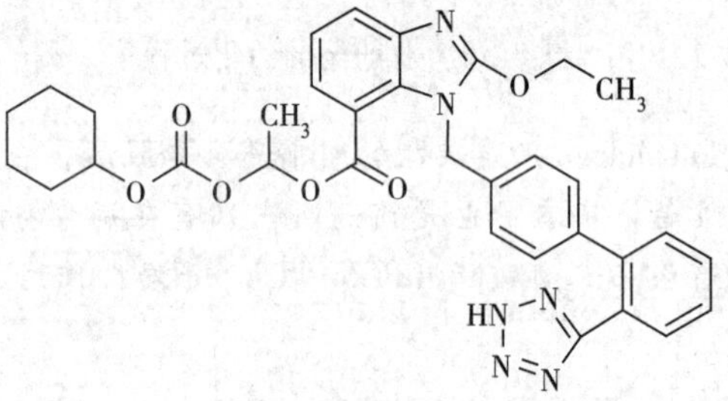

坎地沙坦酯

知识拓展

化学传递系统

　　化学传递系统（chemical delivery system，CDS）是一种较为独特的前药递送方式。活性化合物需要与二氢吡啶等片段进行拼合，形成脂溶性前药，进而容易透过血－脑屏障转运分布到中枢。在中枢及外周达到分布平衡后，二氢吡啶部分经酶促氧化形成渗透性较差的吡啶盐，中枢系统中的吡啶盐则会停留在中枢系统，通过水解缓慢释放出活性化合物；而中枢外的吡啶盐可以被快速清除。

　　采用化学传递系统的前药修饰，可以有效改善化合物的血－脑屏障通透性，增加了化合物进入中枢系统的浓度。但二氢吡啶前药不稳定，需要注射给药。二氢吡啶型化学传递系统的作用机制，见图 8－3。

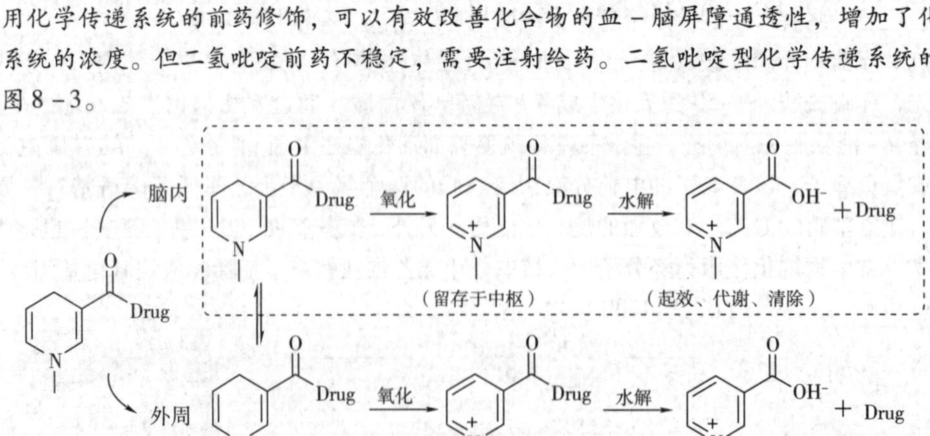

图 8－3　二氢吡啶型 CDS 的作用机制

四、利用前药原理优化先导化合物

（一）基于改变药物溶解性的前药设计

在先导化合物结构优化过程中，化合物的水溶性起着至关重要的作用。良好的水溶性可以提升化合物的类药性质，提高药物在人体内的吸收、分布、代谢、排泄（ADME）等药代动力学性质。改善化合物水溶性的化学修饰策略主要有成盐、引入极性基团、降低脂溶性、构象优化、前药修饰等。其中，成盐、引入极性基团、降低脂溶性、构象优化水溶性策略的共同点是直接修饰化合物的分子结构，但不适当的化学修饰可能会影响化合物的活性或安全性。前药修饰策略是不改变原药结构，只靠添加助溶基团来提高水溶性，这是前药策略的一个优势。通过前药修饰改善水溶性的方法有磷酸化、羧酸酯化、氨基酸酯、糖基化、酰胺化和水溶性聚合物等。

磷酸（盐）类前药是常用的前药设计方法之一。由于磷酸本身溶解性好，极性大，磷酸（盐）类前药的一个主要应用就是用来解决药物的水溶性问题。HIV 蛋白酶抑制剂安普那韦（amprenavir）水溶性很差（水中溶解度约为 $0.04\,mg\cdot ml^{-1}$），致使给药剂量很高。福沙那韦（fosamprenavir）是安普那韦的磷酸酯前药，水溶性为安普那韦的 10 倍，水溶性和口服生物利用度都得到了提高，给药剂量也因此显著减少，更易被患者接受。福沙那韦在体内经肠道上皮的磷酸酯酶逐渐水解磷酸酯键释放出安普那韦，该前药起到缓释的效果。

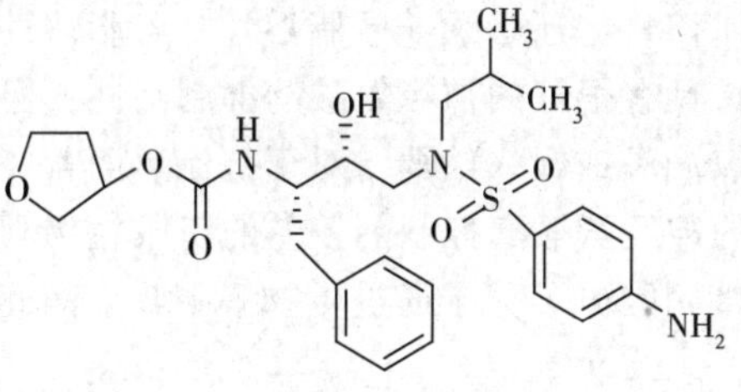

安普那韦 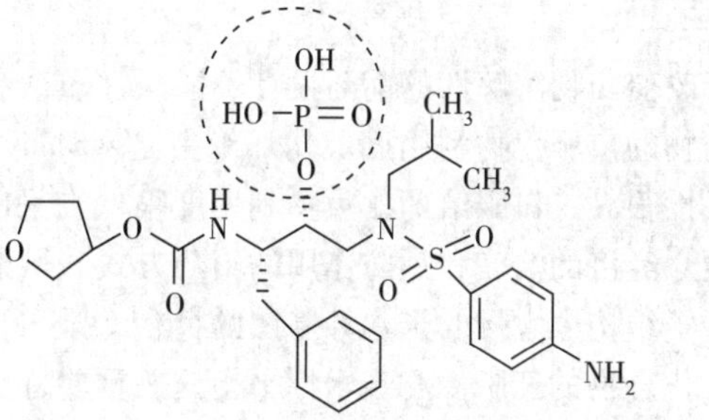　　　　　　　　　　　　　　　福沙那韦

羧酸酯类前药制备方便，在体内水解容易，可以方便地引入水溶性基团。伊立替康（irinotecan）是 7-乙基-10-羟基喜树碱（SN-38）的前体药物，临床主要用于治疗胰腺癌、转移性直肠癌或结肠癌，是晚期大肠癌的一线用药。伊立替康的水溶性为 $20\,mg\cdot ml^{-1}$，比 7-乙基-10-羟基喜树碱（水溶性为 $2\,\mu g\cdot ml^{-1}$）提高了上万倍。伊立替康在体内经肝脏羧酸酯酶水解脱去甲酸酯基团，转化为其活性化合物 7-乙基-10-羟基喜树碱而发挥作用。

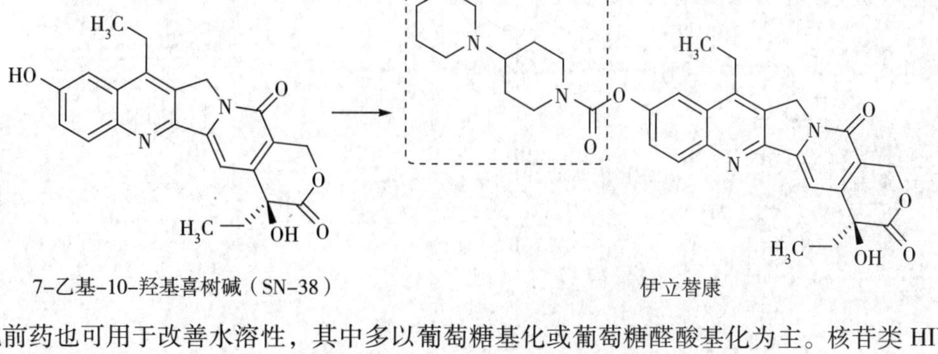

7-乙基-10-羟基喜树碱（SN-38）　　　　　　　　伊立替康

糖基化前药也可用于改善水溶性，其中多以葡萄糖基化或葡萄糖醛酸基化为主。核苷类 HIV-1 逆转录酶抑制剂司他夫定（stavudine），口服吸收良好，在体内其分子结构中的 5'-羟基逐步被磷酸化，生成三磷酸酯，从而使 DNA 键断裂抑制逆转录酶的活性。司他夫定的溶解度为 $5.4\,mg\cdot ml^{-1}$，将其糖基化制成其前药，溶解度增加到了 $16.7\,mg\cdot ml^{-1}$，该前药也具有一定的抗病毒活性，在体内水解后，发挥药效。

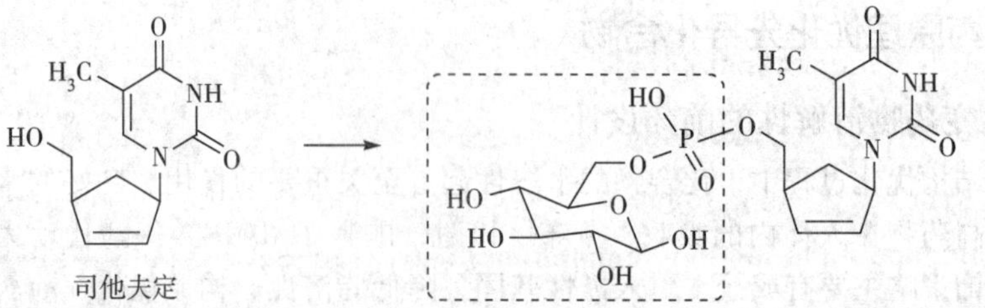

司他夫定

氨基酸具有良好的水溶性和代谢性质，可将水溶性小的药物制成氨基酸前药。例如，抗病毒药物阿昔洛韦（aciclovir）水溶性差，口服生物利用度低。将阿昔洛韦结构中的末端羟基与缬氨酸通过酯键连接，制得其前药伐昔洛韦（valaciclovir），水溶性比阿昔洛韦大 60 倍。伐昔洛韦临床用于治疗急性的局部带状疱疹，口服吸收迅速，在体内水解酶的作用下转化为阿昔洛韦，发挥药效。

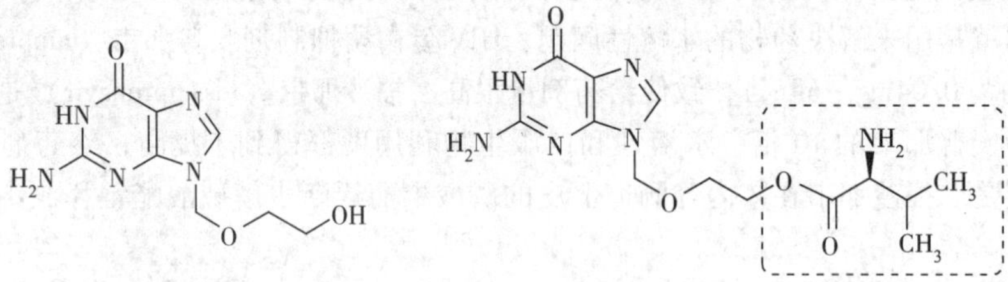

阿昔洛韦   伐昔洛韦

基于改变药物溶解性的前药设计不能只注重改善水溶性，还必须兼顾脂溶性，若脂溶性太差，也难以提高药物的口服生物利用度。扎那米韦（zanamivir）具有很好的神经氨酸酶抑制活性，但由于其分子本身的极性很大，口服给药的生物利用度很低，只能以滴鼻或吸入给药。对于抗流感而言，口服给药是一种方便、经济的治疗和预防作用的给药方式。早期的神经氨酸酶抑制剂较差的口服生物利用度是由于化合物分子结构中大量的亲水性基团的存在，亲水性基团阻碍了分子通过生物膜吸收。因此，需要重新优化设计化合物的亲脂性和亲水性平衡这一重要特性。

以扎那米韦（zanamivir）为先导化合物，开发口服给药的神经氨酸酶抑制活性。根据电子等排原理，将扎那米韦分子结构中的二氢吡喃环替换为环己烯环；为了提高脂溶性，以疏水性烷氧基代替丙三醇，极性较小的氨基代替扎那米韦 C4 位高极性的胍基，得到化合物 GS4071。化合物 GS4071 显示出良好的抗病毒活性，但口服生物利用度很低。为了提高化合物 GS4071 口服生物利用度，采用前药原理，将分子结构中的羧基用乙醇酯化，得到口服有效的神经氨酸酶抑制剂奥司他韦（oseltamivir）。奥司他韦被制成磷酸盐，经口服，在肝酯酶作用下将奥司他韦的酯键水解转化为活性的奥司他韦羧酸（化合物 GS4071），口服生物利用度达到 80% 左右。

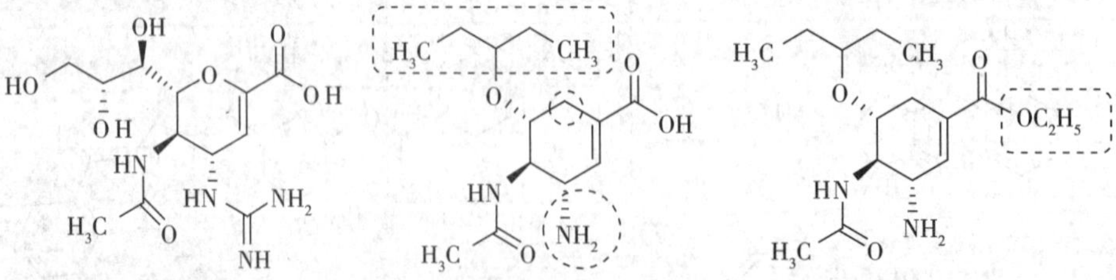

扎那米韦   GS4071   奥司他韦

案例解析

抗凝血药物达比加群酯

抗凝血药物达比加群酯是达比加群的前药。达比加群酯于 2010 年被 FDA 批准上市，为第一个用于临床治疗血栓的非香豆素类化合物，用于治疗血栓和预防房震颤者卒中。

达比加群酯是以 2 - 萘基磺酰胺基取代化合物为先导化合物，经结构优化得到的。将先导化合物分子中的甘氨酸片段替换，优化后得到 N - 甲基苯并咪唑基化合物，静脉注射后的半衰期比先导化合物明显增加，但有严重的心血管副反应。为了进一步增强活性，将 N - 甲基苯并咪唑基化合物的亲脂性部位苯环用更大的片段喹啉基替换，得到活性更好的喹啉基取代化合物，该化合物极易与血浆蛋白结合（IC_{50} 值明显增加），因此需要进一步对该化合物的药代动力学性质进行优化。在喹啉基取代化合物的磺酰胺基的氮原子上引入乙酸基团，并将苯并咪唑环的 2 位与苯甲脒基官能团间连接桥替换为烷基胺，得到胺基连接桥化合物，活性得到提高。进一步用 N - 芳香酰胺官能团替换喹啉磺酰胺基，得到 N - 芳香酰氨基化合物，药代动力学性质得到改善。

为进一步改善药代动力学性质，将 N - 芳香酰氨基化合物分子结构中的苯环替换为吡啶；并探索羧酸基团与酰胺氮原子之间的连接桥长度，将乙羧基替换为丙羧基，得到达比加群。达比加群对丝氨酸蛋白酶具有良好的选择性，在体内具有良好的抗血栓活性。

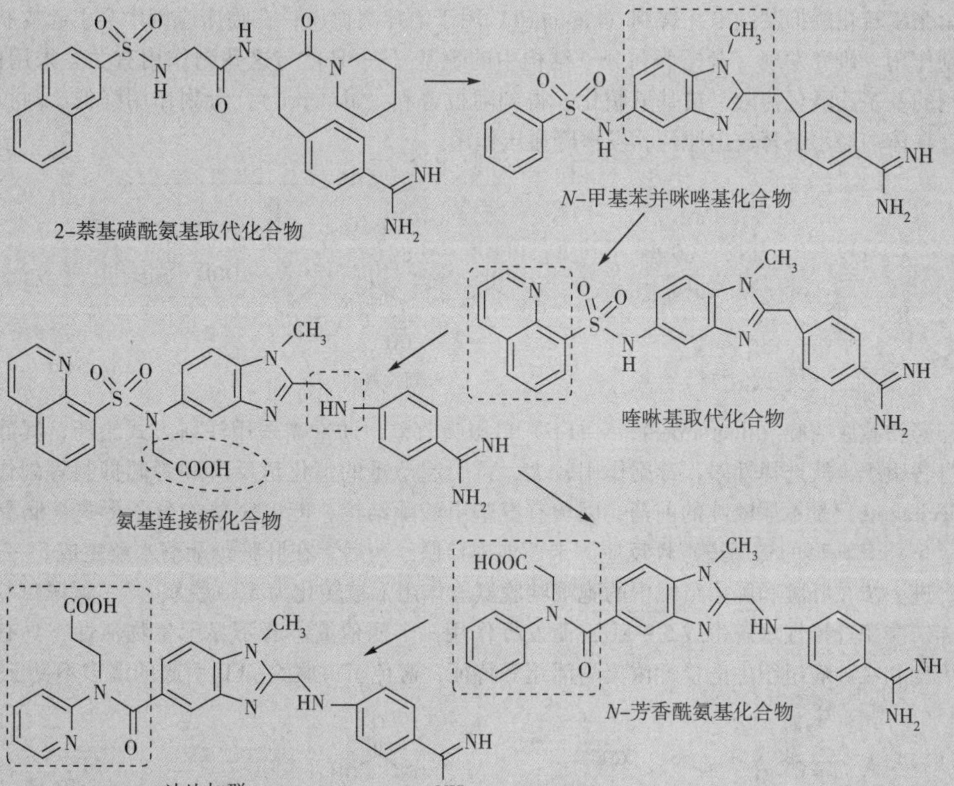

（化学结构式图）

2-萘基磺酰氨基取代化合物

N-甲基苯并咪唑基化合物

喹啉基取代化合物

氨基连接桥化合物

N-芳香酰氨基化合物

达比加群

达比加群通过静脉注射给药，具有良好的药效，但口服生物利用度较低。由于达比加群分子结构中有两个带电荷的基团，形成两性分子，致使达比加群分子的亲水性非常强。亲水性太强的药物在口服后难以被吸收，从而导致口服生物利用度低。采用前药原理，将达比加群的两个带电荷基团进行酯化和酰胺化，得到前药达比加群酯。

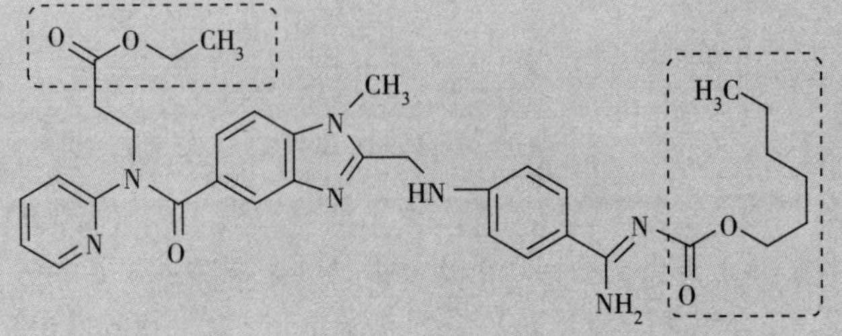

达比加群酯

（二）基于降低药物毒副作用的前药设计

前药设计是解决药物毒性的一种有效方法。由于前药改善了药物在机体组织中的分布，提高药物的选择性定位作用，从而降低了药物的毒副作用或增强药物的疗效。一般情况下，将羧酸和酚类反应生成酯，毒性大幅度降低。非甾体抗炎药的羧基往往会引起消化道溃疡，利用前药原理将其羧基酯化以降低羧酸对胃肠道的刺激性，得到一系列酯类前药。例如，阿司匹林（aspirin）的羧基与对乙酰氨基酚酯化的药物贝诺酯（benorilate），吲哚美辛（indomethacin）的羟乙酸酯的前药阿西美辛（acemetacin）等；这些前药进入体内后经酯酶水解后释放出原药而起效，毒性和刺激性降低。

血管紧张素转化酶抑制剂卡托普利（captopril）用于治疗高血压，在临床应用中会引起皮肤发疹和味觉障碍的副作用。研究发现，卡托普利分子结构中的巯基（—SH）与这些副作用有关。采用前药原理，将卡托普利的巯基乙酰化掩蔽，羧基酰胺化，得到阿拉普利（alacepril），毒副作用降低。阿拉普利口服吸收良好，在体内经水解释放出原药，发挥降血压作用。

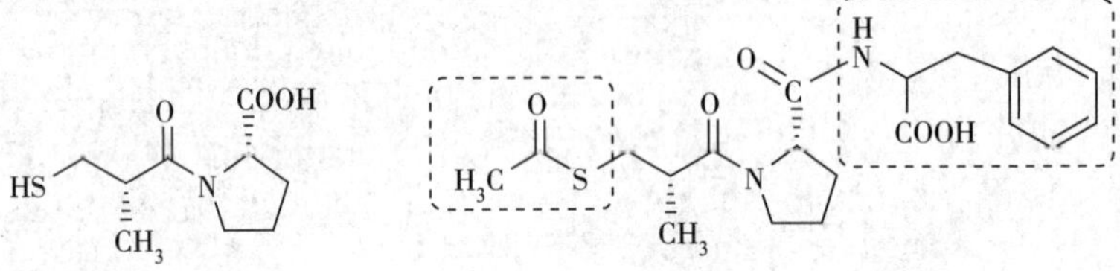

卡托普利　　　　　　　　　　　阿拉普利

抗肿瘤药物氟尿嘧啶（fluorouracil，5-FU）口服吸收差，通常需采用注射方式给药，其静注后迅速分布到全身各组织，故选择性差，毒副作用较大，可引起严重的消化道反应和骨髓抑制等副作用。卡西他滨（capecitabine）是氟尿嘧啶的前药，因含有氨基甲酸酯结构，能以完整的分子形式被肠黏膜迅速吸收，减少了5-FU典型的胃肠道毒性反应。卡西他滨口服给药后，在肝脏经酯酶水解生成5′-脱氧-5-氟胞嘧啶，进一步在肝脏和肿瘤组织中的胞嘧啶脱氨酶作用下被转化为5′-脱氧-5-氟尿嘧啶，再经细胞中的尿苷磷酸酶选择性水解生成5-FU，而发挥作用。卡西他滨本身不显示生物活性，具有较好的口服生物利用度和在肿瘤组织中选择性浓集与活化等特征，避免了口服5-FU引起的诸多不良反应。

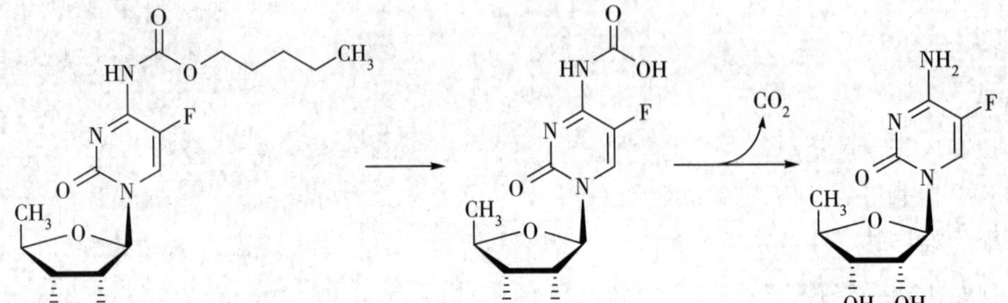

卡西他滨　　　　　　　　　　　　　　　　　　　　　　　　　　5′-脱氧-5-氟胞嘧啶

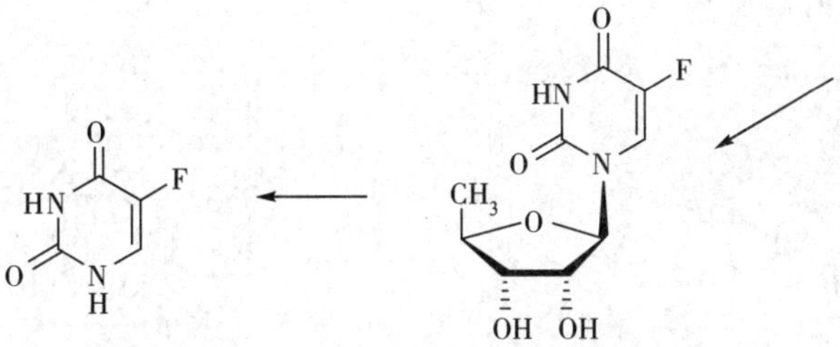

氟尿嘧啶   5′-脱氧-5-氟尿嘧啶

（三）基于提高药物适宜性的前药设计

许多药物由于味觉不良（苦味、不良气味）和注射疼痛而限制其使用，特别是儿童用药。苦味是化合物溶于口腔唾液中，与味觉感受器苦味受体相互作用而产生。克服苦味的方法，除制剂上的糖衣法、胶囊之外，还可利用前药原理，将苦味药物分子结构进行修饰制成前药，阻碍其与苦味受体的结合，既能达到很好的掩味目的，又不影响药物的生物利用度。

抗疟药奎宁（quinine）具有强烈的苦味，将奎宁的仲醇基与氯甲酸乙酯反应，得到其前药优奎宁（euquinine），不再具有奎宁的苦味，仍保留抗疟作用，适合于儿童应用，口服后在消化道内水解为奎宁。

许多抗生素都有强烈苦味。例如，红霉素（erythromycin）味苦，将其制成红霉素丙酸酯的十二烷基硫酸盐，得到其前药依托红霉素（erythromycin estolate）。依托红霉素比红霉素稳定，没有苦味，适合儿童服用，为红霉素前药中最出色的一个。棕榈氯霉素（chloramphenicol palmitate）是氯霉素（chloramphenicol）的棕榈酸酯，没有抗菌活性，也没有氯霉素的苦味，适合于儿童口服，口服后经肠黏膜及血中的酯酶逐渐水解，释放出氯霉素，作用持久。

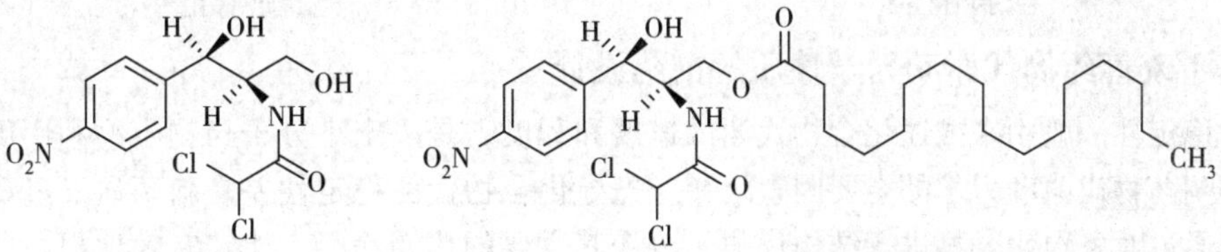

氯霉素   棕榈氯霉素

药物的吸收主要与脂水分配系数有关，药物只有具有合适的脂水分配系数才能充分吸收，达到较大的生物利用度。对于极性大、脂溶性差的药物，可以利用前药原理，通过结构修饰增加其脂溶性，促进药物在胃肠道的吸收。口服给药是最易被患者接受的用药方式，很多药物效果很好，但因为其自身的结构特点，只能静脉给药或者其他途径注射给药，不但麻烦，而且给患者带来许多痛苦。对于含有羧基或者（酚）羟基的药物，由于极性较大，生物膜透过性较差，一般口服吸收率不高，可以制成酯或者酰胺衍生物，增加脂溶性，提高膜透过性和口服吸收率。

核苷类抗病毒药物需要在被感染的细胞内经三磷酸化，生成活性成分发挥作用。第一步磷酸化是经病毒的激酶催化，为限速步骤，因而在（类）糖基上预构一个磷（膦）酸基，在体内进一步三磷酸化。磷酸基由于有"多余"的电荷，过高的极性而不利于膜吸收，因此须掩蔽磷酸基的负离子，提高亲脂性以利于吸收。替诺福韦（tenofovir）是美国 Gilead 公司开发上市的开环磷酸核苷类抗病毒药物，分子中含有磷酸基团，在生理 pH 条件下通常带负电荷而极性太强不易透过生物膜，导致该类药物口服生物利用度差，组织分布系数低和具有一定的肾毒性。运用前药原理，将磷酸基团的负电荷掩蔽，得到替诺福韦酯（tenofovir disoproxil），替诺福韦酯是替诺福韦的碳酸酯前药，于 2001 年被美国 FDA 批准上市，可口服，显示出良好的组织分布、抗艾滋病病毒（HIV）活性和良好的药代动力学性质。

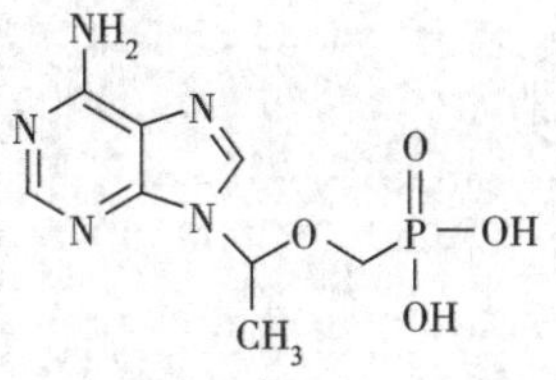

替诺福韦   替诺福韦酯

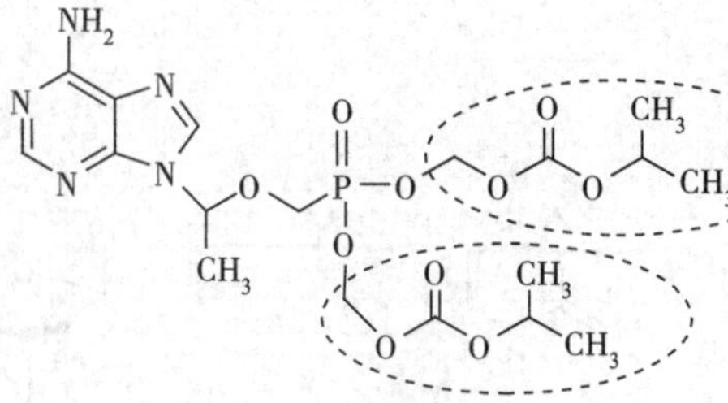

青霉素类、头孢菌素类抗生素自被发现以来，由于其效果好、抗菌谱广的优点一直深受人们的欢迎，但因其性质不稳定，只能静脉给药，应用也受到一定的限制。头孢菌素类药物的2位羧基是产生抗菌活性的重要药效团，但2位羧基的极性较强，影响了口服吸收。应用前药原理，将羧基酯化后可改善口服吸收效果，成为口服头孢菌素。例如，头孢泊肟酯（cefpodoxime proxetil）、头孢呋辛酯（cefuroxime axetil）等，这些前药口服吸收后，在肠道被非特异性酯酶水解释放出原药而发挥抗菌作用，延长了作用时间，生物利用度良好。

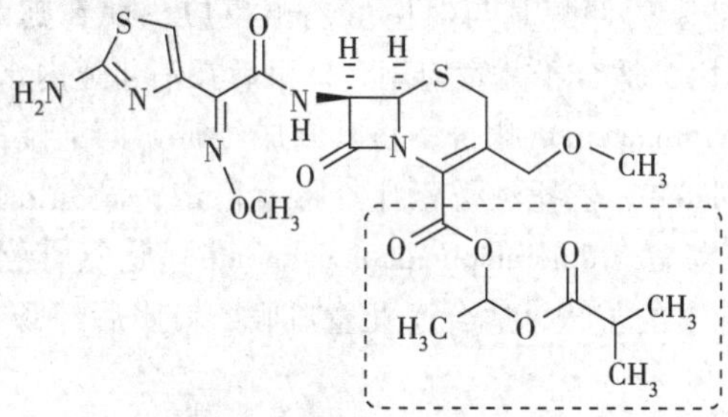

头孢泊肟酯 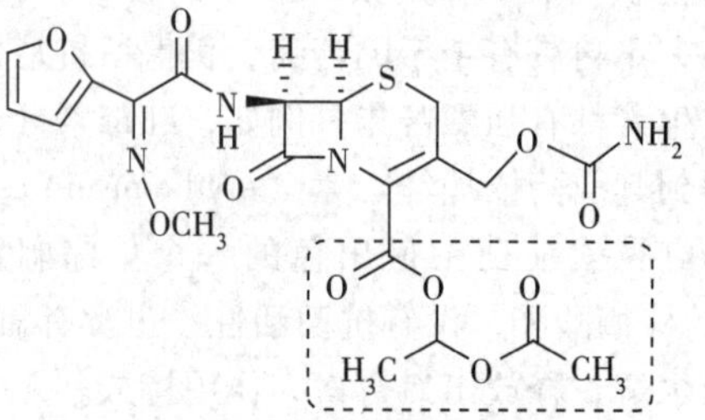   头孢呋辛酯

（四）基于改善药物代谢动力学性质的前药设计

药物代谢稳定性一般用来描述化合物代谢的速度和程度，是决定小分子药物生物利用度的一个重要因素，也是影响药物代谢动力学的主要因素之一。先导化合物代谢稳定性差是新药研发过程中经常遇到的问题之一，通过对先导化合物进行结构优化，改变其主要的代谢途径，能够有效地提高化合物的代谢稳定性、延长药物在体内的作用时间、提高生物利用度，进而优化其药物代谢动力学性质。

提高先导化合物代谢稳定性的结构优化策略主要有封闭代谢位点、降低化合物的脂溶性、骨架修饰、生物电子等排原理和前药原理等。其中，前药原理可用于提高先导化合物或药物的代谢稳定性，减慢代谢和排泄速率，延长药物在体内的作用时间，增加药物的生物利用度。在早期先导化合物结构优化时，应综合运用提高先导化合物代谢稳定性的结构优化策略，提高先导化合物的类药性。

血小板腺苷二磷酸受体拮抗剂氯吡格雷（clopidogrel）在体外无生物活性，口服后在体内经 CYP450 酶系转化，首先经 CYP2C19 氧化代谢得到氯吡格雷硫代内酯，噻吩环再经水解开环形成氯吡格雷活性代谢产物。活性代谢产物的巯基（—SH）可与血小板腺苷二磷酸（ADP）受体中的半胱氨酸残基形成二硫键，拮抗血小板 ADP 受体，而抑制血小板聚集。

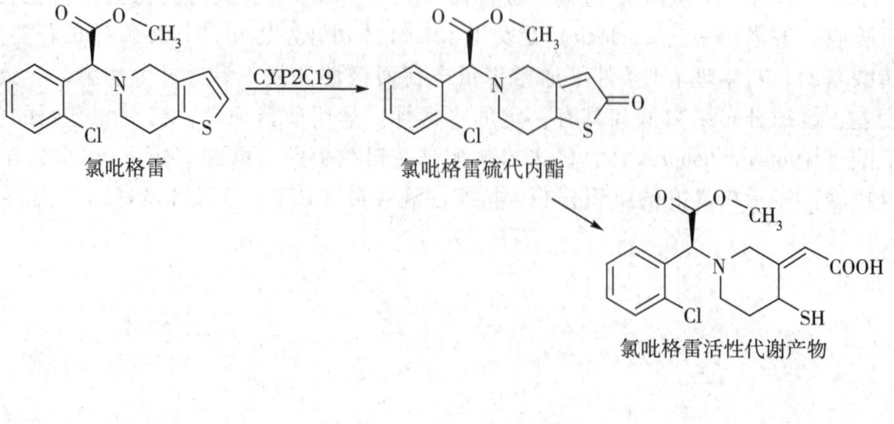

氯吡格雷   氯吡格雷硫代内酯

氯吡格雷活性代谢产物

临床研究表明，部分患者存在氯吡格雷抵抗。采用前药原理，对氯吡格雷的代谢中间体氯吡格雷硫代内脂进行结构修饰，设计并合成了维卡格雷（vicagrel）。维卡格雷在体内经 CYP450 酶代谢，仅需一步转化为活性中间体，使其克服了氯吡格雷抵抗。维卡格雷在体内经酯键水解后，发生 2－羟基四氢噻吩并吡啶－硫代内酯互变后，其代谢途径与氯吡格雷相同，经开环反应生成氯吡格雷活性代谢产物。维卡格雷药代动力学性质优良，其代谢产物硫代内酯中间体的生物利用度比氯吡格雷高 6 倍。

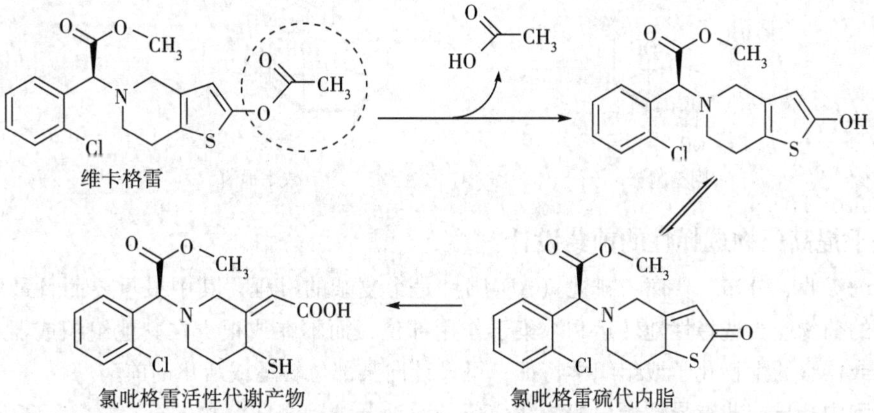

对于易被机体迅速代谢消除的药物，为延长药物的作用时间，可运用前药设计方法，减慢原药的代谢失活速率、排泄速率或增高药物在组织内的存留时间并逐渐释放出原药。班布特罗（bambuterol）是支气管扩张药特布他林（terbutaline）的 N，N－二甲基氨甲酸酯前药，对化学和酶促水解非常稳定，避免了特布他林分子结构中酚羟基的首过代谢，提高了药物代谢稳定性。班布特罗是长效的 β_2－受体激动剂，口服后在体内经酶催化氧化 N－甲基，生成 N－羟甲基氨甲酸酯，再经脱羟甲基裂解出甲醛，得到一甲基氨甲酸酯化合物，该化合物经酯酶水解释放出特布他林发挥支气管扩张作用。由于代谢过程经过两个酶促反应，形成的特布他林较慢，因而有长效控释作用。班布特罗半衰期长，持续时间可达 24 小时；临床上将特布他林每天给药 3 次改善为每天给药 1 次，提高了患者服药的依从性。

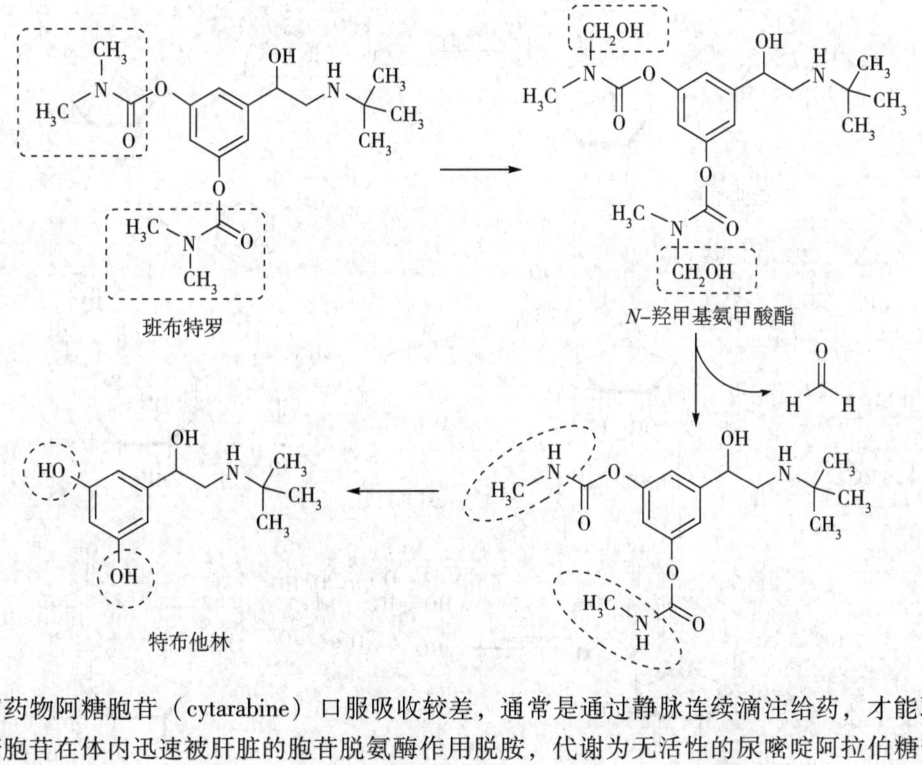

抗肿瘤药物阿糖胞苷（cytarabine）口服吸收较差，通常是通过静脉连续滴注给药，才能取得较好的效果。阿糖胞苷在体内迅速被肝脏的胞苷脱氨酶作用脱胺，代谢为无活性的尿嘧啶阿拉伯糖苷，半衰期短（约为 12 分钟）。为了减慢阿糖胞苷在体内脱胺失活，将其氨基用烷基酸酰化，得到依诺他滨（enoc-

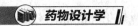

itabine）。依诺他滨在体内经代谢转化为阿糖胞苷而起作用，抗肿瘤作用比阿糖胞苷强而持久。

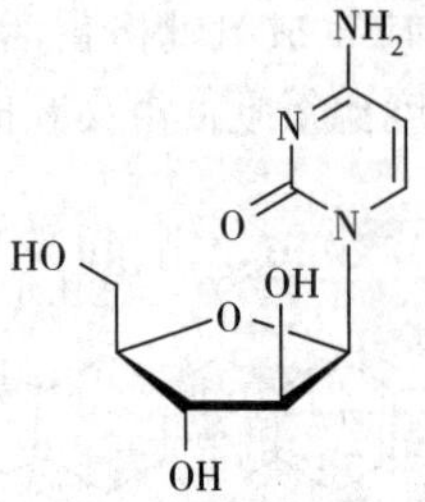

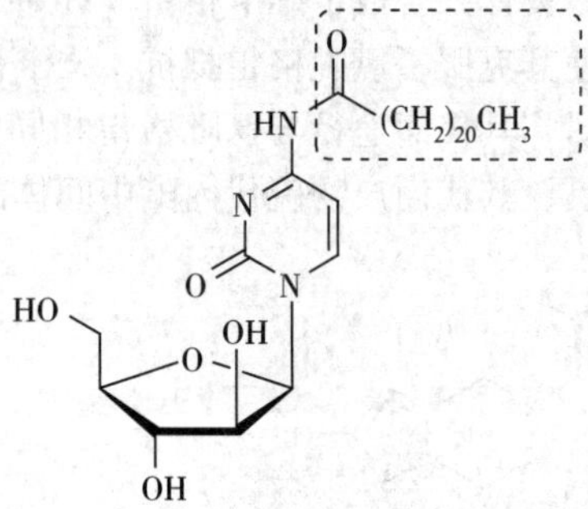

阿糖胞苷

依诺他滨

（五）基于提高药物选择性的前药设计

药物在体内吸收、分布、代谢、排泄（ADME）是个复杂的过程，其中最重要而且最难驾驭的环节是分布。理想的药物应当选择性地转运和浓集于作用部位，而不在或很少在其他组织或器官中分布和储积。根据组织或器官的生物化学或组织学特征，可设计向某部位转运或活化的前药。

利用肝细胞中特异或非特异性蛋白酶激活前药是设计肝细胞靶向药物的策略之一。2013 年上市的抗丙肝药物索非布韦（soforbuvir）是尿嘧啶核苷类似物的前药。索非布韦的抗丙肝病毒（HCV）作用是抑制 NS5B RNA 聚合酶，阻止病毒 RNA 链复制。索非布韦在体内经肝脏酯酶或羧肽酶的作用下，分子结构中的丙氨酸异丙酯水解生成游离羧酸和异丙醇，游离羧酸经环合、开环反应，再被肝细胞 HINT1 催化水解磷酰胺键，生成一磷酸尿苷类似物和丙氨酸，一磷酸尿苷类似物经二磷酸化和三磷酸化，转化为活性形式，抑制 HCV 的 RNA 聚合酶。索非布韦的活化过程，见图 8－4。

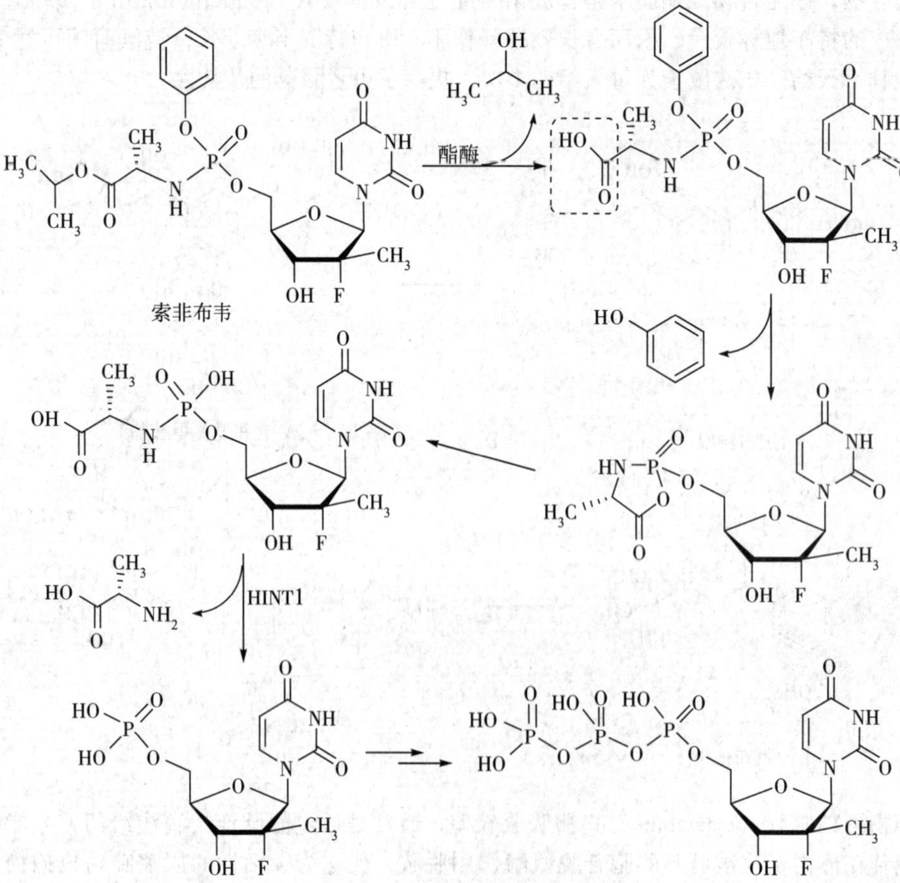

图 8－4　索非布韦的活化过程

案例解析

基于代谢活化设计的索非布韦

丙肝病毒（HCV）为正链 RNA 病毒，HCV 的复制需要 NS5B RNA 聚合酶的参与，因而 NS5B RNA 聚合酶是治疗 HCV 的药物靶标。以病毒聚合酶为靶标的核苷类抑制剂都需要在感染细胞内经三磷酸化作用，生成活化形式而起效，生成的三磷酸核苷抑制聚合酶，导致基因的致死合成。

为了研制 RNA 聚合酶抑制剂，Pharmasset 公司基于具有抑制 HCV 的化合物 2'-氟代脱氧胞苷和 2'-甲基胞苷设计合成了 2'-氟-2'-甲基脱氧胞苷。2'-氟-2'-甲基脱氧胞苷的活性和选择性有所提高，而且没有细胞毒作用；但其作为胞苷类核苷，在体内容易被胞苷脱氨酶催化脱氨，转变为尿苷化合物而失活。

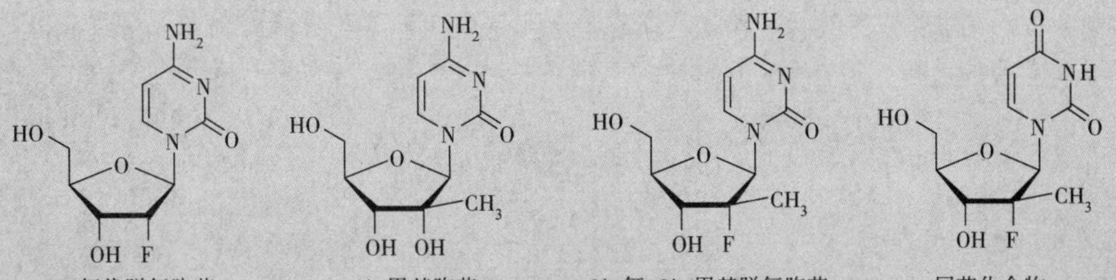

研究肝细胞对化合物的作用，预测其在体内的转化过程，对进一步优化结构和完善成药性具有重要作用。将 3H 标记的 2'-氟-2'-甲基脱氧胞苷与人的肝细胞温孵，在不同时间检测肝细胞中的化合物，发现 5'位羟基发生一磷酸、二磷酸和三磷酸化产物。2'-氟-2'-甲基脱氧胞苷在肝细胞中的代谢失活和活化过程，见图 8-5。

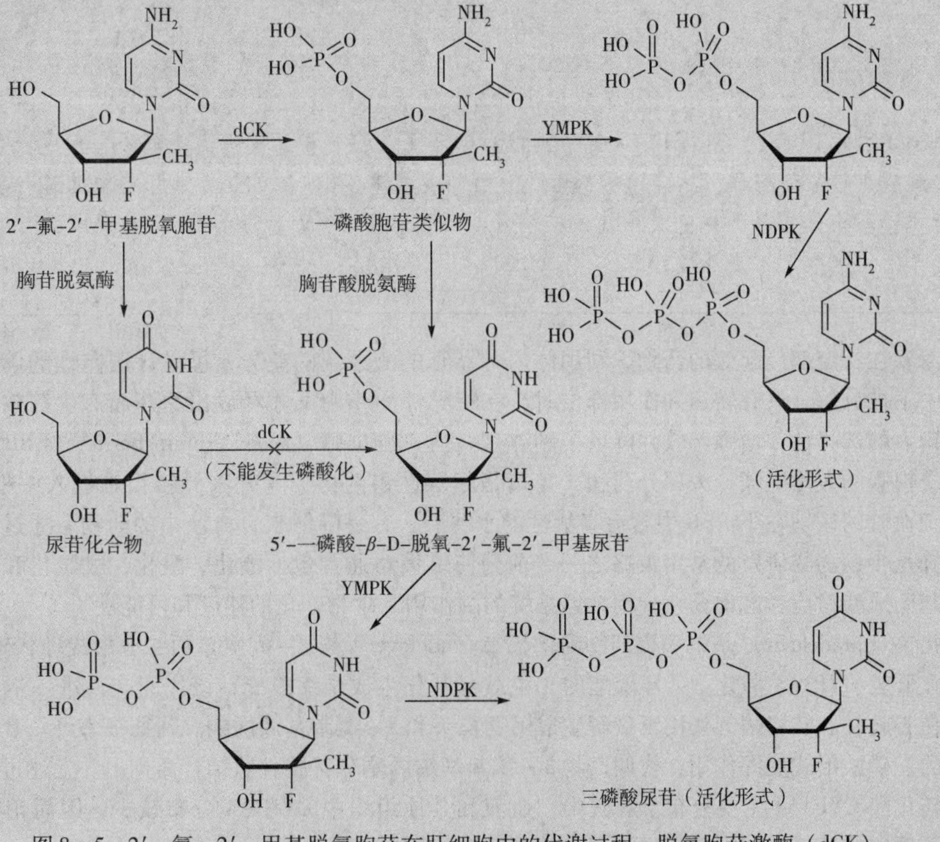

图 8-5　2'-氟-2'-甲基脱氧胞苷在肝细胞中的代谢过程。脱氧胞苷激酶（dCK），胞（尿）苷一磷酸激酶（YMPK），核苷二磷酸激酶（NDPK）

化合物 2′-氟-2′-甲基脱氧胞苷在肝细胞中代谢生成的三磷酸尿苷具有较高的抑酶活性，并可在肝细胞中长时间存留。然而，尿苷不能被激酶磷酸化，研发磷酸尿苷类似物则是研发的关键步骤。因此，以化合物 5′-酸-β-D-脱氧-2′-氟-2′-甲基尿苷为研发对象，避免了胞苷的脱氨作用，也预构了磷酸尿苷的结构，为生成活化产物三磷酸尿苷提供了磷酸基的"接口"。由于化合物 5′-磷酸-β-D-脱氧-2′-氟-2′-甲基尿苷的分子结构中的磷酸基含有两个负电荷的酸根，不利于通过细胞膜吸收和体内传输（药效和药代发生了冲突），采用前药原理掩蔽极性基团以利于吸收。

前药设计的策略是形成酯和酰胺，使 5′-磷酸-β-D-脱氧-2′-氟-2′-甲基尿苷（原药）成为中性分子，利用细胞内核苷酸结合蛋白的特异性水解功能，催化原药释放。利用肝细胞中含有组氨酸三元体核苷结合蛋白（HINT1）具有水解核苷酸磷酰胺键的功能，将原药分子中的一个负离子制成 L-丙氨酸的磷酰胺，另一个负离子制成苯酯。苯酯和磷酰胺都是化学稳定性的基团；丙氨酸安全无毒性，却又带出一个羧基，为此将其制成异丙酯，从而得到索非布韦。

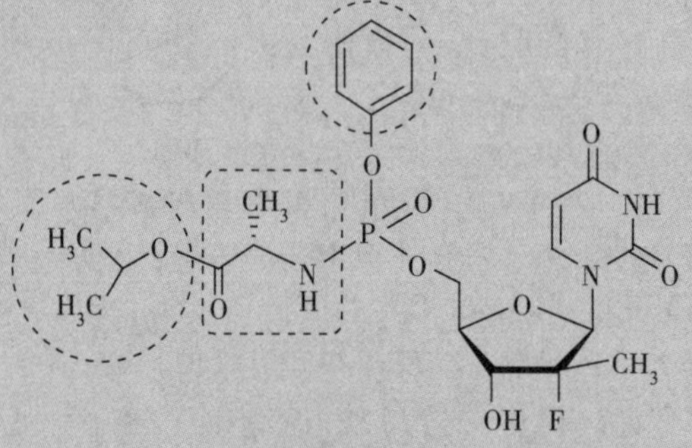

索非布韦

索非布韦（soforbuvir）有良好的口服生物利用度，吸收后在肝脏被酯酶水解除去异丙醇，生成的羧基负离子进攻磷原子，离去苯酚形成环状磷酰胺，环状磷酰胺被肝细胞中的组氨酸三元体核苷结合蛋白（HINT1）水解 P—N 键释放出 -磷酸尿苷，再相继发生两次磷酸化形成三磷酸活性形式抑制病毒核酸的合成。索非布韦的活化过程，见图 8-4。索非布韦为肝靶向的治疗药物，其代谢活化过程全部在肝脏中完成，就地抑制感染细胞中的 HCV 病毒的 RNA 聚合酶，因而提高了选择性作用，减少了不良反应。

对于需要在特定部位起效的药物，利用体内各器官的酶系统的差异，可设计靶向性的前药。前药在其他组织中不被分解，只有转运到作用部位时，在特异性酶作用下才释放出原药而产生药效，这样可提高药物对靶点的选择性，增强药效并降低了副作用。血-脑屏障（blood-brain barrier，BBB）是机体保护中枢免受损害的天然屏障，大部分药物，尤其是脂溶性差的药物等外来异物很难进入中枢神经系统。与外周毛细血管的区别在于 BBB 中含有高活性的水解酶，容易降解来自血液中的药物。通过对化合物进行前药修饰是中枢药物研发的常用策略之一，前药修饰策略通常包括酯化、酰化、酰胺化和拼合等。在选择取代基团成酯时应考虑前药在中枢神经系统的酶作用下生物转化的速度和可能性。

帕德福韦（pradefovir）是抗病毒药物阿德福韦（adefovir）与 S-间氯苯丙二醇形成环状磷酯的前药。帕德福韦在肝脏 CYP3A4 催化下，环磷酯的 3 位被羟基化生成半缩酮酯，该代谢产物进一步异构化为酮基磷酯，在谷胱甘肽转移酶的作用下裂解生成阿德福韦和 3-氯苯基烯丙酮。阿德福韦经核苷酸激酶催化生成活性的三磷酸形式发挥作用，代谢产物 3-氯苯基烯丙酮和谷胱甘肽结合而排出。上述过程在肝脏中进行，其转化酶 CYP3A4 主要分布于肝脏中，血液和其他组织中 CYP3A4 分布较少，因而帕德福韦作为阿德福韦肝靶向前药使用，降低了阿德福韦的肾毒性。

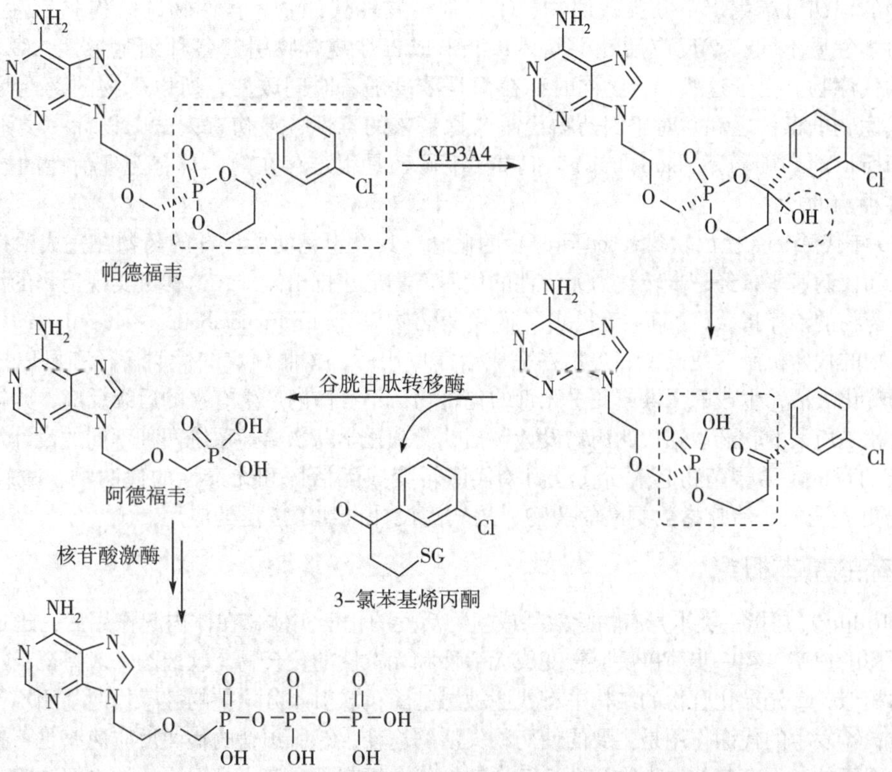

帕德福韦

CYP3A4

阿德福韦

核苷酸激酶

谷胱甘肽转移酶

3-氯苯基烯丙酮

理想的肿瘤治疗方法是选择性向肿瘤细胞施加没有活性的前药，在肿瘤细胞中可以释放出有活性的药物，且对正常的细胞没有毒性。由于肿瘤细胞增殖率高，除了用生物学的方法减少其活性外，还可以利用肿瘤组织和正常组织中酶活性的差异设计肿瘤细胞的靶向药物。例如，前列腺肿瘤中酸性磷酸酯酶含量高，因此可以将药物制成磷酸酯，进入前列腺后在酸性磷酸酶的作用下形成活性药物发挥作用。己烯雌酚（diethylstilbestrol）对前列腺癌患者作用较差，将其制成前药己烯雌酚二磷酸酯（diethylstilbestrol diphosphate），可用于治疗男性前列腺癌，因癌细胞中有较高的磷酸酯酶的活性，药物进入体内后在癌细胞中更易水解释放药物，提高了选择性。

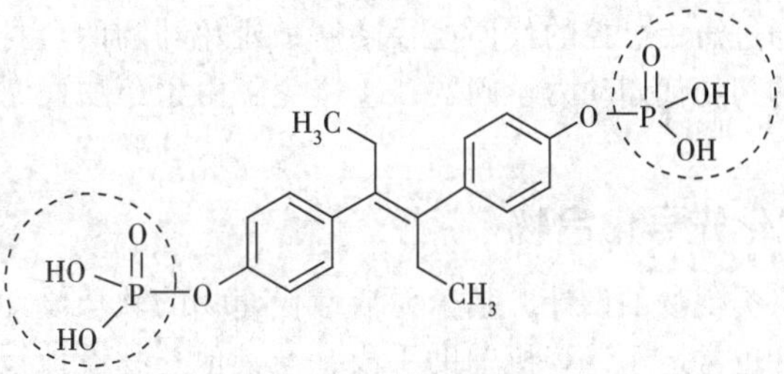

己烯雌酚二磷酸酯

第四节 软药在先导化合物优化中的应用

药物产生毒副作用涉及的因素很多，有的是与药物本身的分子结构有关，对于这类药物，一般可通过结构改造及构效关系研究进行结构优化，或运用前药原理等方法使其在特定部位释放，降低毒性。有的药物本身并无毒性，而毒性的产生与它在体内的代谢有关，即药物在体内生物转化的过程中，经酶促反应产生有毒的代谢中间体或代谢产物。在新药研究的过程中，许多药理活性很强的候选药物往往由于在开发后期发现具有无法避免的毒性或副作用而终止开发，造成大量的人力、物力浪费。

一般药物的代谢可产生以下几类代谢物：①类似药物的代谢物，代谢物的结构和活性与原药相似，但是药代动力学性质不同；②反应活性中间体，能形成毒性复合物引起各种细胞毒性；③其他代谢物，包括无活性的代谢物。由于这些化合物同时存在而且浓度随着时间改变，所以药物的毒性是药物内在毒性以及各种代谢物的毒性之和。对于因药物代谢产物带来的毒性，最初有人试图设计一类不受任何酶攻击的药物，即所谓的"硬药"（hard drug）。但事实上硬药是很难存在的，具有药理活性的药物在体内往往难以避免各种酶的攻击。

20 世纪 70 年代 Ariens 提出软药（soft drug）的概念，其设想是使所设计的药物在完成治疗作用后以可控的代谢途径和代谢速率，经一步转化为无活性的代谢产物迅速排出体外，这样可实现药物的活性和毒性分离。为了提高药物的治疗指数，Bodor 等提出了逆代谢药物设计（retrometabolism – based drug design）的概念，即根据药物的代谢机制，使设计的药物在完成治疗作用后，按照预定的代谢途径和可以控制的代谢速率，一步代谢转化失活，生成的无毒或几乎无毒的化合物，不在体内产生有害的后续反应，并被迅速排出体外，这种药物就是所谓的软药。逆代谢药物设计包括软药和化学药物给药系统两种不同的设计策略。

设计软药的目的是希望药物起效后，经简单代谢转变成无活性和无毒性的代谢物，减轻药物的毒副作用，设计出更安全的、治疗指数更高的药物，故软药设计得到了广泛的应用。

一、软药的基本概念

软药（soft drug）是指一类本身有治疗效果或生物活性的化学实体，在体内起作用后，迅速按可预知的代谢方式和可控的速率，经一步简单反应转变成无活性和无毒性的化合物。软药的一般特征：①与先导化合物的结构非常相似；②先导化合物的结构中有代谢敏感基团；③引入分子中的敏感代谢基团不影响先导化合物的理化性质；④发生的代谢作用是主要的使药物失活的途径；⑤所预料的代谢反应速率是可控的；⑥代谢生成的产物是无毒的，没有其他的生物活性；⑦预期的代谢机制不会产生高反应活性中间体。

软药与前药不同，前药本身不具有活性，只有在体内经化学或生物转化为母药时才能发挥治疗作用；而软药本身具有生物活性，在体内经可预测的和可控的方式代谢失活，两者在设计原理上是完全相反的过程。软药设计提供了一个简单的代谢分解途径，避免非区域性的或长效的毒性，简化代谢状态，避免形成多种活性物，避免竞争性酶系统的代谢途径，消除药物间的相互作用。软药设计的目的不在于避免代谢，而在于预测和控制主要代谢途径，避免生成有毒性、活性或不稳定的代谢产物，使其一步代谢失活，因而减少了药物的毒副作用，提高了安全性和治疗指数。

成功的软药设计主要有以下优点：①避免毒性代谢产物的生成，最大程度减少药物的毒副作用，从而提高药物的治疗指数；②通过简单可控的代谢途径降解，避免药物的全身毒性和长期毒性；③简化了由于多种活性代谢产物引起的药物代谢动力学问题；④避免了由于药物代谢产物对酶的抑制而产生的药物与药物的相互作用。

二、利用软药设计优化先导化合物

软药设计的主要方法有软类似物的设计、基于无活性代谢物的软药设计、基于活性代谢物的软药设计和前体软药设计。软药设计也常运用计算机辅助手段，与其他药物设计策略综合运用设计药物。在软药设计过程中，软类似物的设计和基于无活性代谢物的软药设计应用最为广泛。

（一）软类似物的设计

软类似物（soft analog）是药物或生物活性化合物的结构类似物，这些分子中存在有特定的易代谢结构片断（一般是易于水解的酯键）。这种软类似物一旦呈现作用后，迅速经一步代谢反应生成无活性化合物，避免不良反应。软类似物设计一般遵循以下原则：①软类似物的化学结构是先导化合物的生物电子等排体，结构非常相似；②易代谢的部分处于分子的非关键部位，对药物的转运，亲和力及活性的影响很小，或几乎无影响；③易代谢部分能被酶水解，但分子骨架是稳定的，易代谢部分的代谢是药物失活的主要或唯一途径；④通过易代谢部分附近的立体和电性因素的改变，控制可预测的代谢速率；⑤代谢过程不产生高度反应活性的中间体，代谢产物无毒、低毒或没有明显的生物活性。

生物碱类非去极化型肌松药的结构特点是含有双季铵结构，两个季铵氮原子间相隔 10～12 个原子，季铵氮原子上有较大的取代基团；此外，多数还都含有苄基四氢异喹啉的结构。以此为基础，结合季铵类化合物的特征反应之一 Hofmann 消除反应，从加速药物代谢的角度，设计合成了以阿曲库铵（atracurium）为代表的一系列四氢异喹啉类神经肌肉阻断剂。阿曲库铵分子中季铵氮原子的 β 位上有吸电子酰基，使其在生理条件下可发生非酶性的 Hofmann 消除反应，还可以在血浆酯酶催化下发生非特异性的酯水解反应，半衰期仅 30 分钟，迅速代谢为 N-甲基四氢罂粟碱和其他代谢物，均是无活性的代谢物，避免了对肝、肾酶催化代谢的依赖性，解决了其他神经肌肉阻滞剂常见的蓄积中毒问题。

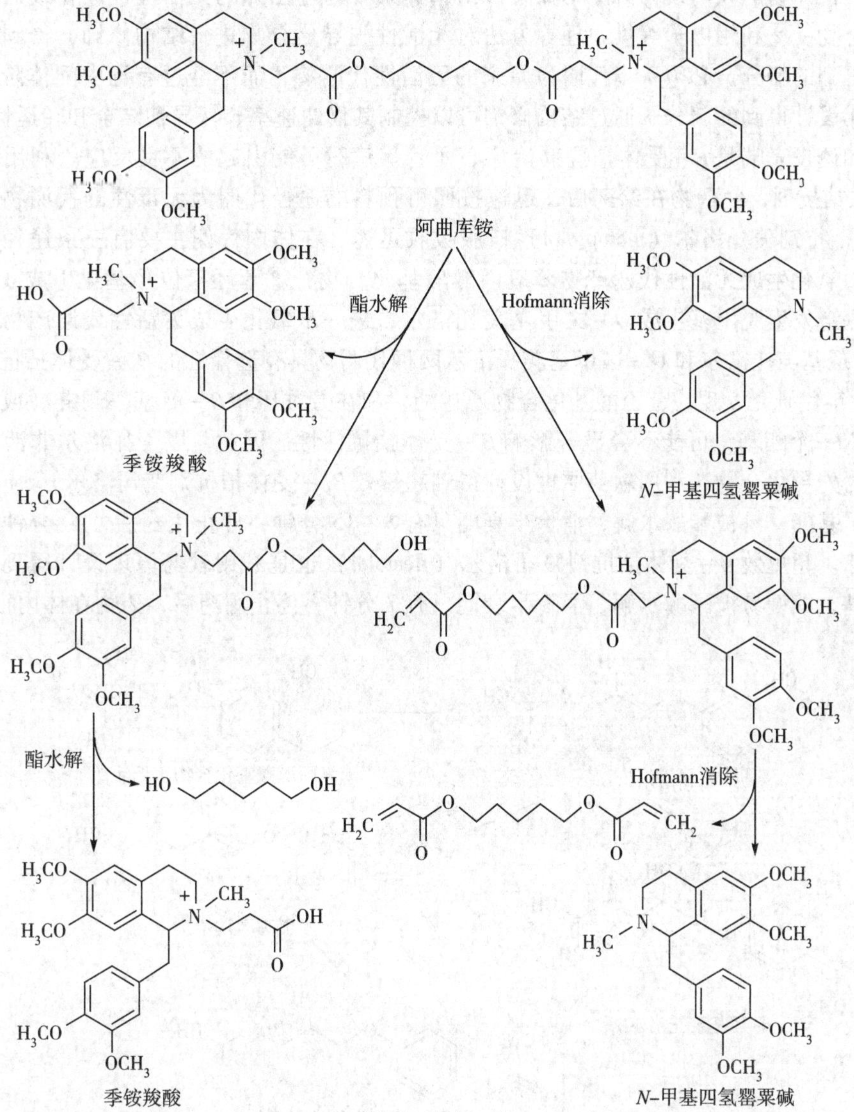

去极化型骨骼肌松弛药氯琥珀胆碱（suxamethonium chloride）是一个典型的软药，其是将骨骼肌松弛药十烃溴铵（decamethonium bromide）分子碳链中的次甲基用氧原子取代，得到的双季铵盐。氯琥珀胆碱在血液中迅速被胆碱酯酶水解为无活性的代谢物琥珀酸和氯化胆碱，作用时间短，副作用少。

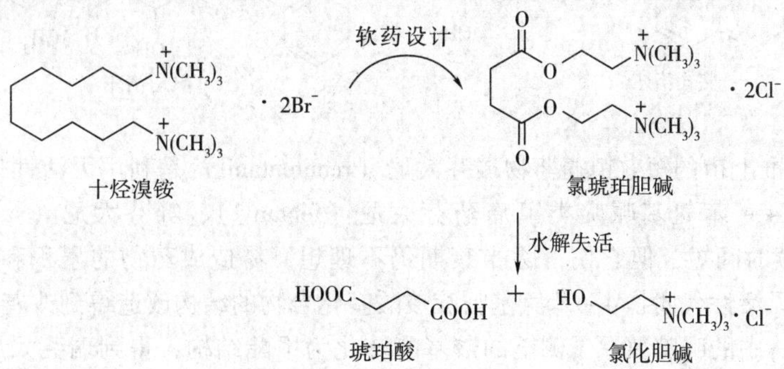

（二）基于无活性代谢物的软药设计

基于无活性代谢物的软药设计是指以某种无生物活性的代谢物为先导化合物，对其进行结构修饰，使其转化为活性化合物，当它完成治疗作用后，经可控的方式被代谢为无活性的代谢产物。基于无活性代谢物的软药设计方法是发现安全性更好新药的有效方法，目前已经得到了广泛的应用。

基于无活性代谢物的软药设计的原则如下：①选择某种药物已知的无活性代谢或已知无毒的化合物作为先导化合物；②利用电子等排原理等方法对无活性先导化合物进行结构修饰，得到相应的结构类似物；③设计得到的新分子必须一步代谢为原来的无活性代谢物，而不经过有毒中间体阶段，具有代谢的可预测性；④设计得到的新分子通过结构修饰可以控制其代谢速率、特异性结合和转运性质。

心脏抑制和诱发哮喘是 β-受体拮抗剂治疗心血管疾病时可能引起的不良反应。利用软药原理设计超短效 β-受体拮抗剂，使药物在给药后，迅速按照可预料的途径代谢为无毒性的代谢物，可避免不良反应。β-受体拮抗剂美托洛尔（metoprolol）口服吸收迅速，在体内代谢主要有三条途径：①氨基侧链发生脱烷氨基、氧化生成无活性代谢产物苯氧丙醇酸基化合物；②苯环苄位羟基化生成 α-羟基美托洛尔；③甲醚基侧链发生脱甲基生成 O-去甲基美托洛尔，进一步氧化生成无活性代谢产物苯乙酸基化合物。其中，α-羟基美托洛尔和 O-去甲基美托洛尔两种代谢物具有选择性的 β_1-受体拮抗活性。

20 世纪 70 年代研究发现，苯乙酸基化合物通过酯化和在芳香环和 β-氨基醇侧链（或在更远的对位位置）之间插入一个酯基，可能不会显著影响 β-受体拮抗活性。因此，以美托洛尔非活性代谢产物苯乙酸基化合物为先导化合物，利用软药原理设计得到超短效 β_1-受体拮抗剂艾司洛尔（esmolol），因其结构中侧链含有甲基酯，易被酯酶水解，消除半衰期只有 5～15 分钟，停止用药后，20 分钟内药物在体内全部或基本消除。超短效 β-受体拮抗剂氟司洛尔（flestolol）也是利用软药原理设计得到的，分子结构侧链中含有酯基，酯键易被酯酶水解，消除半衰期只有 7 分钟，停止用药后，药物在体内很快消除。

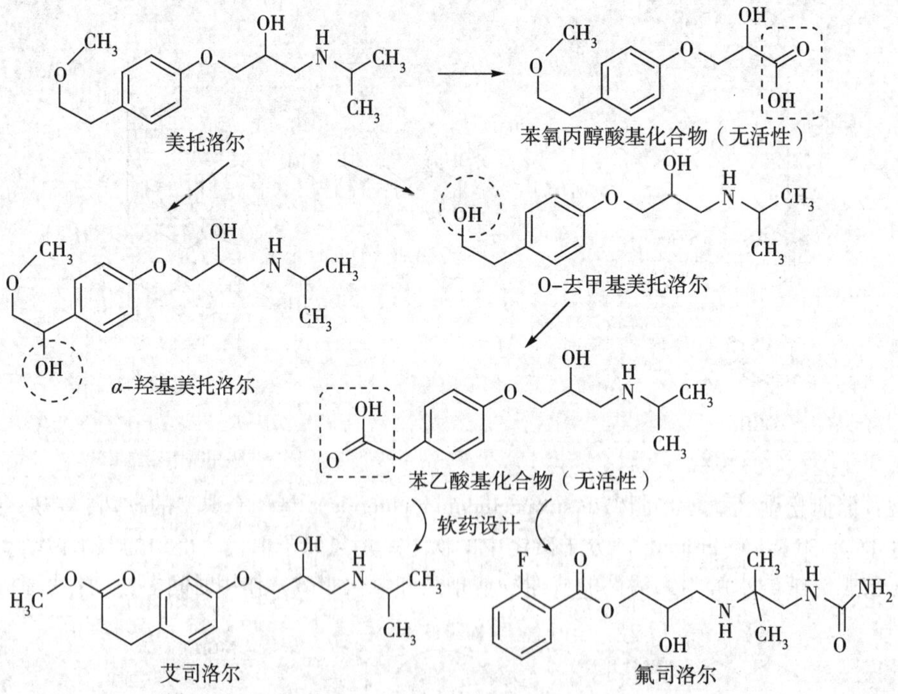

美托洛尔
苯氧丙醇酸基化合物（无活性）
O-去甲基美托洛尔
α-羟基美托洛尔
苯乙酸基化合物（无活性）
软药设计
艾司洛尔
氟司洛尔

1996 年，FDA 批准上市的短效镇痛药物瑞芬太尼（remifentanil）是利用无活性代谢物的软药物设计方法得到的。短效的 4-苯氨基哌啶类镇痛药芬太尼（fentanyl）、舒芬太尼（sufentanil）、卡芬太尼（carfentanil）作用持续时间短，但它们消除半衰期仍不理想，易造成药物的累积和药效持续时间延长。此缺点可通过对它们无活性代谢物 4-苯氨基哌啶羧酸基化合物的结构改造得到改善。将 4-苯氨基哌啶羧酸基化合物分子结构中的哌啶氮原子侧链的羧基酯转化为甲酯结构，得到瑞芬太尼。由于瑞芬太尼结构中含有丙酸酯键，可迅速被酯酶水解，几乎定量地转化为无活性代谢产物，起效快，维持时间短，可以避免产生呼吸抑制副作用。

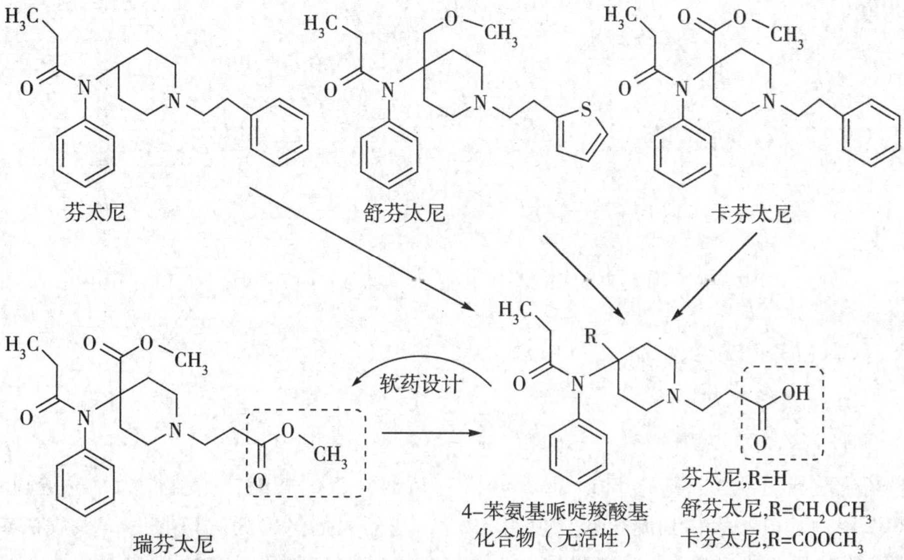

芬太尼　　　舒芬太尼　　　卡芬太尼

软药设计

瑞芬太尼

4-苯氨基哌啶羧酸基化合物（无活性）

芬太尼,R=H
舒芬太尼,R=CH₂OCH₃
卡芬太尼,R=COOCH₃

（三）基于活性代谢物的软药设计

大多数药物在体内发生多级代谢转化，由于作用酶系的不同，可产生许多中间体和结构类似物；这些代谢物的活性可能与原药类似，也可能有所差别或产生毒副作用。有些药物的代谢产物因具有比原药更高的药理活性或更理想的药代动力学性质，而被开发成高效低毒的药物。活性代谢产物常被用于新药筛选来源之一。

药物的氧化代谢是药物代谢的重要途径之一，在某些药物的氧化过程中可产生活性类似于原药的代谢中间体和具有生物活性的结构类似物。在活性和药代动力学性质允许的情况下，应选择处于最高氧化态的活性代谢物作为软药，这样可以一步氧化失活排出体外，提高药物的安全性。H_1 受体拮抗剂羟嗪（hydroxyzine）的伯醇羟基在体内主要被氧化代谢生成羧基，该代谢产物可选择性拮抗 H_1 受体，活性强于羟嗪。现已将羟嗪的活性代谢产物开发为 H_1 受体拮抗剂西替利嗪（cetirizine），西替利嗪口服吸收起效快，药效维持时间长，在体内基本不代谢，70% 以上以原形药物从尿中排泄，少量由粪便排泄。由于西替利嗪分子中含有极性强的羧基，降低了穿越血-脑屏障的能力，故减少了羟嗪引起中枢镇静的副作用。

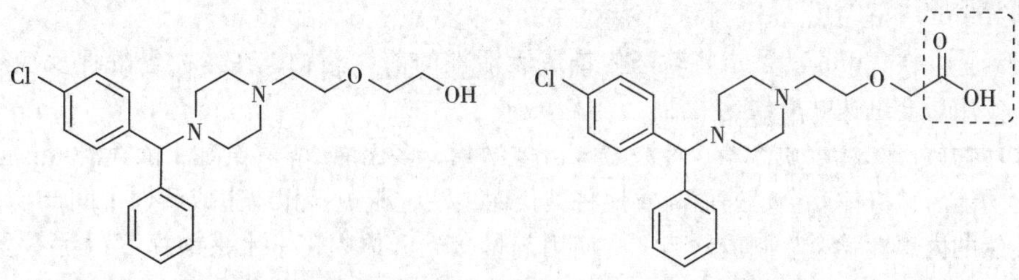

羟嗪　　　　　　　　　　西替利嗪

组胺 H_1 受体拮抗剂阿司咪唑（astemizole）是一个长效无嗜睡作用的抗组胺药物，对 H_1 受体有较好的选择性；因其存在心律失常和过敏性休克等严重的不良反应，于 1999 年被美国 FDA 撤市。阿司咪唑在体内经 N-脱烷基和 O-脱甲基，代谢为活性代谢物诺阿司咪唑（norastemizole）和去甲阿司咪唑（desmethylastemizole），两个代谢产物都只有很低的毒性，且均有抗组胺作用。其中，代谢产物诺阿司咪唑对 H_1 受体选择性更高，其作用强度是阿司咪唑的 40 倍，已开发成新药上市。

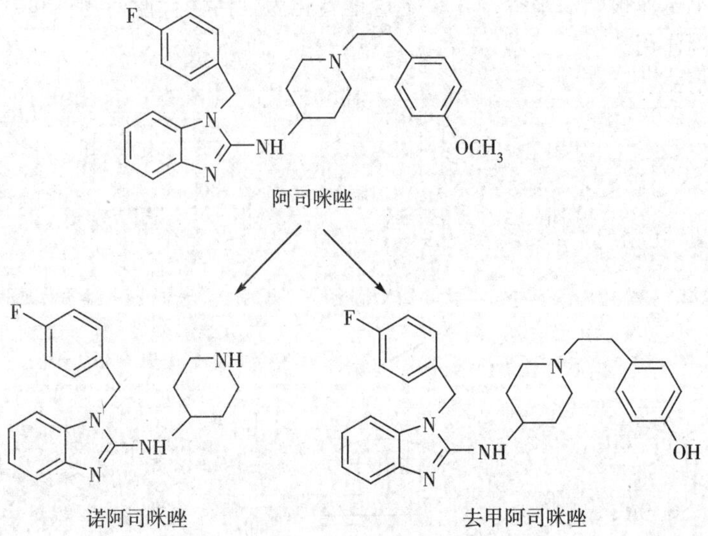

阿司咪唑

诺阿司咪唑　　　　　　　　去甲阿司咪唑

抗心绞痛药硝酸异山梨酯（isosorbide dinitrate）的结构为二硝酸酯，脂溶性大，易透过血－脑屏障，有头痛的不良作用；其口服生物利用度低（仅为3%），故需大剂量给药。口服后，多数在胃肠道和肝脏被代谢为2－单硝酸异山梨酯和5－单硝酸异山梨酯；两个代谢产物仍具有抗心绞痛活性，半衰期分别为1.8~2小时和5~7.6小时，且生物利用度高。由于5－单硝酸异山梨酯的半衰期长，脂溶性降低，不易透过血－脑屏障，因而头痛等不良反应降低。现已将5－单硝酸异山梨酯开发为临床用药，具有明显的扩血管作用，通用名为单硝酸异山梨酯（isosorbide momonitrate）。单硝酸异山梨酯水溶性增大，副作用降低；口服吸收分布迅速，以原形药物进入全身循环，半衰期约为5小时。其代谢物没有活性，主要以异山梨醇和5－单硝酸异山梨酯的葡萄糖醛酸结合物的形式从尿中排出。

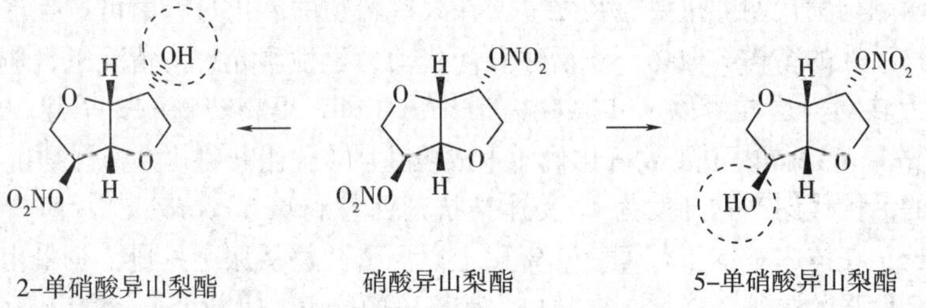

2-单硝酸异山梨酯　　　　　硝酸异山梨酯　　　　　5-单硝酸异山梨酯

（四）前体软药设计

前体软药（pro - soft drug）是指将软药修饰成无活性的前体药物，在体内经酶促反应释放出软药，软药完成治疗作用后会迅速被酶催化失活。

某些内源性物质（如糖皮质激素、性激素等甾体激素，多巴胺、γ－氨基丁酸等神经递质），在履行了生理和生化功能后，机体就会迅速而高效地将其代谢失活，避免蓄积或生成活性中间产物而持续作用。如果将这类天然的内源性化合物制成软药，在使用剂量接近于体内正常水平前提下，就不会在呈现药效的同时引发不良反应。但如果给药浓度过大，超过正常的代谢速度，仍将产生严重的毒副作用。前体软药设计是利用内源性活性物质具有明确的代谢途径和代谢速率的特点，将其与化学转释系统相结合，从而达到该类软药具有特异性部位控释的作用。

甾体激素、神经递质往往存在代谢速度过快、转运性质不理想等缺陷，为了减少这些副作用，可以将内源性物质与化学转释系统相结合，使该类软药具有控释于特异性部位或局部作用的特性，可以达到较高的治疗指数。例如，将氢化可的松（hydrocortisone）、氟氢可的松（fludrocortisone）分子中的3－酮－△⁴活性结构封闭使其失活。在氢化可的松3位的酮基连接螺四氢噻唑甲酸乙酯制成无生理活性的前体软药。得到的前体软药只蓄积在皮肤，并以接近正常全身代谢的速度释放原药，不良反应明显降低。化学控释过程是螺四氢噻唑环先开环生成巯基化合物，在作用部位与组织蛋白中的巯基反应生成二硫键，使分子固定于转释部位，再水解释放出活性药物。

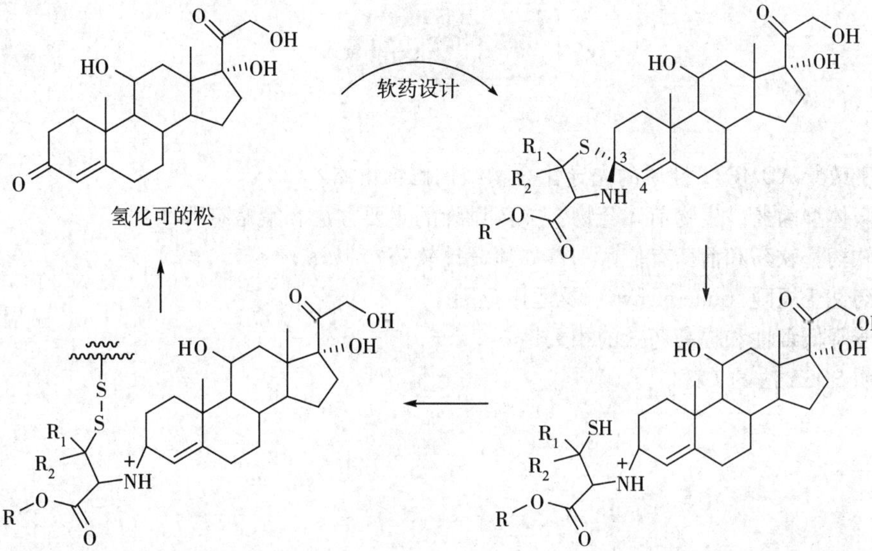

氢化可的松　　软药设计

吸入型糖皮质激素目前临床用于治疗哮喘，但长期应用大剂量糖皮质激素会出现局部和全身的不良反应。可以利用前体软药原理降低这种副作用，提高选择性，避免不良反应。环索奈德（ciclesonide）是由德国 Atlanta 公司开发的新一代吸入型糖皮质激素，2004 年获英国药品与保健品管理局（MHRA）批准上市，2006 年获美国 FDA 批准上市。环索奈德本身为无生理活性的前药，经吸入给药后在肺/气道内通过酯酶作用水解形成活性代谢产物 C21 - 脱异丁酰基环索奈德。C21 - 脱异丁酰基环索奈德与受体结合发挥药效（该代谢物对糖皮质激素受体的亲和力是环索奈德的 100 倍）；同时，C21 - 脱异丁酰基环索奈德经肝脏迅速分解为无活性的分解产物，故疗效高，全身及局部副作用小。

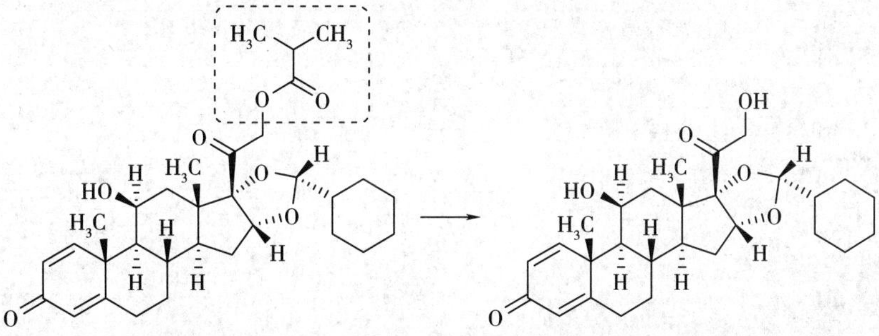

环索奈德　　　　　　　　　　　C21-脱异丁酰基环索奈德

本章小结

本章从药物在体内的 ADME 过程出发，以增强药物的生物利用度、提高选择性、降低毒副作用为目的，介绍了类药性评价、药物副作用的选择优化、前药原理和软药设计等先导化合物优化的基本原理、方法及其在药物设计中的应用等。

重点：类药性评价方法，药物副作用的选择优化法，前药、软药的作用机制、设计原则、具体方法及其在先导化合物优化中的应用。

难点：类药性的影响因素，改善 ADME/T 性质的结构修饰策略。

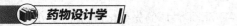

1. 简述基于改善 ADME/T 性质的先导化合物结构修饰策略？

2. 什么是载体型前药、生物前体药物？前药设计的主要方法和策略有哪些？

3. 什么是软药？软药和前药有何区别？如何设计软药？

4. 简述类药性 5 规则（rule of five）及适用范围。

5. 简要说明降低毒性和提高药效的相关性。

6. 举例说明 SOSA 法的关键。

（沈广志）

第九章

以受体和酶为靶点的药物设计

PPT

学习导引

1. **掌握** 受体和酶的基本概念和特性；作用于受体、酶的药物的类型、特点、作用机制；受体拮抗剂、酶的可逆抑制剂的特点、类型及设计思路。

2. **熟悉** 酶的不可逆抑制剂的特点、设计思路；受体激动剂的特点、设计思路。

3. **了解** 作用于受体和酶的结构特点、类型和功能。

受体和酶是疾病发生和治疗的关键环节，也是药物作用的重要靶分子。受体（receptor）是一类存在于胞膜或胞内的，能与细胞外专一信号分子结合进而激活细胞内一系列生物化学反应，使细胞对外界刺激产生相应效应的特殊蛋白质。酶（enzyme）是由活体细胞合成分泌，对特异底物具有高效催化作用的蛋白质。酶和受体都是蛋白质分子，影响蛋白质性质的所有因素都对它们产生影响，并且都具有活性位点（酶的活性中心、受体的结合位点），可以识别配体并与其作用形成中间复合物；二者的最大区别是受体没有催化活性，配体与受体作用，启动一系列信号传导过程之后，配体被完整释放，而作用于酶的配体（一般称之为底物，substrate），反应完毕后，转变生成产物并被释放出来。因此，以受体和酶为靶点的药物设计在很多地方具有相似之处，许多设计和优化的方法可以相互借鉴。

第一节 以受体为靶点的药物设计

一、受体的基础知识

（一）受体的定义与类型

1. 定义 受体（receptor）是一类存在于胞膜或胞内的，能与细胞外专一信号分子结合进而激活细胞内一系列生物化学反应，使细胞对外界刺激产生相应效应的特殊蛋白质。

与受体结合的生物活性物质统称为配体（ligand）。配体是能与受体特异性结合的生物活性分子，激素、神经递质、细胞因子、生长因子等内源性活性物质，以及药物、毒物等外源性生物活性物质均可以称为配体。

2. 类型 根据受体在细胞中所处位置不同，可将受体分为细胞质膜受体和胞内受体。

（1）**细胞质膜受体** 按照膜受体的结构特征和信号转导特点可分为：① G 蛋白偶联受体（G - protein coupled receptors，GPCRs），是一大类膜蛋白受体的统称。共同点是立体结构中均有 7 个跨膜 α 螺旋，其肽链的 C 端和连接的第 3 和第 4 个跨膜螺旋的胞内环（从肽链 N 端数起）上均有 G 蛋白的结合位点。其在真核生物中参与很多细胞信号转导过程，G 蛋白偶联受体能结合细胞周围环境中的某些化学物质进而激活胞内的一系列信号通路，最终引起细胞状态发生改变。肾上腺素受体、5 - 羟色胺受体和乙酰胆碱受体等都属于这类受体。② 离子通道（配体门控通道型）受体（direct ligand - gated channel receptor）受体与配体结合后，通过改变相应受体的构象而允许特定的离子通过，相应离子的流动可以改变膜两侧的跨膜电势，引起细胞内一系列生化反应。如烟碱型乙酰胆碱受体、γ - 氨基丁酸受体和甘氨酸受体等都属于这类受体。③ 酶联受体（enzyme - linked receptor），既是受体又是酶，都是一次跨膜的，通过同源或异源二聚体发挥作用，配体被激活后便具有酶活性并将信号放大，因此也被称作催化受体（catalytic receptor）。这类受体最主要的是受体酪氨酸激酶（receptor tyrosine kinase, RTK）。

（2）胞内受体（cellular receptor）　　胞内受体属于配体依赖性转录因子，作用于胞内受体的配体首先必须穿过细胞膜，才可与受体结合，故这类受体多具有较强亲脂性，例如类固醇、甾体激素、甲状腺素和维甲酸等。胞内受体包括非甾体和甾体激素受体，其在游离状态下存在于细胞核或细胞浆内。当与激素结合时，受体发生二聚体化，并通过与染色体上的激素效应元件（hormonerespon - sive element, HRE）的特异性序列结合，对基因表达进行负性或正性调节。因此，也被称为甾体激素受体（steroid receptor, SR）、核受体（nuclear receptor, NR）、DNA 转录调节型受体（DNA transcription regulated type receptor）。甾体激素受体包括雌激素、孕激素、雄激素、盐皮质激素和糖皮质激素受体。非甾体激素类受体包括类视黄素、维生素 D 受体和外源性化合物。

（3）孤儿受体（orphan receptor）　　一些在结构上与其他已确认的受体各成员明显相似，但尚未发现其内源配体的受体蛋白，因此称其为孤儿受体。目前，已发现的孤儿受体超过 150 种，分布于 19 个家族，一旦对应的配体被找到，该受体就被称为"领养孤儿"（"adopted orphan"）。但有些孤儿受体的转录与激活并不需要配体，其为一类组成性转录因子，或者其激活途径存在非配体依赖性。

知识链接

受体的发现及特点

1878 年，Langley 在研究毛果芸香碱和阿托品对猫唾液分泌影响的实验中，提出细胞中具有能与药物结合的位点的假说，而这种受体的概念真正被人们所重视，是在受体的分子结构和作用机制被阐明以后。体内存在着许多生物信号分子，例如各种激素、神经递质、细胞因子等，它们可以与存在于细胞膜或胞内的蛋白质"受体"特异性结合后，通过不同机制，激活细胞内的信号转导，并介导下游效应系统，导致细胞代谢和功能的变化，通过各种途径调节细胞的生理活动，产生相应生理效应。

受体与配体结合具有以下基本特点。

①特异性：一种配体只可以与其特定对应的受体进行结合而产生一定效应；②饱和性：受体与配体结合达到最大后，将不再随配体浓度的增加而加大结合数量；③高亲和力：配体的表观解离常数 K_d 值一般在（10 ~ 12）×10^{-9}mol/L；④结合的可逆性：配体 - 受体复合物可以解离，且解离出的配体可与其他特定配体进行互相置换。按照国际药理学联合会（IUPHAC）和药物分类委员会（NC - IUPHAR）的建议，将 G 蛋白偶联受体（GPCRs）、离子通道受体、酶联受体等三种细胞质膜受体和胞内受体一起称作受体分子四大家族。

（二）受体的结构与功能

1. G 蛋白偶联受体　GPCRs 通常有两种不同的分类方法。一种是基于配体结构进行分类，配体主要有小分子生物胺如 5 - 羟色胺（5 - HT）、多巴胺，糖蛋白激素如促甲状腺激素（TSH）、黄体激素/绒毛促性腺激素（HCG）和多肽等；另一种是基于氨基酸序列和 G 蛋白偶联特征的分类，可分为肠促胰腺肽受体类、视紫红质受体类、代谢型谷氨酸受体类，其中视紫红质蛋白代表的类型是 GPCRs 家族中最大的超家族。

　　早期有关 G 蛋白偶联受体结构的模型是起源于它们与菌视紫红质（bacteriorhodopsin）间微弱的相似性，其中后者的结构已由电子衍射和 X 射线晶体衍射实验得以确证。2000 年，解析确认第一个哺乳动物 G 蛋白偶联受体——牛视紫红质的晶体结构，2007 年，解析确认第一个人类 G 蛋白偶联受体的结构。G 蛋白偶联受体通常是由单一的多肽链构成 7 个疏水跨膜区域，每个受体内都包含 7 个 α 螺旋组成的跨膜结构域，该受体均是膜内在蛋白，受体膜外部分常被糖基化修饰。7 个疏水跨膜区域可将受体分割为膜外膜内 C 端（C - terminus）、N 端（N - terminus）、3 个膜内环和 3 个膜外环（loop）。C 末端和 N 末端是 G 蛋白与配体选择性结合的分子基础之一，其中 GPCR 与配体的特异结合主要由 N 末端、跨膜区和胞外环负责，而 C 末端和胞内环主要参与受体与 G 蛋白的结合、受体失敏和细胞转运等。GPCRs 的结构与功能如图 9 - 1 所示。

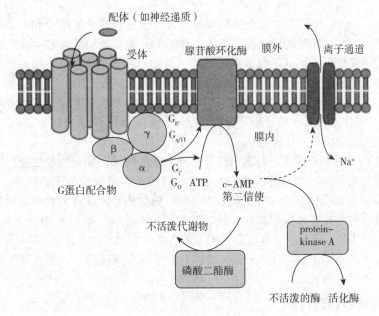

图 9 - 1　GPCRs 的结构与功能

　　G 蛋白偶联受体能够参与感光、嗅觉作用以及免疫、神经系统调节等众多生理活动，如视紫红质可将电磁辐射信号转化为胞内化学信号，进而使视蛋白发生构象变化，激活与之偶联的 G 蛋白受体，引发下游的信号传导。另外，交感神经和副交感神经的生理活动均会受 G 蛋白偶联受体调节，它们控制着很多生理功能，如心跳、血压、消化等。

　　2. 配体门控离子通道型受体　配体门控离子通道型受体共有 8 类递质调控通道。

　　Ⅰ类是由不同亚基组成的五聚体并共同围成中央离子通道；其亚基胞外结构域的特定部位，每个氨基酸残基都有一对 Cys 残基，并能够形成二硫桥环；所有亚基都具有 4 个跨膜区段（4TM）。如 nAChR、GABA、5HT$_3$受体，既能调控阴离子也能调控阳离子。

　　Ⅱ类是由兴奋性氨基酸 - 谷氨酸调控的阳离子通道受体组成，每个亚基有 2 个跨膜区段（2TM）和一个凹入的环，环两端均朝向胞质侧并形成孔道区。主要包括 NMDA 受体和非 NMDA 受体。

　　Ⅲ类均属于胞内递质，其共同递质均来自胞内，主要包括环核苷酸受体、ryanodine 受体和肌醇三磷酸受体。该离子通道是较晚发现的细胞内第二信使 cGMP 和 cAMP 受体的亚基，与电压调控的 K$^+$ 通道有较高相似性。

　　Ⅳ、Ⅴ类分别是与哺乳动物上皮细胞 Na$^+$ 通道相关的非肽类递质（嘌呤类）和肽类递质的受体。这些受体均由 3 个相同的亚基构成，每一亚基都具有 2 个疏水跨膜区段。Ⅵ类为内向整流 K$^+$ 通道，是由 4 个亚基组成的四聚体；每个亚基含有两个跨膜区段，二者由短的胞外环连接，胞外环含有一个 P 区以控制通道。此类受体有两种类型：一是由 ATP 保持开启状态的 K$^+$ 通道；另一种是 K$_{ATP}$ 通道的一个亚基，胞内 ATP 可以阻断对它的作用。

Ⅶ和Ⅷ类是为载运蛋白而专设的递质调控的离子通道。Ⅶ类属于含有 12 个跨膜区段、2 个核苷酸结合结构域的 ATP 酶依赖性载运蛋白，有 1 个 Cl⁻ 通道，结合于结构域上的任何一个 ATP 被水解，均可引起 Cl⁻ 通道开放。Ⅷ类是谷氨酸的载运蛋白，也含有 Cl⁻ 通道，该通道的开启由谷氨酸调控。

3. 酶活性受体　酶活性受体又称催化受体（catalytic receptor），或酶联受体（enzyme‐linked receptor），本身具有某种酶的活性，其分子结构可以分为质膜外肽链的 N 端，为与配基的结合区、跨膜区（每条肽链只跨膜一次）、胞浆内侧的催化区等三个部分，当配基与受体结合后激活了胞内催化区域的酶活性，从而产生生物效应，特点是效应时程可达数小时。

酶联受体主要包括以下四类。Ⅰ类是与血小板源性生长因子和表皮生长因子等多种生长因子相关的酪氨酸激酶（TK）活性的受体。其共同特点是细胞内结构域中具有 TK 以及可供 TK 作用的酪氨酸残基。Ⅱ类本身并不含酶，但是可与胞内酪氨酸激酶结合的一类受体，是所涉范围很广的多亚单位受体，多数的细胞因子受体属于这一类。结构上，它们都具有一个涉及信号转导的亚单位和一个配体特异性的亚单位。这一类受体可分为：与其他激酶相缔合的受体；利用 JAK 型激酶的受体和由糖脂将其定位于膜上的具有配体结合亚单位的受体。Ⅲ类以在调节细胞增殖、分化、胞外基质形成、细胞移动、黏附和创伤修复等多方面起重要作用的转化生长因子 β（transforming growth factor β, TGF‐β）受体为代表。Ⅳ类是具有鸟苷酸环化酶（GC）活性的受体，以心钠素受体为例，其胞外为配体结合结构域，胞内结构域则具有 GC 活性。当该受体与配体结合后，鸟苷酸环化酶被激活，然后催化 GTP 生成 cGMP，最后 cGMP 作为第二信使启动级联反应进而产生最终效应。

4. 胞内受体　胞内受体的功能是调节胞内信号转导和基因转录，影响特异性蛋白质的合成，抑制细胞的增殖、分化与死亡而发挥广泛的生理效应，包括经典的甾类激素或类固醇受体，如甲状腺素受体、维生素 D 受体、糖皮质激素受体、盐皮质激素受体、维甲酸受体等，以及为数众多的孤儿受体。这类脂溶性激素受体的一级结构均具有较高同源性，并含有相同的功能域，即 N 末端区（A/B 区）、居中的高度保守 DNA 结合区（C 区）、连接区（D 区）和 C 末端的激素结合区（E 区）。其介导效应的分子机制主要是激素结合区可认为是受体作用的分子开关，受体与激素结合后被活化，通过直接或间接作用促进或抑制靶基因的表达，引起生物效应。

（三）作用于受体的药物特征

作用于同一受体并产生与相应配基（内源性信号分子）作用类似生物效应的物质，称为该受体的激动剂（agonist），若与受体结合不产生相应生理作用，却拮抗相应配基与受体结合的物质，称为该受体的拮抗剂（antagonist）。

1. 受体激动剂　受体激动剂包括直接激动剂和间接激动剂两种。直接激动剂是指对受体既有亲和力又有内在活性的药物，它们能与受体结合并产生与内源性配基作用相同的生理效应。根据其内在活性大小可分为完全激动剂（full agonist）和部分激动剂（partial agonist）。间接激动剂是通过延长内源性配基的作用时间或者增加内源性配基的水平等方法间接地增强内源性配基的激动作用。有很多相应的受体激动剂药物，如类固醇激素受体激动剂、多巴胺受体激动剂、用于糖尿病的胰岛素增敏剂 PPARγ 激动剂、维甲酸受体激动剂、5‐羟色胺受体激动剂、组胺受体激动剂等，多数都是直接激动剂。

2. 受体拮抗剂　受体拮抗分为竞争性拮抗剂（competitive antagonist）和非竞争性拮抗剂（non‐competitive antagonist）。竞争性抑制剂（直接拮抗剂）与受体具有较强亲和力，与相应激动剂相互竞争相同受体的拮抗剂。与受体结合后，阻滞激动剂与受体结合而产生的效应，如纳洛酮可阻断吗啡对阿片受体的激动效应。该类拮抗剂以非键作用与受体结合，作用可逆，其效应取决于激动剂和拮抗剂的浓度和亲和力。非竞争性拮抗剂（间接拮抗剂）不与相应激动剂相互竞争相同受体，通过间接方式来降低内源性激动剂对受体的作用。

二、受体激动剂的设计策略

（一）核受体激动剂

1. 类固醇激素受体激动剂　类固醇激素由内分泌腺细胞（如肾上腺、睾丸或卵巢）产生，并被释放到血液中。由于它们的脂质特性，它们可以通过被动渗透穿过膜屏障。一旦进入细胞液中，它们就与相应的类固醇受体结合。类固醇激素受体包括：糖皮质激素、盐皮质激素、雄激素、雌激素和孕酮受体。

雌激素控制着育龄妇女的月经周期。除这个功能外，雌激素还能降低冠心病风险，并支持骨骼密度的维持。女性绝经后，在大约50岁的时候，卵巢停止分泌雌激素，使得这个年龄的女性患冠心病和骨质疏松的风险增加，因此，机体的激素稳态必须找到一个新的平衡。在20世纪60年代提出激素替代疗法，体内的激素由雌二醇或类似的受体激动剂提供。与此相关但不含类固醇母核的己烯雌酚曾被使用，但由于患癌症的风险升高，它不再被处方使用。

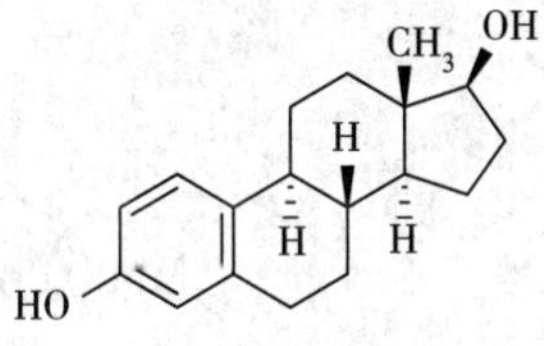

雌二醇 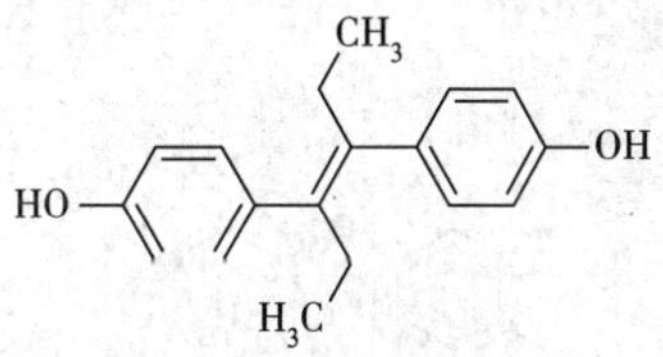　　　　　　　　　己烯雌酚

雄激素睾酮为雄激素受体激动剂，它负责男性第二性征发育，干预精子形成，并调节蛋白质合成。这种由雄激素增加骨骼肌细胞的特性，可使其作为一种合成代谢激素使用，用以提高竞技运动员、健美运动员的成绩或用于牲畜育种。

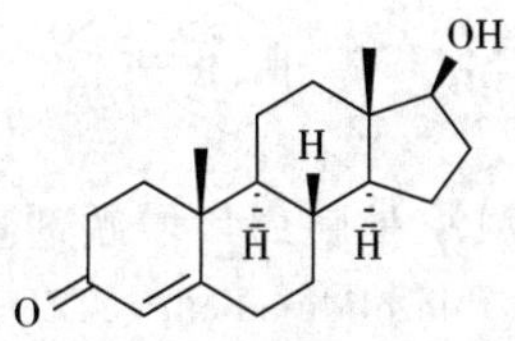

睾酮

除作为性激素外，类固醇类中还有其他生理活性物质。除在植物中发现的强心苷、肾上腺的皮质类固醇或皮质类脂醇也非常重要。如果肾上腺功能不正常，这些物质的缺失就可能导致死亡，或者在肾上腺机能不足或功能过度的情况下，会出现严重的疾病。它们的区别在于它们与相应的核受体结合后形成糖皮质激素和盐皮质激素。这两种受体的自然激动剂是皮质醇和醛固酮。糖皮质激素用于治疗的重要性在一开始被低估，只有在特定的药物没有盐皮质激素（如地塞米松和倍他米松）副作用的情况下，才被广泛地应用于临床治疗，用于抗炎、免疫、抗过敏，它们影响体内新陈代谢，干预水和电解质体内平衡，影响心血管和神经系统。在过敏性休克或败血症等紧急病例中可以使用高度活性的各种糖皮质激素。它们也有严重的副作用，因此对它们的使用需要严格关注适应证和剂量。

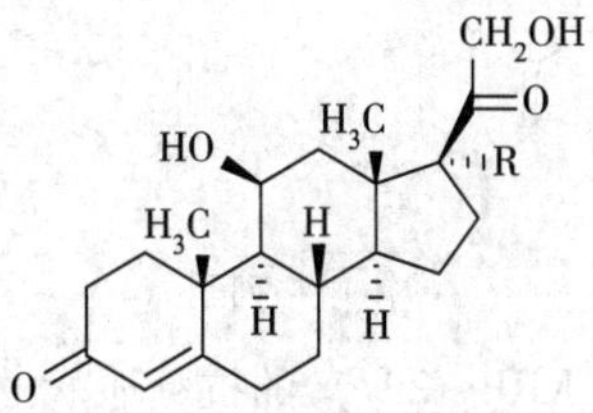

皮质酮：R=H
皮质醇：R=OH

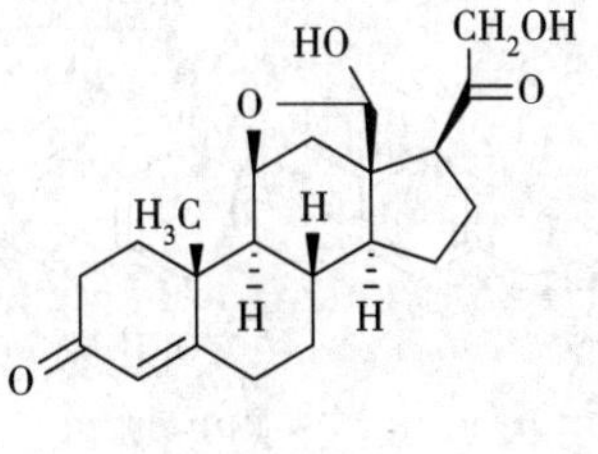

醛固酮

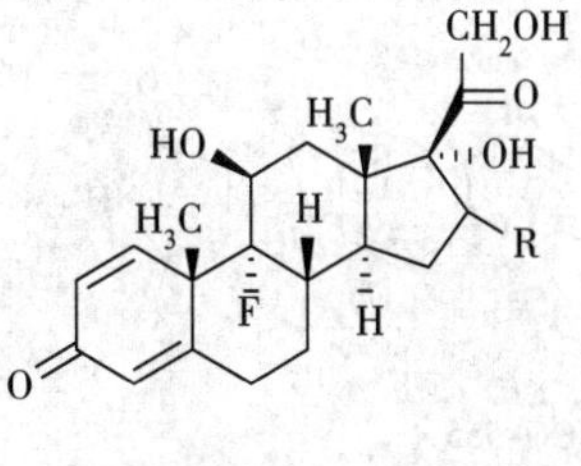

地塞米松：R=α-CH₃
倍他米松：R=β-CH₃

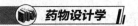

2. 过氧化物酶体增殖剂活化受体激动剂 过氧化物酶体增长因子活化受体（peroxisome proliferator activated receptor，PPAR）是核激素受体超家族的一个新成员，也是一类由配体激活的转录因子。当由特定的小分子激活后，PPAR 与某些基因上游的一段特定 DNA 相互作用，进而调节基因表达。PPAR 包含多个亚型，如 PPARα、PPARβ/δ 和 PPARγ。这些受体作为感应器来控制体内生物合成和代谢以保持脂质平衡，它们也参与细胞因子的释放，如 TNF-α 和来自脂肪细胞的其他介质。

PPARα 主要在肝脏，它的激活增加肝脏的脂肪酸降解。该受体类型的合成配体组成贝特类药物，具有降脂作用。

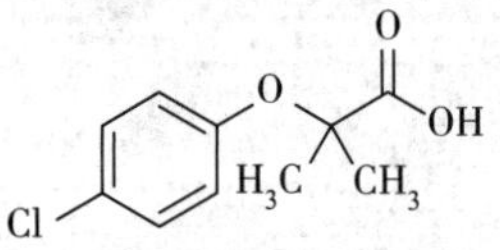

氯贝特 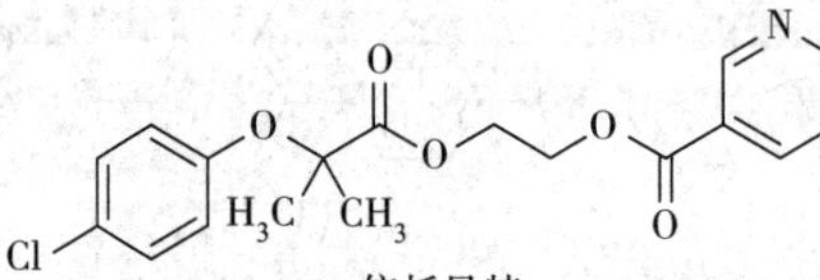　　　　　　　　依托贝特 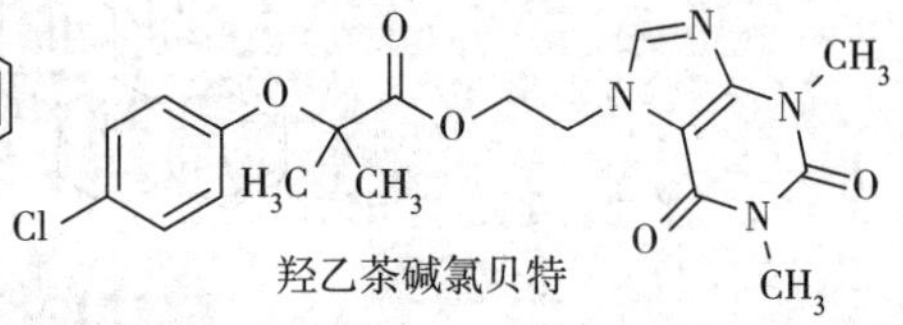　　　　　　　　羟乙茶碱氯贝特

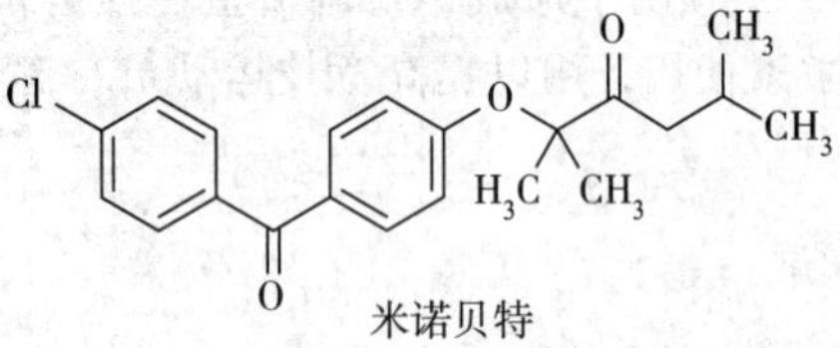

米诺贝特 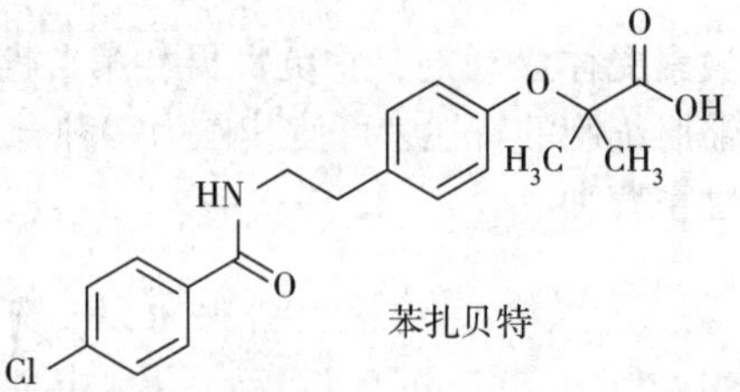　　　　　　　　苯扎贝特

经多年的分子生物学实验确定，PPARγ 是胰岛素增敏剂噻唑烷二酮类药物的作用靶点。最早的 PPARγ 合成激动剂是一系列噻唑烷二酮（thiazolidinedione，TZD）类化合物，如曲格列酮（troglitazone）、罗格列酮（rosiglitazone）和吡格列酮（pioglitazone）等。相对于大多数天然激动剂，TZD 类化合物对 PPARγ 有更强的激动活性，特别是罗格列酮的活性可达到纳摩尔级。

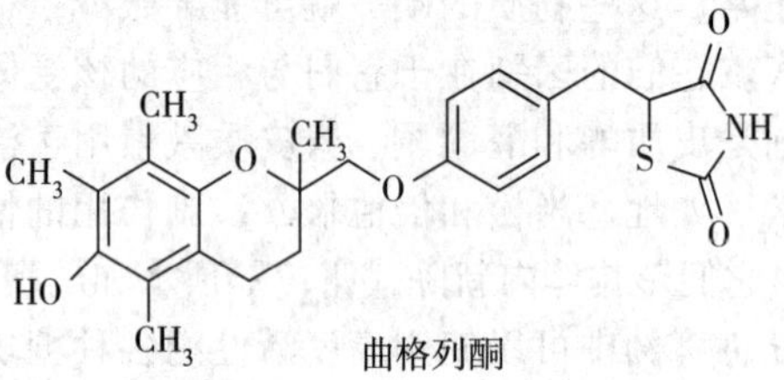

曲格列酮 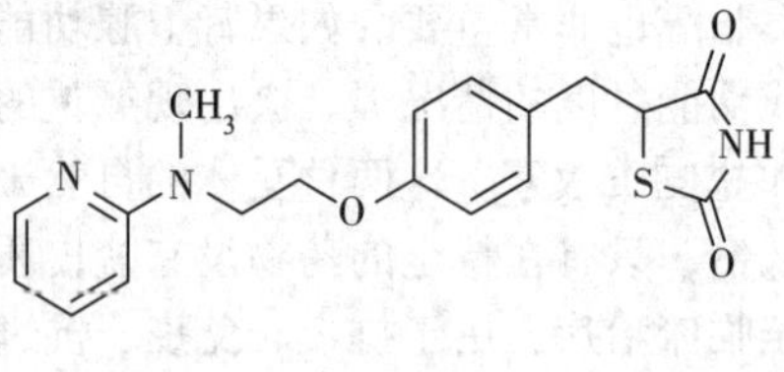　　　　　　　　　　　　罗格列酮

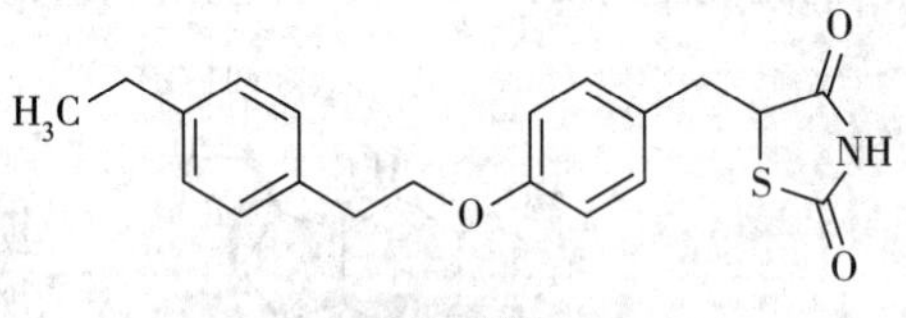

吡格列酮

此外，TZD 类化合物（MCC-555 及 KRP-297）的抗糖尿病的效果更为令人满意，临床试验表明这类化合物能明显增加人体对胰岛素的敏感度，降低血糖。

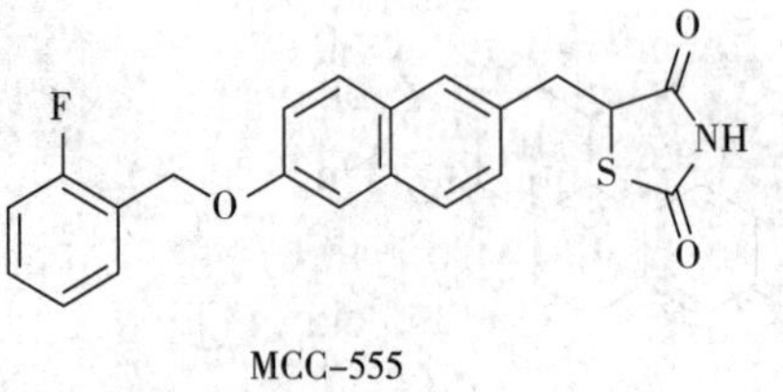

MCC-555 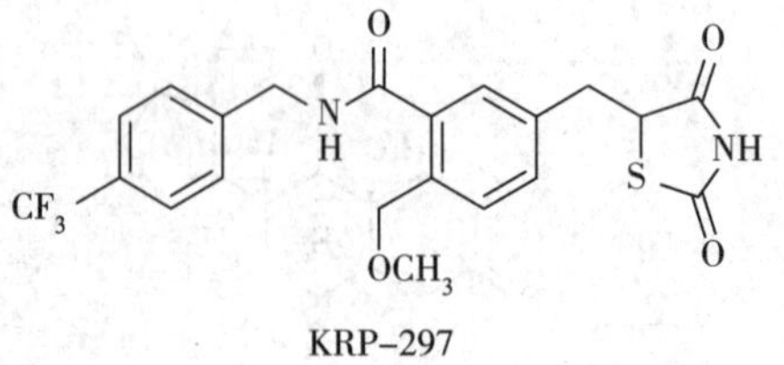　　　　　　　　　　　　KRP-297

（二）膜蛋白受体激动剂

肾上腺素能受体（adrenergic receptors，ARs）是 G 蛋白偶联受体超家族的一部分，参与心率、血压和血管反应性、平滑肌松弛（支气管张力、子宫张力）和葡萄糖代谢等。肾上腺素能受体可分为 α 和 β

两类。后来根据亚基组成进一步划分成 α_1 和 α_2 受体、β_1 和 β_2 受体。

去甲肾上腺素能够作用于 α 肾上腺素受体，其 N – 甲基衍生物为肾上腺素。肾上腺素为 α、β 受体激动剂，既可作用于血管平滑肌上的 α_1 受体，使血管收缩（皮肤、黏膜、肾血管为主）；又可激动 β_2 受体，使血管舒张（骨骼肌、肝脏、冠脉血管为主）；还可作用于心肌、窦房结、传导系统的 β 受体，加强心肌收缩、提高心率、加速传导、增强心排。增大去甲肾上腺素 N – 烷基化取代基可得到特异性 β 受体激动剂异丙肾上腺素。异丙肾上腺素可激动 β_1 受体，对心肌产生正性肌力、传导、频率作用，相比于肾上腺素，异丙肾上腺素作用更强；激动血管平滑肌的 β_2 受体（骨骼肌、肝脏、冠脉血管为主），使血管舒张。

多特异性的 β 受体激动剂，如沙丁胺醇和克仑特罗是支气管扩张剂，由于没有非特异性 β 受体激动剂对心脏的刺激作用，被用于治疗哮喘。

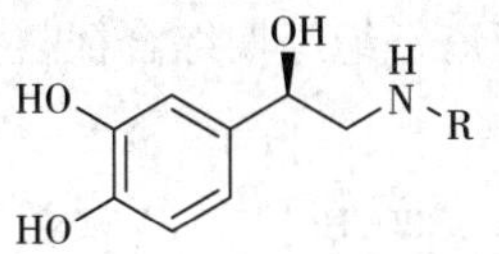

去甲肾上腺素：R=H
肾上腺素：R=CH₃
异丙肾上腺素：R=CH(CH₃)₂

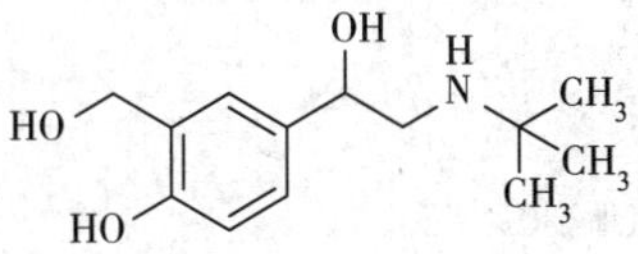

沙丁胺醇 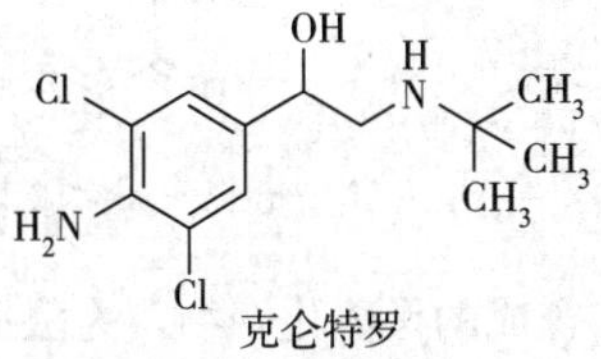　　　　克仑特罗

三、受体拮抗剂的设计策略

（一）核受体拮抗剂

1. 类固醇激素受体拮抗剂　雷洛昔芬为雌激素受体调节剂，在子宫和乳腺组织呈现拮抗雌激素作用，抑制乳腺上皮和子宫内膜增生。在骨脂代谢方面呈现兴奋作用，具有拟雌激素作用。雷洛昔芬与钙制剂合用能预防骨的丢失，保持骨密度并有降血脂作用。

他莫昔芬为雌激素受体拮抗剂，通过与雌激素竞争雌激素受体，阻断雌激素对靶器官的作用而发挥疗效，为治疗绝经后晚期乳腺癌的一线药物。还可用于治疗各期乳腺癌、卵巢癌和子宫内膜癌，并作为前述疾病术后、放疗后的首选辅助用药，对预防复发和缓解病情有明显效果。他莫昔芬给药后由 CYP2D6 代谢得到次要的代谢物 4 – 羟基 – 他莫昔芬，其与雌激素受体的亲和力比他莫昔芬更高，对人体乳腺癌细胞的生长抑制作用为他莫昔芬的 100 倍。

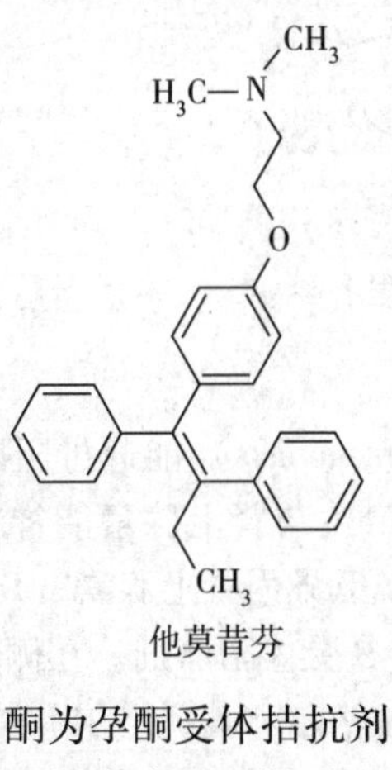

他莫昔芬 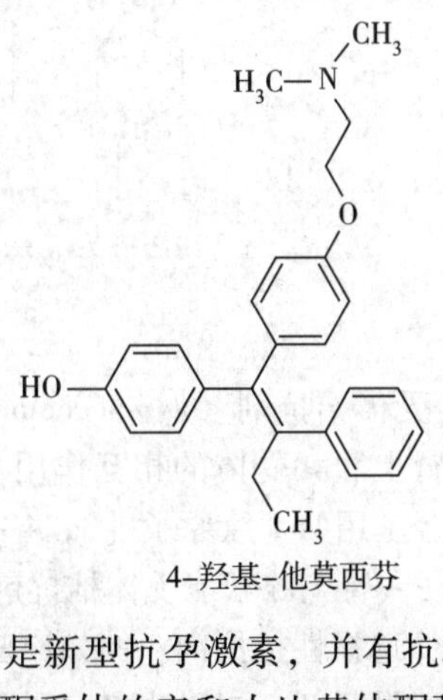　　　　4–羟基–他莫西芬 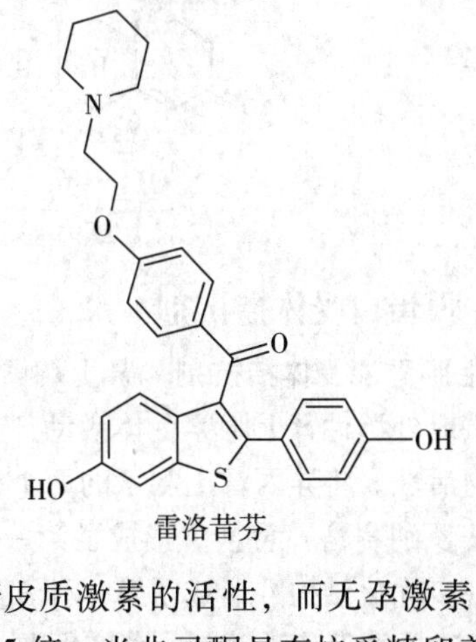　　　　雷洛昔芬

米非司酮为孕酮受体拮抗剂，是新型抗孕激素，并有抗糖皮质激素的活性，而无孕激素、雌激素、雄激素和抗雌性激素的活性。和孕酮受体的亲和力比黄体酮强 5 倍。米非司酮具有抗受精卵着床，诱导月经及促进宫颈成熟的作用，其催经止孕的机制主要是通过竞争内膜（蜕膜）的孕酮受体，阻断孕酮的

作用。用于抗早孕、催经止孕、胎死宫内引产等。

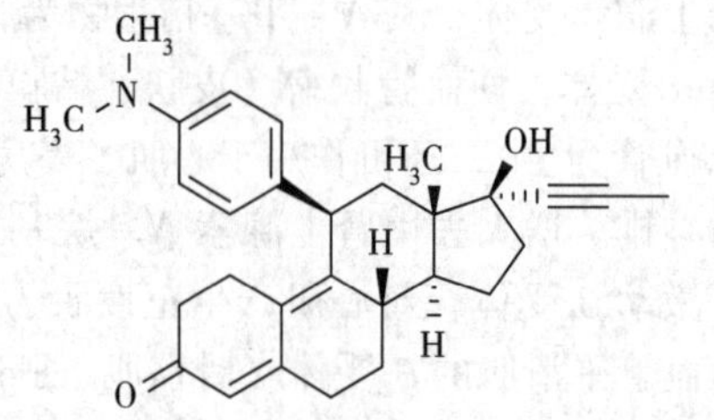

米非司酮

醋酸环丙氯地孕酮是一种雄激素受体拮抗剂，具有很强的抗雄性激素作用，也有孕激素活性。临床可用于治疗男性性欲异常、前列腺肥大及前列腺癌、痤疮、绝经期综合征与戊酸雌二醇联合序贯应用激素替代疗法等。

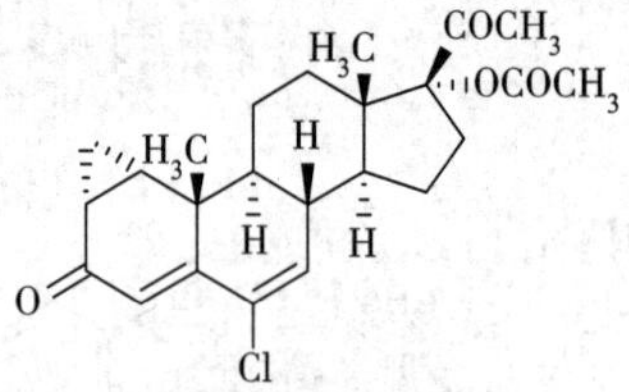

醋酸环丙氯地孕酮

螺内酯是一种人工合成的甾体化合物，为醛固酮的竞争性抑制剂。螺内酯与醛固酮有类似的化学结构，在远曲小管和集合管的皮质段上皮细胞内与醛固酮竞争结合醛固酮受体，从而抑制醛固酮促进 K - Na 交换的作用，使 Na 和 Cl 排出增多，起到利尿作用，而 K 则被保留。该药利尿作用较弱，缓慢而持久，连续用药一段时间后，其利尿作用逐渐减弱。同时具有抗雄激素活性，可选择性地破坏睾丸及肾上腺微粒体细胞色素 P450，从而抑制性腺产生雄激素，并能在靶组织处与二氢睾酮竞争受体，减少雄激素对皮脂腺的刺激。

依普利酮是一种新型选择性醛固酮受体拮抗剂，2002 年被原国家食品药品监督管理总局批准应用于临床，纯品为白色或类白色晶体，拮抗醛固酮作用较螺内酯强，且对雄激素和黄体酮受体的亲和力极低，不良反应小，对治疗高血压、心力衰竭和心肌梗死有确切疗效，不良反应较少，耐受性好，是螺内酯的良好替代药物。

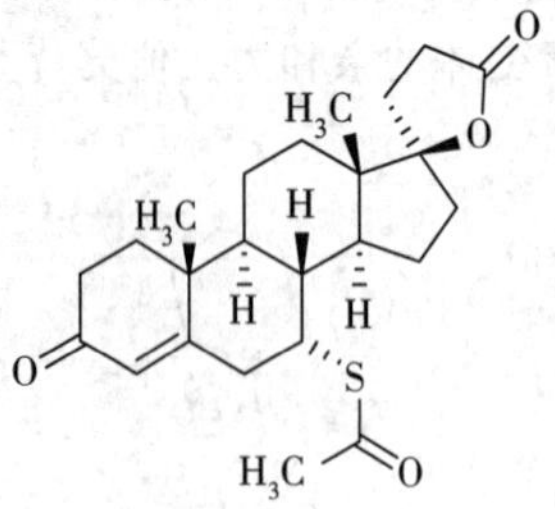

螺内酯 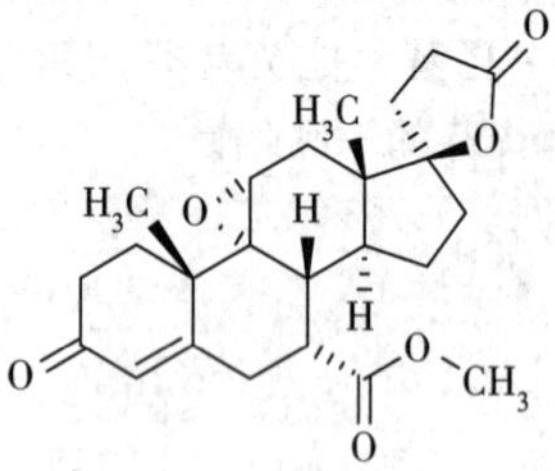　　　　　　　　　　　依普利酮

（二）膜蛋白受体拮抗剂

1. 肾上腺素能受体拮抗剂　肾上腺素能受体拮抗剂（adrenoceptor antagonists）能通过阻断肾上腺素能神经递质或外源性肾上腺素受体激动剂与肾上腺素受体的相互作用，产生与肾上腺素能神经递质作用相反的生物活性。将异丙肾上腺素的两个酚羟基用两个氯原子 [3，4 - 二氯异丙肾上腺素（DCL）] 或其他芳环（普罗纳赛洛）替换，形成了第一个 β - 肾上腺素能受体拮抗剂、β 受体阻滞剂。在侧链上引入氧原子并进一步优化结构，形成了第一种 β_1 受体选择性拮抗剂。例如，普拉洛尔和美托洛尔。

β_1 受体选择性部分激动剂扎莫特罗是一种阻断剂，同时也是一种激动剂。它与 β 受体结合并显示出中等的激动作用。它通过与受体结合，可以防止来自运动或压力等造成的肾上腺素释放引起的过度反应。

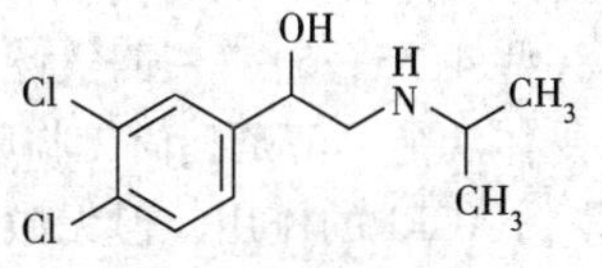

DCL

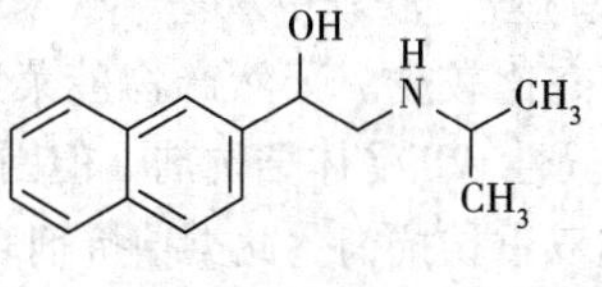

普罗纳赛洛

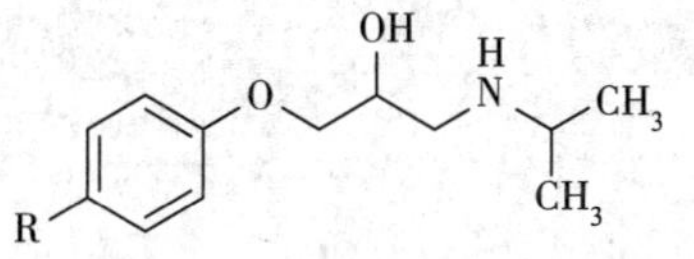

普拉洛尔：R=-NHCOCH₃

美托洛尔：R=-CH₂CH₂OMe

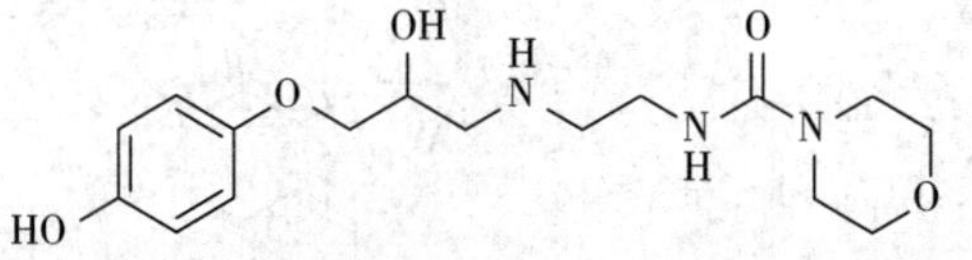

扎莫特罗

2. 血管紧张素受体拮抗剂 肾素－血管紧张素－醛固酮（renin－angiotensin－aldosterone system，RAS）系统对正常的心血管系统发育、电解质和体液平衡、血压调节、病理状态下心血管系统结构与功能重塑起重要作用，也是寻找新型降压药物的关键靶点之一。阻断 RAS 的病理作用可从 3 个位点着手，即抑制肾素以减少血管紧张素原转化为血管紧张素Ⅰ；抑制血管紧张素转化酶以减少 AngⅡ的产生；拮抗血管紧张素Ⅱ（AT₁）受体以阻断其升压及其他病理作用。

利用血管紧张素转化酶抑制剂阻断最终产生增压作用的活性物质——八肽类物质血管紧张素Ⅱ（angiotensin，AngⅡ）的生成已经广泛应用于高血压的治疗，但同时它能引起缓激肽的升高，引起诸多副作用。因此，后期研究集中在更有效、更具有特异性的途径——拮抗 AngⅡ作用受体。

AngⅡ受体存在两种亚型，即 AT₁和 AT₂，而 AngⅡ的绝大多数作用是由 AT₁介导的，包括中枢和外周交感神经激活、平滑肌收缩、肾小管钠重吸收、醛固酮和加压素的释放、血管肥厚等。AT₂受体在各种胚胎组织中表达较高，其在许多方面与 AT₁功能相反，如 AT₂与 AN 结合后具有抗增殖和扩血管作用，对心血管和肾脏具有较好保护作用，而 AT₁受体与拮抗剂结合后，AngⅡ只能与 AT₂受体结合，激活 AT₂受体，起到降压作用。

（1）AT₁受体拮抗剂 构效关系研究表明沙坦类药物包括：取代咪唑、咪唑氮上通过一个亚甲基与芳基（疏水作用）相连接、芳香基上有一个酸性基团等三部分。酸性基团（富电荷区）可以是羧基、磺胺、四氮唑、5－氧代－1，2，4－噁二唑等。如含羧基的依普沙坦（eprosartan）、含磺胺类的 HR－720、含 5－氧代－1，2，4－噁二唑及其类似物的 TAK－536 等。

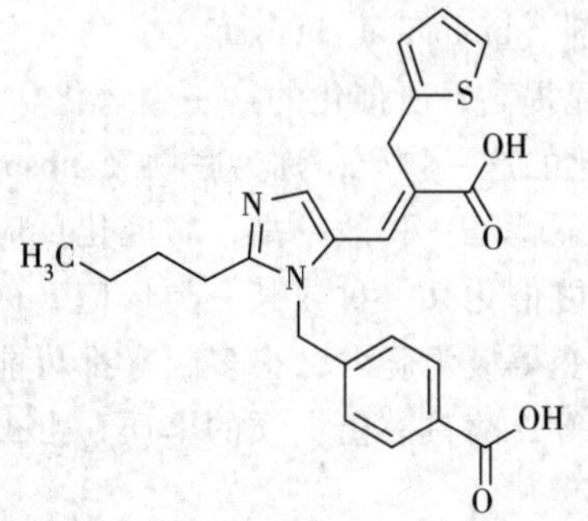

依普沙坦 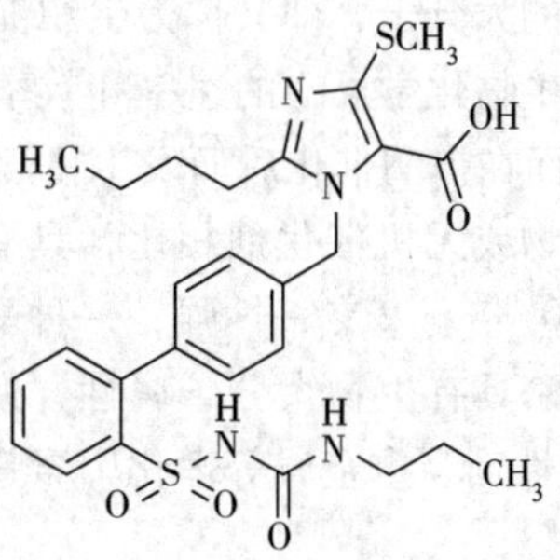　　　　　HR-720 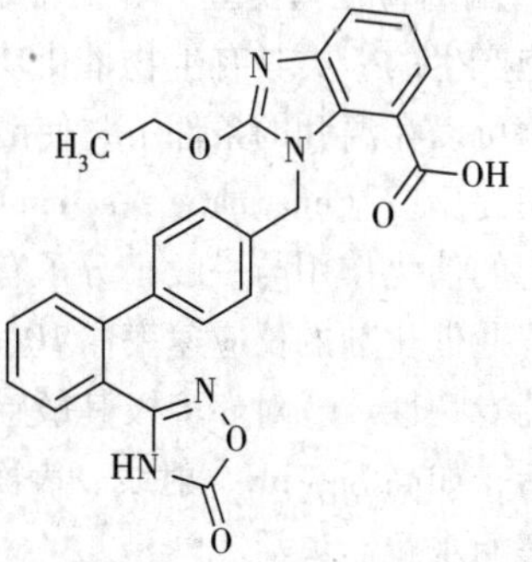　　　　　TAK-536

疏水区一般连有 2～5 个碳原子的亲脂链，如乙基、丙基、正丁基或乙氧基等，中间部分连接官能团可影响脂肪腔侧链的大小，可为刚性结构或非刚性结构，其优势构象可使富电区与疏水区保持一定的空间距离，分为联苯甲基咪唑、联苯甲氧基、联苯甲氨基等几种结构类型。

AT₂受体拮抗剂研究比较少。天然产物菠菜素的一些 4, 5, 6, 7 – 四氢咪唑并 [4, 5 – C] 吡啶 – 6 – 羧基的衍生物是特异性 AT₂受体拮抗剂。但因 AT₂受体功能不清楚，尚无临床应用价值。

（2）AT₁/AT₂受体双重拮抗剂　此类拮抗剂多数模仿 ACEI 的作用，但无激肽释放作用，双重拮抗剂会保护 AT₂受体免受过多刺激，这也是双重拮抗剂潜在的一个优点。

AT₁/AT₂受体拮抗剂中较成功的是喹唑酮类化合物 L2163579、咪唑并吡啶类化合物 L2163017。AT₁/AT₂受体拮抗剂几乎都有磺酰胺基甲酸酯基团。

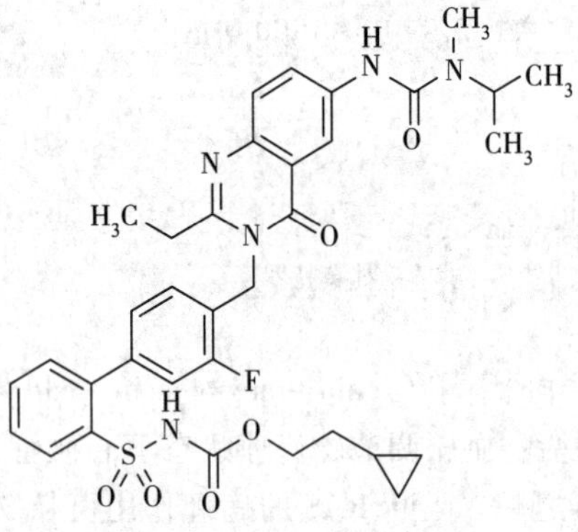

L2163579 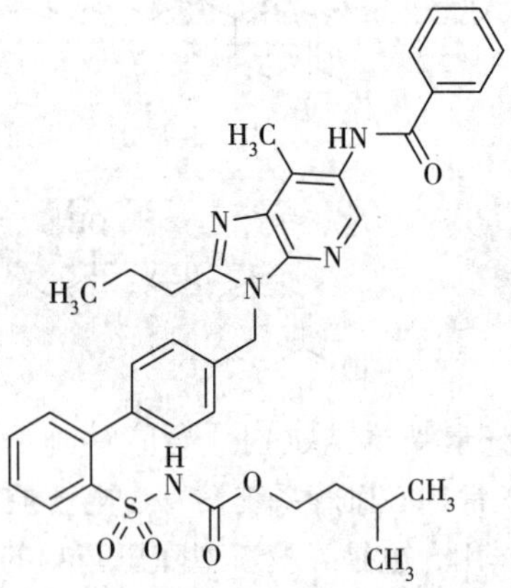　　　　　　　　　　　　　　L2163017

第二节　以酶为靶点的药物设计

酶（enzyme）是生命体中一类具有催化功能的蛋白质，在目前已知的 500 多种药物作用靶标中，酶是最重要的一类，约占 45%。作为发现与应用最悠久的药物靶点，酶的研究现今仍然非常活跃。据统计，临床使用药物中大约有二分之一是酶抑制剂。随着药物蛋白质组学和药物基因组学研究不断深入，人类基因组计划的研究成果与生物信息学的发展与结合，未来将有 5000 ～ 7000 种功能蛋白成为新药设计与研究的实用性靶标，这些新靶标一旦被鉴定，采用生物技术筛选或合理药物设计，人类将会发现更多的新药。

一、酶的基础知识

1. 酶的特征与类型　凭借特定的三维结构而担负着十分专一的生化催化功能的蛋白质称作酶，是由活细胞产生的一类具有生物催化功能的大分子，即又称为生物催化剂（biological catalyst）。

酶可以在温和的条件下，使诸多生物化学反应的速率和效率明显提高，所催化的这一生物化学反应，称为酶促反应（enzymatic reaction），而在被酶催化后而发生化学变化的这一物质，称为底物（substrate）。

酶的催化作用与一般小分子有机物或无机催化剂相比，具有如下特征：①效率高，酶催化反应的速率比普通催化剂的反应速率高 $10^7 \sim 10^{13}$ 倍。②专一性强，一种酶只能催化某一种或某一类反应，称为酶催化的专一性。③对环境极其敏感，酶具有生物大分子属性，使其变得极为脆弱，很多因素都可能导致其失活，如高温、pH、射线、表面活性剂、重金属等理化因素影响等；酶具有蛋白质的本质，可被蛋白质水解酶水解而失活。

包括氧化还原酶（oxido – reductase）、转移酶（transferase）、水解酶（hydrolase）、裂解酶（lyase）、异构酶（isomerase）和合成酶（synthetase）在内几乎所有类型的酶都可作为药物作用靶点。

2. 酶的结构与作用机制

① 酶的活性中心 酶与底物作用时，先与底物生成一个中间产物，然后中间产物再转变为产物并析出酶。在酶催化反应过程中，不是整个酶分子全部直接参加与底物的结合并进行催化，而只是分子中的一小部分参与，通常把酶分子中能够直接与底物结合、直接参与酶催化的部分称为酶的活性中心（图 9 - 2）。活性中心是由蛋白质中相应的氨基酸残基的侧链基团构成，这些基团在多肽链中所处的位置可能相距很远，甚至位于不同的肽链上，但从空间结构来看，它们都以一定的相对位置互相靠近。此外，蛋白质其他部位在酶的催化过程中也起着一定的作用，如保护酶的活性中心、维持空间构型等。

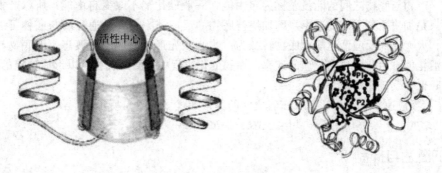

图 9 - 2 酶的活性部分

酶的活性中心可以分为两部分：活性部位和结合部位，其中直接与底物结合的部位称作结合部位（binding site），决定酶的专一性；而直接参与催化作用，使底物发生化学变化的部位称作活性部位（active site，或催化部位 catalytic site）（图 9 - 3），后者决定催化反应的性质。

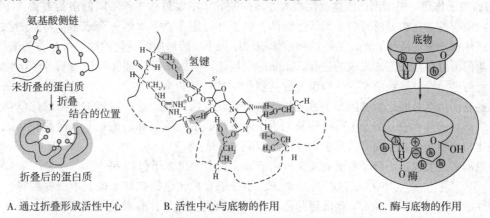

A. 通过折叠形成活性中心 B. 活性中心与底物的作用 C. 酶与底物的作用

图 9 - 3 酶的活性中心与底物作用示意图

除了结合部位和催化部位，有些酶分子中还可能存在一些能够通过与其他分子发生一定程度的结合，进而引起酶的空间构象变化，导致酶活性改变的部位，即调控部位（regulatory site）（图 9 - 4）。

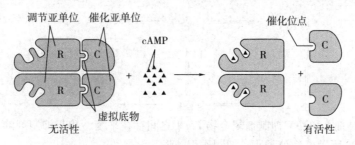

图 9 - 4 cAMP 依赖蛋白激酶的调控部位

② 酶促反应作用机制 酶促反应涉及底物到产物的转换，如式（9 - 1）所示。游离酶 E 与底物 S 以

非共价结合形成酶-底物复合物 E·S，然后发生化学转换，首先生成酶-产物复合物 EP，再释放产物 P，同时游离酶 E 得以重新释放。一个酶促平衡反应过程中，其催化可以等效地加速正向反应和反向反应，因此底物和产物的最终平衡浓度不受酶催化影响。

$$E + S \rightleftharpoons E \cdot S \rightleftharpoons E \cdot P \rightleftharpoons E + P \tag{9-1}$$

酶促反应有两个特点：一是特异性，二是加快反应速度。酶的活性位点是二者的物质基础，一般酶的活性位点由氨基酸残基和辅酶组成。辅酶是酶的辅助因子，可分成有机辅助因子和金属离子辅助因子两大类，酶可降低反应过程的活化能而不改变自由能；酶可以加快反应速度，缩短达到平衡的时间而不改变平衡常数。产物与底物之间的能量差称为自由能，一般催化剂不改变自由能，所以产物和反应物的平衡点不变，只是加快达到平衡的速率。酶加快与底物的反应速率主要是通过酶与底物可以形成低能的过渡态复合物，大大降低反应活化能，底物转变为产物必须先形成高能的过渡态，而底物与过渡态之间的能量差即为活化能，活化能决定反应的速率。在酶催化过程中，酶与底物可以形成稳定的低能过渡态，反应的活化能降低，反应速率加快。

自由能 ΔG、反应速率、平衡常数 K 三者之间的关系如式（9-2）所示。

$$\Delta G = -RT \ln K \tag{9-2}$$

二、酶的激活与抑制

药物作用于酶以后，依据作用结果不同可将药物分为酶的激动剂（enzyme agonist）和抑制剂（enzyme inhibitor）。酶激动剂是指能够提高酶活力，导致酶催化反应正常进行的物质，即亲和力和内在活力都大的药物；可以减弱、抑制甚至使酶作用消失的物质，或使酶分子本身遭到破坏，但并不引起酶蛋白变性的化学物质称为酶抑制剂。

1. 酶的激活作用　根据酶的结构、性质等方面的差异，主要包括三种不同的激活方式：①酶原的激活。细胞内的有些酶在初分泌时只是无活性前体，需要在特定条件下水解一个或多个特定的肽键，使构象改变才能体现出酶的活性，此无活性的酶前体被称作酶原，酶原向酶转化的这一过程称为酶原的激活，其本质是酶的活性位点暴露或形成的过程。②酶的变构激活。因某些代谢物可以与酶分子活性位点以外的部位进行可逆结合，导致酶发生变构而改变其催化活性，称为变构效应。③酶的共价修饰激活。酶结构上的某些基团可与某些化学基因发生可逆共价结合而改变酶活性，这一过程称为酶的化学修饰或共价修饰。共价修饰的过程中，酶发生有活性和无活性两种形式的互变，如磷酸化与脱磷酸化、巯基与二硫键、甲基化与脱甲基化的互变等，其中磷酸化修饰最为常见。

酶的激动剂主要包括小分子有机物或无机离子等。其中无机离子包括 Na^+、K^+、Mg^{2+}、Ca^{2+} 等阳离子和 Cl^-、Br^-、I^-、S^{2-}、SO_4^{2-}、PO_4^{3-} 等阴离子；小分子有机物包括抗坏血酸、半胱氨酸等；某些具有蛋白质特性的大分子物质，如对一些酶原起激活作用的酶类。此外，酶激动剂是相对的，因为一种激活剂对某种酶来说有激活作用，而对另一种酶则可能相反。即便是同一种物质，低浓度时为某种酶的激活剂；而高浓度则可能会成为该酶的抑制剂。

2. 酶的抑制作用　酶抑制剂是一种通过与酶结合来阻止复合物 E·S 的形成或阻止 E·S 生成 E·P 来抑制酶活性的物质。抑制剂与酶活性位点的可逆结合可用式（9-3）来描述。

$$
\begin{array}{ccccc}
E + S & \xrightarrow{K_s} & ES & \xrightarrow{K_p} & E + P \\
+ & & + & & \\
I & & I & & \\
\Big\updownarrow K_i & & \Big\updownarrow \alpha K_i & & \\
EI + S & \xrightarrow{\alpha K_s} & ESI & \xrightarrow{\beta K_p} & EI + P
\end{array}
\tag{9-3}
$$

当游离酶 E、抑制剂 I 和酶-抑制剂复合物 E·I 之间存在平衡，酶与抑制剂的亲和力用抑制常数 K_i 来衡量，如式（9-4）所示，K_i 值越小，抑制作用越强。

$$K_i = k_{off}/k_{on} = [E][I]/[E \cdot I] \tag{9-4}$$

通过式（9-5）可将 IC_{50} 换算成抑制常数 K_i。

$$IC_{50} = \left(1 + \frac{[S]}{K_{m}}\right) K_{i} \qquad (9-5)$$

酶抑制剂多种多样，包括无机物和有机物。根据酶与抑制剂结合紧密程度不同，可将抑制剂的抑制作用分为可逆性抑制和不可逆性抑制。

（1）不可逆性抑制作用　不可逆性抑制剂通常以共价键与酶活性位点上的必需基团结合，使之失活。此种抑制剂不能用透析、超滤等方法除去。例如，有机磷农药特异地与胆碱酯酶活性位点丝氨酸残基的羟基结合，使之失活，造成乙酰胆碱蓄积，迷走神经兴奋，呈现毒性状态。

（2）可逆性抑制作用　可逆性抑制剂通常以非共价键与酶和（或）E·I可逆性结合，使之活性降低或消失。可采用透析或超滤的方法将抑制剂除去，恢复酶的活性。从动力学角度可以把酶抑制剂分为快速可逆（rapid reversible）、缓慢结合（slow binding）、紧密结合（tight-binding）以及缓慢-紧密结合（slow-tight-binding）等四种不同的类型。

快速可逆抑制剂与靶酶结合的动力学遵循简单的米氏方程。根据快速可逆抑制剂对游离酶和（或）者酶-底物复合物的优先选择性，快速可逆抑制剂又可分为竞争性抑制剂、非竞争性和反竞争性抑制剂。

三、酶抑制剂

（一）酶抑制剂的作用机制

酶抑制剂的作用特性既有不同，也存在共性，即均可以阻止酶的催化反应，使底物浓度提高或使产物浓度降低。酶被抑制后，底物在体内累积，可以增加底物的生理效应，通常这种底物一般是激动剂，而抑制剂可以弥补底物的缺陷。

底物A ---------- 酶（E） ----------→ 代谢物B

抑制剂

如果代谢产物可能经过一系列生物化学过程才产生，选择在级联反应的速率决定步骤中关键的酶进行抑制会产生更好的效果。当辅因子参与代谢过程时，选择抑制与辅因子作用有关的酶也可以起到作用。为了更好地抑制代谢物的生成，采用能够产生协同作用的两种或两种以上的抑制剂来抑制级联反应的两种或两种以上的酶系往往比单独抑制一种酶更有效。

有时候，通过抑制药物代谢酶避免药物被代谢，维持原药的血浆浓度，可延长药物作用时间，增强药物的作用。

（二）抑制剂活性表示方法

常用半数有效浓度IC_{50}表示抑制活性，即在底物与酶的浓度保持恒定的条件下，改变抑制剂浓度时，活性降低50%所需的抑制剂浓度。

对于不同类型的抑制剂，K_{i}值和IC_{50}略有不同。对于竞争性抑制剂而言，其IC_{50}值取决于底物的浓度[S]、抑制剂的抑制常数K_{i}和米氏常数K_{m}：

$$IC_{50} = K_{i}\left[1 + \frac{[S]}{K_{m}}\right] \qquad (9-6)$$

非竞争性抑制剂的IC_{50}值与底物浓度等之间的关系为：

$$IC_{50} = K_{i}\left[1 + \frac{K_{m}}{[S]}\right] \qquad (9-7)$$

不可逆抑制剂的反应速率与抑制剂浓度呈非线性关系。

（三）酶抑制剂类型

按抑制作用不同将抑制剂分为可逆抑制剂（reversible inhibitor）和不可逆抑制剂（irreversible inhibitor）两种类型（图9-5）。

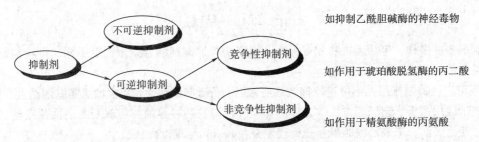

图9-5 酶抑制剂的类型

1. 可逆抑制剂 根据抑制剂与酶、底物之间的作用方式和相互关系，将可逆性抑制剂分为竞争性抑制剂、非竞争性抑制剂等类型。其中竞争性抑制剂是与底物竞争性地结合于酶，抑制剂和底物在酶的同一作用部位结合；非竞争性抑制剂并不与底物竞争酶的同一结合部位，而是分别结合酶的不同位点，而抑制剂结合后会阻碍或影响底物与酶的相应部位结合并阻止进一步生成产物。

（1）竞争性可逆抑制剂 竞争性抑制剂（competitive inhibitor）与底物共同竞争结合于同一个游离的酶，但是有时候未必是作用在同一时间，而多数情况下仅是作用于酶的同一个活性位点（图9-6）。因此，竞争性抑制剂的结构与底物（或中间物、产物）具有相似性，并且二者相似程度越大，选择性和抑制活性就越强。另外，增大底物浓度，增强底物的竞争能力，有利于消除竞争性抑制剂对酶的作用。

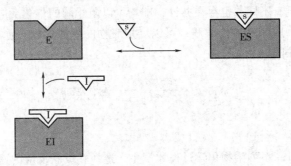

图9-6 竞争性酶抑制剂的作用形式示意图

竞争性抑制剂作用机制：竞争性酶抑制剂与底物竞争结合酶分子的活性中心，生成酶-抑制剂复合物，引起酶构象的改变，阻止底物与酶结合形成中间复合物并进一步转化为产物（图9-6）。当抑制剂与活性中心结合后，底物被排斥在反应中心之外，使酶促反应不能进行，对酶活性的抑制程度主要取决于其与酶的亲和力及抑制剂和底物各自的相对浓度。

知识拓展

过渡态类似物抑制剂

过渡态类似物抑制剂（transition state analogue inhibitor）是一类特异性竞争性抑制剂，其结构类似于酶反应中不稳定的过渡态底物，符合底物过渡态的电性特征和立体构象，对酶的亲和力大，结合更紧密，能够稳定过渡态和降低反应活化能，提高反应速率。过渡态类似物抑制剂是模拟酶反应过渡态活化复合物结构的稳定化合物，它的稳定化是通过增加额外氢键的形成或降低非极性活化部位的电荷分散程度，或具有更多的疏水作用等达到的。

过渡态类似物抑制剂包括负碳离子过渡态类似物（图9-7）、正碳离子过渡态类似物（图9-8）、磷酸基转移过渡态类似物（图9-9）和四面体过渡态类似物等类型。

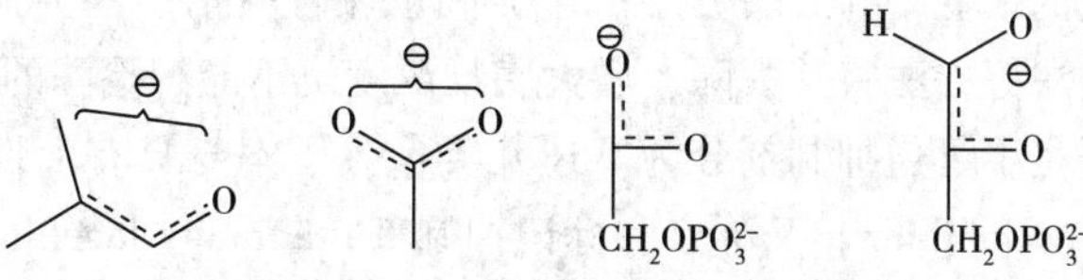

图 9-7　负碳离子的几种特殊例证

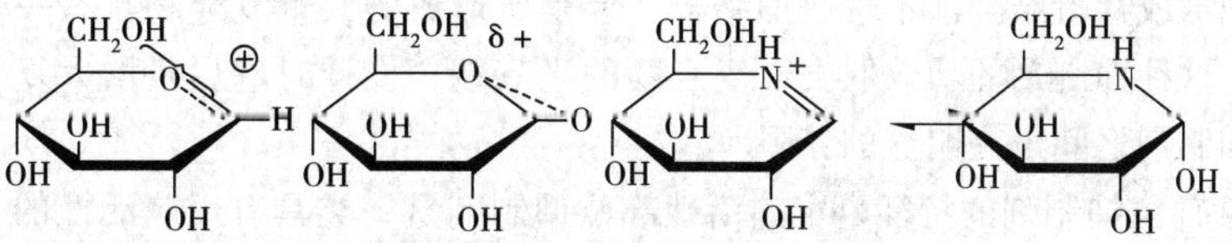

糖苷转移酶反应的过渡态　　　　烯胺酶素（norjirimycin）

图 9-8　糖苷转移酶反应的过渡态类似物与烯胺酶素

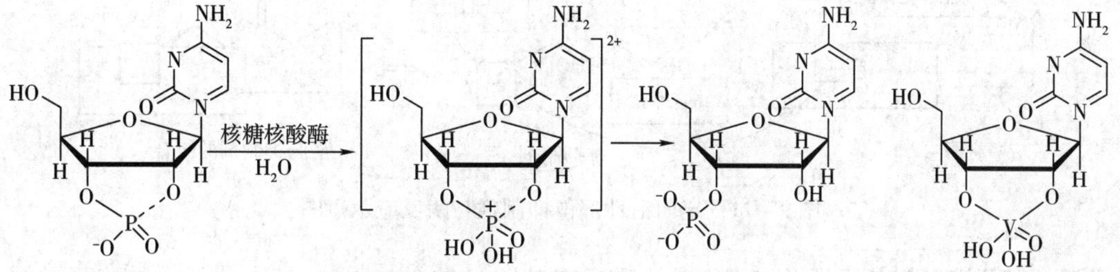

中间物　　　　　　　　　　　　核糖核酸酶抑制剂

图 9-9　核糖核酸酶反应的过渡态类似物与抑制剂

（2）非竞争性可逆抑制剂　非竞争性抑制剂（noncompetitive inhibitor）可同时与酶和底物结合，引起酶分子构象变化，最终导致酶活性下降，较比竞争性抑制剂最大的特点是其并不与底物竞争酶的活性中心。如某些金属离子（Ag^+、Cu^{2+}、Hg^{2+}）以及 EDTA 等，可以与酶分子的调控区域中的 –SH 基团结合而改变酶的空间构象，引起非竞争性抑制。

在非竞争性抑制中，抑制剂虽与靶酶结合，但其结合部位并不是底物与酶的结合部位（图 9-10）。此外，抑制剂与酶生成复合物后仍然可与底物作用，形成三元复合物 ESI。但是 EI 已经是无催化活性的复合物，ESI 也不能直接分解产物。因为非竞争性抑制剂不与底物竞争酶的活性中心，所以不能用增加底物浓度的方法来消除其对酶促反应的影响。

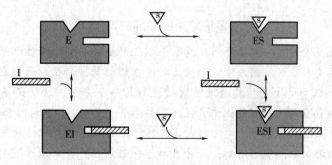

图 9-10　非竞争性酶抑制剂的作用形式示意图

2. 不可逆抑制剂　与可逆抑制剂不同，不可逆抑制剂以比较牢固的共价键与酶蛋白中的活性中心结合，使酶的结构产生不可逆的改变，导致酶分子产生时间依赖性失活。因为抑制剂和酶结合稳定，难以通过透析法、稀释或凝胶过滤等方法将其去除，增大底物浓度也不能解除酶的失活状态。

根据作用机制的不同可将不可逆抑制剂分为下述几类：分子本身具有活性基的定向活性部位不可逆抑制剂（active – site – directed inhibitor，又称亲和标记抑制剂，affinnity labelling inhibitor）；需要与酶作用后才产生活性基的基于机制的不可逆抑制剂（mechanism – based inhibitor，又叫催化常数抑制剂，K_{cat} inhibitor）以及介于可逆抑制剂和不可逆抑制剂之间的伪不可逆抑制剂（pseudo – irreversible inhibitor）等，后者可与靶酶之间形成共价结合即不可逆抑结合，但是所形成的共价复合物具有一定半衰期，因此称为伪不可逆抑制剂，这种抑制剂的功效取决于复合物的半衰期，设计时应尽量增大复合物的半衰期。不可逆抑制剂和可逆抑制剂之间没有明显的界限。

（1）定向活性部位抑制剂的特征　定向活性部位抑制剂是一类具有反应活性的化合物，其结构与酶的底物类似，可被酶的活性部位所识别。当抑制剂 – 酶复合物形成时，抑制剂的亲电中心与酶活性部位的亲核中心反应（主要是 SN_2 烷基化、形成希夫碱或酰化反应），生成稳定的共价键（图 9 – 11）。

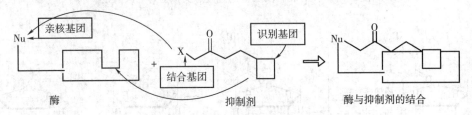

图 9 – 11　定向活性部位抑制剂与酶反应示意图

定向活性部位抑制剂分子中含有识别基团和反应基团（结合基团）。其中分子中与酶可逆结合的部分称为识别基团，作用是将抑制剂导入到酶的活性部位，起到受体识别作用；而结合基因是分子中具有反应活性的化学基团或原子。定向活性部位抑制剂结构中的活性基团大多是亲电试剂，如卤代酯基、环氧基、卤代酮、亚磺酰氯、二硫键、偶氮甲基酮、不饱和键和光敏基团等。

（2）基于机制的不可逆抑制剂　不同于定向活性部位抑制剂，基于机制的不可逆抑制剂分子中无明显的亲电中心，它的作用是在酶的催化过程中实现的。其多以潜伏化的形式存在，对靶酶具有特异性，一般在转运过程中不与其他生物分子作用，到达靶部位后被相应的酶催化活化，产生亲电活性基，并与酶活性部位上亲核功能基团反应形成共价键，导致不可逆抑制作用。抑制性质与作用的酶有关，因此又称其为酶的自杀性底物（suicide substrate）或催化常数抑制剂。

知识拓展

多底物类似物抑制剂

多数酶在的催化反应中，一般需要两个或两个以上的底物在酶的活性部位形成二元或多元复合物。每个底物都具有特定的空间方位，且彼此之间在酶的活性部位以最近或合适的空间距离与酶分子反应。将多个底物的主要结构通过共价键连接为一个分子，这就是多底物类似物抑制剂（multisubstrate analog inhibitor）。理论上讲，任何需要两个或多个底物同时结合的酶，如转甲基酶、脱氢酶、二氢蝶酸合成酶、激酶等，均可以设计出其对应的多底物类似物抑制剂。与单底物类似物抑制剂相比，其与酶的亲和能力增加，特异性和专一性增强，特别适于某些特异性要求严格的同工酶抑制剂的设计。

四、应用实例

（一）HIV 蛋白酶抑制剂

艾滋病是由人类免疫缺陷病毒（HIV）引起的感染性疾病。负责病毒复制的 HIV 蛋白酶由病毒基因组中一个比较大的前蛋白（pro - protein）所编码。HIV 蛋白酶能够将病毒生命周期中所产生的多肽剪切成功能性蛋白质，因此 HIV 蛋白酶抑制剂可用于抑制 HIV 的复制。1985 年，科学家们就提出可能存在HIV 蛋白酶，在 1988 年得到实验证实。1989 年，第一个蛋白酶与抑制剂的单晶结构被解析出来。HIV 蛋白酶是由两条完全相同的链组成的同源二聚体，其具有催化作用的两个天冬氨酸各来自其中的一条链，单晶结构如图 9 - 12 所示。

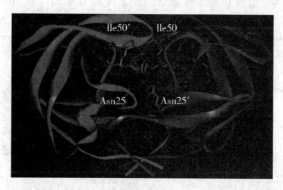

图 9 - 12　HIV 蛋白酶和多肽底物 Arg - Pro - Gly - Asn - Phe - Leu - GIn - Ser - Arg - Pro 的 3D 结合模式示意图
HIV 蛋白酶以两条具有 C2 对称性的同源二聚体形式存在

1. 拟肽类 HIV 蛋白酶抑制剂　化合物沙奎那韦，是第一个通过临床试验的拟肽类 HIV 蛋白酶抑制剂，并于 1995 年 11 月上市。在随后的几年中，陆续上市了其他拟肽类 HIV 蛋白酶底物的类似物，到目前为止，共有 8 个含有拟肽骨架的抑制剂进入市场。沙奎那韦的口服生物利用度比较低（3% ~ 5%），因此其与 CYP3A4 抑制剂利托那韦一起服用，后者能显著降低沙奎那韦的首过效应。

利托那韦

沙奎那伟

2. 非肽类 HIV 蛋白酶抑制剂　2005 年，Boehringer Ingelheim 公司第一个非肽类 HIV 蛋白酶抑制剂替拉那韦上市，证明引入羟基吡喃酮骨架是可行的，该化合物通过羟基与催化天冬氨酸作用形成氢键，但该化合物侧链较为复杂。

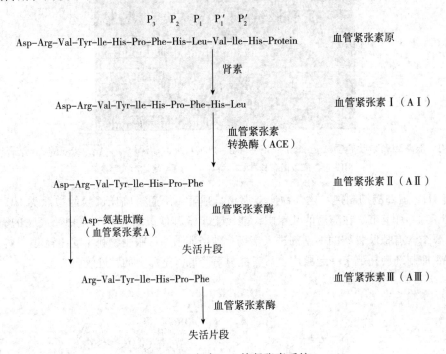

替拉那韦

（二）金属蛋白酶抑制剂

血管紧张素转换酶（ACE）通过切除十肽血管紧张素Ⅰ的C端的二肽His-Leu将其转换为八肽的血管紧张素Ⅰ，八肽血管紧张素Ⅱ的生成导致血压的升高（图9-13）。此外，ACE催化降低血压的九肽血管舒缓激肽的降解，间接导致血压的升高。这表明抑制ACE可以同时通过多个机制防止血压升高。

$$P_3 \quad P_2 \quad P_1 \quad P_1' \quad P_2'$$

Asp-Arg-Val-Tyr-Ile-His-Pro-Phe-His-Leu-Val-Ile-His-Protein   血管紧张素原

↓ 肾素

Asp-Arg-Val-Tyr-Ile-His-Pro-Phe-His-Leu   血管紧张素Ⅰ（AⅠ）

↓ 血管紧张素转换酶（ACE）

Asp-Arg-Val-Tyr-Ile-His-Pro-Phe   血管紧张素Ⅱ（AⅡ）

Asp-氨基肽酶（血管紧张素A） ↓   ↓ 血管紧张素酶

失活片段

Arg-Val-Tyr-Ile-His-Pro-Phe   血管紧张素Ⅲ（AⅢ）

↓ 血管紧张素酶

失活片段

图9-13 肾素-血管紧张素系统

图注：经过两步转化，可以将血管紧张素原转化为具有升高血压作用的血管紧张素Ⅱ，再经天冬氨酸氨基肽酶-血管紧张素A水解，得到血管紧张素Ⅲ，仍然具有升高血压的活性。不同的血管紧张素酶，如氨基肽酶、羧基肽酶等，能够将血管紧张素Ⅱ和Ⅲ进一步水解为非活性片段。

血管紧张素转化酶抑制剂（angiotensin converting enzyme inhibitor，ACEI）是一类主要作用于肾素血管紧张素-醛固酮系统（enin-angiotensin-aldosterone system，RAS），也影响血管舒缓素-激肽-前列腺素系统，从而达到降压效果的新型降压药。

目前，以阻断RAS的病理作用为基础的降压药物研究中最热点的是ACE抑制剂，临床上ACE抑制剂主要用于高血压、充血性心力衰竭（CHF）等心血管疾病的治疗。

20世纪70年代，初次发现血管紧张素转化酶抑制剂（ACEI）能有效地降低血压，首先是从巴西毒蛇的蛇毒中分离得到一个九肽化合物替普罗肽（teprotide），发现其能有效抑制ACE，降低血压，但口服无效。在接下来的研究中，口服有效的以血管紧张素转化酶为靶酶的降压药一度成为热点。卡托普利（captopril）是第一个应用到临床的此类机制口服药物。

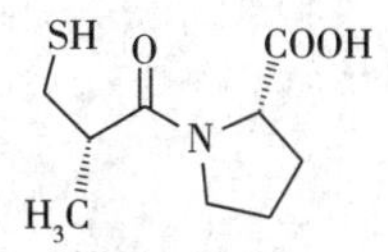

卡托普利 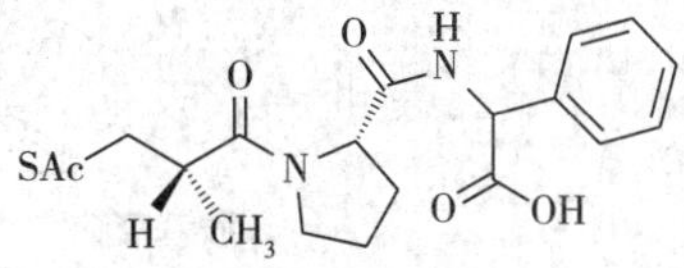　　　　　　　　阿拉普利

以卡托普利为先导药物，结合 ACE 的结构特征和作用机制，设计了一系列 ACEI。根据与 ACE 中锌离子结合的基团的不同，可将 ACEI 分为以下三类。① 含有—SH 的 ACEI，如卡托普利、阿拉普利（ala-cepril）等。② 含—COOH 的 ACEI，这类药物因为羧基配位能力较弱，分子中一般有两个以上的结合基团，又称其为双羧基抑制剂（dicarboxylate containing inhibitor），此类 ACEI 活性较强，作用强度取决于其在酶上结合位置的数目及与锌离子的结合强度，此类药物有赖诺普利（lisinopril）、伊那普利（enalapril）等，它们的活性强于卡托普利，作用时间长，副作用较少。③ 含磷酸基或磷酸酯基的 ACEI，以磷酸基与锌离子结合，如福辛普利（fosinopril）等。

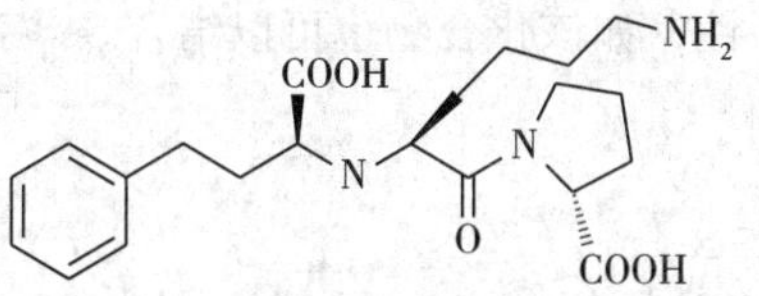

赖诺普利 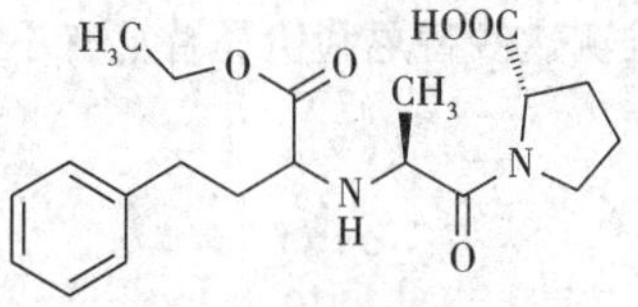　　　　　　　　伊那普利

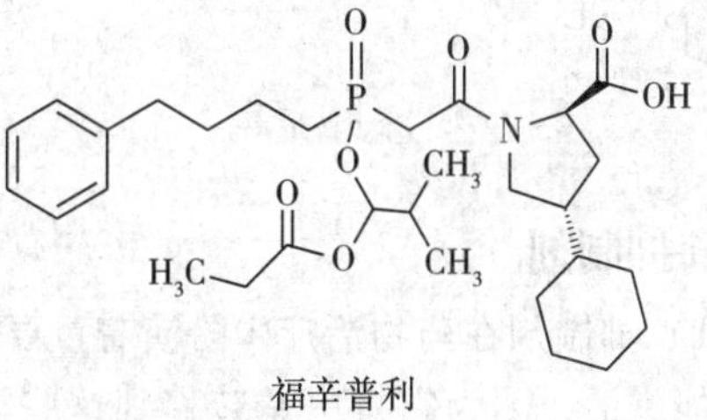

福辛普利

（三）蛋白激酶 C 抑制剂

20 世纪 80 年代，癌症药物的研发几乎全部集中在干预 DNA 合成和细胞分裂的进程上，造就了抗代谢药、烷基化化合物、微管干扰剂和 DNA 合成抑制剂的开发。该策略尝试以非常高的区分度来攻击靶细胞，如癌细胞。这种化疗方法的缺点是有大量的不良反应，严重影响病患的生活质量。1960 年，Peter Nowell 和 David Hungerford 首先认识到慢性骨髓白血病来源于一个特定的基因变异，15% 的白血病由这个缺陷引起。慢性骨髓白血病是第二常见的白血病，由白细胞特别是粒细胞严重增殖引起。染色体 9 和染色体 22 相互易位导致染色体 22 缩短，被称为费城染色体，这个交换产生了新的 BCR－ABL 融合基因，能编码具有酪氨酸激酶活性的蛋白质。该蛋白质属于受体酪氨酸激酶，在调节细胞生长上起重要作用，细胞活化不受干预导致细胞增殖不受控制，从而变成肿瘤细胞。进一步的白血病模型研究显示，这个基因会引发这类癌症。因此，基因错误调节而导致激酶活性升高可能是这类疾病的发病原因，而药物治疗干预这种过度调节是有可能的。Sandoz 公司由此开启了选择性 ABL－酪氨酸激酶抑制剂的研发工作。

20 世纪 80 年代，一些公司开始寻找蛋白激酶 C 抑制剂。通过筛选得到的苯胺基嘧啶是一个合适的先导结构，由该化合物衍生优化得到了最初的蛋白激酶 C 抑制剂。在苯环 6 位引入的一个甲基能完全翻转激酶的抑制活性，这个"魔力"甲基影响由氨基连接的两个芳香环的构象。但这个化合物的水溶性和口服生物利用度并不理想。因此，尝试通过引入 N 甲基哌嗪等极性基团来改善这些性质，其中伊马替尼是最优化合物，在通过了所有的临床试验后，以伊马替尼（格列卫园）为商品名，于 2001 年开始应用于临床治疗。该化合物选择性阻断 BCR－ABL 受体酪氨酸激酶，阻断激酶底物蛋白质的磷酸化。后来发现，它同样可以抑制其他激酶，比如相关的 c－Kit 和 PDGF 受体激酶。

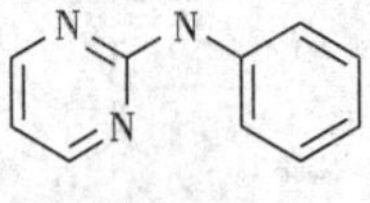

苯胺基嘧啶

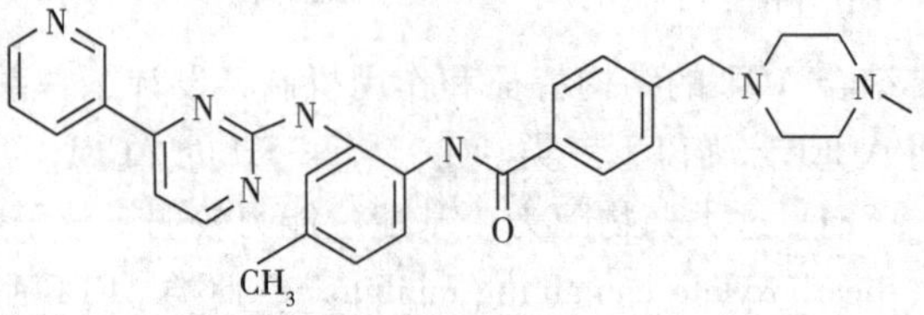

伊马替尼

令人遗憾的是，伊马替尼产生耐药性，耐药突变使激酶对伊马替尼变得不敏感。随后 Bristol – Myers Squibb 公司的达沙替尼，它绕开伊马替尼的耐药性，采用一个完全不同的 BCR – ABL 激酶结合模式。因此，可以合理地推测达沙替尼和伊马替尼有不同的选择性，如该化合物也可以结合 Ser 家族的激酶。

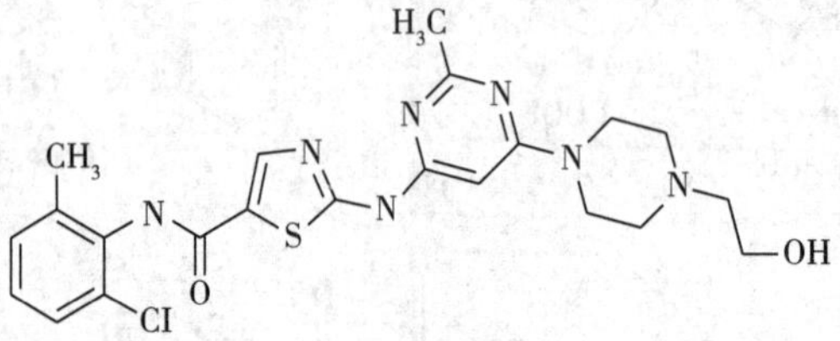

达沙替尼

（四）儿茶酚 O – 甲基转移酶抑制剂

儿茶酚 O – 甲基转移酶（COMT）抑制剂在药物治疗中扮演着重要作用，这种酶使儿茶酚胺如多巴胺肾上腺素或去甲肾上腺素的内源功能失活，因为它将甲基转移到这些神经递质的酚羟基上。这种酶的多态性与精神疾病的变化有关，可能与焦虑障碍和精神分裂症有关。COMT 抑制剂可用于疾病治疗，特别是帕金森病。帕金森病最初被称为"颤抖性麻痹"，老年人发病率较高，是由中脑黑质中的多巴胺神经元缓慢渐进性退化引起的。一种尝试治疗方式是用外源性替代物质来抵消多巴胺缺乏。1994 年，Anders Liljas 研究小组阐明 COMT 的晶体结构（图 9 – 14），位于八面体配位几何形状内部的镁离子对于转移甲基的机制是至关重要的。儿茶酚胺的邻近氧原子与镁离子整合，从而使酚氧原子与巯基团更靠近。据推测，酚羟基由于邻近镁离子、巯基和 Lys144 的氨基作用而被去质子化，从而增强酚羟基氧的亲核性，从 SAM 带正电荷硫上通过 SN_2 类型反应转移甲基，或可能是不带电的酚羟基官能团与 G1u199 形成氢键。晶体结构使用底物类似抑制剂协助测定完成，抑制剂的氧原子亲核性因两个强吸电子硝基官能团而非常弱，甲基在此根本不会发生任何转移。

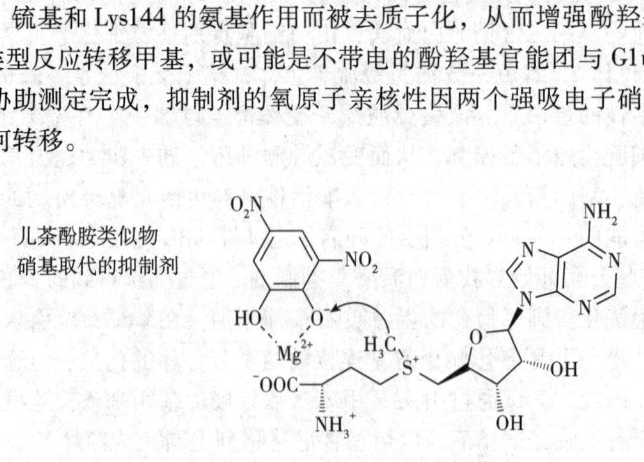

儿茶酚胺类似物
硝基取代的抑制剂

S–腺苷–L–甲硫氨酸(SAM)

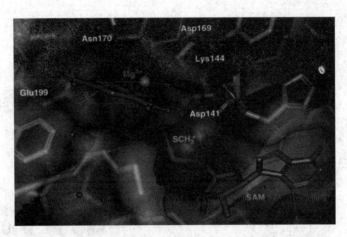

图 9-14　COMT 与辅助因子 SAM 和儿茶酚胺类似物硝基取代的抑制剂的共晶结构

图注：甲基转移到酚氧原子的距离非常短。由于硝基的吸电子作用及其与镁离子、硫基团和 Lys144 的
铵离子的距离很近，在转移反应中，亲核试剂的酚氧被去质子化。累积的正电荷将该羟基的 pK_a 值转
移到酸性范围内，而第二个酚羟基不带电荷，并与 Glu199 形成氢键。

　　具有多羟基芳环的分子对该酶显示出弱的微摩尔级别活性。在芳香环中引入强吸电子基团如硝基或羰基，可以显著地提高这些底物类抑制剂的活性。抑制剂托卡朋、硝替卡朋和内比卡朋在亲核羟基的邻位都有取代羟基的硝基官能团，在对位含有第二个吸电子官能团。晶体结构显示这些衍生物的硝基与儿茶酚胺类似物硝基取代的抑制剂的一个硝基方向一致，朝向 SAM 底物，而第二个吸电子基与儿茶酚胺类似物硝基取代的抑制剂的另外一个硝基位置也一致，朝向溶剂区。托卡朋是 1997 年被批准上市的用于外周和中枢的有效 COMT 抑制剂，但由于肝毒性，其治疗用途受到严重限制。

托卡朋　　　　　　　　硝替卡朋　　　　　　　　内比卡朋

（五）氧化还原酶抑制剂

　　氧化还原酶在电子或氢负离子存在的前提下，参与大量电子转移反应。这些粒子由辅因子或血红素中的铁原子转移而来。因为许多氧化还原酶涉及生理和病理的相关过程，多种药物通过抑制它们来发挥效用。

　　1. 二氢叶酸还原酶抑制剂　　早在 Joseph Kraut 研究小组于 1982 年在圣地亚哥确定第一个二氢叶酸还原酶的晶体结构之前，甲氨蝶呤就是已知的强效二氢叶酸还原酶抑制剂。氨基叶酸和依达曲沙是其类似物。在化学上，它们看起来与天然底物二氢叶酸的结构非常相似。但显然，杂环上的氢键受体被置换成氢键供体，这一变化具有决定性。这一关键置换会导致这些化合物的杂环部分在还原酶结合口袋中的取向发生 90° 的扭转，环内的双键因而不能与辅因子 NADPH 的还原烟酰胺基团紧密接触，电子转移无法发生，还原酶被堵塞。

　　甲氨蝶呤是有效的癌症化疗药物，可用于治疗乳腺癌、肉瘤、急性淋巴性白血病和非霍奇金淋巴瘤。它与天然底物一样，都是大极性的化合物。必须通过还原叶酸载体（RFC）转移到细胞内，再与另外的谷氨酸残基协同起效。所以，在癌症治疗中，一个好的有效的二氢叶酸还原酶抑制剂不仅要具有与还原酶较强的亲和力，而且要能被转运蛋白高度特异性摄取。

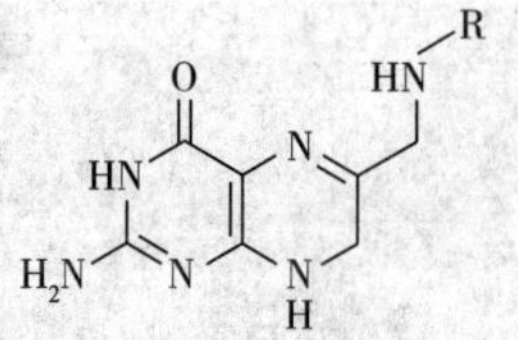

二氢叶酸

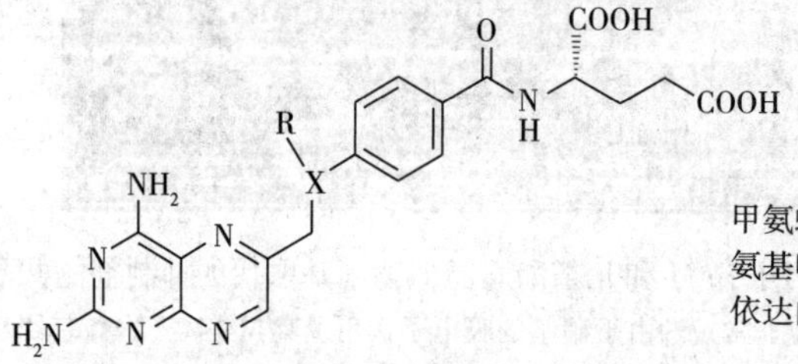

甲氨蝶呤：X=N，R=CH₃
氨基叶酸：X=N，R=H
依达曲沙：X=C，R=C₂H₅

　　除作为肿瘤的化疗药物，抗叶酸抑制剂如甲氧苄啶由于能直接抑制相应的细菌还原酶而具有抗菌作用，列举一些非经典的抗叶酸抑制剂。从结构上看，它们与天然底物的关系是显而易见的。这些抑制剂的第一个杂环部分都与甲氨蝶呤相同，具有相同的结合模式。不同物种所有的二氢叶酸还原酶都保留有天冬氨酸或谷氨酸残基，它们与杂环内带正电的氮原子和环外 3 - 氨基存在相互作用。1 - 位氨基间与蛋白质骨架上的两个羰基间有相互作用。与甲氨蝶呤相反，甲氧苄啶类似物抗生素的第二个环部分表现出更强的疏水性，这决定它们对细菌二氢叶酸还原酶的选择性抑制。在治疗剂量，甲氧苄啶不抑制人的而只抑制细菌的二氢叶酸还原酶，其对细菌二氢叶酸还原酶的抑制浓度要比对人的低 1/60 （淋病病原体的淋球菌 *Neisseria gonorrhoeae*） ～1/50000 （肠道细菌大肠埃希菌 *Escherichia coli*）。

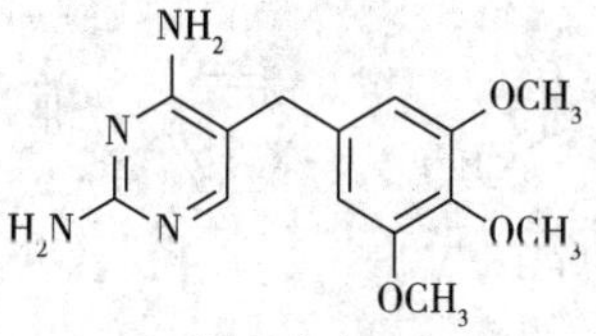

甲氧嘧啶

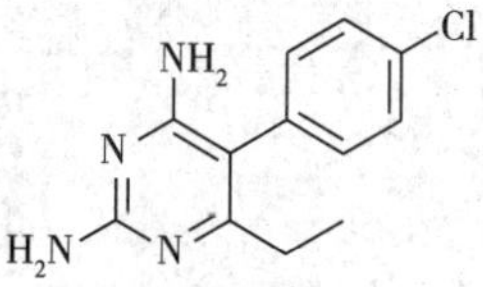

乙嘧啶

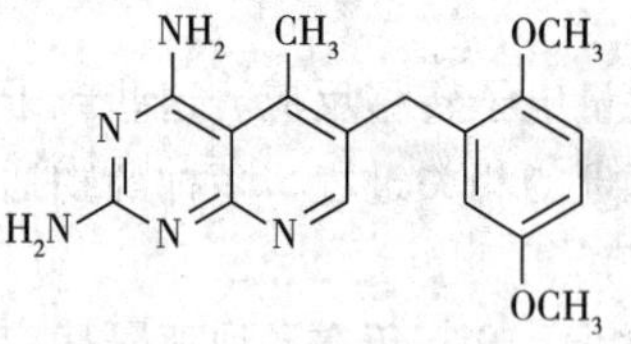

吡曲克辛

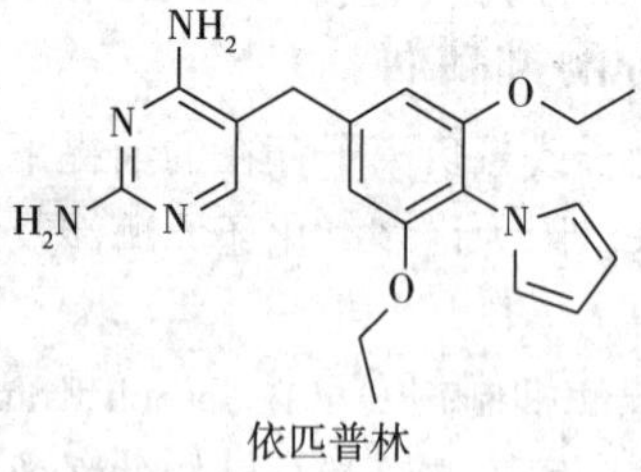

依匹普林

　　2. HMG - CoA 还原酶抑制剂　　冠心病（CHD）、动脉粥样硬化及伴随的心脏病发作和脑卒中是欧洲国家和美国最常见的死亡原因。CHD 具有多因子的遗传因素，也是发达国家的典型疾病。致病风险因素包括肥胖、吸烟、高血压、纤维蛋白原和胆固醇水平升高。在阻碍和闭塞血管的斑块中发现有高水平的胆固醇存在。学术界普遍认同降低胆固醇水平是一个合理的治疗策略，因此采取这种方式的药物治疗经常被推荐使用。

　　他汀类药物是抑制胆固醇生物合成的药物中的一类。1974 年，Merk&Co. 公司开发用于评估胆固醇生物合成抑制剂的体外细胞测试，特别是对于 HMG - CoA。与此同时，日本 Sankyo 公司的 Akiro Endo 及其同事开始研究 8000 种微生物的提取物。活性最高的化合物是在英国 Beecham 分离得到的康帕丁（美伐他汀）。在 1978 年秋，Merk&Co. 公司也开始对微生物提取物进行研究。在实验的第二周，他们就发现想寻找的化合物。1979 年 2 月，该化合物被分离出来，即为洛伐他汀，并于当年 6 月注册，是具有详细结构信息的专利。1980 年 4 月，Merk&Co. 公司开始对洛伐他汀进行临床研究，但在 1980 年 9 月又终止了。原因是有传闻说，康帕丁被发现对犬有致癌性。尽管洛伐他汀的毒性研究并没有显示出这一点，传闻也无法得到证实，项目最初还是被停止。直到 1982 年 7 月，Merk&Co. 公司与美国 FDA 达成协议，部分挑选出来的患者可以在临床上使用洛伐他汀。治疗范围限于具有严重升高的胆固醇水平的耐药患者，因为这些患者心脏病发作和脑卒中的风险特别高。洛伐他汀对低密度脂蛋白胆固醇水平及血液中总胆固醇水平的治疗效果令人信服，而且副作用小。于是针对它的慢性毒理学和临床研究被重新启动。1986 年 11 月，Merk&Co. 公司启动上市申请，总共向 FDA 提交了 160 卷临床前和临床资料。仅仅 9 个月后，药物被获批，并迅速发展为具有数十亿销售额的重磅炸弹。

几年后，HMG – CoA 还原酶的晶体结构被确定，其活性形式是个四聚体，每个单体由 3 个亚单元组成。N 端结构域的一个锚状结构将酶固定到内质网的膜上。较小的 S 结构域是还原的 NADP（H）的结合位置，它嵌套在较大的 L 结构域。S 结构域的几何形态是 Rossmann 折叠状的。伸展的 HMG – CoA 分子结合在 L 结构域，它的泛酸部分突出到蛋白质内部，而 ADP 部分则进入蛋白质表面带正电荷的氨基酸残基口袋。羟甲基戊二酸（HMG）的实际结合位点在 L 和 S 结构域之间。第一个还原步骤的产物甲羟戊酰辅酶 A 含有一个带负电荷的氧原子，被还原酶上相邻的 Lys691 所稳定（图 9 – 15）。CoA 部分暂时释放出来的硫醇盐通过据推测质子化的 His752 保持稳定。HMG – CoA 还原酶的活性可通过磷酸化来控制。它与 NADP$^+$ 辅因子结合区域附近的丝氨酸残基能够被磷酸化，使得对 NADP（H）的亲和力降低，进而减少细胞中胆固醇的大量合成。

参照已知的天然产物，他汀类药物被开发成含有与 3 – 羟基 – 3 – 甲基戊二酰辅酶 A 类似的羧酸链结构。它们竞争性地抑制还原酶，亲和力比天然底物高 1000 倍。美伐他汀、洛伐他汀和后来发展的辛伐他汀都是具有内酯结构的前药，在胃肠道黏膜或肝脏内开环转化成实际起效的活性物质。

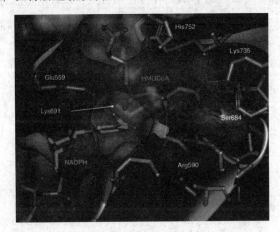

图 9 – 15　HMG – CoA 还原酶与 NADPH 辅因子
和 HMG – CoA 结合的晶体结构

美伐他汀，R_1=H，R_2=H
洛伐他汀，R_1=Me，R_2=H
辛伐他汀，R_1=Me，R_2=Me

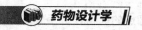

本章小结

　　受体和酶都属于蛋白质分子，两者之间有很多相似之处，同时也都属于药物的重要靶点。本章结合两者的情况，围绕作用于这两大靶点的药物设计进行阐述，首先介绍靶点的结构、类型、作用机制及作用于靶点的药物的特点等基础知识，然后介绍作用于靶点的药物的设计思路和设计方法，最后再结合具体的实例进一步巩固。

　　重点：酶和受体的结构特征、类型和作用机制，受体拮抗剂、激动剂的特点、作用机制及设计思路；酶激动剂、抑制剂剂的类型、特点、作用机制、设计思路及注意事项。

　　难点：不可逆抑制剂的类型、设计思路；多靶点作用药物的特点、设计思路和设计方法。

思 考 题

1. 简述受体拮抗剂药物的发展现状。
2. 简述受体与配体结合的特征。
3. 酶抑制剂类药物的发展现状。
4. 简述羟甲戊二酰辅酶 A（HMG – CoA）还原酶抑制剂的结构特点及其代表性制剂。
5. 可逆抑制剂包括哪些类型？酶的竞争性抑制剂和非竞争性抑制剂分别有哪些特点。
6. 定向活性部位抑制剂和基于机制的抑制剂各有什么特点，设计时应该注意什么？

（赵　宏）

第十章

肽拟似物

PPT

学习导引

1. **掌握** 构象限制的含义、方法及在肽拟似物研究中的应用；肽拟似物的基本概念、设计策略和方法。
2. **熟悉** 肽化合物的结构特征、应用及存在问题；肽拟似物的设计策略及在药物设计中的应用。
3. **了解** 内源性生物活性肽的结构和功能。

内源性生物活性肽（bioactive – peptides）是生物体中存在的一类重要的生理活性物质，包括生长因子、激素、神经递质等，具有激素、酶抑制剂或底物、生长促进剂或抑制剂、神经递质和免疫调节剂等多种作用。这些肽类分子与其相应的靶标结合，产生特定的生物效应，参与一系列重要的生理调节过程，因此活性肽在药物开发中占有重要的一席之地。

然而，内源性生物活性肽一般是开链柔性结构，靶点选择性差，且易被体内肽酶代谢失活，生物利用度较低。因此，以内源性生物活性肽为先导物，对其进行结构改造和修饰，得到肽拟似物（peptidomimetics），以提高药效、改善药物动力学性质，是药物设计的重要内容。

第一节 肽类化合物基础知识

一、肽类化合物的结构特征

肽是由相同或不同的氨基酸通过酰胺键（或称肽键）连接而成的开链或环状聚合物。构成人体的天然氨基酸共有 20 种，除甘氨酸外，其余氨基酸均含有手性碳原子，为 L 构型，S – 绝对构型。一般而言，有几个氨基酸组成的肽就叫几肽，如二肽、三肽等。肽类分子在尺寸上较小，通常不超过 50 个氨基酸残基，而且它们的三维结构也不是特别固定。

构成肽链的氨基酸称为氨基酸残基，这些氨基酸残基按照一定的顺序排列，这种排列顺序称为氨基酸顺序。通常在肽链中含有游离 α – 氨基的一端称为氨基端或 N 端，含有游离 α – 羧基的另一端称为羧基端或 C 端。在书写肽的结构式时，通常将 N 端写在左边，C 端写在右边。肽的命名以含有完整羧基的氨基酸作为母体，由 N 端的氨基酸残基开始，以 C – 端氨基酸残基为终点，依次称为某氨酰 – 某氨酸，例如，小肽 NH_2 – Ala – Tyr – Gly – COOH，命名为丙氨酰 – 酪氨酰 – 甘氨酸。

以亮氨酸脑啡肽（图 10 – 1a）为例说明肽类化合物的结构特征。亮氨酸脑啡肽是一个由酪氨酸、甘氨酸、苯丙氨酸、亮氨酸组成的五肽（NH_2 – Tyr – Gly – Gly – Phe – Leu – COOH）。由于肽键氮原子上的孤对电子与羰基之间的 p – π 共轭作用，具有部分双键性质，因而由 $C\alpha$ – C – $N\alpha$ – $C\alpha$ 构成的肽键基本处于同一平面，称为肽键平面（虚线所示）。肽键平面呈反式构型存在，由 C – $N\alpha$ – $C\alpha$ – C 形成的二面角

243

用 φ 表示,由 $N\alpha - C\alpha - C - N\alpha$ 形成的二面角用 ψ 表示。在肽链中 φ 和 ψ 两个扭角可有较大的变化,形成多种柔性构象,决定了肽链骨架是一种柔性结构。另一个可变化的角度是各个氨基酸残基的 α 碳侧链在空间的取向,由于单键的转动,造成原子在空间的不同位置,这些角度用 $\chi1,\chi2,\cdots$ 表示(图 10-1b)。

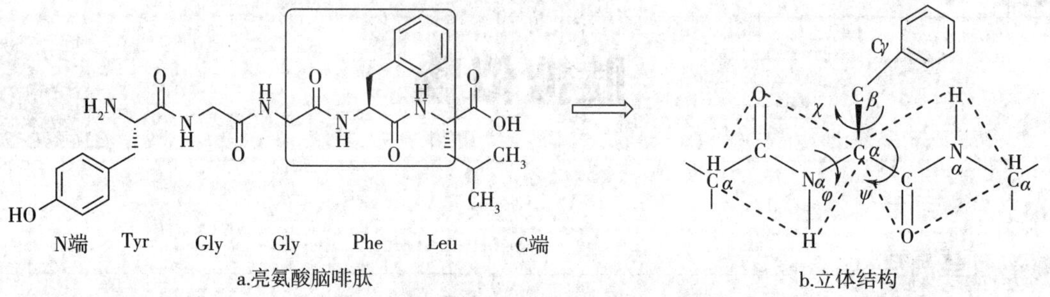

图 10-1 肽键的二面角 φ、ψ 示意图

这些具有 φ、ψ 二面角的肽分子可通过盐桥键、疏水作用和氢键等作用进一步稳定,形成肽链的二级结构,如 α-螺旋、β-折叠、β-转角、γ-转角等。肽链二级结构通过不同的折叠和组装,可进一步形成有生物活性的三级结构和四级结构。

二、内源性生物活性肽

内源性生物活性肽是指对生物机体的生命活动有益或具有生理作用的肽类化合物。现已从动物、植物和微生物中分离出多种多样的内源性生物活性肽。它们多为柔性分子,在体内的不同环境中可采取不同的构象,从而可被不同的受体识别和结合,产生不同的生物活性。所以生物活性肽的生理作用往往是多方面的,如免疫调节、抗血栓、抗高血压、降胆固醇、抗病毒、抗癌、抗氧化以及激素样作用等。部分内源性生物活性肽的简介和结构见表 10-1。

表 10-1 部分内源性生物活性肽的简介和结构

名称	简介	一级结构
P 物质	十一肽,存在于大脑和肠道中。兴奋平滑肌,舒张血管而降低血压,作为神经递质拮抗吗啡和内啡肽	H₂N – Met – Leu – Gly – Phe – Phe – Gln – Gln – Pro – Lys – Pro – Arg – COOH
脑啡肽	五肽,存在于脑和小肠的内源性阿片样物质。具有强效止痛作用	H₂N – Tyr – Gly – Gly – Phe – Met – COOH(甲硫氨酸脑啡肽); H₂N – Tyr – Gly – Gly – Phe – Leu – COOH(亮氨酸脑啡肽)
促甲状腺素释放激素	三肽,在下丘脑产生。具有促进腺垂体分泌促甲状腺素的作用	H₂N – pGlu – His – Pro – COOH
促肾上腺皮质激素	三十九肽,由脑垂前叶分泌。能调节肾上腺皮质的功能	H₂N – Ser – Tyr – Ser – Met – Glu – His – Phe – Arg – Trp – Gly – Lys – Pro – Val – Gly – Lys – Lys – Arg – Arg – Pro – Val – Lys – Val – Tyr – Pro – Asp – Ala – Gly – Glu – Asp – Gln – Ser – Ala – Glu – Ala – Phe – Pro – Leu – Gly – Phe – COOH
催产素	环状九肽,下丘脑产生。用于产科引产,在生育中保持子宫收缩和催乳	H₂N–Gly–Leu–Pro–Cys–Asn–Gln–Ile–Tyr–Cys–COOH └─S–S─┘
胰高血糖素	二十九肽,产生于胰脏。刺激糖原和氨基酸生成葡萄糖	H₂N – Thr – Asn – Met – Leu – Trp – Gln – Val – Phe – Asp – Ala – Leu – Arg – Arg – Ser – Asp – Leu – Tyr – Lys – Ser – Tyr – Asp – Ser – Thr – Phe – Thr – Gly – Asp – Ser – His – COOH
胃泌素	十七肽,产生于胃与小肠交界的胃黏膜处。刺激胆碱能神经产生,促进胃酸、胃液和胰液的分泌	H₂N – pGlu – Gly – Pro – Trp – Met – Glu – Glu – Glu – Glu – Glu – Ala – Tyr(SO₃H) – Gly – Trp – Met – Asp – Phe – COOH

续表

名称	简介	一级结构
缩胆囊素	三十三肽，存在于十二指肠黏膜处。引起胆囊收缩，刺激胰酶释放，也可消除吗啡的止痛作用	H_2N – Phe – Asp – Met – Trp – Gly – Met – Tyr(SO_3H) – Asp – Arg – Asp – Ser – Ile – Arg – His – Ser – Pro – Asp – Leu – Ser – Gln – Leu – Asn – Lys – Ile – Met – Ser – Val – Arg – Gly – Ser – Pro – Ala – Lys – COOH
血管紧张素Ⅱ	八肽，血管紧张素Ⅰ经血管紧张素转化酶催化裂解生成。具有强效收缩血管和升血压作用	H_2N – Asp – Arg – Val – Tyr – Ile – His – Pro – Phe – COOH
缓激肽	九肽，血浆中糖蛋白经激肽释放酶裂解而成。具有扩张血管、改善血管通透性、增加利尿、降低血压的作用	H_2N – Arg – Phe – Pro – Ser – Phe – Gly – Pro – Pro – Arg – COOH
内皮素	环状二十一肽，产生于内皮细胞。收缩血管、促进细胞分裂、调节神经递质释放	H_2N–Cys–Ser–Cys–Ser–Ser–Leu–Met–Asp–Cys 间 S—S、S—S 桥联 Cys–Phe–Tyr–Val–Cys–Glu His–Leu–Asp–Ile–Ile–Trp–COOH
降钙素	环状三十二肽，产生于甲状腺特异细胞。降低血钙和磷酸盐水平	H_2N–Cys–Gly–Asn–Leu–Ser–Thr–Cys–Met–Leu–Gly–Thr–Tyr– Thr–Gln–Asp–Phe–Asn–Lys–Phe–His–Thr–Phe–Pro–Gln–Thr– Ala–Ile–Gly–Val–Gly–Ala–Pro–$CONH_2$（S—S 桥联）

三、肽拟似物

大多数生物活性肽在纳摩尔（nmol/L）～皮摩尔（pmol/L）数量级即显示出受体亲和力，已经成为新药研究中引人注目的对象。然而，肽类分子直接作为药物使用存在很多不利因素，主要包括：①靶点选择性差，因肽类分子呈现柔性结构，有不同构象，可与不同的靶标作用，导致选择性较低，副作用较大；②口服生物利用度较低，尤其是分子量大时，如果没有特异的转运蛋白辅助吸收则难以被胃肠道摄取；③代谢稳定性差，易被胃肠道、肝脏和血浆中的蛋白酶降解失活；④具有免疫原性，注射使用易产生过敏反应；⑤不能穿过血-脑屏障，肽类分子多数属于极性化合物，难以透过血-脑屏障进入中枢神经系统而发挥作用。

为了克服上述不利因素，需要对生物活性肽的结构进行改造和修饰，形成肽拟似物。肽拟似物（peptidomimetics）是能够模拟天然肽分子，具有配基或底物样识别功能，可以与受体或酶相互作用，从而激活或阻断某种内源性活性肽生物活性的肽类似物（peptide analog）、伪肽（pseudopeptide）或类肽（peptoid）。

肽拟似物基本上已不具有肽的性质，其所模拟的只是肽的生物活性。一个设计成功的肽拟似物应具有以下特点：①保持某种特定的活性构象，提高对靶点的亲和性和选择性，以改善药效学性质；②改变肽的物理化学性质，例如溶解度和解离度等，以改善药物动力学性质，提高生物利用度和代谢稳定性；③避免免疫原性，降低毒性和不良反应。

设计肽拟似物的途径主要有：①以内源性生物活性肽为先导物，对其进行改造修饰，得到肽拟似物；②基于内源性生物活性肽的受体，进行基于靶点的药物设计，得到非肽化合物；③随机筛选或偶然发现非肽化合物。本章重点介绍第一方面的内容。

第二节　肽拟似物设计策略与方法

生物活性肽分子中存在旋转性单键，在不同的介质或环境中，可采取较低能量的多种构象，例如脑啡肽在溶液中呈现不同构象,各种构象处于动态平衡状态。此外,柔性肽分子以不同的构象与不同的受体亚型结合,产生不同的生物活性。这种构象的多样性导致了活性的多样性,缺乏选择性。在这种多种构象平衡状态的条件下,研究构象和活性的关系没有意义,也难以找到药效构象。采用构象限制(conformational restriction)的策略改造柔性肽分子,可降低构象数量,优化生物效应,例如提高对特异受体的亲和力和选择性、增强药效、改善药代动力学性质以及对肽酶降解的稳定性等,进一步得到相应的药效构象。

构象限制是将处于平衡状态的多种构象中的一种结构加以固定,突出该构象结构,减少或消除其他构象,从而提高肽分子对特异受体的亲和力。在生物体中,柔性肽分子的多种构象中的某一种构象可直接与受体结合,而其他构象则需改变分子形状才能与受体结合。如果进行构象限制,此时的肽分子是与受体结合有利的构象,而不是柔性分子中只有一部分分子呈现所需构象,因而增加了肽分子与靶标的亲和力。因此,构象限制的部位和强度对生物活性有重要影响。

从结合自由能的变化角度,也认为构象限制类似物(conformationally restricted analog)采取了"正确的"药效构象,无需损失熵值即可与受体结合。而柔性肽分子必须经过键的旋转或键角的变化才能调整到药效构象,进而与受体结合,熵值损失较大。所以,与柔性肽分子相比,构象限制体与受体的结合自由能变化是有利的。

设计构象限制类似物,需要考虑其结构类似于活性肽与受体结合时的构象,这样既可提高受体亲和力和选择性,也可避免肽酶的降解破坏,提高代谢稳定性。

构象限制类似物的设计可分为如下几个步骤(图10-2)。

首先确定活性肽的药效团,即识别受体所必需的氨基酸残基。根据统计,活性肽识别受体活性部位的氨基酸残基数目一般为4~8个。通过合成一些短肽,找出产生生物活性所必需的最小肽链,同时系统变换各个氨基酸,考察各种结构参数如电性、疏水性和立体性对活性的影响,可以找到这些必需的氨基酸残基。例如根据八肽的构效关系。如图10-2所示,总结得出药效团残基侧链的1、3和8位可能构成药效团,其余氨基酸可认为是支撑药效团空间分布的辅助基团。

第二步进行全新设计,即确定药效团的空间位置和距离。采用X射线晶体学、NMR或分子模拟方法对八肽做能量优化,用分子动力学模拟构建活性构象。例如在上述八肽的活性构象中,药效团残基侧链1、3和8位处于肽分子的内侧,其他残基处于肽分子的外侧。这些外侧的氨基酸残基虽然不是必需的药效团,但在空间上起固定药效团或其他辅助作用。

第三步是将药效团移植在非肽类、刚性的骨架模板上,并确保药效团在空间的距离与原八肽活性构象的药效团分布相同。活性肽分子中存在易被肽酶降解的肽键,经改换氨基酸或其模拟物,可提高对肽酶的稳定性,从而延长生物半衰期。

最后一步对所得到的肽拟似物进行活性测试,根据构效关系,进一步进行结构修饰和改造。

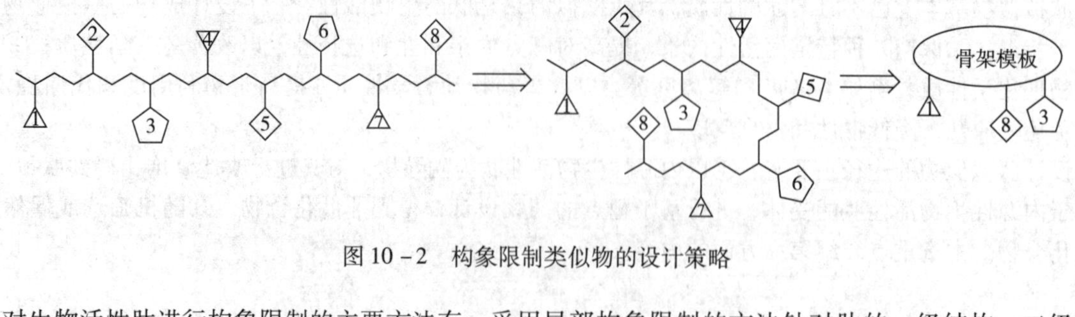

图10-2 构象限制类似物的设计策略

对生物活性肽进行构象限制的主要方法有:采用局部构象限制的方法针对肽的一级结构、二级结构进行改造修饰;采用整体构象限制的方法对肽链整体进行修饰;将生物活性肽改造为构象限制的非肽分子。

一、针对肽链一级结构的设计

主要包括构象限制性氨基酸的设计、肽链骨架的修饰、类肽的设计、相邻氨基酸的环合等。

（一）限制性氨基酸的应用－针对氨基酸的修饰

用限制性氨基酸（constrained amino acid）代替肽链中天然氨基酸，可影响 $C-N\alpha-C\alpha-C$（φ）、$N\alpha-C\alpha-C-N\alpha$（$\psi$）单键的旋转，也可使侧链的旋转（$\chi1$、$\chi2$）受阻，导致分子形状和构象的改变，对柔性肽分子构象产生局部限制。可有多种方式引入限制性氨基酸，例如 $C\alpha$ 的氢原子被烷基化，$N\alpha$ 的烷基化，α，β－不饱和双键的引入，脂环和芳环的引入，以及 L－氨基酸变成 D－构型等。通过这种修饰得到的肽拟似物一般称为肽类似物。

1. 氨基酸的 $C\alpha$－甲基化 氨基酸上的 $C\alpha$ 上的氢原子被甲基取代后，使肽键骨架构象的二面角（ψ/φ）变化区域，即 $N\alpha-C\alpha$ 和 $C\alpha-C$ 键的旋转受到严格的限制。例如，Gly 的 $C\alpha$ 被甲基化成丙氨酸，使甘氨酸原来的 70% 构象空间受到限制；进一步甲基化成 α－甲基丙氨酸（又称 α－氨基异丁酸，α－aminoisobutyric acid，Aib）后，甘氨酸原来的 90% 构象空间受到限制。对 Aib 构象行为的研究最为广泛深入，Aib 残基允许二面角的变化限制在 α－转角和 α－螺旋范围，其优势构象多为右手和左手 α 和 3_{10} 螺旋构象（3_{10} 螺旋中，3 为每一圈螺旋包含 3 个氨基酸残基，10 为氢键所封闭环成环原子数），极少表现为伸展结构。在脑啡肽、血管紧张素和缓激肽等生物活性肽中引入 Aib，以期获得高活性的选择性模拟物，或者用以判断受体识别所需的构象。

α-甲基丙氨酸　　　α-甲基丁氨酸　　　α-甲基缬氨酸

α-甲基亮氨酸　　　α-甲基苯丙氨酸

与 Aib 不同，其他一些 α－甲基化氨基酸都具有手性，如 α－甲基丁氨酸（α－乙基丙氨酸，α－ethyl alanine）、α－甲基缬氨酸、α－甲基亮氨酸和 α－甲基苯丙氨酸等。含这些 α－甲基化氨基酸的三肽或多肽，都是以 β－转角和 3_{10} 螺旋优势构象存在，很少为完全伸展结构。它们都已被引入生物活性肽中，作为多肽的结构修饰物。其中研究较多的是 α－甲基缬氨酸，将其嵌入到血管紧张素、P 物质或缓激肽中代替其中一个氨基酸，可改变这些肽的生物活性。

2. α，α－二烷基甘氨酸 甘氨酸残基 $C\alpha$ 上的两个氢原子被烷基或芳基取代得到 α，α－二烷基甘氨酸。前面所述的 α－甲基丙氨酸是这类氨基酸最简单的例子，其残基所允许二面角的变化范围限制在 α 和 3_{10} 螺旋区域。但 α，α－二乙基甘氨酸（α，α－diethyl glycine，Deg）、α，α－二丙基甘氨酸、α，α－二苯基甘氨酸（α，α－diphenyl glycine，Dpg）和 α，α－二苄基甘氨酸的肽链却都偏向于完全伸展结构，φ 和 ψ 角为 180°。两个烷基或芳基相同，消除了化合物的手性。

α,α-二乙基甘氨酸　　　α,α-二丙基甘氨酸

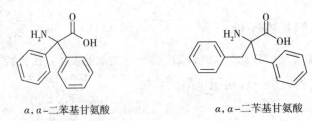

α,α-二苯基甘氨酸   α,α-二苄基甘氨酸

3. α-氨基环烷羧酸 α-氨基环烷羧酸（α-aminocycloalkane carboxylic acid，AC^{m}C，A-氨基，C^m-C 为环，$m=3\sim7$ 为环的大小数值，C-羧酸）也为 α,α-二烷基甘氨酸类型，可看作 Cα 上带有环状侧链的甘氨酸。虽然 α,α-二烷基甘氨酸与 α-氨基环烷羧酸都是双取代的甘氨酸，但它们的构象迥然不同，如 α-氨基环戊烷羧酸和 α-氨基环庚烷羧酸偏向于 β-折叠构象，而其对应的 α,α-二乙基甘氨酸和 α,α-二丙基甘氨酸为完全伸展构象。

α-氨基环烷羧酸已引入阿片肽、趋化因子和甜味剂等多种生物活性肽的结构改造。例如，脑啡肽的氨基酸残基被 α-氨基环戊烷羧酸置换，镇痛活性强于脑啡肽；α-氨基去甲冰片烷羧酸的环状烷基体积较大，具有很大限制性，可能有更高程度的优势构象。

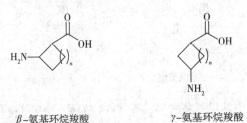

$n=m-3$

α-氨基环烷羧酸   α-氨基环戊烷羧酸   α-氨基去甲冰片烷羧酸

此外，还可将 α-氨基环烷羧酸进一步改造成 β 和 γ-氨基环烷羧酸。因为环外氨基的存在，形成新的手性中心，将它们引入肽中后，进行各自的构象分析和比较生物实验结果，可以提供与生物活性相关构象的有用信息。

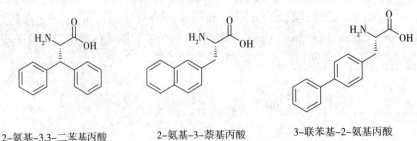

β-氨基环烷羧酸   γ-氨基环烷羧酸

4. 苯丙氨酸类似物 苯丙氨酸残基的构象限制体研究得最多，主要包括：在 β 碳引入苯环得到 2-氨基-3，3-二苯基丙酸；稠合或连接苯环得到 2-氨基-3-萘基丙酸、3-联苯基-2-氨基丙酸；α 碳与苯环的 2′位经亚甲基或亚乙基环合，分别得到 2-氨基-2，3-二氢-1H-茚基-2-羧酸、2-氨基-1，2，3，4-四氢萘基-2-羧酸；氨基与苯环的 2′位直接键合，或者通过亚甲基（亚乙基）连接，分别得到二氢吲哚-2-羧酸、四氢异喹啉基-3-羧酸、四氢-1H-苯并［d］氮杂环庚基-2-羧酸。

2-氨基-3,3-二苯基丙酸   2-氨基-3-萘基丙酸   3-联苯基-2-氨基丙酸

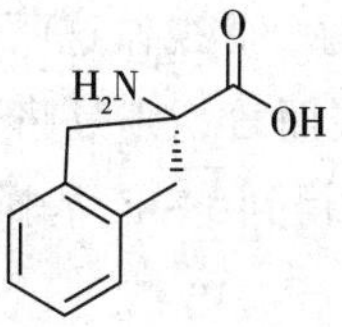

2-氨基-2,3-二氢-1H-茚基-2-羧酸 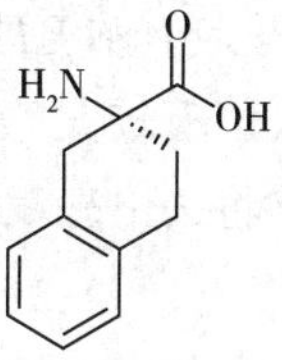　　2-氨基-1,2,3,4-四氢萘基-2-羧酸 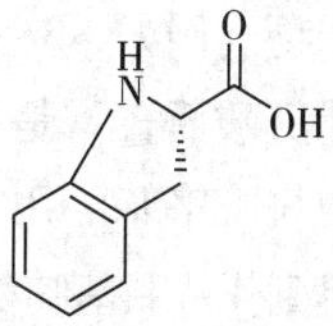　　二氢吲哚-2-羧酸

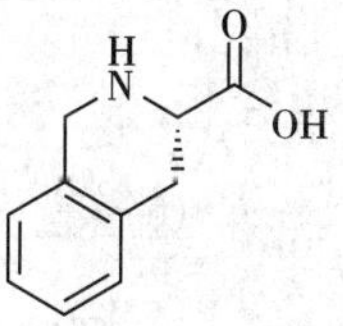

四氢异喹啉基-3-羧酸 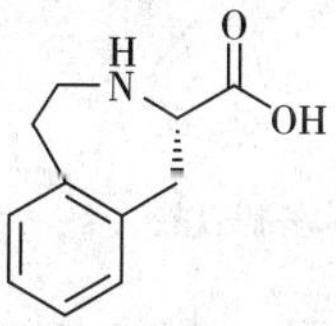　　　　四氢-1H-苯并[d]氮杂环庚基-2-羧酸

　　苯丙氨酸嵌入芳环或者环合，可限制其构象，由于基团的大小和在空间的位置发生了改变，可引起较大的活性变化。例如，将血管紧张素Ⅱ八肽中的苯丙氨酸残基替换成2-氨基-3,3-二苯基丙酸，激动活性增强近2倍；替换成2-氨基-2,3-二氢-1H-茚基-2-羧酸或3-联苯基-2-氨基丙酸后，转变为拮抗剂。

　　为提高环状四肽阿片受体激动剂的亚型选择性，将其苯丙氨酸残基替换成类似物。改造成2-氨基-2,3-二氢-1H-茚基-2-羧酸后，提高了对μ受体的选择性作用；改造成2-氨基-1,2,3,4-四氢萘基-2-羧酸后，也提高了结合μ受体的能力，并且不同构型对结合自由能的影响较小；改造成四氢异喹啉基-3-羧酸后，由于四氢异喹啉-3-羧酸的氨基氮原子参与了杂环的构成，χ角变动范围很小，引起显著的构象变化，导致失去生物活性。

　　5. 脯氨酸类似物　脯氨酸是唯一的氮原子参入到环中的天然氨基酸。脯氨酸类似物通过$N\alpha-C\alpha$环化方式模拟脯氨酸，其重要性质之一是存在顺反异构体。由于脯氨酸类似物的$N\alpha-C\alpha$键包含在吡咯烷环内，二面角受到高度限制，$C\alpha-C(O)$键的旋转也被吡咯烷和C(O)间的空间相互作用所制约。它们对序列前的氨基酸构象产生影响，如序列在前的L-氨基酸残基的二面角旋转限制在一定的区域：当脯氨酸为顺式构型时，空间相互作用发生在序列在前的L-氨基酸残基的侧链R和$C\alpha$之间；当脯氨酸为反式构型时，空间相互作用发生在序列在前的L-氨基酸残基的侧链R与$C\delta H_2$之间。

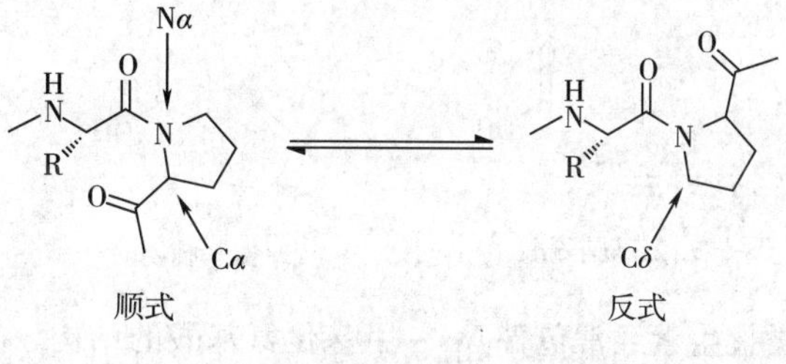

顺式　　　　　　　　　　　反式

　　1-氮杂环丙烷-2-羧酸（$n=0$）、1-氮杂环丁烷-2-羧酸（$n=1$）、脯氨酸（$n=2$）和2-哌啶酸（$n=3$）都为环大小不同的$N\alpha-C\alpha$环化脯氨酸类似物。将环中亚甲基部位X用电子等排体O或者S取代后，会呈现不同程度的构象限制和生物活性，例如六氢哒嗪-3-羧酸已发现为天然催产素类似物的组成成分。

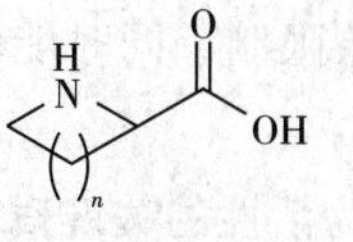

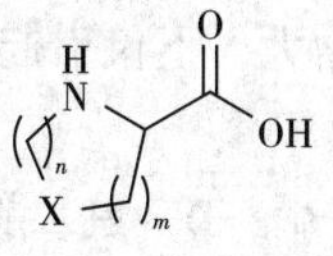

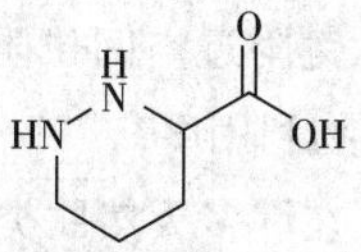

六氢哒嗪-3-羧酸

　　在脯氨酸分子中引入取代基是设计限制性脯氨酸拟似物的另一种方法，它们还可以被看作是两种氨

基酸融合的产物。例如，3 – 苯基脯氨酸兼有脯氨酸和苯丙氨酸的结构，可视作这两个氨基酸融合的构象限制体：对脯氨酸而言，是在 3 位引入位阻较大的苯基；对苯丙氨酸而言，则是将侧链 β 位的烷基与氮原子环合成四氢吡咯基。用类似的策略将去甲亮氨酸与脯氨酸融合，得到 3 – 乙基脯氨酸，将亮氨酸与脯氨酸融合，得到 4 – 甲基脯氨酸。

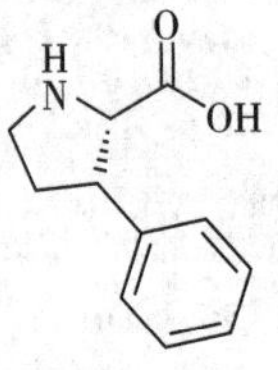

| 3–苯基脯氨酸 | 3–乙基脯氨酸 | 4–甲基脯氨酸 |

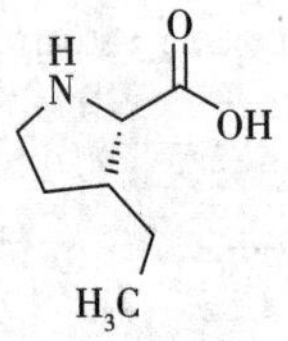

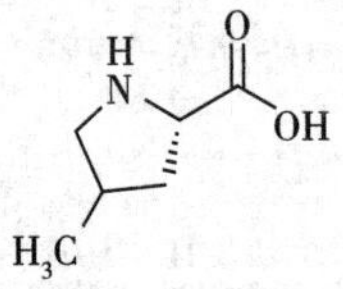

焦谷氨酸（pyroglutamic acid，pGlu）是由 N – 酰化形成的 Nα – Cα 环状结构，存在于许多天然肽类分子中。焦谷氨酸可看作是脯氨酸的拟似物，并被引入生物活性肽拟似物的设计中。如将具有高限制性构象的 pGlu 衍生物 2，3 – MepGlu 引入到促甲状腺释放激素的分子中，提供实质性的优势构象，明显提高了促甲状腺释放激素对酶降解的稳定性。对天然存在的羟基脯氨酸的修饰包括引入另外的羟基、改变环的大小和羟基烷基化，以得到生物活性肽拟似物。

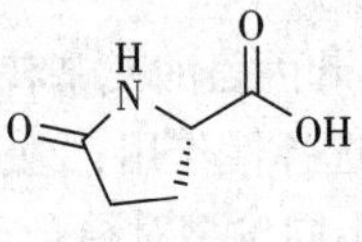

焦谷氨酸 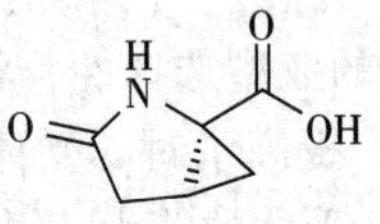　　　　2,3–MepGlu

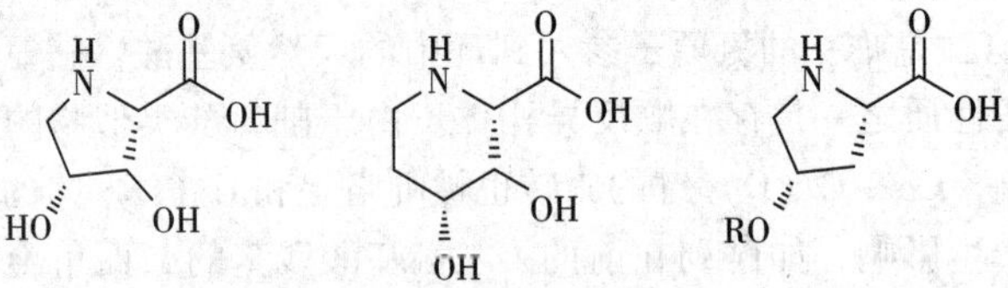

对羟基脯氨酸的修饰

此外，将脯氨酸的氨基由 α 位移到 β 或者 γ 位，并参入肽中，也可得到生物活性肽拟似物。

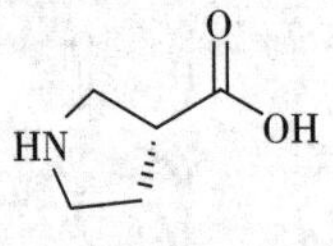

β –氨基脯氨酸 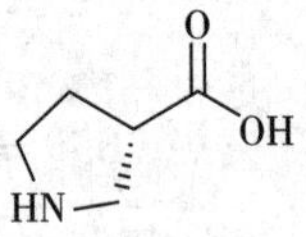　　　　γ –氨基脯氨酸

6. Nα – 甲基化　天然肽类抗生素经常包含 Nα – 甲基化氨基酸的结构。Nα – 甲基化后，氨基酸的性质发生了如下变化：①Nα – 甲基化导致 Nα 上氢原子的减少，含有这类氨基酸的肽，其氢键结合形式与未甲基化的肽是不同的；②Nα – 甲基化的肽键有顺反异构；③Nα – 甲基化造成的空间位阻限制了二面角的旋转，减少了构象空间变化；④Nα – 甲基化也可影响序列在前的残基 Cα – C（O）键的旋转；⑤当 Nα – 甲基化氨基酸前一残基为 β – 取代或带有支链的氨基酸，侧链构象将受到严格限制。

Nα – 甲基化导致了肽键附近空间位阻的增大，不仅引起构象限制，同时能够防止或减少肽键酶解，增加代谢稳定性和提高生物利用度。

7. 引入 D – 氨基酸　在许多天然肽类分子中，D – 氨基酸都为活性的关键残基，如皮啡肽 2 位的 D – 氨基酸是阿片活性所必需的氨基酸残基。在肽链中用 D – 氨基酸置换相应的 L – 氨基酸，是常见的化学修饰方法。D – 氨基酸的引入可使肽链的二级结构发生变化，有时会产生较高的生物活性，并且增加代谢稳定性。如 β – 转角的中心残基若以 D – 氨基酸构成，则较 L – 构型稳定。D – 氨基酸的引入已应用于脑啡肽、生长激素释放因子和催产素等生物活性肽类似物的研究中。例如脑啡肽 2 位的甘氨酸残基被 D – 丙氨酸替换，可使镇痛活性和代谢稳定性增强；而用 L – 丙氨酸置换，则失去活性。

8. 其他氨基酸类似物 除了上述构型限制性氨基酸外，还有以下引入限制的方式：①α，β – 不饱和氨基酸，又称脱氢氨基酸，在微生物代谢产物的抗生素中有时发现，脱氢苯丙氨酸和脱氢亮氨酸残基由于双键的存在，有顺反异构体，可在肽链骨架中形成 β – 转角构象；②β – 取代的 2,3 – 亚甲基氨基酸，可看作是 α，β – 不饱和氨基酸的双键被环丙烷取代的产物，它们将限制 Nα – Cα 和 Cα – C（O）键的旋转；③Cα 引入较大的侧链，可限制其他侧链的运动，导致肽链骨架的构象变化，如在环状或链状脑啡肽分子中分别引入萘基丙氨酸、O – 叔丁基丝氨酸或 O – 叔丁基苏氨酸，得到的肽拟似物呈现较高的限制性且活性强于母体化合物。总之，想方设法对氨基酸进行改造，以限制肽类构象的多样性，从而突出活性构象。

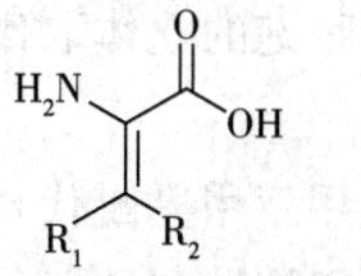

α, β–不饱和氨基酸 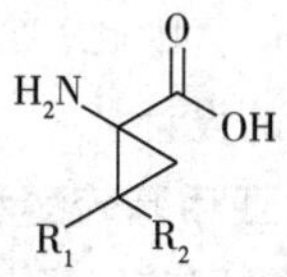 β–取代的2,3–亚甲基氨基酸

（二）肽链骨架的修饰

前述的肽拟似物设计仅是对氨基酸残基的侧链或氮原子进行修饰，并未涉及改造肽键（酰胺键）的基本化学结构。酰胺键作为蛋白质和肽类化合物最基本的骨架特征，其在与酶或受体的结合中发挥重要作用，但它并不是绝对不可改变的。通过生物电子等排置换法对肽骨架进行修饰，例如对酰胺键的原子或基团作生物电子等排置换，或者将酰胺键逆转（逆向变换的酰胺基也是电子等排的替换），由 —CONH— 变换成—NHCO—。通过这种修饰得到的肽拟似物称为伪肽。将肽改造成伪肽后，可引起肽链构型、构象或拓扑学的改变，并且电性分布、疏水性、分子的偶极矩、氢键的形成能力都发生改变。这种变化的主要目的是提高肽对酶降解的耐受性，延长生物半衰期，改善药代动力学性质，也可能会影响生物活性的强度，甚至使活性发生翻转。

1. 酰胺键还原成亚甲胺基 选择多肽分子适当位置的酰胺基，将其还原成亚甲胺基，会引起结构和性质的多种变化：酰胺键变成可自由旋转的 C – N 单键，失去了部分双键性质，降低了刚性；氨基的孤电子对不能向相邻羰基的离域化，碱性增强，在生理 pH 条件下可被质子化，故不能成为氢键受体；亚甲基不具备羰基氧，不会成为氢键的受体或供体。

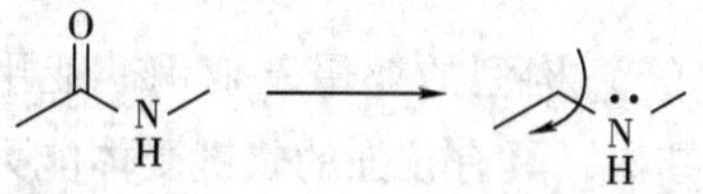

这种变化得到的伪肽会引起生物活性的较大变化，甚至导致活性翻转，例如可能由激动剂变成拮抗剂，或增加了激动剂的活性。酰胺基还原后也会增加分子柔韧性，这时可引入一些限制性基团，如可分别对 C 或 N 原子进行烷基化、氨基化或酰基化等，以维持整体分子的形状（图 10 – 3）。

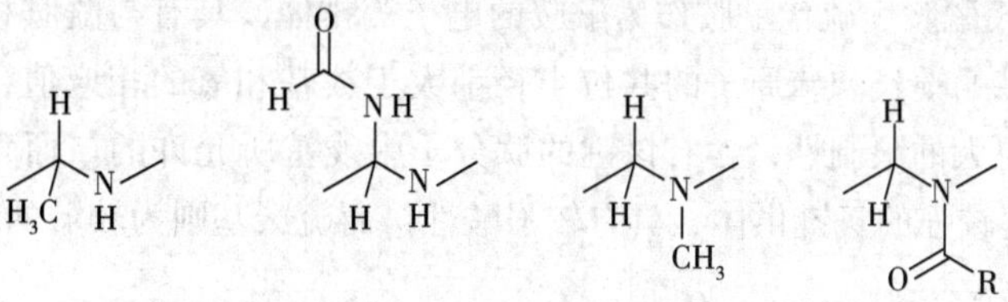

图 10 – 3　酰胺键还原后的限制

2. 酰胺键转换为亚甲基酮或氟代亚甲基酮　亚甲基酮与酰胺键相比，羰基碳和亚甲基碳之间没有了双键性质，亚甲基的氢也不能形成氢键。这样的置换对生物活性会有较大的影响。例如血管紧张素转化酶抑制剂 Bz－Phe－Gly－Pro－COOH 中 Phe 和 Gly 间的酰胺键被亚甲基酮取代后，抑制活性增加了 100 倍。在一些天然氨肽酶抑制剂结构中发现有亚甲基酮存在，其对丝氨酸蛋白酶的抑制机制可能是酶中的丝氨酸残基与抑制剂的酮羰基相互作用形成了半缩酮结构，它与肽键水解时形成的过渡态四面体结构十分相似。亚甲基酮的结构已被引入胃蛋白酶抑制剂、肾素抑制剂等多种活性肽的修饰中。

当亚甲基的一个或两个氢原子被氟原子替换，得到氟代亚甲基酮，常常会提高生物活性。由于氟的原子半径与氢原子接近，用其修饰的立体位阻最小。氟化还可增加水溶性，氟酮水化的过程与肽酶催化水解过程形成的四面体过渡态相似，因此，它可被看作是酰胺键的立体取代物。氟代亚甲基酮的修饰类型已被引入丝氨酸蛋白酶抑制剂的设计。

3. 酰胺键转换为亚甲基醚、亚甲基硫醚和亚甲基亚砜　用亚甲基醚代替酰胺键的修饰在某些方面好于亚甲基硫醚修饰，其原因是：①同硫原子相比，氧原子的亲核性和被氧化的可能性可以被忽略；②氧醚具有较大极性，可形成较强的氢键；③亚甲基醚与酰胺键在几何形状上十分相近。将该修饰类型引入 P 物质和亮氨酸脑啡肽的结构中，得到的 P 物质类似物 H_2N－Met－Leu－Gly〔CH_2O〕－Phe－Phe－pGlu 仍保留母体活性。亮氨酸脑啡肽类似物 H_2N－Tyr〔CH_2O〕－Gly－Gly－Phe－Leu－COOH 对 μ 受体的活性是母体化合物的两倍，而对 δ 受体的活性则有所降低。

亚甲基硫醚是酰胺键的电子等排体，能提供分子极性、柔性和代谢稳定性。酰胺键被亚甲基硫醚代替后，仍保留对肽骨架的立体限制性，其伪肽的二级结构与母体肽相一致。在用其修饰线性脑啡肽得到的伪肽在血浆中的半衰期为原肽的 21 倍。与全酰胺母体肽相比较，引入亚甲基硫醚的伪肽，如 Tyr－D－Ala－Gly－Phe（CH_2S）Leu－NH_2 和 Tyr－c〔D－Lys－Gly－Phe（CH_2S）Leu〕，对于 μ 和 δ 阿片受体的活性显著提高。

亚甲基硫醚易被氧化成（R）或（S）构型的亚甲基亚砜。亚甲基亚砜也是常见的酰胺键电子等排体，它有手性中心，为一种高限制性结构，具有较强的氢键受体能力（与亚甲基硫醚比较）。用亚甲基亚砜修饰的伪肽 c〔Gly－Pro－（CH_2－（R/S）－SO）Gly－D－Phe－Pro〕，与其酰胺母体、前体亚甲基硫醚有明显不同的构象。当其被引入环状脑啡肽，因构型不同得到的两种异构体拟似物 Tyr－c〔D－Lys－Gly－Phe（CH－（R/S）－SO）－Leu〕，它们的生物活性与相应的母体、前体相同。

4. 酰胺键转换为硫代酰胺　硫代酰胺作为酰胺的电子等排体，具有与酰胺相似的反式构型。二者的主要区别在于：①硫羰基的键长和硫原子的共价半径都大于羰基和氧的相应值，因其体积较大，对硫代酰胺附近的旋转角具有更大的限制性，含有该键的肽分子中残基所允许的二面角构象减少；②与酰胺相比，硫代酰胺中的 NH 是较强的氢键供体，具有较强酸性，而硫羰基则为较弱的氢键受体。

在多肽的关键位置上引入硫代酰胺基，将导致化合物的构象发生改变，生物活性也有所变化，但这种改变总体作用并不显著，仅取决于空间相互作用力和氢键力的强弱。例如，在催产素中引入硫代酰胺形成的伪肽活性不高；在亮氨酸脑啡肽的 Tyr1 和 Gly2 残基间引入硫代酰胺得到无活性的化合物，但将其引入到 Gly2 和 Gly3 残基间，则活性增高且具有 δ 受体选择性；在 P 物质、促胃液激素等活性肽中引入硫代酰胺得到的伪肽与酰胺对应物相比，抗酶解的稳定性普遍提高。

5. 酰胺键转换为反式乙烯基、反式氟代乙烯基或二亚甲基 多肽或蛋白质分子中的肽键一般采取能量低的反式构型，以避免顺式构型的位阻效应。反式乙烯基作为反式酰胺基的类似物，二者在几何形状、键角、键长等方面非常相似。不同之处在于：反式乙烯基的构型完全固定，而酰胺基仍具有一定程度的柔性；酰胺基能形成氢键，而反式乙烯基不能形成氢键；以反式乙烯基代替酰胺基增强了肽类分子的疏水性，同时也增强了代谢稳定性。这种修饰能提供肽分子中特定的酰胺基在生物活性和构象行为上的有价值的信息，已被引入线状和环状脑啡肽、血管紧张素转化酶抑制剂的设计中。例如，在皮啡肽及其四肽类似物的 Phe 和 Gly 间引入反式乙烯基，优势构象变化不大，生物活性与母体分子相近。

在反式乙烯基基础上发展了反式氟代乙烯基电子等排体。由于氟原子的负电性质与氧原子相近，因此反式氟代乙烯基的物化性质和生物活性与酰胺键更为相似。在 P 物质的 Phe 和 Gly 间引入反式氟代乙烯基，活性基本不变，经测定其构象与 P 物质相似。

酰胺键被二亚甲基替换后，变为非极性键，氢键的受体和供体都不能形成，而且增加了分子的柔性。用二亚甲基代替甲硫氨酸脑啡肽中 Tyr – Gly 的酰胺键，得到的伪肽活性大大降低；而将修饰部位移到 Gly – Gly 之间得到的伪肽，比母体有更高的活性。用二亚甲基修饰的肠促胰酶肽表现的活性与全酰胺母体相似；而在肾素抑制剂修饰中得到的伪肽仅有极微弱的活性。

6. 酰胺键转换为四氮唑基 生物活性肽中的 Pro 和 N – 烷基化氨基酸在结合和识别受体时，它们相连接的酰胺键都为顺式构型。为了模拟顺式酰胺键，在修饰肽类分子时，可采用四唑环作为酰胺键的电子等排体，以锁定酰胺键的碳和氮原子，使构型成为顺式结构。这种修饰类型没有顺式酰胺中相邻的氢键供体和受体，而且其拥有的较大体积能阻止与受体的结合。

将该修饰类型引入生长激素释放因子的环状六肽类似物中，取代其中的 Phe（NMe）Ala 得到 c［D – Trp – Lys – Val – Phe（CN₄）Ala – Thr］，对它的构象研究表明取代键的顺式构型是受体识别所必需的，其活性与母体相当。在此，四氮唑环起到顺式酰胺结构片段的作用。此外，将肽分子中的反式酰胺键改造成四氮唑基后，分子形状发生改变。

7. 酰胺基转换为胺甲酰基 将肽分子一个或多个酰胺基（—CONH—）中的羰基和亚氨基位置互换（非经典电子等排中的基团互换），得到胺甲酰基（—HNCO—），含有胺甲酰基结构修饰的肽类分子，与蛋白酶活性部位缺少适配性，可提高抗酶解能力。胺甲酰基仍具有平面性，呈反式构型，所以保持了原酰胺键的几何构型。

将酰胺基逆转修饰成胺甲酰基，导致肽链中出现异常的组建单元（图 10 - 4）。分子中若只含一个胺甲酰基，只涉及两个氨基酸残基的结构变换：在 N 端为偕二胺（gAA）的结构，在 C 端则为丙二酸（mAA）的结构。也就是说，一个胺甲酰基的存在，改变了一对相邻的氨基酸残基的结构。如果存在连续两个胺甲酰基（称为延伸逆转修饰），则 N 端为 gAA，C 端为 mAA，中间的氨基酸为反向的氨基酸（rAA），即与肽链中其他氨基酸的配置方向相反。

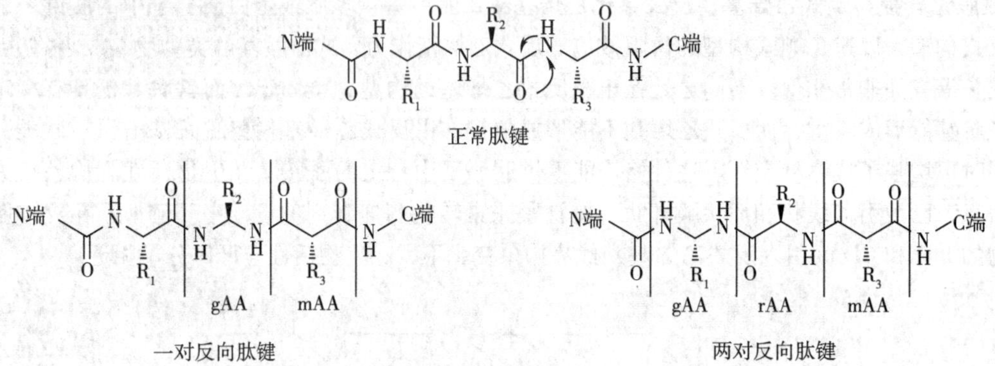

图 10 - 4 酰胺基逆转修饰成胺甲酰基后出现的异常组建单元

这种逆转修饰形成的肽拟似物具有活性强、选择性高和代谢稳定的特点。例如，胃泌素为四肽，其含有两个逆转修饰肽键的类似物是强效拮抗剂，此时 N 端的异亮氨酸残基变成异戊二胺，中间的天冬氨酸残基由正向变成反向，C 端的苯丙酰胺变成苄基丙二酰胺。

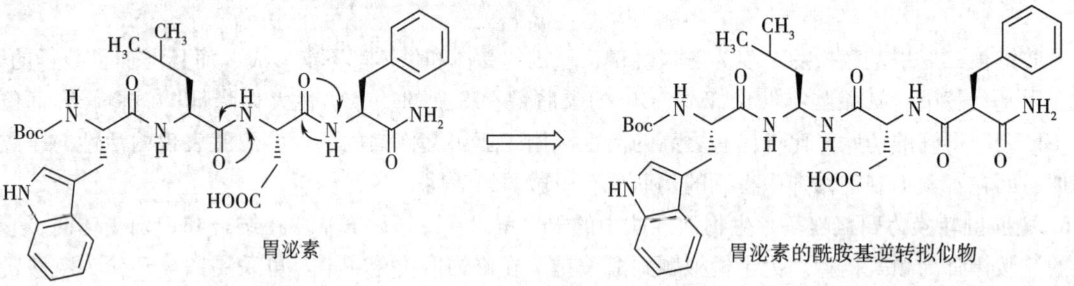

在酰胺键逆转的同时，常常伴随着氨基酸构型的改变，即由 L - 变为 D - 构型，生成的肽拟似物被称为逆向 - 翻转异构体（retro - inverso isomer）。所有氨基酸若都变换构型和肽键方向，除含有脯氨酸的残基外，仍然保持原来侧链的拓扑结构，肽的构象也未受影响，但不再是肽酶的底物。如果不是环肽，这种逆向 - 翻转异构体会导致分子中的电荷分布发生变化，在与受体结合时，由于电荷互补性问题导致失去活性。恢复活性的方法是在末端引入"假端基"，或者只对肽链的中间一段做逆向 - 翻转修饰，保持肽链两端的结构不变。

8. 其他酰胺电子等排体 许多内源性生物活性肽是酶的底物或抑制剂，在酶催化肽键水解的过程中，酶底物的平面酰胺基必须转化为四面体过渡态，然后变为产物。通过设计酶与底物作用的过渡态类似物（transition state analog），发展了高效的酶抑制剂。这种修饰类型已广泛应用于肾素抑制剂的设计。例如，将肾素的肽底物酰胺基用二羟基二亚甲基、氟代羟基二亚甲基、氨基二亚甲基、羟基二亚甲基、statine、氨基 statine、羟基二亚甲基砜、羟基亚甲基酮、亚膦酸基、羟基二亚甲基胺等过渡态类似物替换，设计了高效且耐酶解的抑制剂（图 10 - 5）。

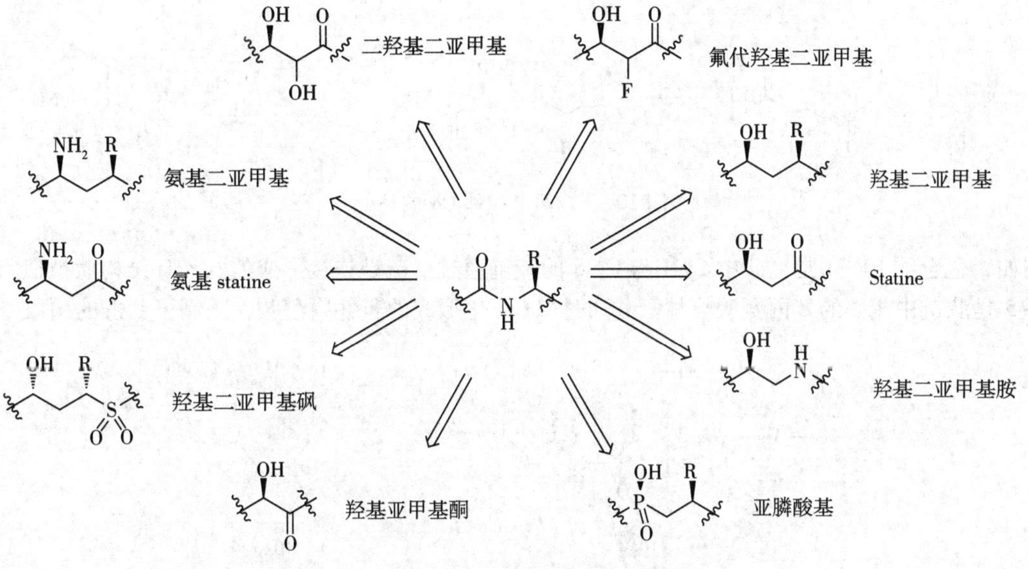

图 10-5 肾素的肽底物酰胺基的过渡态类似物

（三）侧链基团的转移——类肽修饰

类肽的修饰方法是将 Cα 上的侧链转移到 Nα 上，得到的 Nα - 取代甘氨酸（Nα - substituted glycine，NSG）多聚体称为类肽。类肽分子存在非手性的柔性主链和分隔开的功能基团。与天然肽相比，类肽分子缺少取代的碳链及氨基上的氢，不能形成分子间氢键，分子的空间效应有所改变，构象变化也比相应的肽多。类肽对肽酶降解的稳定性提高，因无手性中心，便于合成。

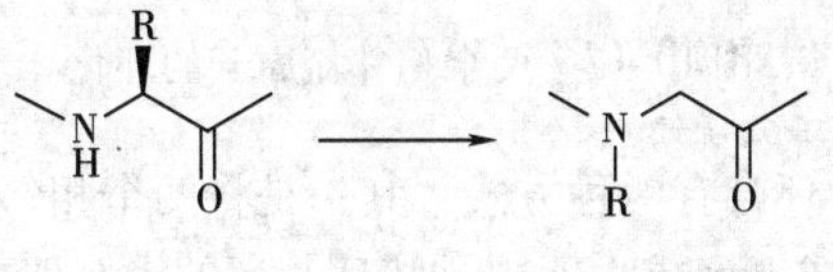

NSG

类肽的修饰方法已广泛应用在生物活性肽的结构改造中，例如运用组合化学方法进行三构键的类肽合成，得到约 5000 个类肽分子，从中筛选得到 3 个对阿片受体具有高度亲和性的化合物（10-1，10-2，10-3）。NSG 三聚体类肽已成为一类新的阿片受体配体。

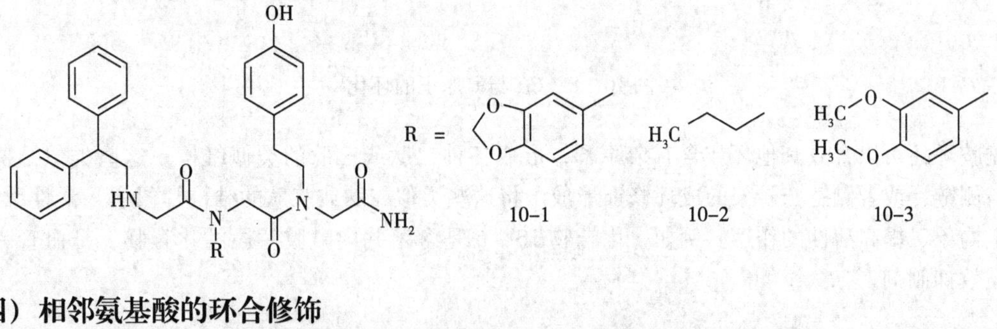

（四）相邻氨基酸的环合修饰

将肽链中两个相邻的氨基酸用不同方式桥联以限制肽的构象，是肽拟似物设计经常使用的方法。两个被桥联限制的氨基酸应当是与受体结合的重要药效团，而且在桥联环上可进一步引入取代基、并环、稠合等限制因素。根据桥联的位置和方式可分为以下几种情况。

1. 两个 Cα 的环化 肽链的酰胺键具有部分双键性质，与酰胺相连的基团可呈顺反异构。肽通常以低能量的反式构型存在。为使两个相邻的 Cα 形成环状结构，必须以顺式构型相连。虽然顺式构型相连在能量上是不利的，但形成的环状内酰胺模仿了肽链的 β 转角，往往产生有利的结合（图 10-6）。

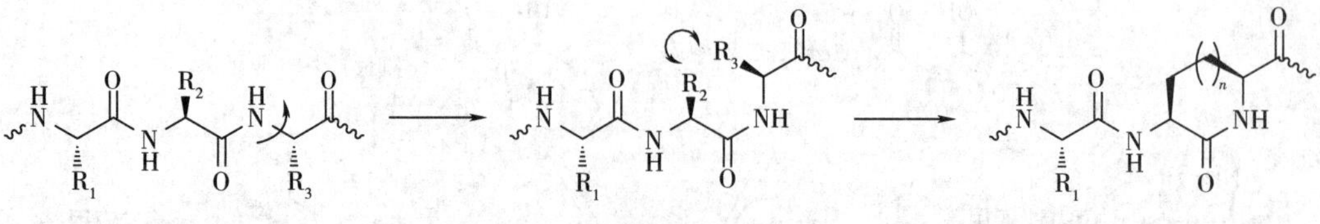

图 10-6 两个相邻 Cα 的环化

例如，化合物 10-4 是七肽中 Cys4 与 Cys5 的巯基通过二硫键连接形成的八元环结构肽拟似物，化合物 10-5 是肽链中相邻的苯丙氨酸与甘氨酸通过 Cα 环化形成的苯并内酰胺，限制了肽链的构象变化。

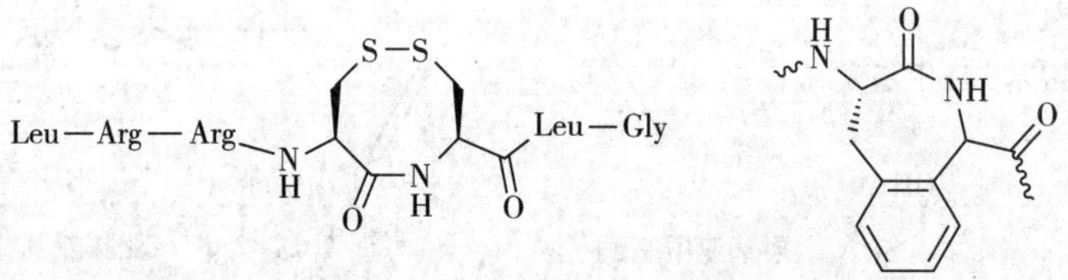

10-4

10-5

2. 两个氮原子的环化 两个相邻氨基酸残基的氮原子，即第 n 个残基的氮原子与第 $n+1$ 个残基的氮原子用两个或两个以上的饱和碳相连接。这样形成的环合物是哌嗪酮或同型物，但其连接的方式与 Cα 环化不同，在合环时酰胺键仍呈反式构型（图 10-7）。

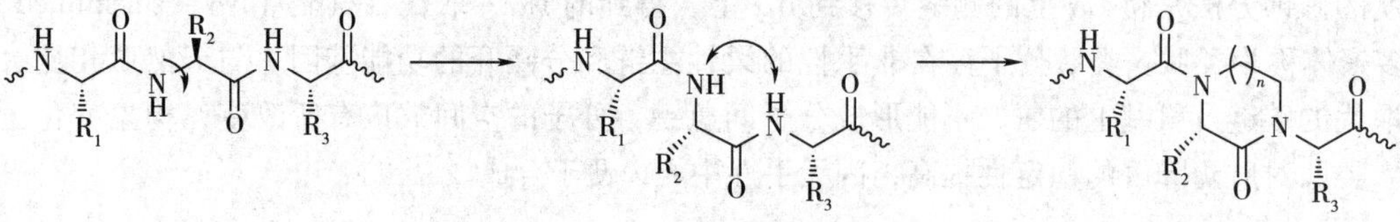

图 10-7 两个相邻氮原子的环化

3. Cα 与氮原子的环化 这种环合有两种方式，其一是将两个相邻氨基酸残基的第 n 个残基的 Cα 与第 $n+1$ 个残基的氮原子环合，形成五元或六元内酰胺环，环的大小取决于加入原子的数目。该环合物仍保持酰胺键的反式构型（图 10-8）。

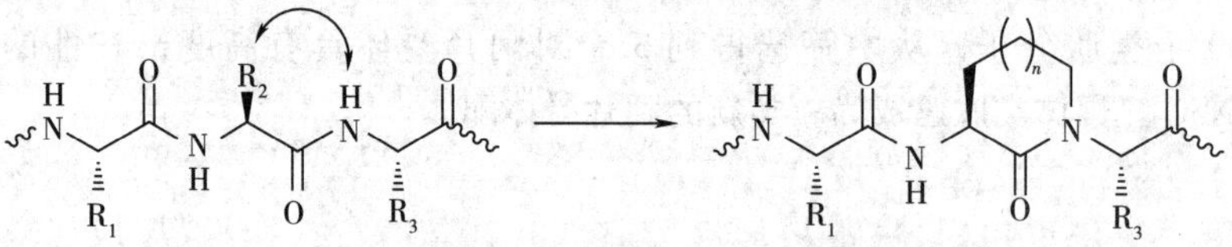

图 10-8 Cα 与氮原子的环化

内酰胺环还可以合并其他环或含有杂原子，形成各种二肽或三肽的类似结构。这些类似结构都是基于侧链与侧链，或者侧链与骨架的成环修饰形成。将这些类似二肽或三肽的结构片段引入活性肽分子中，起到稳定构象、提高活性的作用。例如，化合物 10-6 是含苯并内酰胺片段的化合物，是血管紧张素转化酶的强效抑制剂。

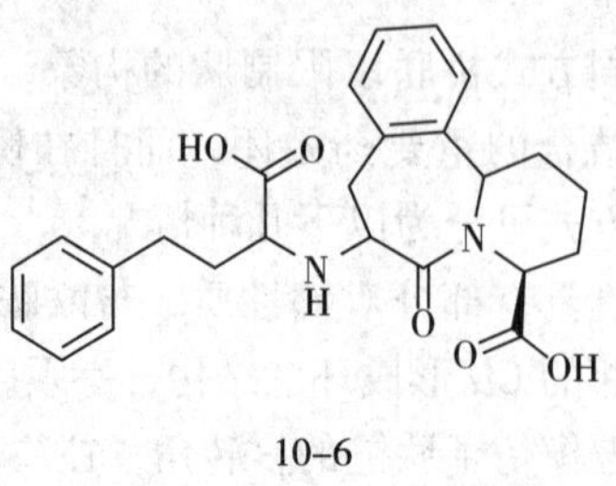

10-6

另一种环合方式是将第 n 个残基的氮原子与第 $n+1$ 个残基的 Cα 成环，环内包含两个氮原子，成为哌嗪酮环，这时与内酰胺环相连的基团呈顺式构型（图 10-9）。

图 10-9 氮原子与 Cα 的环化

二、针对肽链二级结构的设计

肽二级结构是指肽链的主链在空间的排列，或规则的几何走向、旋转及折叠。肽二级结构主要有 α-螺旋（α-helix）、β-折叠（β-sheet）、β-转角（β-turn）、γ-转角（γ-turn）等。它只涉及肽链主链的构象及链内或链间形成的氢键。

多数活性肽呈现活性时都有确定的二级结构，这对生物活性是非常重要的。然而二级结构又具有柔性和可变性，会发生构象变化，所以用肽拟似物结构固定二级结构，以获得稳定的构象形式。这样不仅可阐明活性肽的结构与活性的关系，也可得到活性更强、选择性更高的肽拟似物。

模拟肽链的二级结构，常常用到称作组建单元的化合物。组建单元分子中有两个或两个以上的连接位点，掺入到肽链中，可赋予分子特定二级结构的构象。这种构象模拟物应尽可能与原肽的构象相似。在化学合成上，组建单元应容易引入所需的基团，以及加入或去除保护基等。以下分别介绍几类主要的肽二级结构拟似物。

（一）α-螺旋拟似物

α-螺旋是蛋白质二级结构的主要形式之一。多肽链主链围绕中心轴呈有规律的螺旋式上升，每 3.6 个氨基酸残基螺旋上升一圈，向上平移 0.54nm，故螺距为 0.54nm，两个氨基酸残基之间的距离为 0.15nm。螺旋的半径为 0.23nm。螺旋的方向为右手螺旋，螺旋是靠链内氢键维持的。氨基酸侧链 R 基团伸向螺旋外侧，每个肽键的羰基氧和第 4 个肽键的 N-H 形成氢键，氢键的方向与螺旋长轴基本平行。由于肽链中的全部肽键都可形成氢键，故 α-螺旋十分稳定（图 10-10）。

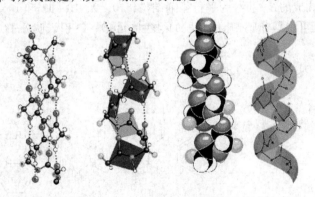

图 10-10 α-螺旋的不同表述形式

模拟一段稳定且能够分离的 α-螺旋肽链约需 12 个氨基酸，相对比较困难。α-螺旋的形成包括起始与延伸两个步骤，目前设计的 α-螺旋拟似物主要集中在 N 端起始区。将相应的 α-螺旋起始物结构片段（10-7，10-8）引入到小肽分子中，作为 α-螺旋结构的组建单元。所得到的肽拟似物与未经该组建单元修饰的母体分子相比，具有更高的螺旋性。

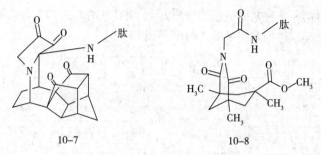

10-7   10-8

（二）β-折叠拟似物

β-折叠又称为β-折叠片层（β-plated sheet），是蛋白质中常见的二级结构，由伸展的多肽链组成。β-折叠的构象是通过一个肽键的羰基氧和位于同一个肽链或相邻肽链的另一个酰胺氢之间形成的氢键维持的。氢键几乎都垂直于伸展的肽链。这些肽链可以是平行排列（走向都是由 N 到 C 方向），或者是反平行排列（肽链反向排列）（图 10-11）。

A.平行排列   B.反平行排列

图 10-11   β-折叠

在β-折叠中，α-碳原子位于折叠线上，由于其四面体性质，连续的酰氨平面排列成折叠形式。需要注意的是在β-折叠上的侧链都垂直于折叠的平面，并交替地从平面上下两侧伸出。

为了获得稳定的β-折叠构象，开展了对β-折叠结构拟似物的研究工作。首先在天然抗肿瘤物质 bouvardin 的构象研究中，将组建单元 10-9 引入肽分子中，得到稳定的β-折叠拟似物，以后相继发现了组建单元 10-10、10-11 和 10-12，并引入活性肽结构中，经测定证实它们的构象仍为β-折叠结构。其中，组建单元 10-10 构成的β-折叠为平行排列结构，10-9、10-11 和 10-12 构成的β-折叠为反平行排列结构。另外，还可将具有吡咯啉酮片段的组建单元 10-13 引入肽分子，形成的肽拟似物具有反平行的β-折叠结构。

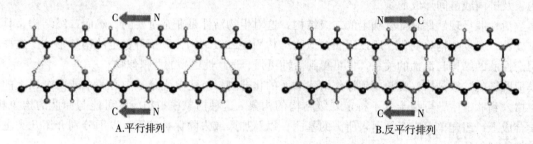

R=H,OH

10-9   10-10   10-11

10-12   10-13

（三）β-转角拟似物

β-转角又称为β-弯曲（β-bend）、β-回折（β-reverse turn）、发夹结构（hairpin structure）和U型转折等，通过连接蛋白质分子中的二级结构（α-螺旋和β-折叠），使肽链走向发生180°以上回折的一种非重复多肽区。常见的β-转角含有4个氨基酸残基，第一个残基的 C＝O 与第四个残基的 N—H 通过氢键键合形成一个紧密的环，使β-转角成为比较稳定的结构。β-转角多处在蛋白质分子的表面，在这里改变多肽链方向的阻力比较小（图 10-12）。

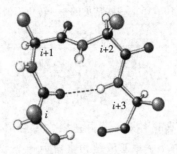

图 10-12　β-转角

β-转角的特定构象在一定程度上取决于它的组成氨基酸，某些氨基酸如脯氨酸和甘氨酸经常存在其中，由于甘氨酸缺少侧链，在β-转角中能很好地调整其他氨基酸残基的空间阻碍，因此是立体化学上最合适的氨基酸；而脯氨酸具有换装结构和固定的角，因此在一定程度上迫使β-转角形成，促使多肽自身回折，且这些回折有助于反平行β-折叠的形成。

在有些蛋白质分子中，暴露在外的β-转角结构是配体识别和结合的重要部位。在生物活性肽中，β-转角是一种常见的构象形式。为了获得这种构象的稳定形式，人们设计了许多有代表性模拟β-转角的组建单元。这些组建单元是一些由单环、双环及多环组成的杂环结构，并且含有可与氨基酸残基相连的功能基团（氨基和羧基）（图 10-13）。当把这些组建单元引入到不同的生物活性肽中时，所形成的一些肽拟似物显示了高度活性。

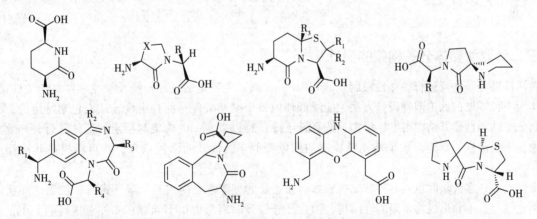

图 10-13　一些常见的β-转角拟似物

（四）γ-转角拟似物

γ-转角是由多肽链上 3 个连续的氨基酸残基组成，第一个残基的 N-H 与第 3 个残基的 C＝O 通过氢键键合形成一个紧密的环。与β-转角相似，γ-转角能够连接反平行排列的β-折叠中的两股链（图 10-14）。图 10-15 是一些常见的γ-转角组建单元。

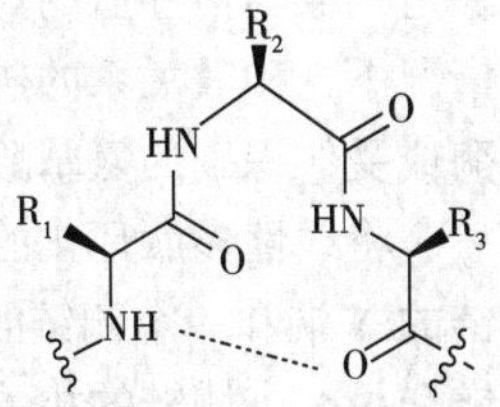

图 10-14　γ-转角

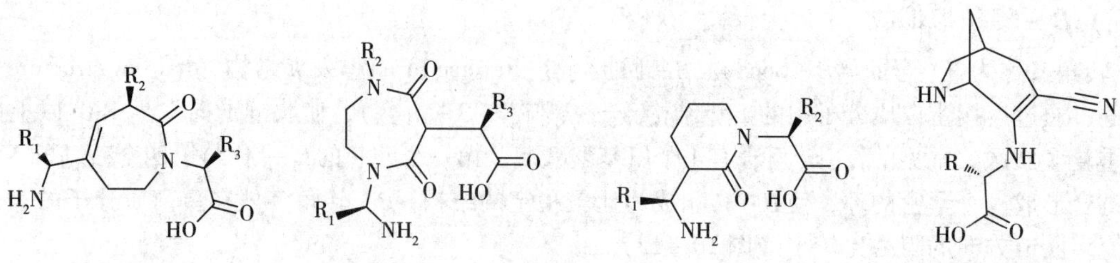

图 10 – 15　一些常见的 γ – 转角拟似物

知识拓展

β – 肽

β – 肽：组成人体蛋白质的氨基酸都是 α – 氨基酸，由它们构成的天然肽链常折叠成稳定的 α – 螺旋结构，可称其为 α – 肽。在 α – 氨基酸结构中增加一个主链碳原子和一个功能侧链，形成的新类型氨基酸（$H_2N – CHR_1 – CHR_2 – COOH$）即为 β – 氨基酸。由 β – 氨基酸通过酰胺键聚合而成的肽链即为 β – 肽。

由于 β – 肽具有极其重要的生物化学性质，在过去十多年中受到了比较广泛的关注，是研究最为彻底的肽拟似物之一。其性质和作用包括：①长度较短的 β – 肽，即能够以可预测的方式在溶液中进行折叠形成二级结构。β – 肽折叠可以形成多种有序二级结构，如 α – 螺旋、β – 折叠和 β – 转角等，β – 肽能以可预测和复制的模式折叠成为确定的螺旋结构，并且比 α – 肽更为稳定。通过控制 β – 氨基酸的侧链基团能够调控多肽形成的螺旋结构。②利用 β – 肽模拟 α – 肽研究多肽 – 蛋白质以及蛋白质 – 蛋白质相互作用。③对于肽酶代谢稳定，β – 肽与 α – 肽在化学结构上的差异又使其可以抵抗生物体内肽酶的降解。如 α – 肽作为抗生素药物是非常有效的，但往往容易被体内的肽酶降解，而某些类型的 β – 肽能够达到与 α – 肽相同的效果，其能抵抗肽酶降解的性质则为药物提供了更高的稳定性。

三、针对肽整体分子构象的设计

对活性肽分子构象进行整体性限制（global restriction）主要是通过环合操作改变线性肽的柔性结构。环合作为一种重要的肽拟似物设计方法，能降低环内每个氨基酸残基的自由度，从而稳定特定的二级结构。肽分子的柔性使其结构可变性增加，选择性下降，难以以专一的构象与特定的受体结合，导致副作用增加，生物活性不确定。如果环化后稳定的构象类似于活性肽的活性构象，就可能提高其活性或选择性。

事实上，许多天然肽也具有环状结构，如前面述及的催产素、内皮素、降钙素等。但天然环状活性肽的环比较大，不易形成构象限制性结构，因此环合设计时需考虑以下问题：①注意成环的大小，尽可能考虑小环结构（11 ~ 18 环）。②应该以基于对配体 – 受体、底物 – 酶的结合特征为前提，当环合后的稳定构象与活性肽的药效构象相吻合时，选择性和活性都会提高。在不知受体结构或不清楚结合部位的情况下，构效关系的研究是"探索"结合部位和设计模拟物的常用方法。③参与环合的部位不是参与同酶或受体识别的氨基酸侧链或骨架。

将线性多肽环化的具体方法有多种，根据连接部位可以分为：①将肽链的 N 端和 C 端连接。②将肽链的 N 端和一个侧链的相关基团连接。③将肽链的 C 端和一个侧链的相关基团连接。④将多肽的一个侧链和另一个侧链的相关基团连接等。

实例解析

从生长抑素到奥曲肽

生长抑素是一种神经递质，储存于下丘脑的环十四肽，具有抑制垂体释放生长激素的作用。生长抑素肽链的 Phe7 - Trp8 - Lys9 - Thr10 处为 β 转角结构，是受体识别的重要部位，含有该片段的类似物对生长抑素受体具有较高的亲和力。

奥曲肽（sandostatin）是一个人工合成的八肽，作为生长抑素的拟似物，保存了 β 转角的基本结构。奥曲肽具有与生长抑素类似的作用，但血浆半衰期较生长抑素延长了 30 倍（1.5 小时），作用更持久，效力更为显著。

H₂N-Ala-Gly-Cys-Lys-Asn-Phe-Phe-Trp-Lys-Thr-Phe-Thr-Ser-Cys-COOH
└────────S────────S────────┘
生长抑素

⇩

H₂N-D-Phe-Cys-Phe-D-Trp-Lys-Thr-Cys-Thr-COOH
└──────S──────S──────┘
奥曲肽

解析：在对天然肽进行整体分子构象限制时，尽可能考虑小环结构，并保留受体识别的重要部位，以获得较好的生物活性。

将线性多肽环化的连接基团主要包括二硫键和酰胺键。肽分子中若含有 Cys 或其他带巯基的基团，可以以二硫键成环。肽分子中若含有一个碱性氨基酸残基，可以与 C 端以酰胺键成环；若含有一个酸性氨基酸残基，可以与 N 端以酰胺键成环；若含有两个酸性氨基酸残基或两个碱性氨基酸残基，可以分别用乙二胺或丁二酸形成二酰胺的环状结构；若同时含有酸性和碱性氨基酸残基，除了可以直接内酰胺化以外，还可以与适当的氨基酸缩合形成环肽拟似物。还可采用其他多种连接基团，如氨基甲酸酯、芳醚键、磷酸二酯键、二氧硅烷、羰基亚乙基、单硫键等（图 10 - 16）。

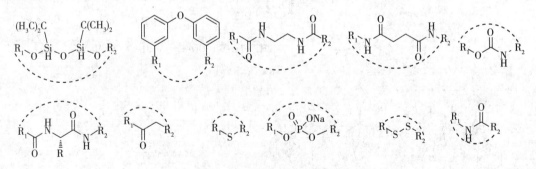

图 10 - 16　多肽环化的连接基团

在环化过程中，也可引入一些特殊功能基团或称限制单元（constrained unit），以加强特殊分子构象的稳定性，获得所期望的理化性质。如引入含有巯基的限制单元不仅能够限制构象，也提高了分子的疏水性。脱氨基半胱氨酸衍生物 β, β - 亚戊基 - β - 巯基丙酸、2 - 巯基苯甲酸、β, β - 二甲基 - β - 巯基丙酸和 β, β - 二乙基 - β - 巯基丙酸都已被引入一些生物活性肽中，以获得更优的生物活性和代谢稳定性（图 10 - 17）。

由于环化方式不同，所得的环化物的结构和构象均不相同，对相应受体的识别和结合能力也有差别，会产生不同的药理活性。例如，脑啡肽（H₂N - Tyr - Gly - Gly - Phe - Met（Leu）- COOH）有两种不同

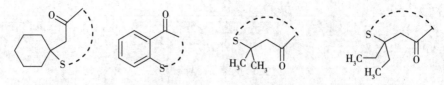

图 10 - 17　多肽环化的限制单元

的构象：一种是在 Tyr1 和 Phe4 之间形成两个反平行的氢键，是稳定的 β - 转角结构；另一种是完全伸展的构象。为了阐明其活性构象，对脑啡肽进行了不同方式的环合，结果导致环肽拟似物构象不同，对受体亚型的识别和结合能力也不同：①将第二个残基 A_2bu（二氨基丁酸）的侧链氨基与 Leu5 的 C 端以酰胺键成环，得到 Tyr - cyclo［D - A_2bu - Gly - Phe - Leu］，对 μ 受体的结合力强于脑啡肽，而对 δ 受体的亲和力却低于脑啡肽，此种环化的结果提高了对 μ 受体的选择性；②将第二个残基 Cys 与 Met5 的巯基以二硫键连接成环，得到 Tyr - cyclo［D - Cys - Gly - Phe - Met］，无识别 μ 受体能力；③将第二个残基 Lys 的侧链氨基与 Glu5 的侧链羧基成内酰胺环，得到 Tyr - cyclo［D - Lys - Gly - Phe - Glu］ - NH_2，对 μ 和 δ 受体均有亲和力（图 10 - 18）。

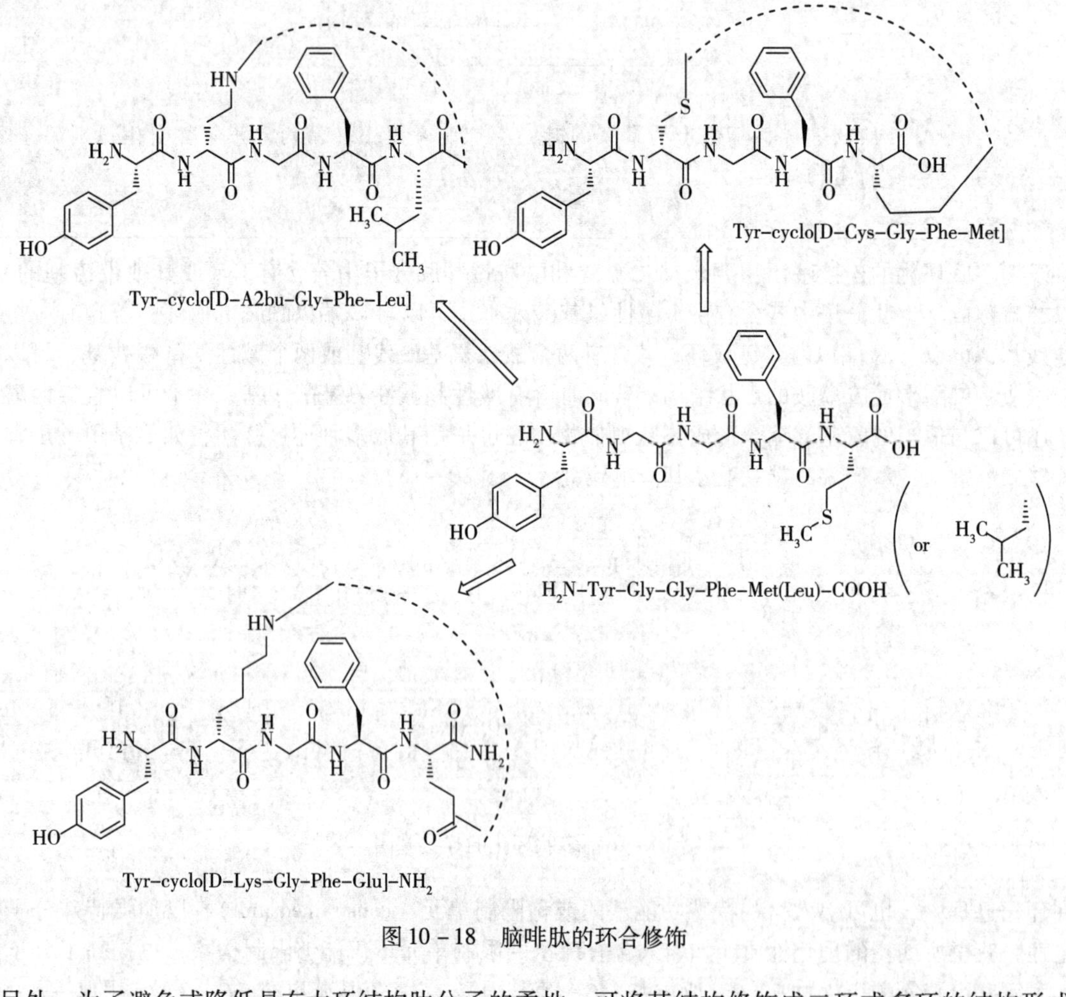

Tyr-cyclo[D-A2bu-Gly-Phe-Leu]

Tyr-cyclo[D-Cys-Gly-Phe-Met]

H_2N-Tyr-Gly-Gly-Phe-Met(Leu)-COOH

Tyr-cyclo[D-Lys-Gly-Phe-Glu]-NH_2

图 10 - 18　脑啡肽的环合修饰

另外，为了避免或降低具有大环结构肽分子的柔性，可将其结构修饰成二环或多环的结构形式，以获得更稳定的构象。

第三节　非肽结构的肽拟似物

肽拟似物设计的另一重要途径是将肽结构转变为非肽结构，同时又保留对受体的活性。非肽是将肽骨架替换，但保留其结合基团所需拓扑结构的分子。非肽将天然活性肽的药效团保留在一个刚性母核上，它具有全新的模板、必要的功能基团，并呈现适当的三维排列，来模拟原天然活性肽的拓扑结构。大多数情况下，很难从该非肽的平面结构看出它与天然活性肽之间的关系，甚至很难辨认出其属于非肽。

许多非肽类化合物是由随机筛选或偶然发现的，它们是天然活性肽的受体激动剂或拮抗剂。虽然这些非肽与受体作用的分子本质或它们如何模拟了原配体分子尚不清楚，但是通过深入研究构效关系，逐渐认识到这些非肽具有与活性肽相同的药效团特征。

随着计算机辅助药物设计技术的日趋完善和成熟，非肽还可直接根据原生物活性肽与受体相互作用时关键功能基团的性质和空间结构来设计。重要作用的功能基团可人工设计，而后由分子对接软件验证，空间结构往往要借助 de novo design 软件来生长出一定的化学结构。最终结果的验证还需借助 X 射线晶体衍射对靶点与小分子配体的共结晶模式进行研究。

非肽设计最著名的实例是吗啡对脑啡肽的模拟。以吗啡为代表的阿片类镇痛药物研究与应用已有二百年的历史。吗啡及其简化物或类似物的研制，不仅增添了许多新的镇痛药，而且也促进了各种阿片受体（μ、κ 和 δ）的发现。阿片受体的发现又进一步提示和证明体内存在内源性镇痛物质（脑啡肽、内啡肽和强啡肽）。研究发现，吗啡和脑啡肽均是 μ 受体的激动剂。脑啡肽为多肽，而吗啡为具有菲环结构的生物碱，两者化学结构差别较大。但 X 衍射分析证实，脑啡肽分子存在稳定的 β-转角构象。在空间构象特征上脑啡肽与吗啡的部分结构有相似之处，其中酪氨酸残基是活性所必需的。这说明，设计非肽分子的最优思路应是模拟生物活性肽的空间拓扑结构，而不是执着于模拟其平面结构。

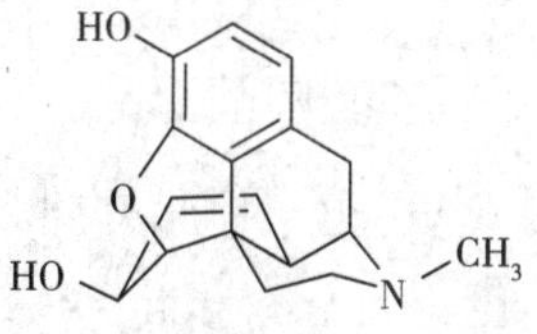

吗啡 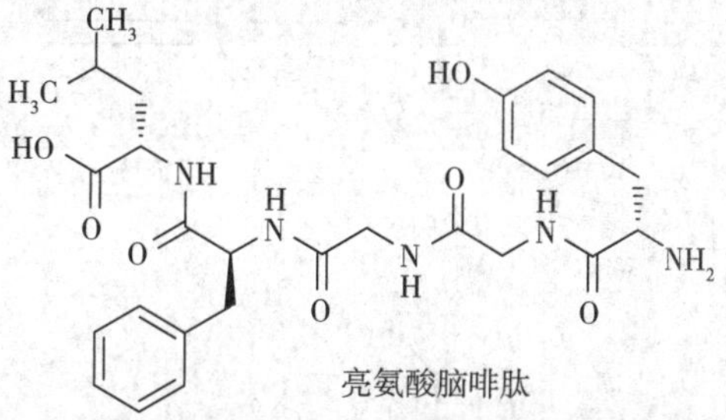　　　　　　　　　　亮氨酸脑啡肽

课堂互动

肽类似物（peptide analog）、伪肽（pseudopeptide）和类肽（peptoid）有何区别？

一、从血管紧张素原到阿利吉仑

肝脏分泌的血管紧张素原（angiotensinogen）是一种由 453 个氨基酸组成的糖蛋白，经肾素（renin）作用后，裂解释放出由 10 个氨基酸组成的血管紧张素 I。血管紧张素 I 是无活性的多肽，但是经过血管紧张素转化酶（angiotensin converting enzyme，ACE）酶解，生成血管紧张素 II，为八肽，具有强效收缩血管和升血压作用。该肾素-血管紧张素系统是调节血压的重要系统，有多种途径可调控该系统以降低血压，如血管紧张素转化酶抑制剂和血管紧张素 II 受体拮抗剂，均属一线抗高血压药物。近年来，肾素抑制剂的研发取得了突破性进展。2007 年，阿利吉仑（aliskiren）在美国上市，该药物是第一个通过直接抑制肾素而产生抗高血压作用的新型药物，是肾素-血管紧张素系统中作用于肾素的首创性药物。

该药物是基于肾素水解底物血管紧张素原的催化机制，模拟底物肽键的过渡态设计的，其研发主线是将肽类化合物改造成肽拟似物，并进而转化为非肽化合物（图 10 - 19）。由于底物血管紧张素原是肽类化合物，设计过渡态类似物的切入点是肽拟似物抑制剂。诺华公司的研发人员在血管紧张素原结构基础上，保留肾素剪切位点附近的氨基酸残基，并且将剪切位点的酰胺基改造成羟基二亚甲基（过渡态类似物），侧链改造成环己甲基，得到了先导化合物 CGP38560（10 - 14）。肽拟似物 CGP38560 虽然对肾素有抑制作用，但是仍有肽类性质，口服生物利用度低，难以进入临床试验。因此研发目标转向可口服的非肽类肾素抑制剂。

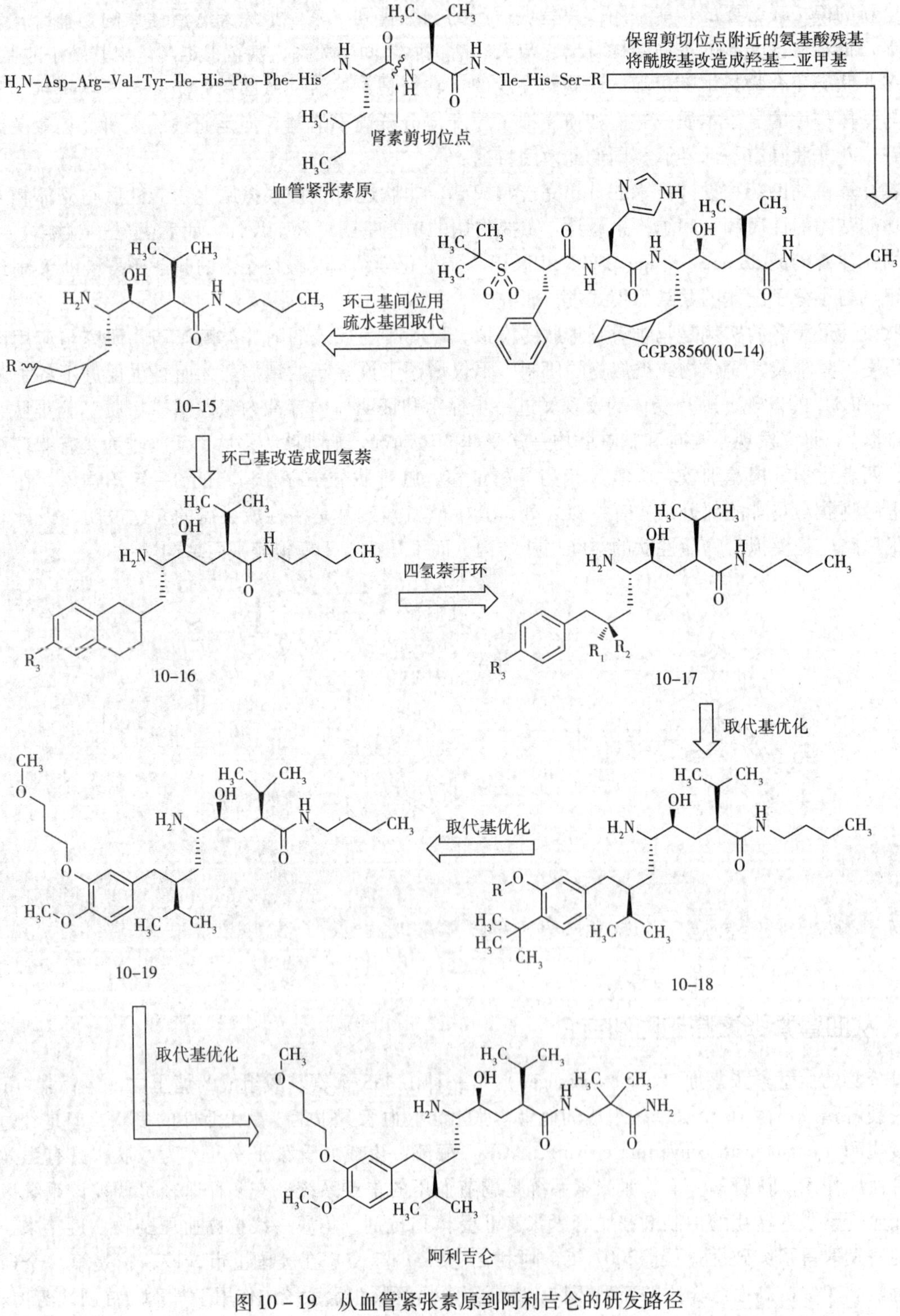

图 10 - 19　从血管紧张素原到阿利吉仑的研发路径

分析肾素 – CGP38560 复合物的晶体结构，为了使抑制剂能更好地适配肾素的 S1 – S3 结合腔，删除了 CGP38560 结构中剪切位点左侧的氨基酸残基，并且在环己基间位用疏水基团取代，得到了化合物 10 – 15，提高了肾素抑制活性。将环己基改造成四氢萘，得到化合物 10 – 16，进一步开环得到 10 – 17，具有高抑制活性，从而实现了从肽类分子到非肽分子的过渡。

化合物 10 – 17 对肾素抑制活性虽然很高，但在人血浆的存在下，体外活性显著减弱，这是抑制剂过强的疏水性造成的。为此，对 10 – 17 进行取代基优化，将烃基用略带极性的烃氧基或酰胺基替换，逐步改造为 10 – 18、10 – 19，并最终得到阿利吉仑。

二、从替普罗肽到卡托普利

血管紧张素转化酶是一种含锌的二肽降解酶，结构与羧肽酶 A 类似。ACE 可催化血管紧张素 I（十肽）水解成八肽的血管紧张素 II，使血管进一步收缩，血压升高，还催化具有降压作用的缓激肽水解而失去活性，是治疗高血压、心力衰竭等疾病的理想靶点。ACE 抑制剂卡托普利（captopril）的研发历程是由生物活性肽转化为非肽药物的经典例证（图 10 – 20）。

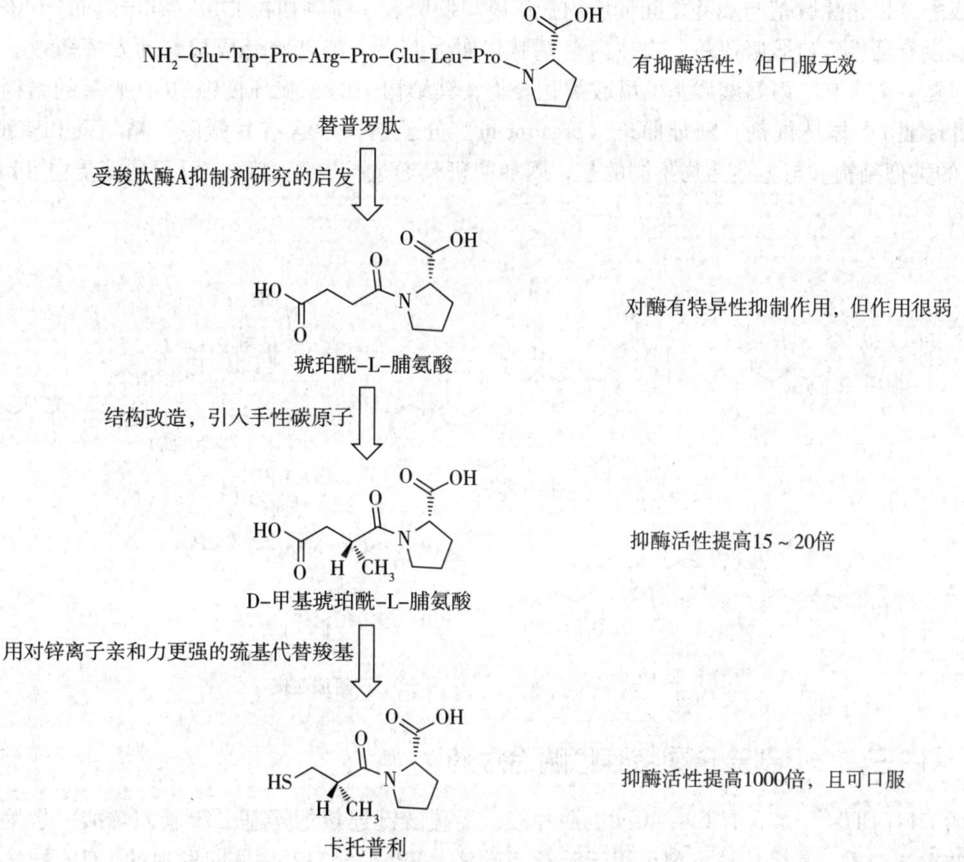

NH₂–Glu–Trp–Pro–Arg–Pro–Glu–Leu–Pro（替普罗肽）　有抑酶活性，但口服无效

受羧肽酶A抑制剂研究的启发

琥珀酰–L–脯氨酸　对酶有特异性抑制作用，但作用很弱

结构改造，引入手性碳原子

D-甲基琥珀酰–L–脯氨酸　抑酶活性提高15～20倍

用对锌离子亲和力更强的巯基代替羧基

卡托普利　抑酶活性提高1000倍，且可口服

图 10 – 20　从替普罗肽到卡托普利的结构优化

1971 年从一种巴西毒蛇的蛇毒分离纯化出九肽替普罗肽（teprotide），结构为 NH₂ – Glu – Trp – Pro – Arg – Pro – Glu – Leu – Pro – Pro – COOH。该肽对 ACE 有抑制作用，但口服无效。对替普罗肽的类似物进行活性研究，发现凡是 C 末端具有 Leu – Pro – Pro、Trp – Ala – Pro、Phe – Ala – Pro 片段的多肽均有 ACE 抑制作用。这提示，脯氨酸残基可能是发挥抑酶作用的关键残基。为了寻找结构简单且口服有效的药物，对 ACE 作用部位分析，又受到羧肽酶 A 抑制剂研究的启发，在脯氨酸的 N 原子上引入不同取代基，发现其中的琥珀酰 – L – 脯氨酸对 ACE 有特异性抑制作用，但作用很弱。进一步设计合成了一系列衍生物以研究构效关系，结果表明：具有高抑制活性的化合物都是模拟 C 末端的二肽结构，其中 D – 甲基琥珀酰

–L–脯氨酸的活性增强了 15~20 倍。由于推断该酶活性位点有一催化锌离子，用对锌离子亲和力更强的巯基代替羧基，得到 D–3–巯基–2–甲基丙酰–L–脯氨酸，即为卡托普利。卡托普利对 ACE 的抑制活性又增大 1000 倍，且活性超过替普罗肽，成为第一个上市的口服 ACE 抑制剂。

三、从 RGD 序列到拉米非班抗血栓药

蛇毒和水蛭素是多肽分子，可防止血小板聚集。该类分子中的 RGD 序列（Arg–Gly–Asp）是抑制血小板聚集的药效团。RGD 序列由精氨酸、甘氨酸和天冬氨酸组成，存在于多种细胞外基质中，可与 11 种整合素特异性结合，能有效地促进细胞对生物材料的黏附。该序列能够竞争性抑制包括纤维蛋白在内的各种黏附蛋白与血小板的结合，可达抑制血小板与纤维蛋白结合的目的。

通过模拟 RGD 序列，特别是小分子化合物模拟 RGD 片段，产生对整合素的拮抗作用，是设计抗血栓药物的重要策略。基于 RGD 片段的糖蛋白 Ⅱ b/Ⅲ a 受体拮抗剂就是其中一种。用苯脒替代 RGD 的胍基，然后连接苯丙氨酸和哌啶氧乙酸，以满足脒基与羧基的距离和其他结构要求，得到拉米非班（lamifiban），是具有阻断糖蛋白 Ⅱ b/Ⅲ a 受体活性的化合物。用丙氨酸连接类似基团，并且将脒基氧化成羟基脒，羧基成酯，以避免脒基与羧基之间形成内盐影响口服吸收，得到西拉非班（sibrafiban）。该化合物是前药，本身没有活性，口服吸收后，在体内羟基脒代谢为脒基，酯基水解成羧酸而发挥药效。替罗非班（tirofiban）是一个含有苯丙氨酸残基的酰胺类化合物，其结构中的哌啶环模拟 RGD 胍基的结构，也是一个糖蛋白 Ⅱ b/Ⅲ a 受体拮抗剂。阿加曲班（argatroban）分子结构中含有甘氨酸、精氨酸和磺酰基片段，也是 RGD 的类似结构。与上述药物不同的是，阿加曲班是通过抑制凝血酶，而不是糖蛋白 Ⅱ b/Ⅲ a 受体发挥药效的。

RGD 拉米非班 西拉非班

替罗非班 阿加曲班

四、从白三烯 D4 到普仑司特等哮喘治疗药

白三烯 D4（LTD4）是含有 Cys–Gly 二肽片段、经硫醚键连接的羟基二十碳四烯酸，是发生炎症和过敏反应的重要介质，其受体拮抗剂可用于治疗哮喘病。FPL–55712 是早期发现的 LTD4 拮抗剂，其基本结构特征是羟基苯氧乙酮经适当的间隔基与酸性基团相连。其中，羟基苯氧乙酮模拟了 LTD4 的疏水片段，中间基团代替 Cys–Gly 二肽部分，羧基与 LTD4 的羧基相对应。它与受体的亲和力低于底物 LTD4 3~4 个数量级，拮抗作用较弱。

在此基础上，用苯环模拟 LTD4 的四烯片段，四唑基模拟 LTD4 的羧基，硫代丙酸替换 LTD4 的硫代二肽，设计了普仑司特（pranlukast）和硫鲁司特（sulukast）。其中硫鲁司特保持了 LTD4 的硫醚与羟基的构型。

另一类拮抗剂是含喹啉环的孟鲁司特（montelukast）和含吲哚环的扎鲁司特（zafirlukast），它们对 LTD4 受体的拮抗活性很高，IC_{50} 分别为 3.1nmol/L 和 0.5nmol/L。这些上市药物用于治疗哮喘、过敏病疾病和慢性肺阻塞病。

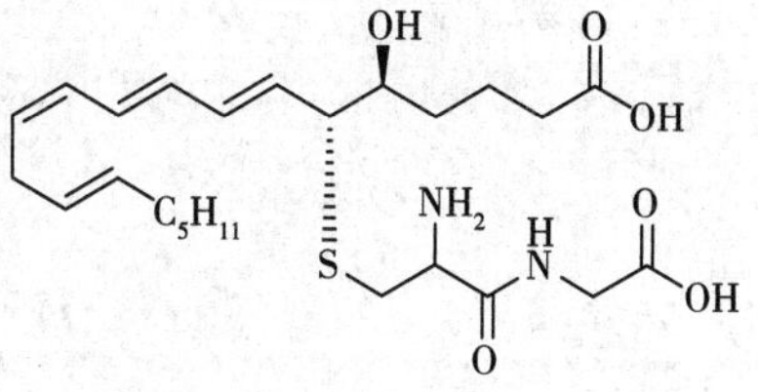

LTD4

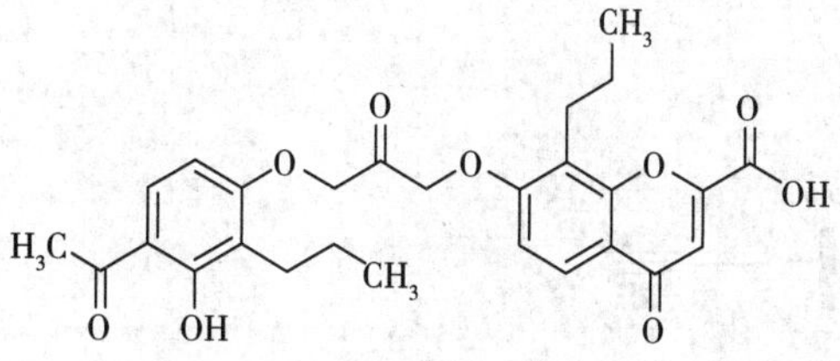

FPL-55712

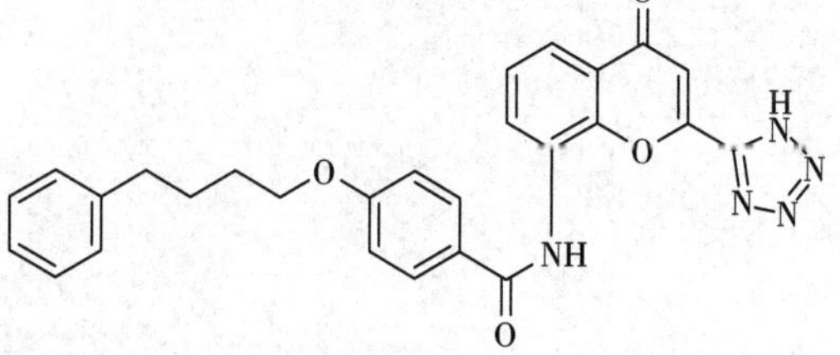

普仑司特

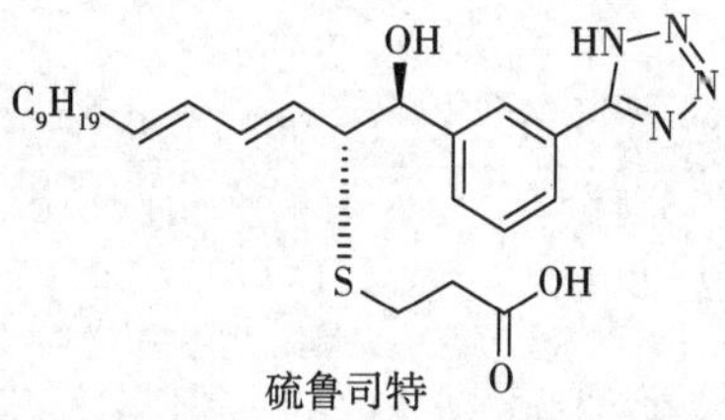

硫鲁司特

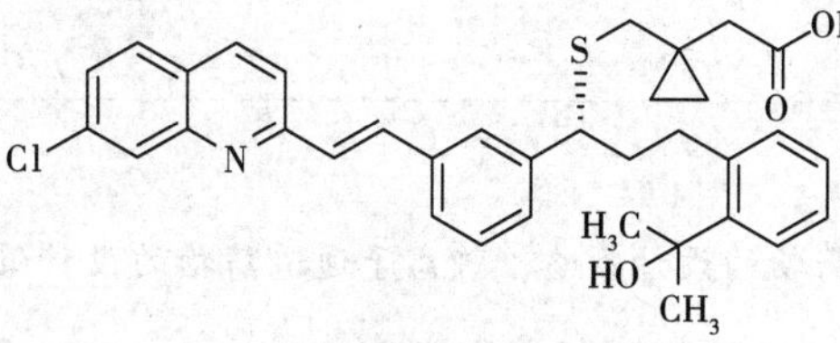

孟鲁司特

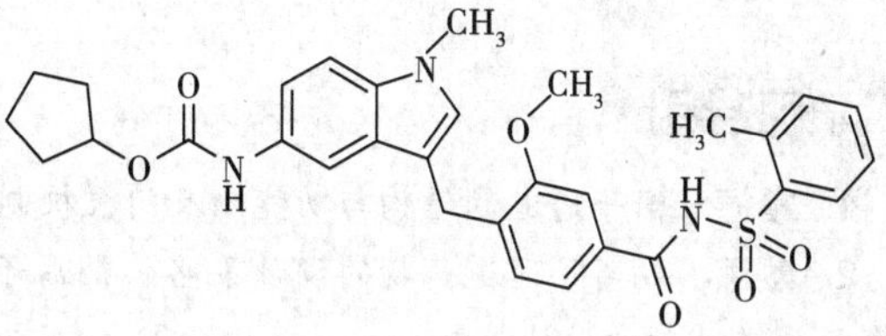

扎鲁司特

本章小结

本章从内源性生物活性肽入手，针对其靶点选择性差、生物利用度低、易被肽酶代谢失活等缺点，将内源性生物活性肽改造成肽拟似物，以提高稳定性，改善药效学和药物动力学性质。构象限制是肽拟似物设计的基本策略。对生物活性肽进行修饰改造的主要方法包括：采用限制性氨基酸、肽链骨架改造、类肽以及相邻氨基酸环化等局部构象限制的方法对肽链的一级结构，利用相应的 α - 螺旋、β - 折叠、β - 转角、γ - 转角拟似物肽链的二级结构；利用整体构象限制的方法对肽链整体进行修饰改造；或者将生物活性肽改造为活性更强，副作用更小的非肽分子。

重点：肽拟似物的基本概念、设计策略和具体方法；构象限制的应用；针对生物活性肽的一级结构进行修饰改造的具体思路和方法；从生物活性肽到非肽的研究思路与方法。

难点：如何进行构象限制操作；肽链的整体修饰；肽拟似物的非肽修饰。

思 考 题

1. 为什么肽类分子难以直接作为药物使用？设计成功的肽拟似物具有哪些特点？
2. 什么是肽拟似物？主要包括哪些类型？
3. 肽拟似物设计的策略是什么？
4. 肽拟似物设计有哪些方法？
5. 举例说明肽拟似物在药物设计中的应用。
6. 简要说明构象限制在肽拟似物设计中的重要性。

（张 玲）

第十一章

以离子通道为靶点的药物设计

学习导引

1. **掌握** 离子通道的结构与功能以及门控机制。

2. **熟悉** 钙离子通道药物的设计策略、钠离子通道药物的设计策略、钾离子通道药物的设计策略、氯离子通道药物的设计策略。

3. **了解** 离子通道药物筛选研究的常用方法、离子通道病的概念和种类。

第一节 离子通道简介

PPT

一、离子通道结构与功能

离子通道（ion channel）是镶嵌在细胞膜上，由细胞生成的特殊蛋白质构成的复合体，中间具有水分子占据且允许水溶性物质快速进出细胞的通道，细胞可通过离子通道的开放和关闭调节阳离子或阴离子等相应物质跨膜流动，执行基本的生理功能，如建立和塑造构成肌肉收缩、松弛和神经元信号传递、神经递质释放、认知、激素分泌、感觉传导和电信号维持、电解质平衡和血压等。

离子通道的分布及活性对于细胞、组织的兴奋性及功能十分重要，人体组织中存在多种离子通道，如钠通道、钙通道、钾通道、氯通道和兴奋性氨基酸受体通道等，每种通道又存在多种亚型。它们既是生理调节的重要因素，又是药物作用的靶点。

课堂互动

简要说明细胞膜的组成及作用，何谓脂质双层，组成脂质双层的分子主要包括哪些？

（一）离子通道的结构

多数对生命具有重要意义的物质都是水溶性的，它们需要进入细胞，而生命活动中产生的水溶性废物也需要离开细胞，例如，钠和钾离子的跨膜运动对于神经功能至关重要。主要由脂质双层构成的细胞膜，对极性分子产生屏障，使这些对生命现象非常重要的离子流入或流出细胞或细胞器难以进行。而存在于双层脂质膜上构成具有高度选择性离子通道正好为离子通过细胞膜提供了极性通道（图 11-1），允许一种或数种离子通过。对离子的渗透具有高度的选择性或专一性是离子通道生理活性的基本特征，为此，离子通道被认为是离子的特定的"选择性过滤器（selectivity filter）"，也称之为离子过滤器。

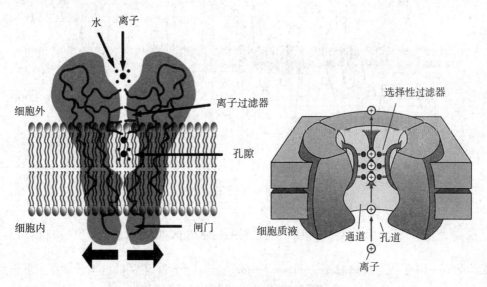

图 11-1　离子通道的基本结构组成

离子通道是由跨细胞膜的蛋白质亚基组成的复合物。复合物的中心是空心的，内侧富含极性氨基酸，形成亲水通道（或孔隙）。离子可以通过这些亲水通道或孔隙移动，从而穿过细胞膜的脂肪屏障。但是必须有所控制。换言之，必须有一个可以根据需要打开或关闭的"闸门"。而这一"闸门"是由对外部化学信使敏感的受体蛋白来控制，实际上，受体蛋白也是离子通道复合物的组成部分，并且是一种或多种组成蛋白亚基。在静止状态下，离子通道关闭（即"闸门"关闭）。当化学信使结合到受体蛋白质的外部结合位点时，会引起类似酶与底物的诱导契合，从而导致蛋白质变形，诱导整个蛋白质复合物发生形状变化，打开"闸门"并允许离子通过离子通道（图 11-2）。

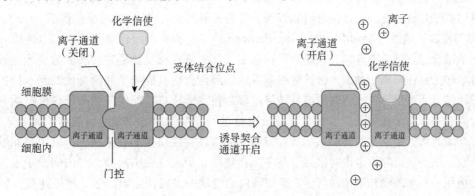

图 11-2　离子通道的开启和闭合示意图

离子通道具有选择性、饱和性、可控制性等多种特性，同时又受到多种因素的调控，例如膜电压、配体刺激、机械刺激和 G 蛋白激活等。

1. 电压门控离子通道（voltage-gated ion channels）　电压依赖性或电压敏感性离子通道，因膜电位变化而开启和关闭，以最容易通过的离子命名如钾、钠、钙、氯通道等。是继 G 蛋白偶联受体和蛋白激酶之后最大的信号转导蛋白质超家族之一。通道是由构成孔道区域的 α（或 α1）亚基（subunits）和某些数目不等的亚基如 α2、β1、β2、γ、δ 所构成的复合体。α 亚基在细胞膜上形成 4 个跨膜区（Ⅰ~Ⅳ），每个跨膜区包含 6 个呈 α 螺旋形式的跨膜区段（S1~S6 区段）及其间的连接肽链所组成（图 11-3）。

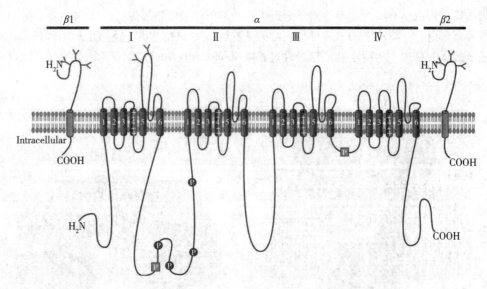

图 11 - 3　电压门控离子通道的跨膜区和跨膜区段

跨膜区段 S1 ~ S4 形成电压敏感器（voltage sensor），连接 S5 和 S6 的肽链部分贯穿于细胞膜内，用作选择性过滤器（selectivity filter），确定哪些离子可以进入孔道，即孔道区（pore region，P 区）。

第Ⅳ跨膜区含有 3 个氨基酸残基基序，这一基序（motif）重复 4 ~ 7 次。该基序包含带正电荷的氨基酸（通常是精氨酸），其后是两个疏水氨基酸残基。诱变研究表明精氨酸残基中的 4 个残基对于离子通道开启至关重要。基本上，它们与其他跨膜区上的负电荷相互作用。静止产生的强电场的施加可以增强这些相互作用并防止孔道开启。但在去极化过程中，当电场减小时，静电力就会释放，从而使孔道打开。关于跨膜区如何相互作用形成功能性离子通道，学术界有很多争论，其中包括第Ⅳ跨膜区远离孔道亚基从而允许通道打开的"桨叶模型"，或第Ⅳ跨膜区根据电场旋转使通道打开或关闭的"滑动螺旋模型"。即便如此，第Ⅳ跨膜区中关键精氨酸残基的突变及与它们相互作用的带负电荷的残基均对受体功能产生深远影响。氯离子通道是一组探索相当少的完整膜蛋白，具有各种结构和功能特征。但它们的共同和基本特征是对阴离子具有选择性，这使它们能够调节和促进氯离子（Cl^-）的跨膜移动。

2. 配体门控离子通道（ligand - gated ion channels）　又称化学门控离子通道，由递质与通道蛋白受体分子上的结合位点结合而开启，以递质受体命名，如乙酰胆碱受体通道、谷氨酸受体通道、门冬氨酸受体通道等非选择性阳离子通道，是贯穿细胞膜或内质网膜的具有离子通道功能的亲水性蛋白质，在与相应的配体结合后可诱导速度很快的信号转导过程，使离子通过。配体门控离子通道包括一个神经递质的结合位点和一个离子传导孔道。这些通道蛋白通过改变细胞膜电位和细胞质离子成分来传递信号。它们通过提高瞬时渗透率来控制神经系统最快突触。兴奋性神经递质如谷氨酸、乙酰胆碱能够诱导阳离子通道的开放。这些通道相对来说对阳离子是非选择性的，但是这会引起净 Na^+ 内向离子电流，从而导致细胞膜去极化，并增加动作电位的产生，通道蛋白通过这一方式使化学信号（神经递质）转变成电信号（去极化）。抑制性神经递质如 γ - 氨基丁酸和甘氨酸能够通过开启阴离子通道而减少动作电位的产生，从而导致轻微超极化的 Cl^- 离子内流。

配体门控离子通道全部具有细胞外配体结合结构域（LBD）。羧基或氨基末端结合结构域可以在细胞外或细胞内。

图 11 - 4 呈现了配体门控离子通道的三个主要结构，说明了每组亚基的拓扑结构。其中 Cys 环家族和 P2X 受体家族具有特征性的半胱氨酸环。cys - loop 家族成员形成五聚体，谷氨酸（离子型）形成四聚体，P2X 形成三聚体。

高分辨率的离子通道结构大大提高人们对离子通道功能的结构基础的理解。许多离子通道（例如，钾离子、钠离子、钙离子、超极化激活的环核苷酸门控通道和瞬时受体电位通道）共享某些结构相似性。

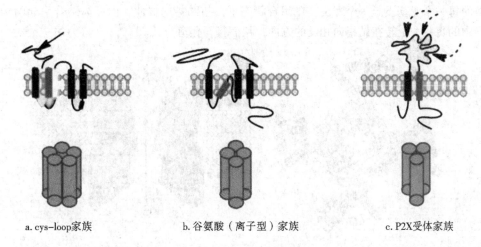

a. cys-loop家族   b. 谷氨酸（离子型）家族   c. P2X受体家族

图 11-4 主要配体门控离子通道的结构示意图

这些通道被认为是从一个共同的祖先演变而来的，并被归类为"电压门控离子通道"。但是，其他离子通道（例如氯离子通道、水通道蛋白和间隙连接通道）与电压门控离子通道具有完全不同的结构特性，它们的演化非常独立。

3. 机械门控离子通道 又称机械敏感性离子通道，是一类感应细胞膜表面应力变化，是细胞外机械信号向胞内转导的通道，在人体内负责将外界的机械信号转换成生物信号，这往往是感觉的产生等生理过程的源头。Piezo 蛋白是三聚体机械敏感离子通道的成孔亚基，可响应诸如剪切应力和膜拉伸的机械刺激而开启，从而使包括 Na^+、K^+、Ca^{2+} 和 Mg^{2+} 在内的带正电离子流入细胞内。Piezo 通道是"压电离子通道"，只有两个通道亚型。迄今为止，Piezo 直系同源基因已在许多真核生物中鉴定。

（二）离子通道的功能

1. 离子通道的特殊性 与简单的透水孔不同，离子通道具有明显的特性，主要体现在：①离子通道具有离子选择性，只允许特定离子通过，其他离子则不易通过。如钠通道开放时，钠离子可通过，而钾离子则不能通过。②离子通道具有催化和调节离子渗透的作用（膜酶，membraneenzyme）是离子透过膜的脂质双层唯一有效的催化剂，可使离子渗透速率提高 10^{15} 倍，具有高选择性、饱和性和能被抑制等一般酶的特性。③离子通道不是连续开放的而是短暂开放、随即关闭的。

2. 离子通道的主要功能 ①提高细胞内钙离子（Ca^{2+}）、钠离子（Na^+）浓度，触发与其相关的肌肉收缩、细胞兴奋等相关生理效应。②在神经、肌肉等兴奋性细胞中产生细胞生物电现象，调控去极化、传导性等，决定细胞的兴奋性。③调节血管平滑肌舒缩活动。④维持细胞正常体积，参与突触传递等，进一步派生出神经递质的释放、腺体的分泌、肌肉的运动，甚至学习和记忆等重要的高级神经活动。

离子通道必须能够开启和关闭，才能实现产生和传导电信号的生理功能。已知大多数活细胞中的膜是极化的，它们的离子分布不均匀，因此在整个细胞膜上带有电荷。通常，细胞外的 Na^+ 和 Ca^{2+} 浓度较高，而细胞内的 K^+ 离子浓度较高，这些离子通常不能自由地跨膜扩散。之所以会出现这样的电化学浓度梯度，实际上是多种转运蛋白（transporter）根据这些离子的浓度梯度把这些离子泵入或泵出细胞。电荷的这种分布称为膜电位（membrane potential），其值可以随膜的渗透性而变化。镶嵌在细胞膜中的离子通道可以开启，从而允许这些离子在整个膜中扩散，降低浓度梯度。但是，离子具有电荷（化合价），会产生静电引力或静电排斥，从而促进或阻碍扩散。这意味着当扩散的电荷等于静电引力时，离子将不会在整个膜上发生净运动。

当受体结合配体时，它会改变形状（诱导契合）。这对蛋白质复合物产生连锁反应，导致离子通道打开，这一过程称为门控（图 11-5）。神经递质与其结合位点的结合会引起受体的构象变化，最终打开中心孔并允许离子流动。这种构象变化非常复杂，涉及初始结合过程中的几种连锁反应。之所以必须这样，是因为结合位点距离闸门很远。研究表明，闸门由五个扭结的 α 螺旋（2-TM 区域）组成，其中五个蛋白质亚基中的每一个亚基贡献一个螺旋。在闭合状态下，扭结指向彼此。由配体结合引起的构象变化导致这些螺旋中的每一个旋转扭结指向相反的方向，从而打开孔道。

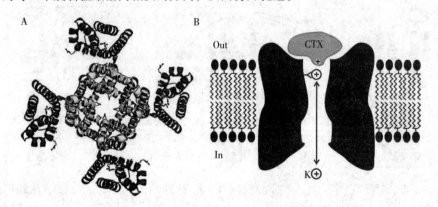

图 11 - 5　门控机制

当处于开放状态时，通过孔道的离子通量是由电化学梯度驱动的非常快的过程。通过离子通道的通量可能高达每秒 10^8 个离子，从而使通道与每个离子相互作用的时间为纳秒级，基本上接近欧姆定律和菲克定律描述的理论极限。尽管接触时间很短，钾离子通道却允许钾离子以约 10000∶1 的保真度通过较小的钠离子，通过选择性过滤器中羰基氧原子的空间排列，羰基氧原子在任何时候都可在孔道中容纳两个钾离子。这些接触通过提供与离子的有利补偿相互作用，来补偿去离子化的离子进入过滤器时的能量损失。取决于离子的身份，这种高能补偿会相对于去溶剂化的能量而变化，从而导致能量驱动的选择性。

从单通道记录的角度来看，图 11 - 6 中的轨迹描绘了单个离子通道的门控过程，即这一通道从关闭状态下的静止电位开始，在箭头指示的时间点，膜电位发生变化，在再次关闭通道之前先打开通道一段时间内蛋白质的一系列构象变化。

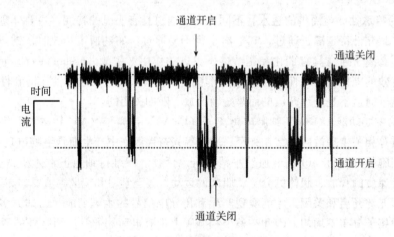

图 11 - 6　单个离子通道的门控过程

这一简单的门控为所有受离子通道控制的生理后果提供了支撑，但是对通道门控方式的详细阐释才刚刚开始。跨物种发现了离子通道，特别是原核细菌通道对结构生物学界极为有用，可为高分辨率 X 射线晶体学提供研究工具，并了解通道的功能。通过晶体学和核磁共振方法阐明了哺乳动物的离子通道结构。

离子通道主要存在三个生理功能：①建立所有细胞的静息膜电位。由于离子流移动电荷并构成电流，因此通道的开启和关闭是神经、肌肉等可兴奋性细胞的所有电信号的基础。因此，当开启时，钾离子选择性通道和阴离子通道会使细胞超极化，导致膜电位变得更负，而钠离子或钙离子选择性通道和非选择性阳离子通道使细胞去极化，导致膜电位变得更大。②通过通道的离子通量有助于调节单个细胞的体积以及使盐穿过肠道、肾脏或脉络丛等上皮细胞的净极化传输所需的电解质运动；③某些离子例如钙离子在细胞内部产生调节信号。细胞质钙信号是通过打开可渗透钙离子的离子通道生成的，该通道使钙离子流入细胞质。钙离子可能来自细胞外培养基或细胞内细胞器。从外部进入是将电信号转换为化学信号的主要机制。通过这种方式，可兴奋性细胞中的电信号与激素分泌、神经递质释放、肌肉收缩和基因表达变化耦联。离子通道完成这三种生理功能的能力还须对另一类膜蛋白如转运蛋白和离子泵进行处理，以建立跨细胞膜的离子浓度梯度。离子浓度梯度和电荷排斥力驱动离子流过孔道。

受体或信号分子可以调节配体门控的离子通道的活性。除了各离子通道本身的门控机制以外，许多离子通道的功能还受到神经系统和内分泌系统的调节。这些调节一般通过受体和第二信使来实现。

知识链接

离子通道研究的起源

18 世纪末，Galvani 首次观测到电流可以使青蛙的肌肉发生抽搐。20 世纪初，人们认识到神经元内电信号的传递是通过膜电位的瞬时变化产生的，但当时的主流观点认为生物的电冲动产生于细胞膜离子选择性的丧失。1939 年，Hodgkin 和 Huxley 利用枪乌贼巨大的轴突记录到细胞膜内外电位差，该电位差在动作电位产生时发生反转。1952 年，这两位科学家首次提出假设：动作电位的产生源自细胞膜上的一种特殊结构即离子通道。1970 年，Neher 和 Sakmann 采用膜片钳技术捕捉到了细胞膜两侧流动的电流，证实了离子通道存在，正式拉开了离子通道研究的序幕。

二、与离子通道相关的疾病

每一种离子通道都与几个、几十个编码基因相关，由此形成多亚基的通道蛋白超家族，这既是生物进化的结果，也反映了细胞通讯的多样性和特异性的客观要求。在神经系统中，神经元内及神经元间的网络通讯过程极其复杂，涉及众多具有不同编码基因和表达产物，需要许多具有不同离子选择性和开启、关闭动力学特征的离子通道发挥作用。一旦离子通道基因发生任何缺陷或紊乱，都可导致其表达产物的结构和功能改变，从而导致疾病发生，累及人类神经、肌肉、心脏、肾脏等系统和器官。

离子通道病（ion channelopathy）是一组遗传和表型异质性神经系统疾病，它们是由离子通道功能的遗传确定缺陷引起的。已知有与人类疾病或功能障碍相关的离子通道多达 60 多种。遗传性基因突变主要通过四种机制造成离子通道功能异常：①改变基因的转录和翻译等过程；②造成通道蛋白折叠组装异常、跨膜运输缺陷；③改变通道的门控和动力学特性；④改变通道的离子选择性等。恢复不同离子通道致病突变体的功能需要不同的研究策略，从而可能实现离子通道疾病的精准化治疗。

离子通道中有许多通道与人类疾病特别是神经疾病和肌肉疾病有关。神经元疾病例如癫痫、发作性共济失调、家族性偏瘫性偏头痛、兰伯特 – 伊顿肌无力综合征、阿尔茨海默病、帕金森病、精神分裂症、上皮性抽搐可能是由于电压门控的钠、钾和钙通道或乙酰胆碱和甘氨酸门控通道的功能异常所致。某些肾脏疾病如 Bartter 综合征、多囊肾病和登特病、分泌失调例如婴儿期和囊性纤维化的高胰岛素低血糖症、视力失调如先天性固定性夜盲和色盲也可能与离子通道突变有关。肌肉电压门控的钠离子通道、钾离子通道、钙离子通道和氯离子通道、乙酰胆碱门控离子通道的突变可能导致诸如高钾血症和低钾性周期性麻痹、肌肉强直、长 QT 综合征、Brugada 综合征、恶性高热和肌无力等疾病。目前，离子通道病成为一个重要研究领域。

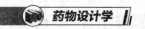

三、离子通道相关研究方法

细胞膜离子通道是生命有机体保持正常功能的基石之一，其分布及活性对于细胞、组织的兴奋性及功能十分重要，人体组织中存在多种离子通道，每种通道又存在多种亚型。它们既是生理调节的重要因素，又是药物作用的靶点。据统计，目前已有超过 500 个人类离子通道基因已被发现，相信未来对于离子通道类的膜通道蛋白靶点药物开发需求也越趋迫切。此外，离子通道也是药物心脏安全性评估的重要指标之一。

离子通道结构和功能的研究需综合应用各种技术，包括：电压和电流钳位技术、单通道电流记录技术，通道蛋白分离、纯化等生化技术，人工膜离子通道重建技术、通道药物学、基因重组技术及一些物理和化学技术。其中，传统膜片钳技术被公认为离子通道功能检测的"黄金标准"，能够记录瞬时离子通道电生理功能状态。但其操作技术难度大限制了药物高通量筛选的应用。全自动膜片钳也因成本费用以及成功率问题，而难以广泛应用。

通过发现靶向这些离子通道作用于离子通道的激动剂和抑制剂，有望提供有用的药物。评估针对此类离子通道（例如，电压依赖性离子通道）药物的筛选系统的已知方法的示例是荧光膜电位测量方法，这一方法利用电压依赖性荧光染料检测细胞中膜电位的变化。另外，还有一种通过将玻璃电极黏附（密封）到细胞膜上进行检测膜电位的膜片钳方法。此外，最近开发了一种自动膜片钳方法，该方法使用多孔膜片板，该多孔膜片板具有与每个孔中的玻璃电极端部相对应的开口，通过自动密封每个孔中的细胞膜和膜片电极来检测膜电位。

在某些情况下，尽管常规荧光膜电势测量方法适用于评估大量样本，但它们的测量精度和适用的离子通道范围有限。另外，尽管膜片钳方法具有高的测量精度并且允许从测量中获得大量信息，但是由于能够一次测量的样本数量少，所以其效率较低。而且，尽管自动膜片钳方法采用允许同时评估大量样本的结构，但是膜片的效率也不高，从而使得这一方法不适合高通量筛选。另外，自动膜片钳方法还存在设备成本高和运行成本高的问题。

在以离子通道为靶标进行筛选的情况下，由于内源性配体是离子，因此难以预测能够与靶标结合的结构。因此，当构建靶向离子通道的筛选系统时，与靶向受体和其他蛋白质的情况相比，允许应用大量测试化合物的高通量至关重要。另外，在筛选靶向离子通道的情况下，配体优化通常是困难的，从而导致需要与高通量同时进行的测量精度。

然而，用于测量细胞中膜电位的微小变化的常规荧光膜电位测量方法在准确性和适用范围方面存在问题，而自动膜片钳方法在效率和成本方面存在问题。因此，需要构建以离子通道为目标的筛选系统，这一系统应具有良好的准确性和优越的效率。

知识链接

膜片钳技术

1947 年，生物学家凌宁发明玻璃微电极，这一发明在 20 世纪 70 年代改进成了"膜片钳"（patch clamp）技术，早期又称"斑片电压固定技术"。其工作原理是将尖端为 1μm 的玻璃微电极吸附到细胞表面，使微电极与细胞膜形成高阻封接，从而可记录到膜上 pA 量级（10^{-12} 安培）的离子通道电流。高阻封接是实现膜电位固定的关键，其实质是使电极尖开口处与相接的细胞膜微小区域（膜片）形成不管是在机械上还是在电学上都极为紧密的封接，从而可反映细胞上单一（或多个）离子通道的分子活动。膜片钳技术目前有四种不同的记录方式：细胞吸附式、内面向外模式、外面向外模式和全细胞模式。

PPT

第二节 作用于离子通道的药物设计

通过表型筛选（phenotype screening）发现先导化合物，结合"me too"类药物研发，在20世纪50~80年代发现了一批靶向离子通道的药物。之后，利用表型筛选获得离子通道药物的难度越来越高。曾寄希望于离子通道生物学突破帮助实现药物的理性设计（rational design），但是从20世纪90年代至今离子通道结构和功能研究的发现未能有效推动作用于离子通道的药物发现，究其原因是调控离子通道的药物发现面临的科学难题并未得到解决，离子通道生物学和药学依然处于相互割裂的状态。在重要的药物靶标来源蛋白家族中，G蛋白偶联受体和蛋白激酶的高通量筛选技术成熟，容易获得苗头化合物（hit compound），而离子通道调控剂的寻找面临多个科学难题：①大量离子通道的序列和结构高度相似，使得小分子调控剂缺乏必要的选择性；②大部分离子通道是非配体门控的，缺乏明确的小分子结合口袋，这使得基于结构的药物分子设计难以实施；③缺乏有效的离子通道药物高通量筛选技术。

目前，离子通道（包括配体门控离子通道）代表了现有药物的第二大靶标，仅次于G蛋白偶联受体。然而，对作用于离子通道的化合物的新型骨架，更快的筛选技术的出现，表明这些蛋白靶标有助于将来开发其他新型治疗药物。

一、离子通道的类型

离子通道是跨膜蛋白，可按照离子的电化学梯度使离子被动流入和流出细胞或细胞器。由于离子在膜上的流动会产生电流，因此离子通道在产生膜电位中起关键作用，并在多种细胞活动中发挥作用，例如信号传导、神经递质释放、肌肉收缩、激素分泌、生长、运动和凋亡。可以根据通过离子的离子类型、离子门控因素、组织表达模式及其结构特征对离子通道进行分类。

离子通道目前已知至少有200多种亚型，它们多以选择性通过的离子来命名，例如钠离子通道、钾离子通道和钙离子通道等，又由于多数通道的活性可经细胞膜电位调节，有一些则被特定的配体调节，因而离子通道又可分为电压门控通道和配体门控通道。随着通道克隆的出现，离子通道的命名更为多样化，近年来国际药理学联合会（IUPHAR）已经提出一套对通道的分类法，已被学术界普遍接受。

（一）电压门控离子通道类型

电压门控离子通道及其结构上的近亲组成了人类基因组中至少143个基因编码的超家族，因此是继G蛋白偶联受体和蛋白激酶之后最大的信号转导蛋白超家族之一。除了它们在信号转导中的突出作用外，这些离子通道也是最常见的药物靶标之一。对于其他大的蛋白质超家族而言，了解家族成员之间的分子关系，为离子通道家族和亚家族建立统一、合理的命名法，以及为每个家族成员赋予生理功能和药理学意义一直是一项重要的挑战。实际上，某些离子通道如内向整流钾通道、双孔钾通道、ryanodine受体和瞬时受体电位通道虽归类于"电压门控"之下，但实际上并不受电压控制。

电压门控离子通道的超家族包括9个电压门控钠离子（voltage–gated sodium channels，Na$_V$）通道、10个钙离子（voltage–gated calcium channels，Ca$_V$）通道和40个钾离子（voltage–gated sodium channels，K$_V$）通道、32个瞬时受体电位（transient receptor potential channels，TRP）通道、10个环核苷酸调节的HCN和CNG通道、8个钙激活钾（calcium–activated potassium channels，Kca）通道、15个内向整流钾（inwardly rectifying potassium channels，Kir）通道和15个双孔钾（two P domain potassium channels，K2p）通道。

电压门控离子通道的主要亚基共享一个共同的孔结构，这一结构与跨膜结构域（用于在N末端进行电压依赖性门控）和细胞内结构域（用于通过第二信使进行调节并在C末端进行蛋白相互作用）结合在一起。在大多数情况下，主要亚基与一个或多个大小、结构和功能不同的辅助亚基相关。

1. 电压门控钙离子通道 钙通道是大多数可兴奋细胞膜中存在的电压门控离子通道。钙通道形成杂聚体。$\alpha 1$ 亚基是成孔蛋白，其为几乎所有的激动剂和拮抗剂提供了一个或多个结合位点。根据药理学和电生理学研究，钙通道分为 6 个不同的电压门控 Ca^{2+} 电流：L、N、P、Q、T 和 R，其中 T 亚型属于低电压激活的钙通道，而 L、N、P、Q 和 R 为高电压激活的钙通道。这些不同特性的钙通道及 $\alpha 1$ 亚基的分布、功能和病理学总结于表 11 - 1。

表 11 - 1　与电压门控钙离子通道相关的生理学和病理学

Ca^{2+} 电流	$\alpha 1$ 亚基	分布	功能	病理学
L	$Ca_V1.1$	骨骼肌	兴奋 - 收缩耦联 CREB 活性	低钾血症相关的肌肉无力
	$Ca_V1.2$	心肌和平滑肌 神经胞体和树突	兴奋 - 收缩耦联 内分泌 激活第二信使途径 调节酶活性 CREB 活性	高血压 心律失常 发育异常自闭症
	$Ca_V1.3$	心脏组织 神经胞体和树突	调节心率 内分泌 神经传递	心律失常 帕金森病
	$Ca_V1.4$	视网膜	视觉传导	夜盲症
P/Q	$Ca_V2.1$	突触前膨体树突	神经递质释放	偏头痛、共济失调、癫痫
N	$Ca_V2.2$	突触前膨体	神经递质释放	疼痛
R	$Ca_V2.3$	突触前膨体	神经递质释放	疼痛 癫痫
T	$Ca_V3.1$	心肌细胞 脑	起搏与重复放电	癫痫 高血压 睡眠紊乱
	$Ca_V3.2$	心肌细胞 脑	起搏与重复放电	睡眠紊乱 癫痫 疼痛
	$Ca_V3.3$	脑 外周神经系统	起搏与重复放电	睡眠紊乱 癫痫 疼痛

2. 电压门控钠离子通道　钠通道是存在于大多数可兴奋细胞膜中的电压门控选择性钠离子通道。钠通道由高度糖基化的 α、$\beta 1$、$\beta 2$、$\beta 3$ 四个亚基组成。α 亚基由四个同源结构域（Ⅰ~Ⅳ）组成，每个结构域包含六个跨膜区段（S1~S6）和一个成孔环（P - loop）。带正电的第四跨膜段（S4）被认为是一个很重要的肽段，S4 区段含有一些带正电荷的氨基酸例如精氨酸、赖氨酸，在膜电位变化时可以在膜内流动，被用作电压传感器，并参与通道门控。例如，在神经中产生动作电位需要钠通道作用，这一电位导致突触和神经肌肉接头处的神经递质释放，分别导致神经元通路激活和肌肉收缩。它们还引发心脏组织的收缩。这些不同特性的电压门控钠通道及 $\alpha 1$ 亚基的分布、功能和病理学总结于表 11 - 2。

表 11 - 2　与电压门控钠离子通道相关的生理学和病理学

$\alpha 1$ 亚基	分布	功能	病理学
$Na_V1.1$	中枢神经系统 心脏	启动动作电位 重复放电 心肌组织内兴奋 - 收缩耦联 异常	癫痫
$Na_V1.2$	中枢神经系统	动作电位的启动和传导 重复放电	癫痫

续表

α1 亚基	分布	功能	病理学
$Na_V1.3$	胚胎神经系统 中枢神经系统 心脏	动作电位的启动和传导 重复放电	癫痫
$Na_V1.4$	骨骼肌	骨骼肌内动作电位的启动和传导	周期性麻痹性肌强直
$Na_V1.5$	心脏	动作电位的启动和传导	长 QT 综合征 心律失常
$Na_V1.6$	脊髓 脑	动作电位的启动和传导	神经功能障碍 神经肌肉功能障碍
$Na_V1.7$	脊髓	动作电位的启动和传导	痛觉异常
$Na_V1.8$	脊髓	动作电位生成	痛觉过敏 感觉过敏
$Na_V1.9$	脊髓	感官知觉	疼痛

3. 电压门控钾离子通道 钾通道的激活调节兴奋性，并可以控制动作电位波形的形状。它们存在于人体的所有细胞中，并且可以影响认知、肌肉收缩和激素分泌等多种过程。根据钾通道的结构和功能特性，可将其细分为各个亚家族。最大的家族由通过膜去极化激活的钾通道组成，其他家族由通过细胞内钙离子升高激活或具有组成性活性的通道组成。这些不同特性的电压门控钾通道及 $α_1$ 亚基的分布、功能和病理学总结于表 11-3。

表 11-3 与电压门控钾离子通道相关的生理学和病理学

α1 亚基	分布	功能	病理学
K_V1（8 个家族成员）	中枢神经系统、Ranvier 结、淋巴细胞（$K_V1.3$）、心脏、骨骼平滑肌	神经传递 淋巴细胞内 Ca^{2+} 信号传导 心脏和血管活动 运动	癫痫 疼痛 糖尿病 心律失常
K_V2（2 个家族成员）	中枢神经系统、胰腺、心脏、骨骼和平滑肌		糖尿病 高血压
K_V3（4 个家族成员）	中枢神经系统、胰腺、骨骼肌		共济失调 癫痫
K_V4（3 个家族成员）	心脏、中枢神经系统、平滑肌		炎症疼痛 心律失常 癫痫
K_V5（1 个家族成员）		与 K_V2 亚基相互作用以修饰或沉默其活性	
K_V6（4 个家族成员）		与 K_V2 亚基相互作用以修饰或沉默其活性	
K_V7（5 个家族成员）	心脏、耳朵、骨骼肌、中枢神经系统、听觉毛细胞		糖尿病 耳聋 疼痛 心律失常
K_V8（2 个家族成员）		与 K_V2 亚基相互作用以修饰或沉默其活性	
K_V9（3 个家族成员）		与 K_V2 亚基相互作用以修饰或沉默其活性	
K_V10（2 个家族成员）	中枢神经系统、肌肉、心脏		肿瘤 癫痫发作
K_V11（3 个家族成员）	心脏、胰腺		心律失常 肿瘤
K_V12（3 个家族成员）	中枢神经系统		癫痫

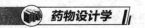

（二）配体门控离子通道类型

配体门控离子通道是完整的膜蛋白，其包含一个孔，该孔允许选定离子在质膜上的调节流动。离子通量是无源的，并由渗透离子的电化学梯度驱动。这些通道是通过神经递质与正构位点的结合而打开或门控的，正构位点触发构象变化，从而导致传导状态。选通的调节可通过内源或外源调节剂与变构位点的结合而发生。配体门控离子通道在毫秒时间尺度上介导神经系统和体神经肌肉接头的快速突触传递。这种传递包括从突触前神经元释放神经递质，以及随后介导突触后定位的受体的激活，这些受体介导快速的、有相位的电信号（兴奋性或抑制性突触后电位）。但是，除了它们在阶段性神经传递中的传统作用外，现在已经确定，某些配体门控离子通道会介导由神经环境水平激活的突触外受体引起的神经元调节的补剂形式。非兴奋性细胞表达某些配体门控离子通道提示具有其他功能。

配体门控离子通道包括兴奋性（阳离子选择性）：烟碱型乙酰胆碱、5－羟色胺 3 受体（5－HT$_3$）、离子型谷氨酸和 P2X 受体以及抑制性（阴离子选择性）：γ－氨基丁酸受体亚型 A（GABA$_A$）和甘氨酸受体。烟碱型乙酰胆碱、5－HT$_3$、GABA$_A$ 和甘氨酸受体等。由于存在由二硫键形成的残基定义环，因此经常被称为 Cys 环受体在其组成亚基的细胞外结构域中。离子型谷氨酸盐和 P2X 受体分别为四聚体和三聚体结构。多个基因编码 LGIC 的亚基，这些受体中的大多数是异源多聚体。这些不同特性的配体门控离子通道家族成员及其亚基总结于表 11－3。

表 11－4　人体内表达的配体门控离子通道家族的不同成员

受体家族	受体家族亚基
半胱氨酸环亚家族（五聚体）	
5－HT$_3$ 受体	5－HT$_{3A}$、5－HT$_{3B}$、5－HT$_{3C}$、5－HT$_{3D}$、5－HT$_{3E}$
烟碱型乙酰胆碱受体	$\alpha1$、$\alpha2$、$\alpha3$、$\alpha4$、$\alpha5$、$\alpha6$、$\alpha7$、$\alpha10$、$\alpha8*$、$\alpha10$ $\beta1$、$\beta2$、$\beta3$、$\beta4$ γ、δ、ε
GABA$_A$ 受体	$\alpha1$、$\alpha2$、$\alpha3$、$\alpha4$、$\alpha5$、$\alpha6$ $\beta1$、$\beta2$、$\beta3$、$\gamma1$、$\gamma2$、$\gamma3$ δ、ε、θ、π $\rho1$、$\rho2$，、$\rho3$
甘氨酸受体	$\alpha1$、$\alpha2$、$\alpha3$ β
锌激活离子通道	ZAC
离子型谷氨酸受体家族（四聚体）	
AMPA 受体	GluA1、GluA2、GluA3、GluA4
KA 受体	GluK1、GluK2、GluK3、GluK4、GluK5
NMDA 受体	GluN1、GluN2A、GluN2B、GluN2C、GluN2D、GluN3A、GluN3B
δ	GluD1、GluD2
嘌呤能 P2X 家族（三聚体）	
P2X 受体	P2X1、P2X2、P2X3、P2X4、P2X5、P2X6、P2X7

在每一类配体门控离子通道中，这种组合多样性导致了具有不同药理和生物物理特性以及神经系统和其他组织内不同表达模式的各种受体。因此，配体门控离子通道为药物设计提供了引人注目的靶标，它们在受体同工型之间的区别得到改善，脱靶效应降低。对作用于配体门控离子通道的化合物的新型、更快的筛选技术的发展将极大地帮助开发此类药物。

（三）其他离子通道

氯离子通道是一组功能上和结构上各异的阴离子选择通道，参与调节神经元、骨骼肌、心肌和平滑肌的兴奋性，调节细胞体积、经上皮盐转运、内部和细胞外区室的酸化，细胞周期和凋亡等过程。除传递的 $GABA_A$ 和甘氨酸受体外，特征明确的氯离子通道可分类为电压敏感 ClC 亚家族的某些成员、钙激活通道、高（最大）电导率通道、囊性纤维化跨膜电导调节剂（CFTR）和音量调节通道。

二、作用于钙离子通道药物的设计策略

在许多生理系统中，钙通道是分子连接膜电位与细胞内钙信号之间的关系途径。它们已成为一系列神经和心血管疾病的治疗的药物靶标。形成钙通道的蛋白质是 α_1 亚基，其具有相同的钠和钾通道的类似拓扑亚单位。但是，还有其他三个钙通道辅助子单元还能调节 α_1 亚基的功能，即细胞质 β 亚基，一种膜锚定的细胞外 $\alpha_2\delta$ 亚基，以及完整的膜 γ 亚基。10 个 α_1 亚基被分为 3 个亚家族：①$Ca_V1.1 \sim Ca_V1.4$（L 型）；②$Ca_V2.1$（P/Q 型）、$Ca_V2.2$（N 型），$Ca_V2.3$（R 型）；③$Ca_V3.1 \sim Ca_V3.3$（T 型）。所有三个类别均参与神经元信号传导。

迄今为止，L 型钙通道已成为广泛用于治疗心绞痛和高血压的药物靶点，尽管迄今为止已经报道的化合物尚未能够实现亚型选择性。三类主要的药物是苯烷基胺类如维拉帕米（verapamil）、苯并硫氮䓬类如地尔硫䓬（diltizem）和二氢吡啶类如氨氯地平（amlodipine）和硝苯地平（nifedipine）。这些药物分别与 α_1 亚基的不同结合位点结合。

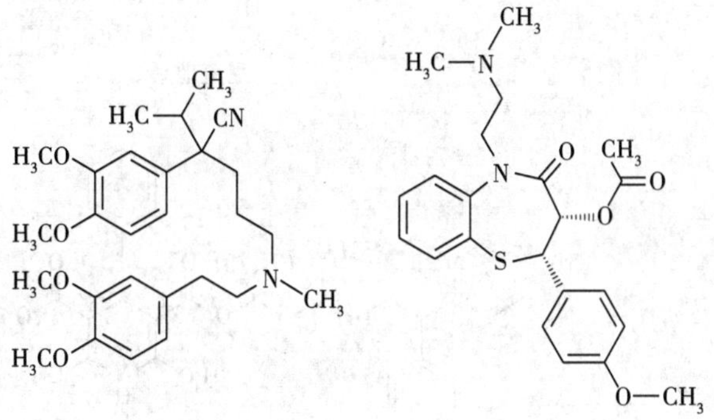

| 维拉帕米 | 地尔硫䓬 | 硝苯地平 |

在三类钙通道拮抗剂中，二氢吡啶类化合物研究得最为广泛深入，体内外药理试验和放射配体结合试验表明，它们作为钙通道拮抗剂的能力与下面的因素有关。①二氢吡啶骨架结构在本质上通常是疏水的，表明它们与疏水结合位点相互作用；②二氢吡啶环中的氮必须没有被取代；③在二氢吡啶环的 2 位和 6 位优选引入体积小的疏水烷基；④酯基在二氢吡啶环的 3 和 5 位是优选的；⑤4 位必须有一个芳基取代基；⑥芳环通常在邻位或间位含有取代基，但是对位的取代基对活性不利。

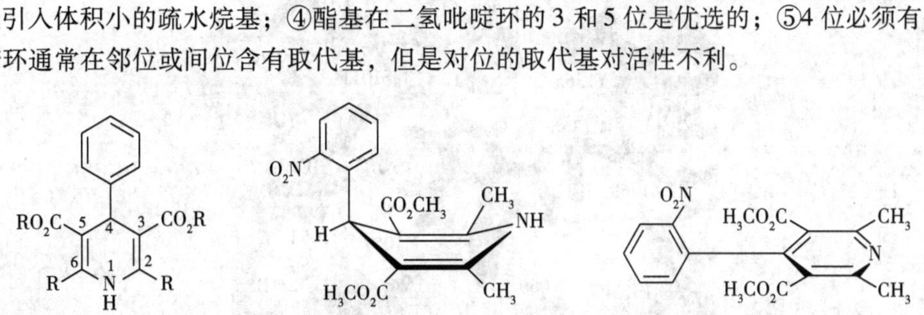

二氢吡啶环骨架对活性至关重要的。例如，若二氢吡啶换成吡啶环，则化合物失去活性。二氢吡啶环的优选构象是稍微扁平的船状结构，其中芳基取代基在假轴向位置。芳环本身垂直于二氢吡啶环，使得邻位质子之一悬挂在二氢吡啶环的表面上。芳环上的任何取代基例如硝基都指向远离二氢吡啶环的位置。这被认为对应于活性构象。相反，吡啶环是平面的。这对环系统周围的取代基的取向，特别是芳环的取向有重大影响。芳环上取代基的性质在二氢吡啶的活性中起作用。较大的取代基通常对活性更好，并且似乎对二氢吡啶环具更大的平坦化作用。

不对称的二氢吡啶在第 4 位具有一个不对称中心，并且发现一种对映异构体比另一种对映异构体更

具活性。在这样的结构中，可在二氢吡啶环的两个半部之间进行区分，可以将其标记为左舷和右舷。已经证明，在端口侧的酯基不是活性必需的，无论它在该药物是否起激动作用或拮抗作用。

氨氯地平

伊拉地平

尼卡地平

尼莫地平

拉西地平

乐卡地平

在 L 型钙通道的同源性模型上进行的建模研究也提供了证据，表明结合位点可能存在三种氢键相互作用（图 11-7）。

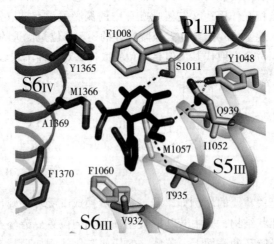

图 11-7　硝苯地平与 L 型钙离子通道的同源模建

氯维地平（clevidipine）是基于软药设计策略发现新药的一个例子，其结构与非洛地平（felodipine）类似，已作为超短效 $Ca_V1.x$ 通道拮抗剂在 2008 年上市。

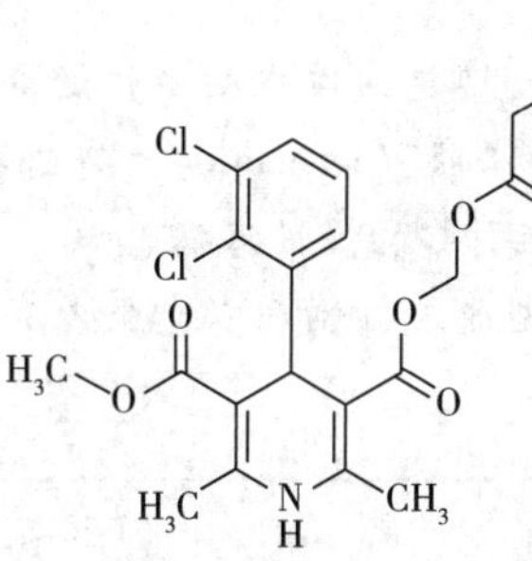

氯维地平 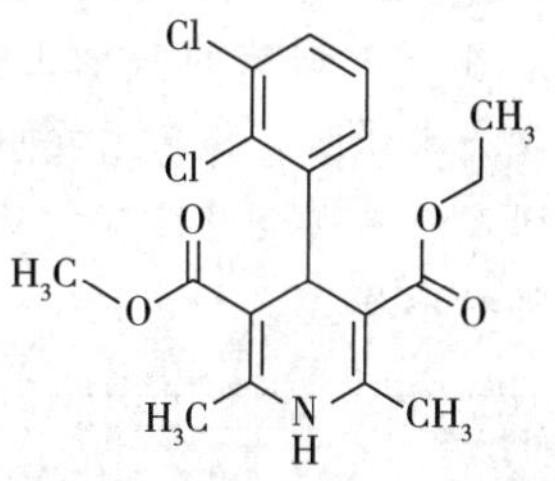　　　　　　　　　　　　　　　非洛地平

二氢吡啶环已被定义为优势骨架（privileged scaffold），因为它存在于具有广泛不同活性的各种药物中。观察到的活性类型取决于环周围存在的取代基。

至今尚未公开选择性 $Ca_V2.1$（P/Q 型）和 $Ca_V2.3$（R 型）抑制剂。但是，已经确定 $Ca_V2.2$（N 型）选择性小分子化合物很大程度上是因为这一亚型与神经性疼痛的临床有关联。

早期用于治疗伴有癫痫部分性发作的加巴喷丁（gabapentin），目前也用于治疗神经病理性疼痛、带状疱疹后神经痛。作为一种亲脂性 GABA 衍生物，最初被认为是通过激活谷氨酸脱羧酶以增加 GABA 水平起作用的，后发现它是通过与主要位于新皮质、海马、杏仁核和脊髓上钙通道的亚基 $\alpha_2\delta$ 作用而起效的。但临床发现加巴喷丁的吸收速率不佳，经结构改造后得到可用于治疗糖尿病性外周神经痛的普瑞巴林（pregabalin）。

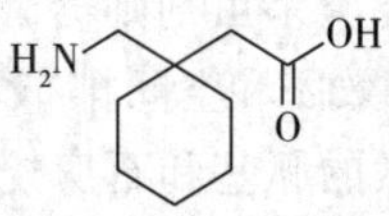

加巴喷丁 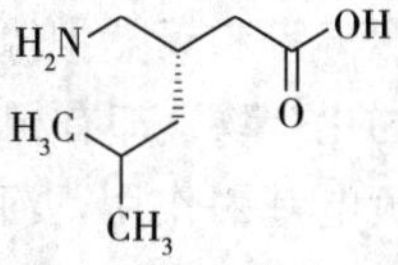　　　　　　　　普瑞巴林 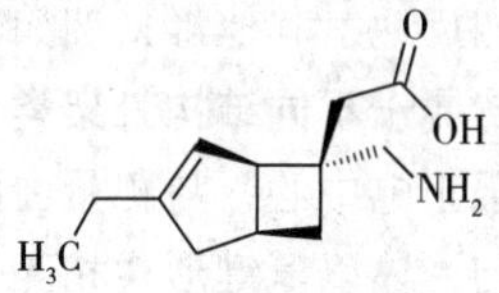　　　　　　　　米巴罗林

属于加巴喷丁类药物的米罗巴林（mirogabalin），通过作用于电压门钙通道亚基 $\alpha2\delta$，抑制背角中钙离子介导的神经递质的释放，阻断神经元兴奋和感觉信号传导。米罗巴林对 $\alpha2\delta-1$ 和 $\alpha2\delta-2$ 都具有很强的结合力，体外 K_d 分别为 13.5nmol 和 22.7nmol，但对 $\alpha2\delta-1$ 的解离半衰期（11.1 小时）比 $\alpha2\delta-2$（2.4 小时）更长，与 $\alpha2\delta-2$ 的结合会迅速发生解离。而普瑞巴林对 $\alpha2\delta-1$ 和 $\alpha2\delta-2$ 也具有很短的解离半衰期（均为 1.4 小时），说明米罗巴林是比普瑞巴林更有效的电压门钙通道亚基 $\alpha2\delta-1$ 调节剂。临床用于治疗外周神经性疼痛，包括糖尿病性外周神经疼痛和带状疱疹后遗神经痛。

知识拓展

作用于 N 型钙通道的药物研究

基于天然产物尤其是毒素组学（venomics）的发展，已成为多肽药物研究开发的重要方向。离子通道则是许多动物毒素多肽如芋螺毒素的药理作用靶标。

从致幻芋螺（conus magus）毒腺中分离得到的齐考诺肽（ziconotide），是含 25 个氨基酸残基的小分子多肽，其中有 6 个半胱氨酸残基两两成对，形成 3 对二硫键。齐考诺肽作用于 $Ca_V2.2$（N 型）通道的 $\alpha_1\beta$ 亚基水孔隙内部，阻断钙离子内流，抑制致痛递质释放。齐考诺肽临床用于鞘内注射治疗其他药物不能耐受或治疗效果不佳的严重慢性疼痛，但在高剂量下会导致嗜睡、行为失控、视力模糊、低血压和记忆障碍等，这可能由于 N 型钙通道在脑中广泛分布，从而引起中枢神经系统不良反应。在齐考诺肽的基础上开发的来考诺肽（leconotide）可选择性阻断 N 型钙通道，其不良反应低于齐考诺肽，临床主要用于治疗癌症引起的慢性疼痛。

目前人们正在研发一系列全身性有效的小分子 N 型通道抑制剂以克服以齐考诺肽为代表的多肽毒素所存在的缺陷和不足。

三、作用于钠、钾离子通道药物的设计策略

（一）作用于钠离子通道药物的设计策略

钠通道由 $Na_v1.1$ 至 $Na_v1.9$ 等 9 个家族成员组成。它们已被确定为细胞兴奋性的调节剂，有助于神经元、肌肉和心脏组织中动作电位的产生和传导。因此，钠通道是抗心律失常药、抗惊厥药和局部麻醉药的药物靶标。

在漫长的进化过程中，离子通道是许多天然动物毒素成分的作用靶点。这些毒素可以大致分为两类，一类是离子通道孔区的阻断剂（pore blocker），另一类是通道门控调节剂（gating modifier）。前者以河鲀毒素（tetrodotoxin，TTX）和石房蛤毒素（saxitoxin，STX）为代表，后者以蜘蛛毒素（Dc1a）为代表。研究发现，钠离子通道至少有 5 个神经毒素的结合位点。

河鲀毒素和石房蛤毒素是从河鲀、蝾螈和鲼鱼的组织中分离出来的毒素，可与钠通道的活性位点结合阻断钠离子流。相反地，其他毒素例如伞形毒素和天然拟除虫菊酯类杀虫剂则会激活钠通道。河鲀毒素和石房蛤毒素虽然属于不同结构骨架类型的化合物，却有相同的药效团和空间排布。两者都含有胍基，可在质子化后成为强正电中心，与靶蛋白的负电基团作用。河鲀毒素的胍基和石房蛤毒素的酮羰基都是较强的电子供体，与受体以氢键形式相互作用。

河鲀毒素　　　　　　　　　　　石房蛤毒素

已知河鲀毒素结合钠通道朝向孔道区域顶部的位点（图 11-8）。其他毒素与包括几乎所有蛋白质结构域（包括孔道）的钠通道的其他区域结合。孔模块往往是整个亚家族中最保守的蛋白区域，而孔道阻滞剂倾向于支持最低的选择性。局部麻醉药则结合于膜内开口位点（钠通道 α 亚单位的跨膜区域）。电压敏感区也是一个药物（化合物）结合位点。

颜宁实验室通过高分辨率的冷冻电镜成像，解析了钠通道与其阻断剂及其门控调节剂的机制。河鲀毒素和石房蛤毒素通过与钠通道孔区的选择性过滤器结构域形成大量氢键，使其能稳定地堵在孔区，从而阻断了钠离子正常通过选择性过滤器的通路。

河鲀毒素和石房蛤毒素可阻断由于膜的去极化而增加的钠离子的通透性，但对于未被刺激的神经细胞轴突的钠通透性没有阻断作用，也不能阻断去极化引起的其他离子例如钾离子的外流。这两种毒素与受体位点结合时，与电位无关，因此对静止态、活化态或未活化态的通道都有同等的结合能力。一个毒素分子可以阻断一个钠通道。目前，河鲀毒素已经进入三期临床试验阶段。

第一代钠通道调节药物用于治疗由异常细胞兴奋性引起的中枢神经系统病症，例如卡马西平（carbamazepine）、苯妥英钠（phenytoin sodium）是通过调节大脑中表达的钠通道而产生治疗癫痫作用。美西律（mexiletine）和氟卡尼（flecainide）通过作用于心脏的钠通道来纠正心脏节律。利多卡因（lidocaine）

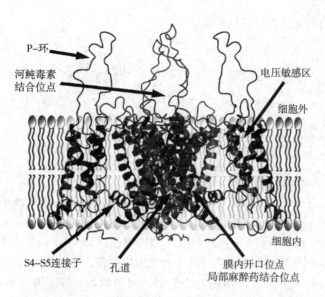

图 11 - 8 河鲀毒素与电压门控钠离子通道的结合位点

和布比卡因（bupivacaine）的药理作用也与离子通道有关。这些化合物很大程度上对钠通道家族亚型是非选择性的，从而导致潜在的不良反应和副作用，限制了它们在某些慢性疾病中的应用。从物理化学性质上讲，所有这些化合物都是弱碱性或中性的，它们与通道孔内的膜内开口位点结合，这一位点通常称之为局部麻醉药结合位点。跨膜钠通道亚型的孔道内氨基酸序列高度保守，合理的解释是与这一结构域结合的化合物似乎缺乏明显的亚型选择性。

卡马西平　　　　　　　苯妥英钠　　　　　　　美心律

氟卡尼　　　　　　　利多卡因　　　　　　　布比卡因

随着对钠通道亚型功能的深入了解以及自动化筛选技术的进步，期望寻找高选择性、副作用低的第二代抑制剂。

第二代钠通道调节药物集中在以已知的钠通道药理学为靶标的分子鉴定（与在临床中使用后的表征相反），具有最小的脱靶（off - target）相关活性。研究焦点集中在鉴定阻断 $Na_v1.3$、$Na_v1.7$、$Na_v1.8$ 和 $Na_v1.9$ 的分子上。这些亚型主要在感觉神经元中表达，并与伤害感受有关，因此为开发新型镇痛药提供了强有力的理论依据。

为弥补第一代和第二代调节剂之间出现的缺口，靶向钠通道的活性分子已被用于临床研究。其中具有 α - 氨基酰胺骨架的化合物拉非酰胺（ralfinamide），为有效的、电压依赖性和使用依赖性的 Na_v 调节剂，也通过 N 型钙通道和 N - 甲基 - D - 天冬氨酸（NMDA）受体起作用。拉考酰胺（lacosamide）与拉非酰胺的结构相似，也具有苄基氨基，提示这一结构片段可能是作用于新的 Na_v 通道结合位点的官能团，推测这一位点与增强慢速灭活相关。拉考酰胺对 TTX - S 通道具有一定的选择性，于 2008 年被批准用作抗惊厥药，并可用于治疗糖尿病性神经性疼痛。

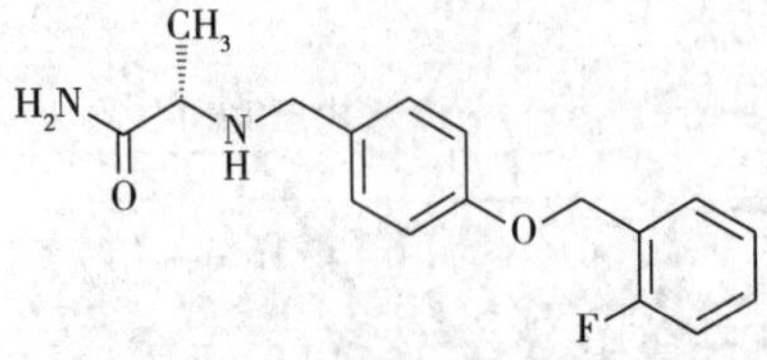

拉非酰胺 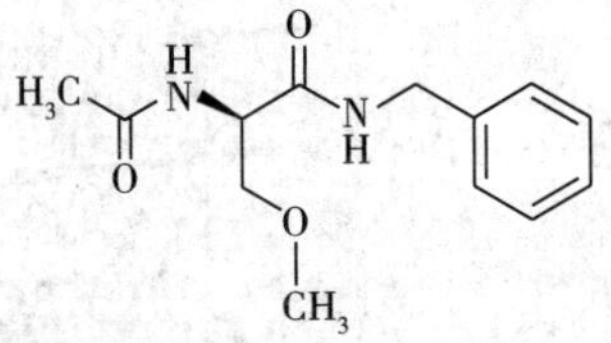 拉考酰胺

（二）作用于钾离子通道药物的设计策略

电压门控钾通道存在于所有兴奋细胞中。它们在膜去极化时打开，使钾离子离开细胞，从而使细胞复极。由于蛋白晶体结构未被测定，早期研发均为非选择性的药物。

1. 非选择性拮抗剂设计策略 属于苯并呋喃类的胺碘酮（amiodarone）是非选择性钾通道拮抗剂，临床用于治疗心律失常。但是胺碘酮的脂溶性较强，代谢周期长，一般达 60 天左右，其代谢产物去乙基胺碘酮（desethylamiodarone）分布于人体的各个脏器，对甲状腺、肺、眼等器官及脂肪组织产生蓄积毒性。

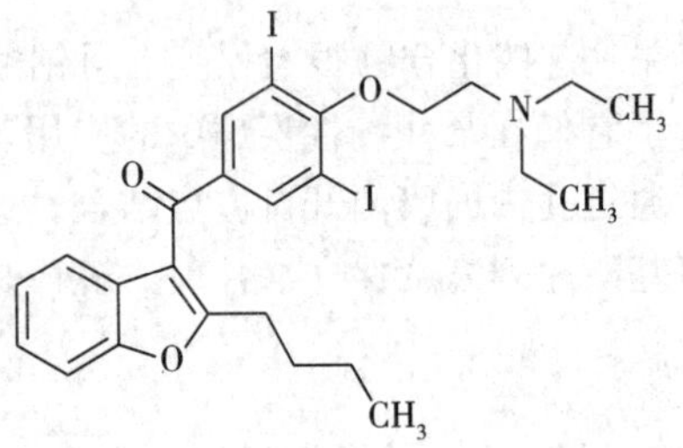

胺碘酮 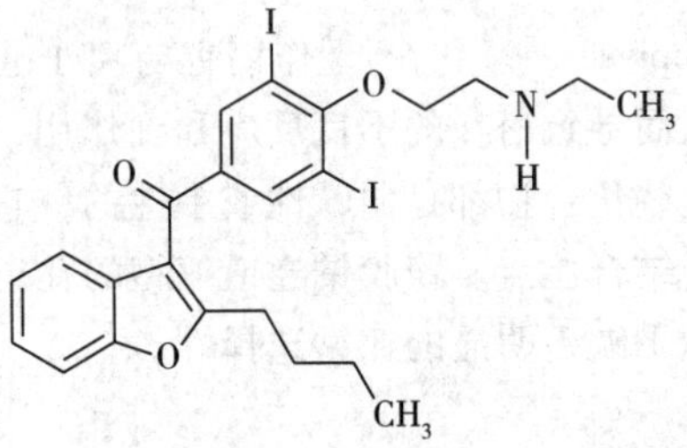 去乙基胺碘酮

为获得能够保留抗心律失常药效的同时，降低毒性、缩短药物代谢半衰期，人们开始对胺碘酮结构优化，将胺碘酮的叔胺结构以羟基甲酰基甲基替代，并将苯并呋喃环上 2 位丁基改为甲基，以增加药物的水溶性，获得苗头化合物 KB130015。虽具有与胺碘酮相似的多离子通道阻滞活性，但是对 APD 的延长作用不显著，且仍对甲状腺有较强的毒性和蓄积作用。在此基础上去掉分子结构中碘原子，并在苯并呋喃环上引入甲磺酰胺基得决奈达隆（dronedarone）。这一通过临床研究副作用指导胺碘酮结构改造从而获得新药的成功实例，成为抗心律失常药物研究发展史上的里程碑。

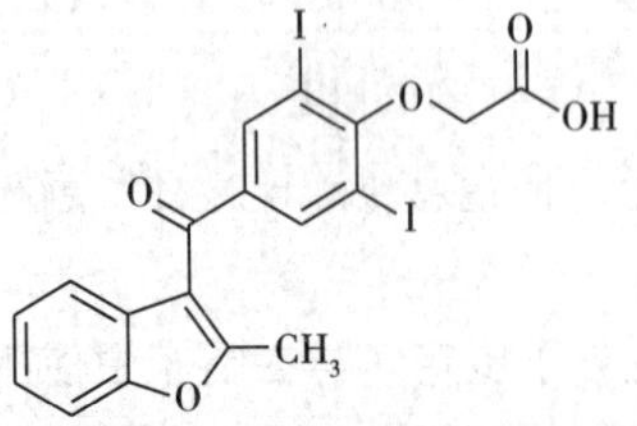

KB130015 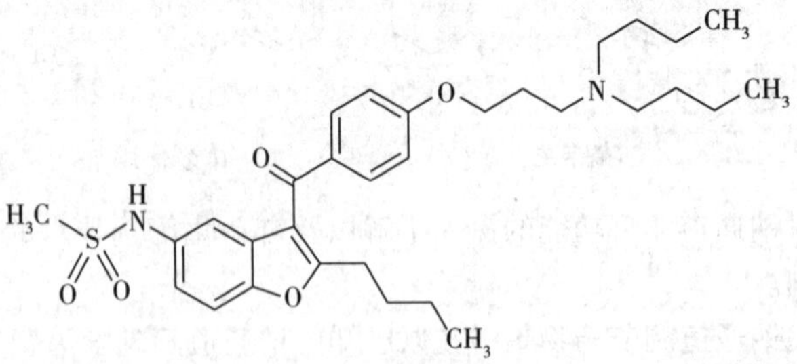 决奈达隆

合成的取代氨基吡啶类化合物如早期用于研究钾通道的工具药达伐吡啶（dalfampridine）和阿米吡啶（amifampridine），均可阻断瞬时外向钾电流通道，但它们的通道选择性较差，属于广泛钾离子通道拮抗剂。

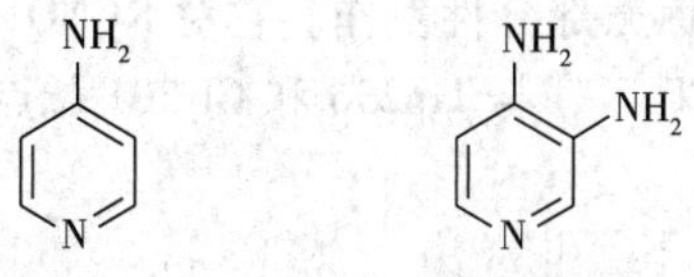

达伐吡啶　　　　　阿米吡啶

2. 选择性拮抗剂的设计　　研究发现，阻断 $K_V1.1N$ 型通道蛋白失活的化合物可以减轻癫痫和神经性疼痛等疾病中的神经元过度兴奋。

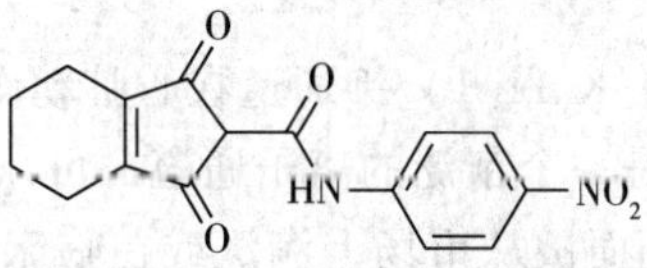

$K_V1.3$ 通道被广泛认为是免疫抑制的潜在作用靶标。在人类 T 细胞内，电压门控 $K_V1.3$ 通道与钙激活 $IK_{Ca}1$ 通道促进 Ca^{2+} 经由电压非依赖性钙通道进入细胞，从而促进并维持 Ca^{2+} 信号。凯林酮衍生物如 psora4 是一种 $K_V1.3$ 阻滞剂，可选择性地阻断 $K_V1.3$ 和（或）$IK_{Ca}1$ 会导致膜去极化、减少 Ca^{2+} 内流以及抑制细胞增殖与细胞因子产生。

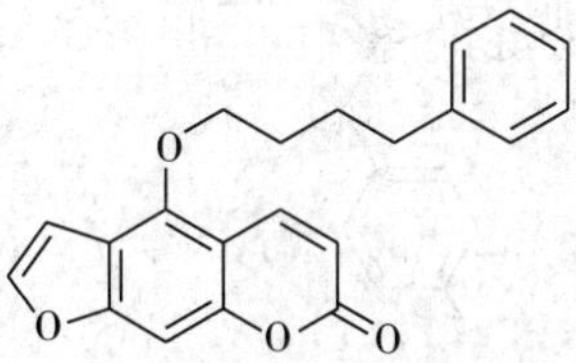

prosa4

RY796 选择性作用于 $K_V2.1$ 通道和 $K_V2.2$，对钠通道和钾通道家族的其他成员作用较弱。5 – 羟色胺选择性抑制剂氟西汀（fluoxetine）及其主要代谢产物去甲氟西汀（norfluoxetine）则分别作用于 $K_V3.1$ 通道。

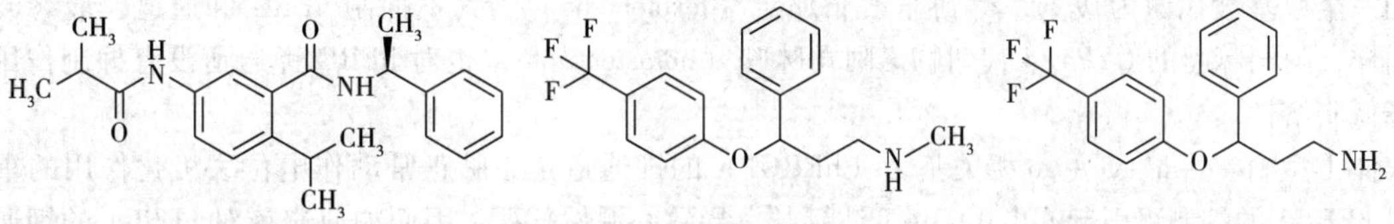

RY796　　　　　　　氟西汀　　　　　　　去甲氟西汀

3. KCNQ 钾通道　　KCNQ 钾通道（K_V7）是一类电压门控钾离子通道，都编码钾通道亚单位，均具有 6 次跨膜片段，具有慢激活和不失活的特点，参与调控细胞的正常代谢。KCNQ 钾通道包括 KCNQ1 ~ KCNQ5 等 3 个亚型，在心脏、神经元和平滑肌等组织广泛分布，并在调节细胞兴奋性和离子平衡中发挥着重要的生理功能。KCNQ 功能失调导致多种人类疾病，因此被认为是治疗癫痫、心律失常、疼痛、耳聋和认知功能障碍等疾病的重要药物靶点。

氟吡汀（flupirtine）是吡啶类非选择性 KCNQ 钾通道调控剂，临床用于治疗疼痛。

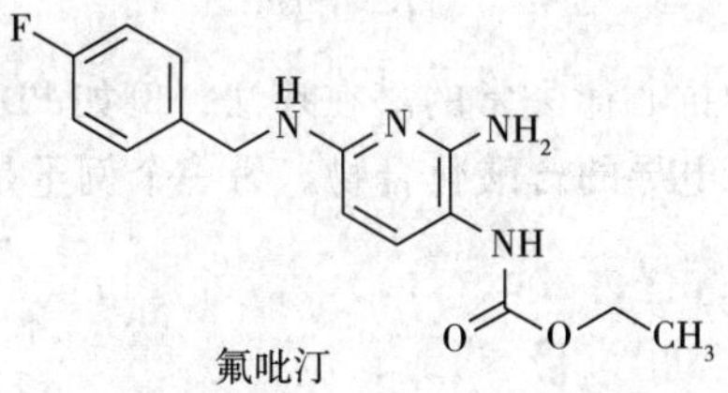

氟吡汀

依佐加滨（ezogabine）属于氟吡汀的衍生物，是第一个靶向 KCNQ 钾通道治疗癫痫的神经元钾离子通道激动剂，主要用于辅助治疗成人惊厥部分性发作。它对 KCNQ1 无作用，对 KCNQ2 ~ KCNQ5 均有激活效应，主要作用于 KCNQ2 钾通道 PD 区，与 Trp236 和 Gly301 位点有关，能稳定孔道开放时的构象。

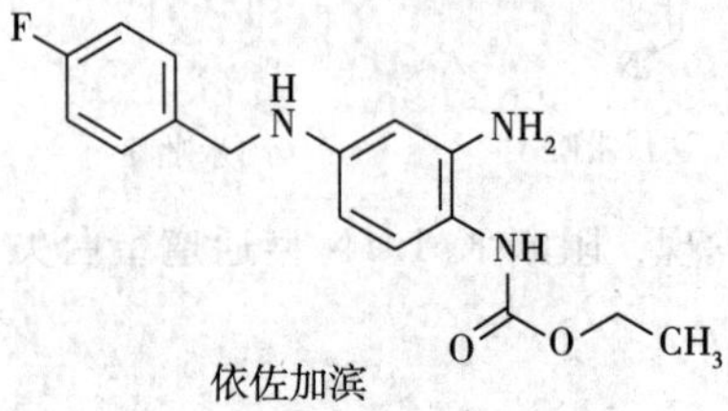

依佐加滨

人快速延迟性整流性基因（hERG，$K_v11.1$）钾通道在心脏动作电位复极化中起重要作用。这一通道的抑制剂可诱发长 QT 综合征。hERG 是一个杂泛的离子通道，可以与结构多样的小分子化合物结合，这样就导致多种药物由于诱发心脏副作用而被从市场上淘汰或在临床开发期间终止，例如特非那定（terfenadine）、阿司咪唑（astemizole）、西沙比利（cisapride）。

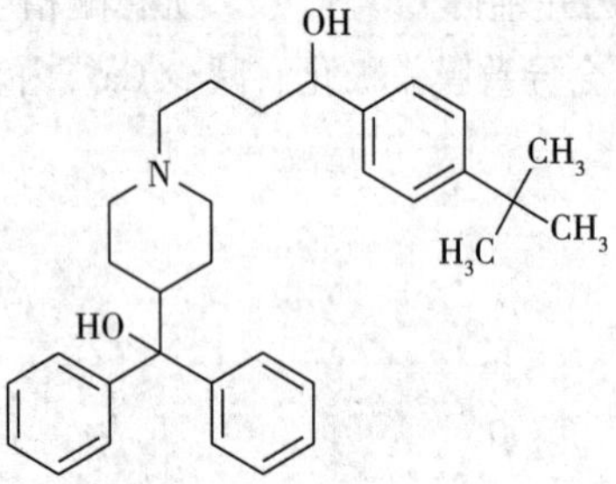

特非那定 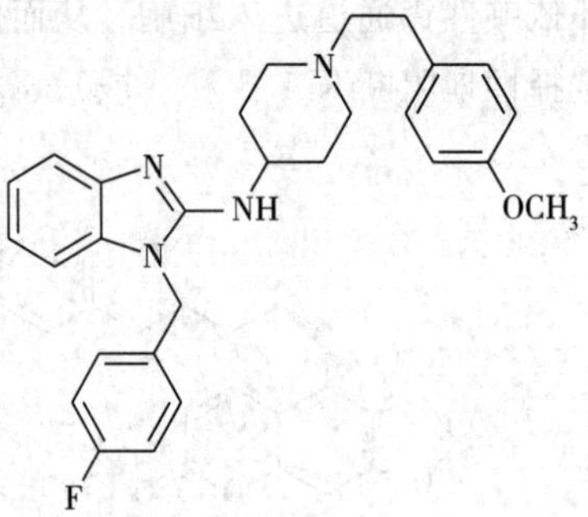　　　　　　　　　阿司咪唑 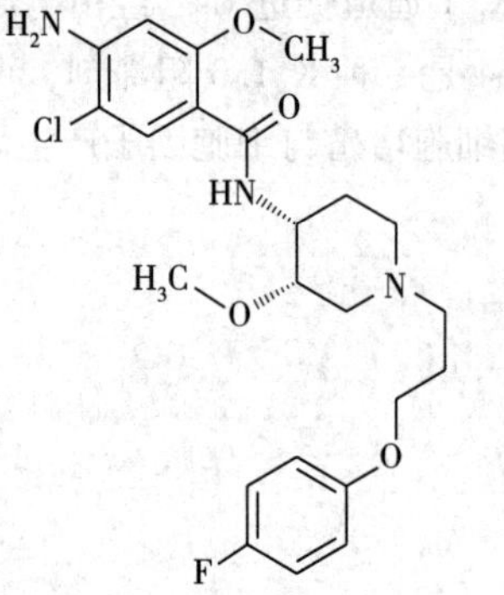　　　　　　　　　西沙比利

降低脂溶性、降低碱性、引入羟基、引入酸性片段和构象限制（conformational restriction）是减少药用化合物对 hERG 钾通道抑制的常用设计策略。例如，特非那定在体内经代谢酶 CYP3A4 催化代谢，叔丁基上的一个甲基被代谢为羧基，得到非索非那定（fexofenadine），其不抑制 hERG 钾通道，最终成功上市。同样，阿司咪唑的 CYP3A4 代谢物诺阿司咪唑（norastemizole）也对 hERG 钾通道没有抑制作用，主要是降低脂溶性。

人体 I 型 ether－a－go－go 相关基因（hERG1）的钾通道是心脏正常动作电位去极化作用的重要元件，对 hERG1 的抑制可引起心电图 Q－T 波延长，导致心源性猝死，因而如何避免对 hERG1 的钾通道抑制作用成为评价新药安全性的重要内容。由胺碘酮改构得来的苯并呋喃类化合物 KB130015 就是由抗心律失常的钾通道阻滞剂转变为 hERG1 钾通道激动剂的典型案例之一。烟酸类衍生物 PD－307243 也是 hERG 通道激活剂，可增加 hERG 离子流，降低 hERG 通道的去极化作用。

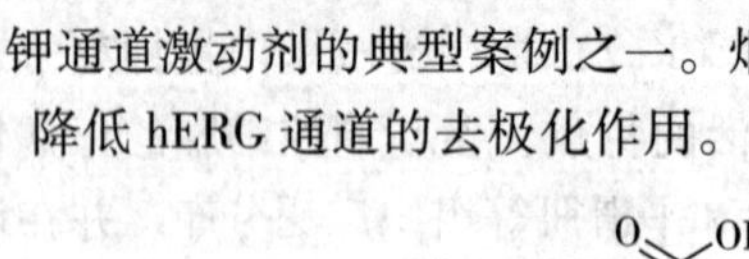

PD–307243

hERG 通道激活剂被认为是一种抗心律失常的潜在疗法，例如 PD－118057，其与 hERG 通道的孔隙结构域结合，以减弱失活并增强 K^+ 电导的含酸化合物。另一个例子是 NS3623，其在结构骨架中引入酸性四氮唑基团可诱导 hERG 失活。

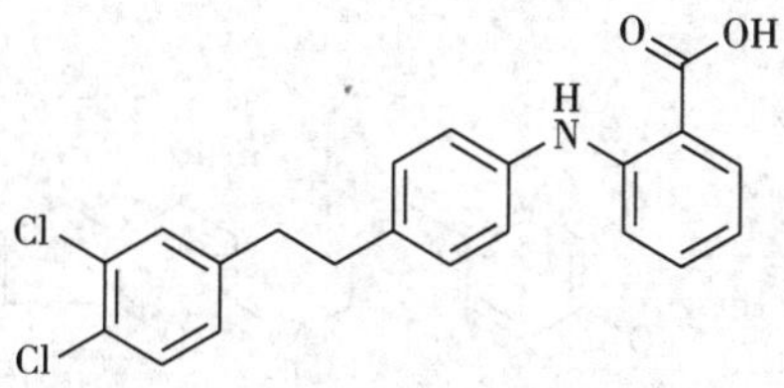

PD-118057

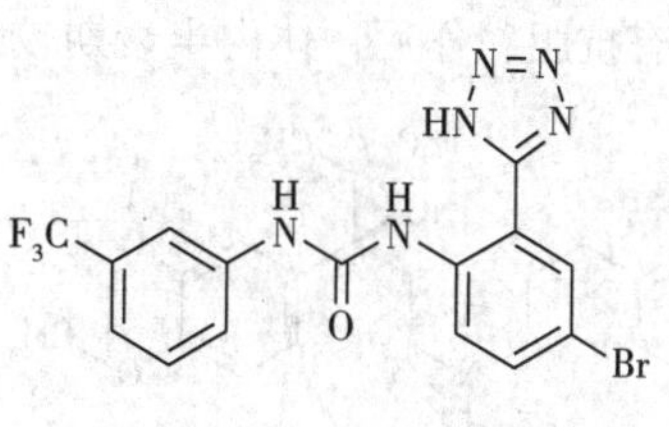

NS3623

四、作用于其他离子通道药物的设计策略

除上述的常见离子通道以外，人们对其他的离子通道也进行了广泛深入的研究，例如氯离子通道、环核苷酸门控离子通道及配体门控型离子通道等。

（一）环核苷酸门控离子通道

环核苷酸调节的通道属于电压门控阳离子通道超家族成员。环状核苷酸调节通道有两个亚组：环状核苷酸门控（CNG）通道和超极化激活的环状核苷酸门控（HCN）通道。CNG 和 HCN 通道的高分辨率结构研究提供了对这些通道的门控过程的了解。

1. CNG 通道 这一通道在视网膜光感受器和嗅觉神经元的感觉传导中起关键作用，它们将第二信使 cGMP 和 cAMP 浓度刺激介导的变化转化为膜电位的变化。

有几种药物虽然不具有很高的亲和力，但能阻断 CNG 通道。L - 顺 - 地尔硫草在微摩尔浓度下以电压依赖性方式阻断 CNG 通道。地尔硫草的 D - 顺式对映异构体在治疗上用作 L 型钙通道阻滞剂，其疗效远不如 L - 顺式对映异构体。L - 顺 - 地尔硫草的高亲和力结合仅在含有 CNGB1 亚基的异源 CNG 通道中可见。CNG 通道对某些 L 型钙通道抑制剂例如硝苯地平、局麻药丁卡因和钙调蛋白拮抗剂的阻滞也具有中等敏感性。

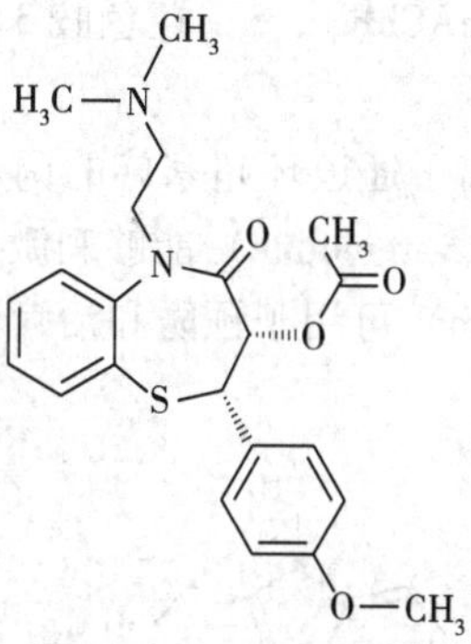

D–顺–地尔硫草

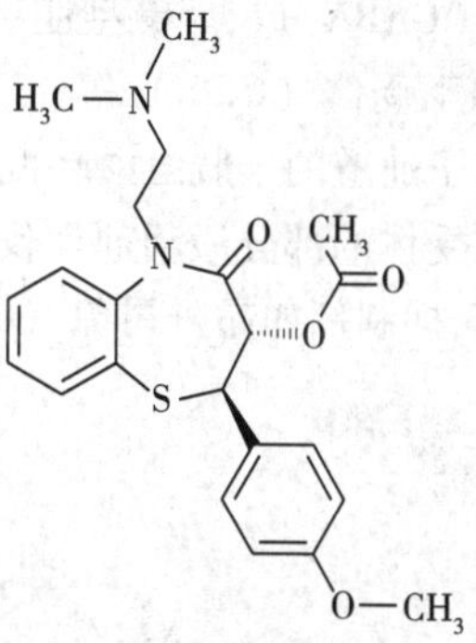

L–顺–地尔硫草

2. HCN 通道 超极化激活的环状核苷酸门控（HCN）通道在整个神经系统中表达，并在控制神经元的兴奋性和其他电特性（例如放电模式）中起关键作用。此外，还参与心脏起搏和心室复极。

HCN 通道是阳离子通道，通过负极化在大约 $-50mV$ 的电压下被超极化激活。环状核苷酸环状 AMP 和环状 GMP 可直接激活通道，并将 HCN 通道的激活曲线移至更高的正电压，从而增强通道活性。HCN 通道是在包括心肌细胞和神经元在内的许多可兴奋细胞中发现的起搏器电流的基础。这些电流具有多种名称，例如 Ih、Iq 和 If。四个已知的 HCN 通道具有六个跨膜结构域并形成四聚体。通道可以彼此形成异聚体。

If 通道与前面发现的心肌细胞膜上的钾离子、钠离子、钙离子和氯离子通道全然不同，其允许通过的离子并非须有选择性，而是在非生理性的超极化状态下能够得到最充分的激活，故称有趣电流或有趣通道（funny ion channels，If）。

临床需要减缓心率且不会引起血压降低和增强心肌收缩的药物。基于这一治疗策略，选择苯基烷胺类维拉帕米（verapamil）作为先导化合物，通过引入一个双环系统替换手性中心，结果得到法利帕米

（falipamil），但具有抗胆碱作用，体内半衰期较短。

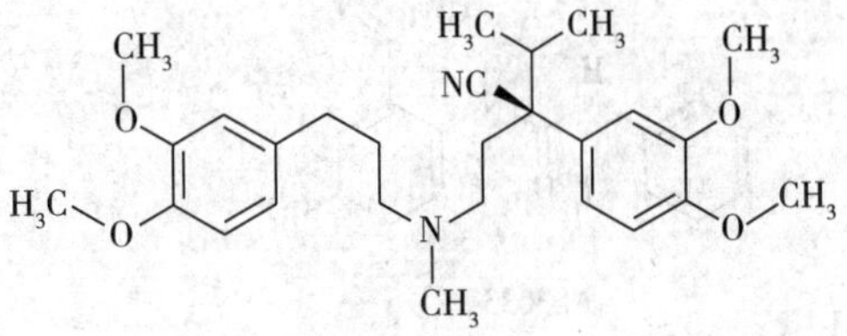

维拉帕米 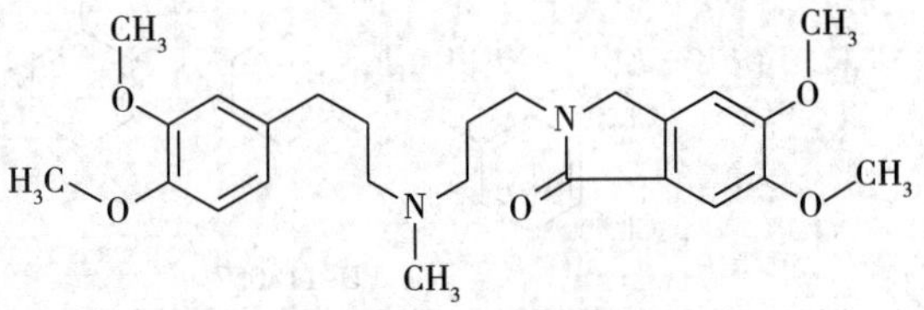   法利帕米

将法利帕米扩环，得到扎替雷定（zatebradine），其对通道更具选择性，并且活性增强 20 倍，但对心脏 Ca_v 通道和 hERG 通道都有抑制作用。在扎替雷定的结构中引入第二个双环系统，即通过将先前可旋转的键之一固定到新的双环系统中来实现构象限制，最终发现 If 通道阻滞剂伊伐布雷定（ivabradine）。

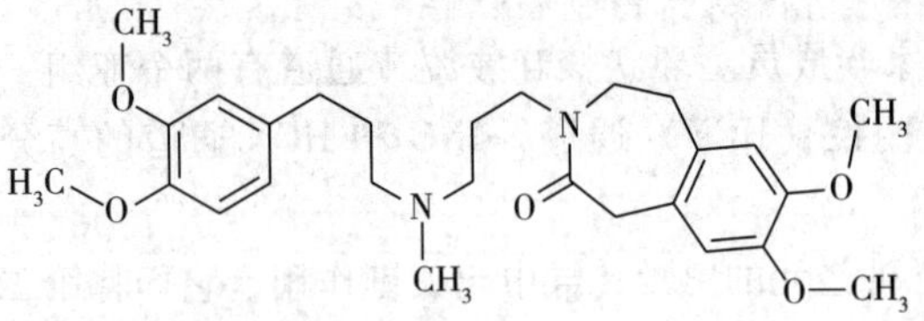

扎替雷定 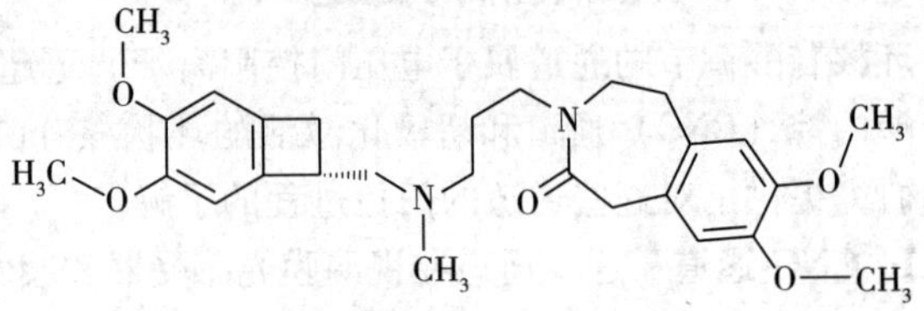   伊伐布雷定

（二）配体门控型离子通道

配体门控型离子通道包括半胱氨酸环配体门控离子通道、离子型谷氨酸受体通道、酸敏感离子通道、P2X 通道等。

1. 半胱氨酸环配体门控离子通道　半胱氨酸环配体门控离子通道（Cys - loop channels）家族包括 γ - 氨基丁酸受体亚型 A（$GABA_A$）、烟碱型胆碱受体（nAChR）、5 - 羟色胺 3 受体亚型（5 - HT_3）、甘氨酸受体（GlyR）和谷氨酸受体（GluR）等。

已经发现配体门控离子通道的半胱氨酸环配体门控离子通道环超家族的调节剂可用于治疗多种疾病和紊乱。烟碱型乙酰胆碱受体的部分激动剂如伐尼克兰（varenicline）能够刺激中枢神经系统，可用于戒烟。5 - 羟色胺受体亚型 3 抑制剂如昂丹司琼（ondansetron）可用于预防和治疗化学疗法或放射疗法引起的恶心和呕吐。

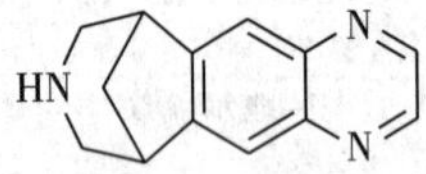

伐尼克兰 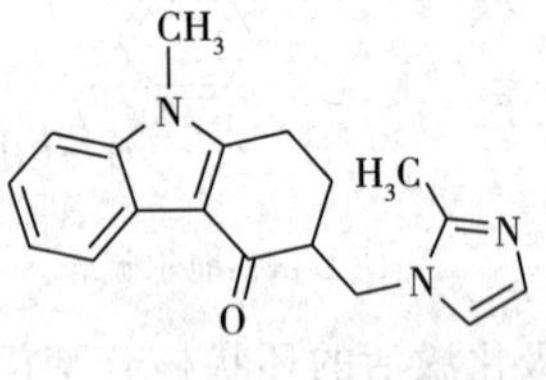   昂丹司琼

$GABA_A$ 通道是配体门控离子通道，其内源性配体是 γ - 氨基丁酸，它可以结合于 $GABA_A$ 通道活性中心，若功能失调，会诱发多种神经系统疾病，如精神病、癫痫、睡眠障碍等。$GABA_A$ 通道是由 5 个亚基聚集的离子通道，$GABA_A$ 通道不同的亚基构成决定离子通道的生理功能和在突触或突触外的定位差异。

研究发现，作用于 $GABA_A$ 通道的药物设计可以采用变构调节策略。变构调节是指小分子与受体蛋白活性部位以外的区域（称作变构区或别构区）作特异性结合，引起蛋白的构象变化而改变其活性。经变构结合而激活活性的称为正向调节，即激动剂，比如酶的辅因子；抑制蛋白活性的负向调节即变构抑制（allosteric inhibitor）。变构抑制剂的结合位点与靶标活性中心的位点相隔离，之间没有竞争性结合，所以变构抑制剂对活性中心发生变异的蛋白仍然有疗效，也为联合用药提供了选择。

变构调节剂作为离子通道药物有多方面的优势，例如提高选择性，酶或受体多存在同工酶和亚型，功能的差异使得结合于活性中心的化合物（正构配体或药物）因结合同一部位而缺乏选择性作用，而变构结合腔则各有不同，避免了脱靶作用。另外，由于某些靶标的活性腔穴结构特殊，成药性差，而变构抑制剂可回避强极性分子。此外，一些靶标的活性中心因功能"娇嫩"，窗口窄小，难以调节"无过无不及"的作用，而变构抑制则容易控制，达到精准治疗。根据变构配体在通道受体上的应答，变构药物可以分为三类：正向变构调节剂（positiveallosteric modulators，PAMs）、负向变构调节剂（negative allosteric modulators，NAMs）和沉默变构调节剂（silent allosteric modulators，SAMs）。

GABA$_A$受体的变构调节剂如苯二氮䓬类化合物能够增强内源性GABA在神经系统中的抑制作用，临床上可用于治疗焦虑症和失眠症。

产后抑郁症是一类严重抑郁症，在妊娠晚期和分娩后发生，发病率较高。内源性活性甾体如孕烷类神经甾体通过与GABA$_A$通道的变构位点结合，可对GABA$_A$通道作正向变构调节，影响大脑神经元回路，调节行为状态，机体利用孕激素的代谢物反映了内源物（或其代谢物）高效率的利用。因此，孕烷类神经甾体的变构调节对上述疾病有治疗作用。深入研究了孕烷类神经甾体的变构调节特征，发现布瑞诺隆（brexanolone）是一种GABA$_A$通道δ亚基的变构调节剂，可将GABA$_A$通道活性调节到合适的水平，调控神经突触内和突触外GABA$_A$受体的功能，临床用于治疗产后抑郁症。构效关系表明，布瑞诺隆的四氢孕酮骨架上3α位羟基和20位酮基是活性必需的，异别孕烯醇酮（isoallopregnanolone）是其3β位羟基非对映异构体，可非竞争性抑制布瑞诺隆增强的GABA$_A$通道诱导的Cl^-电流。珠兰诺隆（zuranolone）对突触和突触外GABA$_A$通道的变构位点都有良好的调节作用，已进入Ⅲ期临床试验。

布瑞诺隆　　　　　　　　　　　珠兰诺隆

2. 离子型谷氨酸受体通道　　离子型谷氨酸受体（ionotropic glutamate receptors，iGluRs）是诱导兴奋性神经传递的配体门控离子通道，其在哺乳动物中枢神经系统的发育和功能维持中起重要作用。多种人类神经系统疾病如癫痫、卒中和阿尔茨海默病可能与iGluRs异常激活或活动不足密切相关。随着结构生物学的发展，人们对离子通道的认知愈加深入，这些科学发现有助于开发靶向离子型谷氨酸受体通道的激动剂、拮抗剂和调节剂以及潜在的治疗药物。

离子型谷氨酸受体是四个独立的亚基组成的复合体。α-氨基-3-羟基-5-甲基-4-异恶唑丙酸（AMPA）受体和海人藻酸（KA）受体可以结合谷氨酸的同型和异型四聚体形式存在，而N-甲基-D-天冬氨酸（N-methyl-D-aspartic acid，NMDA）受体只有与谷氨酸和甘氨酸结合后形成复合物，才能有效激活离子通道。利用分子克隆技术已经鉴定出AMPA受体有4个亚基（GluA1~GluA4），KA受体有5个亚基（GluK1~GluK5），NMDA受体有7个亚基（GluN1、GluN2A~GluN2D、GluN3A、GluN3B）。

NMDA受体是一种离子型谷氨酸受体，其广泛表达于DRG神经元，可允许钠离子、钾离子、钙离子通过，在病理性疼痛和痛觉过敏中起重要作用。NMDA通过受体自身、与之共轭的离子通道及调节部位形成的复合体而发挥功能，对Ca^{2+}高度通透。每个NMDA受体上含2个谷氨酸和2个甘氨酸结合识别位点，是调节慢性疼痛及与之相关神经毒性作用的关键靶点。

药物重定位（drug repurposing）是一种有效策略，可确定现有药物的新用途。例如，苯环利定（phencyclidine）是一种麻醉药，但存在高血压、焦虑、呼吸障碍和癫痫等副作用。在其基础上进行一系列结构修饰和优化，合成得到氯胺酮（ketamine）在1970年就被批准作为静脉麻醉药。其麻醉作用机制是作为NMDA拮抗剂。

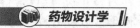

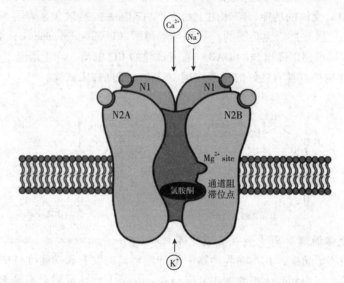

苯环利定　　　　　　氯胺酮

NMDA 受体对 Ca^{2+} 离子具有高度的通透性，在生理条件下 Mg^{2+} 离子阻断通道，阻止 Ca^{2+} 进入神经元。在开启状态下一个 Ca^{2+} 和一个 Na^+ 离子进入孔道内交换一个 K^+ 离子。NMDA 受体的激活是通过同时结合 GluN2 亚基的谷氨酸结合位点和 GluN1 亚基上的甘氨酸/D – 丝氨酸结合位点来实现的。当膜发生明显的去极化时，Mg^{2+} 离子从结合部位释放出来，氯胺酮进入离子通道，通过与特定位点结合并阻止阳离子通过这一通道，从而以非竞争方式阻断通道阻止神经元激活（图 11 – 9）。氯胺酮还与多巴胺、5 – 羟色胺、胆碱能受体和 HCN 通道结合，但对这些受体的亲和力远低于 NMDA 受体。

图 11 – 9　氯胺酮与离子型谷氨酸通道的结合示意图

氯胺酮具有一个手性中心，是等量 R – 对映体和 S – 对映体的外消旋混合物。研究表明注射低剂量的氯胺酮消旋体可产生抗抑郁作用。氯胺酮能刺激突触转移和分泌脑源性神经因子，该神经因子可与 AMPA 受体结合，阻止 NMDA 与 AMPA 受体的结合，影响 NMDA 激活离子通道。起初，临床药用品为消旋体。后发现右旋氯胺酮（esketamine，艾司氯胺酮）的药效是消旋体的 2 倍，左旋氯胺酮的 4 倍。与消旋体相比，艾司氯胺酮的麻醉、镇痛效应更强，不良反应更小，苏醒时间更短。2019 年被批准用于治疗抵抗性抑郁症。

艾司氯胺酮　　　　　　（R）– 氯胺酮

现有一线抗抑郁药的作用机制主要以增加单胺类神经递质为主。但这些药物普遍起效很慢。另外，约 40% 以上的患者对药物不敏感，耐受性差。2019 年，氯胺酮的 S – 异构体艾司氯胺酮（esketamine）的鼻内剂型与口服抗抑郁药联合，用于治疗难治性重性抑郁症。

前额叶皮质、杏仁核、伏隔核、海马体和外侧缰核是与抑郁症相关的脑区。艾司氯胺酮会引起突触结构和功能的快速变化，这种变化在氯胺酮从体内排出后会持续很长时间。氯胺酮被认为会干扰促进突触生长和加强的内源性过程。艾司氯胺酮可减少抑郁引起的外侧缰核神经元高频爆发放电，从而恢复中脑腹侧被盖区多巴胺输出和下游奖赏和情绪回路。

3. 酸敏感离子通道　酸敏感离子通道（acid – sensing ion channel，ASIC）是一类由胞外 H^+ 激活的阳离子通道。已发现的 6 个 ASIC 亚基在触觉、痛觉、酸味觉有重要的生理作用，同时，它们参与某些病理反应，可以被神经肽、温度、金属离子以及缺血诱导产生的一些活性物质所调控，为此，寻找新型 ASIC 抑制剂已成为药物设计的热点之一。

酸敏感离子通道（ASICs）和嘌呤能 P2X 受体是三聚体离子通道，其中每个亚基包含两个跨膜结构域、一个大的细胞外环以及相对较短的细胞内氨基和羧基末端。

许多病理情况如炎症、缺血缺氧、癫痫、肿瘤等均伴随着剧烈的组织酸化，这种酸化甚至可以使组织的 pH 降至 6.0 以下。细胞可以通过 ASIC 途径去感受胞外的 H^+（H^+ 可直接门控 ASIC），因此，在上述病埋条件下，体内存在着多种 ASIC 激活体系。ASIC 1a 可直接诱导产生神经毒性损伤，为此，研究者提出了利用高选择性，同时又不影响其通道活性的 ASIC 1a 的小分子抑制剂来治疗脑神经毒性损伤的新方法。

基于上述 ASIC 的病理机制，设计和改造具有高选择性和高活性的 ASIC 抑制剂成为药物化学的研究热点之一。

已知酸敏感离子通道亚基 ASIC1a/b、ASIC2a/b、ASIC3 和 ASIC4 的 pH 易于激活，提示在组织酸中毒传递疼痛中的作用。包含 ASIC3 子单元的通道在伤害感受器，并已作为阻断慢性病的药物靶标。阿米洛利（amiloride）是 ASIC 通道的非选择性阻断剂（IC_{50} 10 ~ 50μmol），临床用于利尿。

阿米洛利

以阿米洛利为代表的氨氯吡咪衍生物是一类小分子 ASIC 抑制剂，但作用不强，与其抑制哺乳动物上皮钠通道（ENaCs）的作用比较相差 10 ~ 100 倍。后来经过进一步的设计和发展，使化合物的活性大为提高，研究认为酰基胍或芳胺为 ASIC 活性必需的关键药效团。但是这一基序也造成化合物具有潜在的脱靶作用，生物利用度不佳，妨碍了工具药或临床候选药物的开发。A – 317567 是第一个非阿米洛利典型骨架的胍类化合物，其对 ASIC3 通道的抑制活性高于阿米洛利。将其结构进一步优化，得到不含胍基的候选分子。

A–317567

（三）氯离子通道

囊性纤维化跨膜传导调节因子（CFTR）是一种存在于脊椎动物中的膜蛋白，由 CTFR 基因编码，可以引导氯化物和硫氰酸穿过上皮细胞膜。CFTR 基因影响氯离子通道功能导致上皮流体输送在肺、胰腺和其他器官失调，导致囊性纤维化的突变。并发症包括与频繁的呼吸道感染和胰腺功能不全引起的营养不良和糖尿病肺部黏液增厚，这些条件导致慢性残疾和预期寿命缩短。在男性患者中，不正常的腔内分泌物会逐步阻塞男性输精管甚至破坏附睾的发育，从而导致先天性无输精管和男性不育症。

按照功能划分，可将 CFTR 突变分为 6 种类型。Ⅰ类突变导致 CFTR 蛋白质合成不足，这通常由无义突变中的终止密码子引起。Ⅱ类突变包括 F508del，导致蛋白质折叠和运输缺陷，造成新生 CFTR 蛋白在其到达细胞膜功能位点之前被降解。CF 患者中近一半是 F508del 纯合子突变，另外35% ~ 40% 是 F508del

杂合子。Ⅲ类突变导致 CFTR 蛋白质到达细胞膜但具有调节缺陷，不足以允许阴离子通过，这被称为门控突变（gated mutation）。Ⅳ类突变导致 CFTR 蛋白质由于孔道缺陷而致阴离子传导性降低。Ⅴ类突变的 CFTR 蛋白的合成减少，通常是由剪接缺陷造成的。Ⅵ类导致 CFTR 膜稳定性降低，周转增加。单个突变有时也可导致多个不同种类蛋白的缺陷，例如，Ⅱ类 F508del 也会导致Ⅲ类和Ⅴ类缺陷。

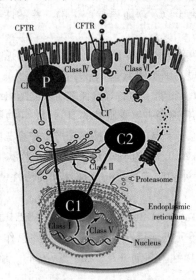

图 11-10　靶向 F508del 突变和其他突变的调控
（P 表示增强剂，C 表示矫正剂）

　　药物设计策略是通过恢复突变 CFTR 通道的功能来寻找靶向囊性纤维化潜在机制的小分子。科学家开发出相应的检测方法，希望通过两种互补机制即 CFTR 增强作用和 CFTR 矫正作用评价影响 CFTR 功能的化合物的活性。CFTR 矫正剂是改善 F508del-CFTR 在细胞表面的处理和传递到细胞表面，以增加 CFTR 诱导的氯离子分泌的药物。CFTR 增效剂作用于囊性纤维化跨膜传导调节因子，以增加经 CFTR 通道的离子流通过增加其开放频率（open probability，Po）来增加细胞表面的毒性。早期的体外研究表明，CFTR 增强剂对在细胞表面具有 CFTR 的 CF 患者（包括门控突变患者，例如 G551D）具有治疗作用。此外，CFTR 增强剂可能会增强其他药物例如矫正剂的作用，从而增加 CFTR 在细胞表面的存在。因此，临床期待作用于包括 F508del 和 G551D-CFTR 在内的不同突变的增强剂。

　　最初已经报道了几类 CFTR 增效剂，例如黄酮（染料木黄酮）、四价铬烯酮（UCCF-29）、磺酰胺（SF-01）、苯基甘氨酸（PG-01）和吡唑类小分子（VRT-532）。这些小分子与 CFTR 的核苷酸结合结构域直接相互作用。然而，这些化合物中很大一部分在临床前研究中显示出活性不足、选择性有限和药代动力学特性不佳，难以作为治疗药物开发。

　　应用基于细胞的荧光膜电位测定法，在表达 F508del CFTR 突变的 NIH 3T3 细胞对来自筛选化合物库收集的大约 228000 个化合物进行高通量筛选，以帮助确定不同的化学新颖骨架，以便于进一步进行药物化学评估。经在 F508del HBE 中进行膜片钳实验、选择性、细胞活力和尤斯灌流室（Ussing chambers）研究，发现四个结构类型，进一步评价后选择具有喹诺酮化学骨架的苗头化合物 VRT-484 继续研究。

VRT-484

通过初步构效关系研究，选择下面的化合物为先导化合物（lead compound）。其单晶 X 射线晶体学证实，固态的下具有基本平面的整体构象，喹诺酮部分显示酮互变异构形式，与酰胺氢分子内氢键结合。

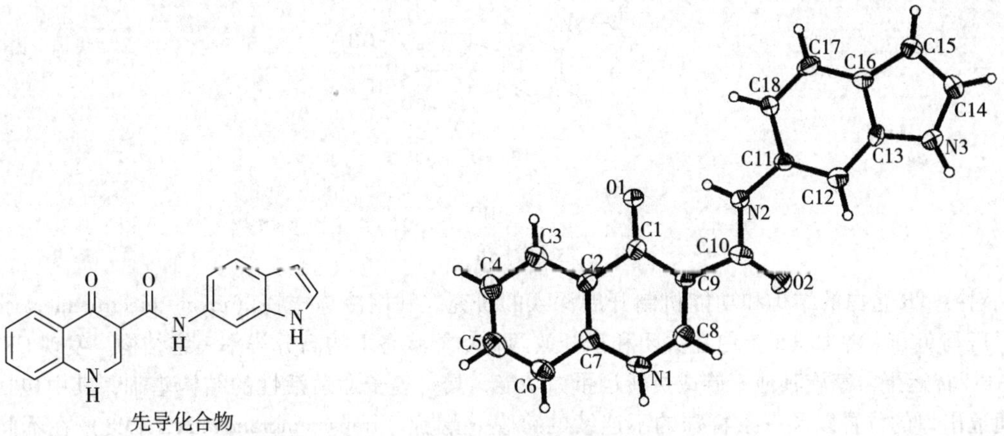

图 11 – 11　CFTR 抑制剂化合物的三维结构

通过一系列药化修饰和构效研究得到临床化合物候选分子 VX – 770。依伐卡托（ivacaftor）是一种囊性纤维化跨膜传导调节因子（CFTR）的增强剂，靶向作用于 G551D – CFTR 和 F508del – CFTR，EC_{50} 分别为 100nmol 和 25nmol。囊性纤维化的药物研究和临床疗法被评为医学十大突破之一。

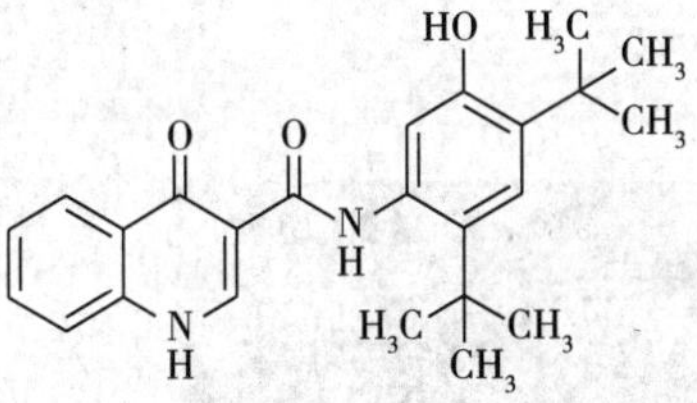

依伐卡托

为进一步降低囊性纤维化跨膜传导调节因子蛋白折叠错误，药物化学家合成了 CFTR 矫正剂鲁玛卡托（lumacaftor）。鲁玛卡托本身似乎为一个伴侣分子，在临床试验中单独使用无效。但更多具有 F508del 突变的 CFTR 通过鲁玛卡托的调节到达细胞膜，科学家推测如果鲁玛卡托与依伐卡托联合使用，可能有助于改善 F08del CFTR 的功能。研究结果发现，纯合体的 CFTR 突变 F508del/F508del 在体外用鲁玛卡托/依伐卡托处理，显示大约 25% 的 CFTR 活性恢复，虽然低于依伐卡托在 G551D/F508del 杂合突变蛋白中的 50%，但比起对照组，有了近 5 倍左右的活性提高。

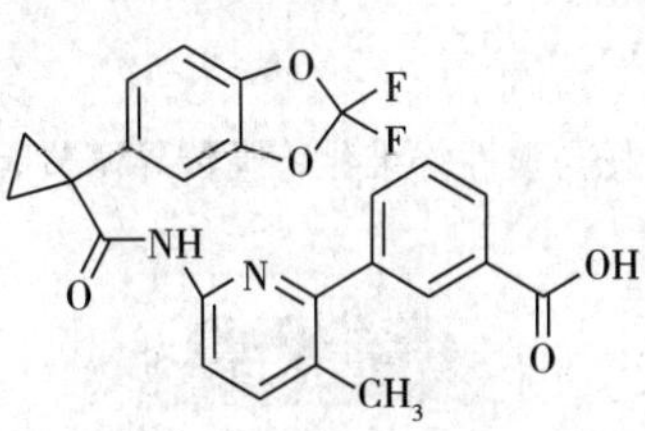

鲁玛卡托

鲁玛卡托/依伐卡托联合用药仍存在多种缺陷，例如耐受性、药物相互作用等，临床对肺功能不全的患者的副作用尤其明显。通过对鲁玛卡托进行构效关系研究，发现特扎卡托（tezacaftor），其为第二代 CFTR 矫正剂。其药代动力学性质与第一代抑制剂鲁玛卡托相比有较大的提高。特扎卡托/依伐卡托联合使用，安全性大大提高，耐受性明显改善，同时在纯合 F508del 突变患者体内具有与鲁玛卡托/依伐卡托相似的临床效果。

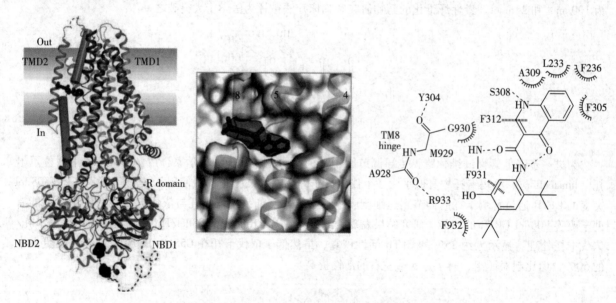

特扎卡托

人们对 CFTR 蛋白的结构和功能机制开展深入的研究。利用冷冻电镜（cryo – electronmicroscopy）技术解析了斑马鱼和人源 CFTR 蛋白在关闭和预开放两种功能状态下的高分辨率三维结构。发现 CFTR 蛋白区别于 ABC 转运蛋白家族其他家族成员转运蛋白功能，具备离子通道活性的结构基础，其中包括细胞内侧离子通道出口的位置以及一条特殊的不连续的跨膜 α 螺旋（transmembranehelix，TM8）在不同功能状态下的显著构象变化。依伐卡托与 CFTR 蛋白复合物在离子通道预开放状态下的高分辨率冷冻电镜结构清晰展示了抑制剂化合物在目标蛋白上的结合位点（图 11 – 12）。这一结构显示，药物结合在靶蛋白表面，处于 TM8 的非螺旋区域附近，可以通过稳定 TM8 在离子通道开放状态下的构象从而起到延长 CFTR 蛋白开放时间的功能。

图 11 - 12　依伐卡托与囊性纤维化跨膜传导调节因子蛋白的结合模式

本章小结

本章从离子通道的概念和特征出发，介绍了离子通道的结构与功能，简述了离子通道病与通道的关系，介绍了离子通道药物筛选的技术，根据离子通道的分类和靶点特征，给出了作用于钙离子、钾离子、钠离子通道和其他离子通道药物的设计策略和案例。

重点： 作用于不同类型的离子通道药物的设计思路。

难点： 离子通道的结构与功能。

第十一章　以离子通道为靶点的药物设计 ●

思 考 题

1. 什么是离子通道？它与 G 蛋白偶联受体有什么区别？
2. 什么是离子通道门控机制？试举例说明。
3. 什么是离子通道疾病？遗传性基因突变主要通过哪些机制造成离子通道功能异常？
4. 离子通道药物筛选大致有哪些方法？
5. 举例说明二氢吡啶类钙离子通道的药物设计策略。
6. 举例说明钾离子通道的药物设计策略。
7. 举例说明氯离子通道的药物设计策略。

参考文献

[1] Gerhard Klebe 著, 上海药明康德新药开发有限公司译. 药物设计: 方法、概念和作用模式 [M]. 北京: 科学出版社, 2019.

[2] Gisbert Schneide, Karl-Heinz baringhaus 著, 唐赞译. 药物分子设计——从入门到精通 [M]. 上海: 华东理工大学出版社, 2012.

[3] 卡米尔·乔治·沃尔穆什编著, 蒋华良等译. 实用药物化学 (原著第三版) [M]. 北京: 科学出版社, 2012.

[4] 盛春泉, 李剑. 药物结构优化——设计策略和经验规则 [M]. 北京: 化学工业出版社, 2017.

[5] 郭海明, 朱红英, 渠桂荣. 核苷酸的化学修饰 [M]. 北京: 科学出版社, 2014.

[6] 郭宗儒. 药物设计策略 [M]. 北京: 科学出版社, 2012.

[7] David A Williams, Thomas L Lemke 编著. 赵建, 蒋兴凯主译. 药物化学原理 [M]. 北京: 中国医药科技出版社, 2005.

[8] Gerhard Klebe, Drug Design - Methodology, Concepts and Mode - of - Action [M]. Springer International Publishing AG, 2014.

[9] Seetharama D Satyanarayanajois. Drug design and discovery, Methods and Protocols [M]. Humana Press, 2011.

[10] Nicholas A Meanwell. Tactics in contemporagy drug design [M]. Springer, 2015.

[11] Ariel fernandez. Transformative concepts for drug design: target wrapping [M]. Springer, 2010.

[12] Yi Zheng. Ratinal drug design Methods and Protocols [M]. Humana Press, 2012.

[13] MA Meanwell, Tactics in contemporary drug design [M]. Springer Reference, 2015.

[14] Ana Cecilia A Roque. Ligand - macromolecular interactions in drug discovery [M]. Humana Press, 2010.

[15] DC Young. Computational drug design——a guide for computational and medicinal chemists [M]. A john Wiley & Sons, Inc, publication, 2009.

[16] Susanna Wu - PONG. Yon Rojanasakul, Biopharmaceutical drug design and development [M]. 2nd. Humana Press, 2008.

[17] Laszlo Otvos. Peptide - based drug design Methods and Protocols [M]. Humana Press, 2008.

[18] Mukund S ChorGhade. Drug discovery and development v2 Drug development [M]. A john Wiley & Sons, Inc, publication, 2006.

[19] Silverman RB. The organic chemistry of drug design and drug action [M]. 2nd. Elsevier/Academic Press, Burlington, 2004.

[20] J Fischer, CR Ganellin. Analogue - based Drug Discovery [M]. Wiley - vch Verlag GmbH & Co. KGaA, 2003.

[21] Donald J, Abraham. Burger's Medicinal Chemistry & Drug Discovery [M]. 6th. New York: John Wiley & Sons Inc, 2003.

[22] Veerapandian Pandi. Structure - based drug design [M]. New York: Marecel Dekker, inc., 1997.

[23] Donglu Zhang, Sekhar Surapaneni. ADME - enabling technologies in drug design and development [M]. a John Wiley & sons, inc., 2012.

[24] Ben M. Dunn. Peptide chemistry and drug design [M]. John Wiley & Sons Inc, 2015.